全国高等医药院校护理系列教材

U0258125

外科护理

总主编 翁素贞

主　编 叶志霞　皮红英　周兰姝

副主编 郎黎薇　张伟英　杨艳　李丽　汤珺

编　者（按姓氏笔画排序）

王艳书	大理大学护理学院	方　琼	上海交通大学医学院附属瑞金医院
邓曼丽	中国人民解放军总医院	石卫琳	复旦大学附属华山医院
叶文琴	第二军医大学附属长海医院	叶志霞	上海东方肝胆外科医院
史　岩	第二军医大学护理学院	皮红英	中国人民解放军总医院
任学芳	复旦大学附属华山医院	汤　珺	大理大学护理学院
李文婕	复旦大学附属华山医院	李　丽	上海东方肝胆外科医院
李海燕	第二军医大学附属长海医院	杨　艳	上海交通大学医学院附属仁济医院
吴奇云	上海东方肝胆外科医院	邱　群	第二军医大学附属长海医院
宋玉祥	中国人民解放军总医院	张伟英	第二军医大学附属长海医院
张春亚	大理大学附属医院	张晓萍	第二军医大学附属长征医院
张　铮	复旦大学附属华山医院	张　璎	复旦大学附属华山医院
陈东英	上海交通大学医学院附属瑞金医院	金煜峰	复旦大学附属华山医院
周兰姝	第二军医大学护理学院	郑红云	复旦大学附属华山医院
郎黎薇	复旦大学附属华山医院	屈　波	中国人民解放军总医院
胡　敏	上海交通大学医学院附属第九人民医院	胡　琛	第二军医大学护理学院
施　娟	上海交通大学医学院附属第九人民医院	顾春红	第二军医大学附属长征医院
钱火红	第二军医大学附属长海医院	徐洪莲	第二军医大学附属长海医院
徐　蓓	上海交通大学医学院附属第九人民医院	高建萍	中国人民解放军总医院
梁　红	复旦大学附属华山医院	梁静娟	复旦大学附属华山医院
韩文军	第二军医大学附属长海医院	韩君芳	上海交通大学医学院附属第九人民医院
冀　秦	中国人民解放军总医院	戴晓洁	第二军医大学附属长征医院

学术秘书 吴奇云　缪爱云

复旦大學 出版社

内容提要

　　本教材紧紧围绕外科护理专业培养目标，以"三贴近"，即贴近学生、贴近岗位、贴近职业环境为导向，以理论知识"必需、够用"为原则，突出外科护理新知识、新理论、新技术的传授，通过引入案例教学和启发式教学方法激发学生的学习兴趣。

　　本教材在内容编写上充分体现了科学性、先进性和实用性。全书共分为 22 章。内容设置参考教育部高等学校护理专业教学指导委员会制定的相关标准和要求，基本涵盖了外科护理领域的常用护理知识和技能。学习目标描述分识记、理解、学会应用 3 个层次，以便学生明确考核要求。各章节设有"基础知识回顾""案例导入""知识链接""学习效果评价·思考题"等版块，以增强学生学习的目的性、主动性及教材的可读性，强化知识的应用和实践技能的培养，提高学生发现问题、分析问题和解决问题的能力。

全国高等医药院校护理系列教材

编写委员会名单

总主编　翁素贞

编　委（按姓氏笔画排序）

叶文琴　叶志霞　刘晓虹　刘薇群　孙建琴

张雅丽　姜安丽　施　雁　席淑华　席淑新

徐筱萍　栾玉泉　曹新妹　章雅青　黄　群

程　云　蒋　红　楼建华

秘　书　庹　焱

序 foreword

　　护理学属于医学的重要分支,在人类健康发展的历史长河中,医学因它的存在而生动,生命因它的奉献而灿然。幸福人生是一种超然的状态,在人们通往健康的大道上,每天都在演绎着心灵的故事,无论是个人还是家庭,患者还是健康者,均有可能接触到医学护理,通过这一"生命驿站"将健康之光代代延续。无疑,护士(师)在任何时代都是最有医学使命和文化责任的崇高职业,之所谓:赠人玫瑰,手有余香。南丁格尔——在我们的精神世界是最为圣洁的使者,她创造了历史的永恒!

　　今天,我们生活的世界无限扩展,生命的长度不断延伸,这给我们的护理学科带来了空前发展的机遇。护理学是以维护和促进健康、减轻病痛、提高生命质量为目的,运用专业知识和技术为人民提供健康服务的一门科学。随着人类疾病谱改变、社会结构转型及人口老龄化发展趋势,公众对护理服务的需求和护理质量提出新的要求,亟须医药院校培养更多的具有国际化视野、适应我国国情特点的技能型护理人才,护理的职业教育前景广阔。护理职业教育必须着眼于职业教育与护理专业这两个基本特征,而编撰一套符合我国护理职业教育特点、紧密与临床实践结合、权威而有新意的护理学教材显得尤为重要。

　　为了进一步贯彻、落实《国家中长期教育改革和发展规划纲要(2010~2020年)》关于"大力发展职业教育"的精神,我们汇集了上海市护理界临床、教学方面的资深专家,并整合全国医药高等职业学校护理专业方面的优质资源,策划、编写了本系列护理教材。在编写过程中,我们特别强调结合临床护理的实际需要,忠实体现以"任务引领型课程"为主体的理念与编写思路,以确保教材的编写质量。全套教材包括主教材、实训指导、习题三大部分。其中主教材又分为基础课程、核心课程、专业方向课程、人文素养课程4个版块，并配套课件、操作视频和教学资源网络平台。

本系列教材针对护理职业教育的实际情况，突出以下特点：内容设计上，以理论知识"必须和够用"为原则，着重于对学生解决实际问题能力的培养，在技能方面体现其最新技术和方法，以保持教材的科学性与前沿性；体例编排上，突出能力培养特点，以"案例导入"为特色，引入启发式教学方法，便于激发学生的学习兴趣；版面设计上，采用目前国际流行的教材版式，风格清新，特色鲜明，版面活泼。此外，以模块结构组成教材，既可以适应职业教育大众化、技能教育大众化的新要求，又能达到"可教学可自学，可深学可浅学，可专修可免修"的教学目的，方便教师教、学生学，同时可以使职业教育学分制具有实际意义。

衷心希望本系列教材能得到护理学科广大师生的认同和喜爱。教材中难免存在疏漏和错误，恳请各院校师生和护理界同仁不吝指正，以便在修订过程中日臻完善。

上海市护理学会理事长　

2015 年 5 月 1 日

前 言 preface

随着医学教育改革不断深入，外科护理的教学面临着许多变化和挑战。本教材紧紧围绕外科护理专业培养目标，以"三贴近"，即贴近学生、贴近岗位、贴近职业环境为导向，以理论知识"必需、够用"为原则，突出外科护理新知识、新理论、新技术的传授。通过引入案例教学和启发式教学方法，激发学生的学习兴趣。

本教材在内容编写上充分体现了科学性、先进性和实用性。全书共分为22章。内容设置参考教育部高等学校护理专业教学指导委员会制定的相关标准和要求，基本涵盖了外科护理领域的常用护理知识和技能。学习目标描述分识记、理解、学会应用3个层次，以便学生明确考核要求。各章节设有"基础知识回顾""案例导入""知识链接""学习效果评价·思考题"等版块，以增强学生学习的目的性、主动性及教材的可读性，强化知识的应用和实践技能的培养，提高学生分析能力和解决实际问题的能力。

本教材不仅可作为全国高等医学院校护理专业学生用书，也可供护理专业教师及广大向专科发展的临床护理人员参考使用。教材的编写者来自全国多所医学院校和临床教学医院，其中既有多年从事护理教育工作的专家、教授，也有具备丰富临床经验的护理精英和骨干。在教材编写过程中，我们学习并引用了本学科前辈和同行的学术成果，也得到了各编者所在单位的大力支持，谨此致谢。

由于篇幅限制等原因，书中难免疏漏，恳请广大同仁及读者在使用过程中提出宝贵意见。

编者

2015 年 10 月

目 录 contents

第一章　绪论

项目一　外科护理的发展简史

护理学是一门独立的、综合性的、为人类健康服务的应用性学科。外科护理学是护理学的一大分支和重要组成部分,它包含了医学基础理论、外科学基础理论、护理学基础理论及基本技能,脱胎于医学科学的整体发展,具有较强的独立性;它还包含了心理学、伦理学、社会学、教育学和哲学等学科知识,发展于人文科学基础之上,是一门综合性学科。

外科学是主要研究应用外科手术方法解除患者病痛,从而使患者得到治疗和康复的一门现代临床医学的二级学科。外科护理则是应用医学和护理学的理论和知识,研究并解决外科疾病及其诊治过程中现存的和潜在的健康问题,并用以人为本的现代护理理念,为患者提供生理、心理、精神、社会多层面的优质护理服务的一门临床护理应用学科。

外科护理作为护理学的一大分支,伴随着医学科学的整体发展而逐渐形成和发展。早在远古时代,人们已认识并从事外科学,如进行伤口包扎、按摩治疗、分娩、冰水降温及骨折固定等工作;在我国商代,中医学提出了"三分治,七分养"的理念,这里的"养"包含了护理的要素。但是,受限于社会生产力,"护理"并不为人们所认识,也无法成为一门学科。可喜的是,随着社会各历史时期生产力和科学技术的进步,医学科学得以快速发展。19 世纪中叶,随着人体解剖学、病理解剖学和实验外科学等基础学科的建立,外科无菌术、止血输血术和麻醉镇痛技术相继问世,外科学也得到了飞跃发展。与此同时,在克里米亚战争(1853~1856 年)中,护理事业开创者弗洛伦斯·南丁格尔带领护士,通过改善环境、加强护理,使英军伤员的死亡率从 50％下降至 2.8％,以无可辩驳的事实和惊人的业绩充分证实了护理在外科治疗中的独立作用和重大意义。1860 年,南丁格尔在英国圣多马医院创办了世界上第 1 所正规的护士学校,由此开创了护理学。因此,从某种程度上来说,现代护理学是以外科护理为先驱的。

外科护理紧伴外科学的发展而发展。外科护理进入迅速发展阶段是在 20 世纪 50 年代,低温麻醉和体外循环的成功开展为心脏直视手术开辟了发展道路。60 年代,显微外科技术逐步开展,使对人体的细小组织进行精细手术成为可能。特别是近几十年来,随着 B 超、CT、DSA、PET 等检查方法的开展,外科疾病的诊断和治疗水平得到了显著的提高。医学分子生物学的进展,特别是对癌基因的研究已渗透到外科学的各个领域,使外科学发生了又一次质的飞跃。近年,微创外科发展迅猛,已成为 21 世纪外科发展的主要方向之一。

  在西方医学传入我国前,我国的医疗理论以中医学为主。由于中、西医理论的差距,以及数千年封建社会中女性社会地位的低下,当时的所谓护理其实仅限于生活照料。我国现代护理学的诞生和兴起是在鸦片战争前后,在抗日战争和解放战争中大批专科护士在炮火中应时而生,她们配合手术、护理伤员。新中国成立后,各省市相继创办了医学院校,逐渐改观和发展了外科学。1958 年我国首例大面积烧伤患者的成功抢救和 1963 年世界首例断肢再植获得成功充分体现了我国外科学的发展,同时也证实了我国外科护理工作者所做出的卓越贡献。随着外科技术的普及,新的学科领域得到拓展,如心血管外科、显微外科、器官移植外科、微创外科等;相应的医疗器械和技术,如体外循环机、体外震波碎石机、人工肾、胃肠内镜、人工呼吸机等不断推向临床,这些均为外科学的发展提供了条件,同时也使许多以往无法治疗或治愈的患者获得了救治机会。在外科学快速发展的同时,外科护理也随之发展。

  回顾护理学的临床实践和理论研究历程,先后经历了以疾病为中心、以患者为中心及以人的健康为中心的 3 个阶段。17 世纪后,随着人类对自然现象的揭示,使医学科学逐渐摆脱了宗教和神学的影响,认识到疾病是由外来因素作用于人体所致,故一切医疗行为均围绕疾病,从而形成了以疾病为中心的医学指导思想,也成为指导护理实践的基本理论。此期的特点是护理对象为患者,护理场所是医院,护理方式是执行医嘱、完成护理操作。20 世纪 50～70 年代,基于人和环境的相互关系学说和世界卫生组织(WHO)对健康的新定义,即健康不仅是没有身体上的疾病和缺陷,还要有完整的心理状态和良好的社会适应能力,使人们对健康的认识发生了根本性改变,护理工作的重点也随之从疾病护理转向以患者为中心的护理。此期的主要特征是护理除了技术性操作外,更充实了许多关于人的研究,护士承担着多种角色,除了是护理者外,同时也是教育者、研究者和管理者;医护关系也发生了转变,护理从医疗的从属地位转为合作关系。20 世纪 70 年代后期,基于疾病谱和健康观的改变,WHO 提出的"2000 年人人享有卫生保健"的战略目标极大地推动了护理事业的发展,以人的健康为中心的护理理念使护理对象从患者扩展到对健康者的预防保健,工作场所从医院延伸至家庭和社区,护理方式是以护理程序为框架的整体护理,护士职能更趋向多样、全面。现代护理理念的确立、社会的进步、人类对新生事物认识的不断加深和各学科间的交叉融合,大大丰富了外科护理学的内涵,对外科护理工作者的要求也越来越高,不仅要求其掌握外科特有的专业知识和技术,还要求其熟悉社会伦理学、护理心理学、人际关系学等,更要求其在现代护理观的指导下,坚持以人为本,对患者进行系统评估,提供身心整体护理和个体化健康教育,真正体现人性化服务的宗旨。

  随着人类社会的进步、医学模式的转变和人口老龄化社会的到来,人们对生命质量及医疗需求也在不断提高;此外,现代外科学深度和广度的扩展及外科工作范畴的不断扩大,使各学科之间的联系更为紧密,护理治疗方法既有专科的独立性又有各学科的综合性。2011 年,我国国务院学会委员会办公室获准护理学为一级学科,为护理学的发展开启了新的篇章,外科护理学也开始了新的发展征程。目前,外科护士及许多具有专业化水平的造口护士、静脉治疗护士、重症监护护士、肿瘤护士等专科护士在临床、教学、科研中发挥作用,外科护理学必将会得到更迅猛的发展。

项目二 外科护理的范畴

外科护理的范畴是在外科学和护理学的历史发展中逐渐形成并不断丰富的,随着医学科学的发展,外科护理已经包含了许多疾病的护理。一般可以从以下两个方面阐述外科护理的范畴。

一、基本分类

1. 损伤护理 暴力因素或其他致伤因子引起的组织结构破坏和生理功能紊乱,如内脏破裂、骨折、烧伤等,患者多需手术治疗或其他外科处理来修复组织和恢复功能。

2. 感染护理 致病微生物侵入机体后导致局部组织、器官的损害和破坏,发生坏死和脓肿,患者多需手术治疗。

3. 肿瘤护理 包括需手术切除的良性和恶性肿瘤。良性肿瘤经外科手术切除后临床疗效良好;对恶性肿瘤进行手术,能达到根治、延长生存时间或缓解症状的效果。

4. 畸形护理 由于先天或后天因素导致个体结构形态或功能异常,如先天性心脏病、唇裂等,均需手术治疗;后天性畸形如烧伤后瘢痕挛缩也需手术整复,以恢复功能和改善外观。

5. 器官移植护理 将健康器官移植到另一个个体内,使之迅速恢复功能、代替因致命性疾病而丧失功能的器官。器官移植是近年来外科发展较快的临床实践和研究内容,已在较多综合性医院开展。

6. 其他性质疾病的护理 如肠梗阻、尿路梗阻等器官梗阻;下肢深静脉血栓形成、门静脉高压等血液循环障碍;胆结石、尿结石等结石的形成;甲状腺功能亢进等内分泌功能失调等,需手术予以纠正。

二、所属分科

临床外科学根据器官-系统疾病的特点及外科学的专业化发展,进一步明确分科,外科护理随之分类。

1. 按系统 可分为骨外科、泌尿外科、血管外科、神经外科等。

2. 按人体部位 可分为腹部外科、心胸外科、头颈外科等。

3. 按器官-系统疾病 可分为肝胆外科、胃肠外科、心脏外科等。

4. 按年龄 可分为老年外科、小儿外科。

5. 按手术方式 可分为整形外科、显微外科、移植外科等。

外科护理学的范畴是相对的。随着医学科学的发展,原来认为应该手术治疗的疾病,现在可使用非手术治疗方法;原来不能手术治疗的疾病,现在已创造了有效的手术疗法。特别是近年来介入放射学和内镜诊疗技术的迅速发展,使外科与其他专科更趋于交叉。因此,外科护理学的内容也在不断地发展、变化。

▌项目三 如何学好外科护理

外科护理涉及人体各系统、器官的疾病,与各学科关系密切。护理知识整体性、系统性强,还具有很强的实践性和操作性,学生在学习过程中要达到掌握知识、熟练技能、学以致用的目的,关键在于明确学习目标,采用正确的学习方法,培养自主学习能力。

一、树立正确的人生观

学习外科护理的主要目的是为了掌握知识、更好地为人类健康服务。只有学习目标明确、具有学习欲望和准备献身护理事业的学习者,才能全身心投入精力学好护理学。当然,仅有知识是远远不够的,若要实现所学知识的价值,关键在于树立正确的人生观和价值观。如果一名学习者内心只有自己,将学习过程看作是丰富自己知识的一次机会或人生旅途中的一次镀金,或将护理工作看作一种谋生手段,就绝对成不了一名优秀的护士。"为人类健康服务"并非一句誓言,需要实际行动,要在临床实践中运用知识、奉献爱心。只有当一个人所学的知识为人所需、为人所用,帮助患者解除病痛,才能真正体现自我价值。

二、应用现代护理观的整体理念

现代护理学理论包括 4 个框架性概念,即人、环境、健康、护理。数百年来,虽然生物医学领域取得了长足进步并对护理学的发展起到了积极的推动作用,但美国医学科学家恩格尔(G. L. EngEl)提出的生物-心理-社会医学模式则为护理学的发展注入了新的生机,为护理专业指明了新的发展方向。1980 年,美国护士学会提出"护理是诊断和处理人类现有的或潜在的健康问题的反应",该定义充分体现了护理的根本目的是为服务对象解决健康问题,增强患者的应对和适应能力,满足患者的各种需要,使之达到最佳的健康状态。新的医学模式拓宽了护士的职能。护士不仅要护理患者,还需提供健康咨询和教育指导。因此,护士是护理的提供者、决策者、管理者、沟通者、咨询者、教育者和研究者。护士所具有的众多角色,有助于与患者建立良好的信任关系。护理程序是一种体现整体护理观的临床思维和工作方法,在学习过程中要树立整体护理的理念,以护理程序为框架,注重各个环节的系统性、人体的完整性及与内外环境的统一性;在治疗、帮助患者的基础上,强化支持和指导的护理功能;注意身心护理并重,护士不仅要配合医疗技术解决患者机体的不适,还要考虑患者的心理需要及影响疾病的家庭因素、社会因素等,用整体观观察和护理患者,实践中注意个体差异,把症状护理、心理护理和健康教育有机地结合起来。概括而言,外科护士在护理实践中,应严格要求自己,始终以人为本,以现代护理观念为指导,依据以护理程序为框架的整体护理模式,收集和分析资料、发现患者现存的和潜在的护理问题、采取有效的护理措施并评价其实施效果。

三、坚持理论与实践相结合

医学发展体现了理论与实践相结合的原则,外科护理学的学习过程同样如此。一方面要认真学习外科护理学的理论知识;另一方面必须参加实践,将书本知识与外科护理实践有机结合起来,使学习过程不仅仅停留于识记的水平,更使之成为总结、提高的过程。例如,对较大的胃肠道手术术后患者,以往的认识是术后早期必须禁食,以免发生腹胀或吻合口瘘等。但近年的研究和实践表明,只要患者胃肠道具有一定的功能,术后早期应予以肠内营养支持,这有助于发挥肠黏膜的屏障功能,减少肠源性感染的发生,促进患者康复。学习外科护理学应结合病例,印证、强化书本知识,才有助于解决护理实践中的一系列问题。例如,外科术后患者解剖关系和生理功能发生了变化,术前、术后的护理问题也会相应发生改变,护理重点自然随之改变;又如,对同一疾病不同年龄的患者,护理目标也可能迥然不同。这就要求根据所学的解剖、生理、病理、生化、内科、外科知识,结合患者的年龄、性格特点、工作性质和文化背景等,找出患者现有的或潜在的护理问题,并依据优先原则,有针对性地制订护理计划并予以实施。作为护士,必须具备整体观,在护理实践中,不能只看到局部问题,还要注意由局部病变导致的全身反应,如创伤患者,除局部损伤、出血外,还可能发生休克。临床实践中,通过独立思考,将感性认识与理论知识紧密结合起来,提高发现问题、分析问题和解决问题的能力。对于不能解决的问题,可通过学习、探讨和研究才能不断拓展自己的知识范围和提高业务水平,成为一名合格的外科护士。

四、运用有效的学习方法

临床上对病情的观察或判断、临床新技术的应用和开展、并发症的预防和紧急处理、心理护理及健康教育等,均要求护士具备扎实的理论基础。学好外科护理学,要注意运用有效的学习方法。在课堂上要集中注意力,全神贯注地听,听出授课内容的层次,听出重点、难点,不能死背硬套,要注重理解、善于独立思考;还要从老师介绍的每一个典型案例所引导的问题,自主学习和主动探索知识,提高学习的兴趣和效率;另外要有骨有肉地记好笔记,"骨"是指所学内容的框架,"肉"是指具体内容,如基本概念、结论、与教材相关的资料等。

五、培养临床思维和科研意识

学习的主体是学生,强调以学生为中心,激发学生的学习动机,锻炼培养学生分析问题、解决问题的能力。因此,学习中要认真学习教材中提供的典型病例,并逐步培养自己的临床思维能力,通过老师结合临床病例介绍的护理新知识、新方法和新技术的学习,较为全面和系统地获得临床常见病、多发病的知识及思维方式。知识的更新日新月异,外科护理学仍处在不断发展和创新中。此外,护理学作为一门独立学科,必须通过科学研究来充实学科内容,护理科研作为促进学科发展的手段,是提高护理质量、促进护理学科发展的关键。因此,护士应积极培养自己的科研意识,积极投身于与外科护理相关的科研中,总结工作经验,发现临床问题,洞悉现象规律,开展科学研究,应用研究成果,以促进学科发展。

项目四　外科护士应具备的职业素质

外科护理工作的特点是急诊多、重症多、抢救多、护理量多、强度大;外科疾病因为创伤、麻醉及手术的影响,病情复杂多变,还具有潜在并发症发生的危险;外科疾病的突发性或病情演变的急、危、重常使患者承受巨大的痛苦和精神压力,必须予以紧急或尽快处理。外科工作的上述特点对外科护士的综合素质提出了更高的要求。

一、高度的责任心

《护士条例》规定,护士应履行保护生命、减轻痛苦、增进健康的职责。根据外科疾病的特点,外科护士应具备高度的责任心和强烈的使命感,认真对待每一位患者,用发展的眼光有预见性地、细致地观察病情变化,采取及时有效的护理措施,为抢救患者生命争取宝贵时间。

二、扎实的业务素质

外科患者的特点决定了作为一名外科护士必须理解与疾病相关的基础医学、临床医学知识,必须掌握丰富的护理学、自然科学、人文科学理论,具备丰富的理论知识、娴熟的操作技能、细致的观察能力和敏锐的判断能力。要学会应用护理程序提供整体护理,通过临床实践,使理论知识得以应用。通过对患者的正确评估,能发现患者现有的或潜在的生理、病理、心理问题,并协助医师进行有效的处理。另外,外科患者管道护理、体位护理、器官移植护理或断肢再植护理均具有很强的专业性,如骨折牵引术患者,护士在护理过程中如果没有观察到血液循环的细微变化,就有可能使患者发生局部或肢体血液循环障碍,导致手术失败,甚至肢体缺血、缺氧、坏死而造成严重的不良后果。护士应树立终生学习、自主学习的思想,在工作中积累经验、不断创新,并提高技术水平。

三、较高的人文素质

护士应具有较高的人文素质,尊重生命,热爱生命,注重人文关怀,为人类健康保驾护航,且必须具有人性的自觉,注重心灵的陶冶,向往和塑造健全完美的人格,热爱和追求真理,培养严谨、求实的科学精神。护士只有具备良好的人文素质,才能在实际工作中体现"以患者为中心,以人为本"的护理理念。

四、良好的身体素质

外科护理工作急诊多、节奏快、工作量大、突击性强。护士若不具备健全的体魄、健康的心态、开朗的性格和饱满的精神状态,就很难保证有效、及时地参与各类抢救和护理工作,也就无法满足患者的护理需求。在护理工作中,要有意识地培养自身沉着冷静、处变不惊的心理素质;同时,应学会自我调节,善于通过自己积极向上、乐观自信的内心情感鼓励患者,增进护患之间的情感交流,使之主动积极配合治疗和护理,最大限度地服务于患者。

五、良好的沟通能力

有了理论知识和技能,若不懂如何与患者进行交流,就无法很好地了解病史和病情、知晓患者对治疗护理的期望与需求,更难以通过健康教育提升患者的自我管理能力。据相关文献报道,目前80%的护患纠纷是由于沟通不良或沟通障碍引起的。因此,外科护士在学习基础理论、基础知识、基础技能的同时,也要训练如何与患者及家属进行有效、高效的沟通,能够运用良好的语言和非语言沟通技巧服务于患者,促进其早日康复。

六、一定的创新能力

随着社会的进步,人们对健康需求不断提高,一成不变的护理模式或护理内容已不符合服务对象的要求。应根据需求开拓创新,特别是开展外科护理学研究,寻求减轻护士工作量、提高工作效率、减轻患者痛苦和负担、促进患者早日康复的途径和方法。

（叶文琴　张伟英）

第二章 体液失调患者的护理

学习目标

1. 识记等渗性缺水、高渗性缺水、低钾血症、高钾血症的概念,以及静脉补钾的原则和补液原则。

2. 理解等渗性缺水、低渗性缺水、高渗性缺水、低钾血症、高钾血症、代谢性酸中毒、呼吸性酸中毒的临床表现和处理原则。

3. 学会对3种缺水类型的识别和缺水程度的判断,熟练掌握补液疗法护理和静脉补钾的注意事项。

项目一 基础知识回顾

一、体液组成及分布

人体内体液的主要成分是水和电解质。人体内体液总量及分布与人体骨骼肌、脂肪含量有关,因性别、年龄和胖瘦而异(表2-1)。成年男性体液量约占体重的60%,女性占体重的55%,婴幼儿可高达70%~80%。随着年龄增长和体内脂肪组织的增多,体液量所占的比例有所下降,14岁后,青少年体液量占体重的比例已接近成人。

表2-1 正常成人体液分布

分 类	比例(占体重)	主要分布	主要电解质
细胞内液	男40%、女35%	骨骼肌	K^+、Mg^{2+}、HPO_4^{2-}
细胞外液	20%	血浆、组织间液	Na^+、Cl^-、HCO_3^-

体液分为细胞内液和细胞外液。细胞内液大部分位于骨骼肌内,由于成年男性的骨骼肌量多,因此其细胞内液约占体重的40%,女性的细胞内液约占体重的35%。男、女性的细胞外液均占体重的20%。细胞外液分为血浆和组织间液,分别约占体重的5%和15%(表2-1)。绝大部分细胞外液属于功能性细胞外液,具有快速平衡水、电解质的作用;但部分结缔组织液和所谓的透细胞液,如胸膜腔液、心包液、消化液、关节液、滑膜液

和脑脊液等,它们具有各自的功能,但在维持体液平衡方面的作用甚小,故称为无功能细胞外液,占体重的1%～2%。但是,无功能性细胞外液的变化有时也能导致机体水、电解质和酸碱平衡的显著变化,如大量胃肠消化液的丢失。

二、体液平衡及渗透压的调节

(一)水平衡

水平衡对于人体内环境的稳定非常重要,正常人体水分的摄入和排出处在动态平衡之中(表2-2)。

表2-2　正常人体每人水分摄入量和排出量的平衡

摄入量(ml)		排出量(ml)	
饮水	1 600	尿	1 500
食物水	700	粪便	200
代谢氧化水	200	皮肤蒸发	500
总量	2 500	呼吸蒸发	300
		总量	2 500

(二)电解质平衡

正常情况下,细胞内、外液的渗透压相等,正常为290～310 mmol/L。细胞外液中的主要阳离子为Na^+,主要阴离子为Cl^-、HCO_3^-和蛋白质,细胞内液中的主要阳离子为K^+和Mg^{2+},主要阴离子为HPO_4^{2-}和蛋白质,共同维持细胞内外的渗透压。

1. Na^+的平衡　Na^+主要维持细胞外液渗透压。正常成人对钠盐的日需要量为5～9 g,主要从食物中获得,主要功能是维持细胞外液的渗透压及神经肌肉的兴奋性。Na^+主要从小肠吸收,经尿液排出体外,小部分随汗液和粪便排出(大量出汗例外)。正常血清Na^+浓度为135～145 mmol/L。

2. K^+的平衡　全身K^+总量的98%位于细胞内。K^+参与维持细胞的正常代谢,维持细胞内液的渗透压和酸碱平衡,维持神经肌肉的兴奋性,维持心肌的生理特性。钾主要随食物摄入,正常成人对钾盐的日需要量为2～3 g,80%由肾排出。正常血清K^+浓度为3.5～5.5 mmol/L。

(三)体液容量与渗透压平衡的调节

体液的平衡和渗透压的稳定是由神经-内分泌系统来调节的。体液失衡时,一般先通过下丘脑-神经垂体-抗利尿激素系统恢复和维持体液的正常渗透压,然后通过肾素-血管紧张素-醛固酮系统来恢复和维持血容量。但血容量与渗透压相比,前者对机体更为重要,因此,在血容量锐减时,机体将优先保持和恢复血容量,以保证重要器官的灌注。

体内水分缺乏或丧失时,细胞外液渗透压增高,刺激下丘脑-神经垂体-抗利尿激素系统,产生口渴而增加主动饮水;同时刺激抗利尿激素分泌增加,使肾远曲小管和集合管上皮细胞加强对水的重吸收,于是尿量减少,水分被保留于体内,从而使细胞外液渗透压降至正常。反之,体内水分增多时,细胞外液渗透压降低,口渴反应被抑制;同时抗利尿激素的分泌减少,尿量增加,使细胞外液的渗透压增至正常。

当循环血量减少和血压下降时,可刺激肾素分泌增加,催化血浆中的血管紧张素原转化为血管紧张素,进而刺激肾上腺皮质分泌醛固酮,后者可促进远曲小管和集合管对Na^+的重吸收和K^+、H^+的排泌,水的重吸收增多、尿量减少,使细胞外液增加,从而使循环血量和血压恢复正常。

(四)酸碱平衡及调节

人体正常的生理和代谢活动需要一个酸碱适度的体液环境。在代谢过程中体液中的H^+虽然经常发生变化,但人体能通过体液的缓冲系统、肺的呼吸和肾的调节作用,使血液中H^+仅在小范围内变动,即保持血液的pH值为7.35~7.45。

1. **缓冲系统**　血液中HCO_3^-/H_2CO_3是最重要的一对缓冲物质。体内酸增多时,HCO_3^-与H^+结合($H^+ + HCO_3^- \rightarrow H_2CO_3 \rightarrow CO_2 \uparrow + H_2O$),使酸中和;碱增多时,$H_2CO_3$放出$H^+$去中和碱($OH^- + H_2CO_3 \rightarrow HCO_3^- + H_2O$),来保持血液pH值在正常范围内。缓冲系统的作用发生快,但总量有限,最终还要依靠肺和肾来调节。

2. **脏器调节**　肺是排出体内挥发性酸(H_2CO_3)的重要器官,可以通过CO_2血的排出量调节酸碱平衡。血中CO_2分压增高时,便兴奋呼吸中枢,使呼吸加深加快,加速CO_2排出,降低血液中的H_2CO_3浓度;血液中CO_2分压降低时,呼吸就变慢变浅,减少CO_2排出。

肾调节酸碱平衡的能力最强,可以通过排出固定酸和保留碱性物质的量来维持血浆HCO_3^-浓度,保持血浆pH不变。其主要机制为:排出H^+,回吸收Na^+和HCO_3^-;通过$Na^+ - H^+$交换排出H^+;通过HCO_3^-重吸收而增加碱储备;通过产生NH_3并与H^+集合成NH_4^+后排出H^+;通过尿的酸化过程排出H^+。

项目二　水、钠平衡失调患者的护理

案例导入

某女性患者,50岁,门诊以瘢痕性幽门梗阻收入院。患者呕吐大量宿食,尿少。既往有胃溃疡病史。查体:T 37.0℃,P 100次/分,BP 108/75 mmHg。皮肤弹性差,眼窝内陷,腹部视诊见胃型和蠕动波,并可闻及上腹部振水音。实验室检查结果显示:Hb 80 g/L,RBC 4.2×10^{12}/L,WBC 18.5×10^9/L,[K^+]3.8 mmo/L,[Na^+]125 mmo/L,尿比重1.005。胃镜检查结果显示:胃内大量潴留的胃液和食物残渣。入院诊断:瘢痕性幽门梗阻;胃溃疡;低渗性缺水。

请问:诊断的主要依据有哪些?王女士存在的主要护理问题是什么?应该采取什么措施解决其主要护理问题?

任务一 缺水与缺钠

（一）等渗性缺水

等渗性缺水（isotonic dehydration）又称急性缺水或混合性缺水，是外科最常见的缺水类型。因水、钠等比例丢失，血清钠和细胞外液渗透压保持正常。

【病因及发病机制】 等渗性缺水常见的病因有：①消化液的急性丧失，如大量呕吐、肠瘘等；②体液在体内转移，丧失在感染区或软组织内，如腹腔感染、肠梗阻、大面积烧伤等，其丧失的体液与细胞外液成分基本相似。

【临床表现】 患者主要表现有尿少、厌食、恶心、乏力、舌干、眼球下陷、皮肤干燥、松弛等，但无口渴。如短期内丧失过多，体液丧失＞体重的 5％时，即丧失细胞外液的 25％时，患者可出现脉搏细速、肢端湿冷、血压不稳定或下降等血容量不足的症状。体液继续丧失达体重的 6％～7％，相当于丧失细胞外液的 30％～35％时，休克表现更为严重，常伴有代谢性酸中毒。如果丧失的体液主要为胃液，可并发代谢性碱中毒。

【治疗要点】 首先尽可能处理引起等渗性失水的原因，以减少水和钠的丧失。如果能消除病因，缺水将很容易纠正。根据患者脉搏细速、血压下降、皮肤温度及色泽等症状来估计体液丧失量，已达体重的 5％者，可快速输入等渗盐水或平衡盐溶液，以恢复血容量。平衡盐溶液内的电解质含量与血浆相似，用于治疗将比等渗盐水更安全合理，常用的有乳酸钠和复方氯化钠溶液。

知识链接

林格液（Ringer's solution）又称复方氯化钠，比生理盐水成分完全，可代替生理盐水应用，以调节体液、电解质及酸碱平衡。其由英国生理学家林格所发明，所以称林格液，实际上就是通称的复方氯化钠注射液。

林格液除了含有氯化钠成分外，还含 Na^+、K^+、Ca^{2+}、Mg^{2+}、Cl^- 及乳酸根离子。

林格液配制方法为：①氯化钠 8.6 g；②氯化钾 0.3 g；③氯化钙 0.28 g；④蒸馏水 1 000 ml。

在林格液的基础上再加入乳酸钠，则成为乳酸钠林格注射液，又称哈特曼溶液，每 100 ml 含氯化钙 0.02 g、氯化钾 0.03 g、氯化钠 0.6 g、乳酸钠 0.31 g。乳酸钠林格注射液更适用于酸中毒或有酸中毒倾向的缺水病例。

【护理评估】

1. 现病史

（1）局部：有无皮肤弹性下降。可以用手轻捏手背或者前臂皮肤，松开后不能立即恢复原状表示皮肤弹性下降;若松开后持续 20～30 s 后才恢复原状,提示严重体液不足。口腔内颊黏膜或齿龈线出现干燥,也提示有体液不足。

(2) 全身:有无心率加快、脉搏细速、血压不稳或降低等;有无神志淡漠、乏力等;出入水量是否平衡。

2. 健康史

(1) 一般资料:年龄、体重、生活习惯等,有助于了解体液失衡的原因。

(2) 既往史:是否存在呕吐、失血、腹泻、肠瘘、肠梗阻及大面积烧伤等可能的原因;是否存在容易诱发等渗性缺水的治疗,如长期胃肠减压、应用利尿剂或长效泻剂等。

3. 辅助检查　等渗性缺水时实验室检查可见红细胞计数、血红蛋白和血细胞比容均明显增高,血清 Na^+、Cl^- 等含量一般无明显降低。

4. 心理社会因素　包括患者的心理承受能力、对疾病及伴随症状的认知程度,以及社会支持系统等。

【常见护理诊断/合作性问题】

1. 体液不足　与高热、呕吐、腹泻、出血、胃肠减压、大面积烧伤等导致的体液丧失有关。

2. 营养失调:低于机体需要　与禁食、呕吐、腹泻及创面感染等应激导致的摄入减少和分解代谢增加有关。

3. 有受伤害的危险　与意识障碍有关。

【护理目标】　包括:①患者体液恢复平衡,无症状和体征。②患者营养状况得到改善。③患者对受伤危险的认知程度增加,能采取有效措施预防。

【护理措施】

1. 维持充足的体液量

(1) 去除病因:采取有效措施或遵医嘱积极处理原发疾病,控制或减少体液的继续丢失。

(2) 实施液体疗法:对已发生缺水的患者,必须遵医嘱给予及时、正确的补液。补液时严格遵循定量、定性、定时的原则。

1) 定量:①生理需要量,正常成人每日生理需水量为 2 000～2 500 ml;②累计损失量,是指从发病到治疗前已经累计损失的体液量,按缺水程度计算,如体重为 60 kg 的患者,中度缺水,累计失水量为 60 kg×5%＝3 kg(3 000 ml);③继续损失量,或称额外损失量,是在治疗过程中又继续丢失的体液量,包括外在性和内在性失液。外在性失液,如呕吐、胃肠减压等,应准确记录排出量;内在性失液如腹(胸)腔内积液、胃肠道积液等,需根据病情变化估计。此外,体温每升高 1℃,自皮肤蒸发低渗液 3～5 ml/kg;出汗湿透 1 套衣裤约丢失体液 1 000 ml;气管切开者每日经呼吸道蒸发水分 800～1 200 ml。

2) 定性:等渗性缺水应补充等渗盐溶液。

3) 定时:每日及单位时间内补液量和速度取决于体液丧失的量、速度及脏器的功能状态。若各脏器功能良好,应按先快后慢的原则分配,即前 8 h 补充总量的 1/2,剩余的 1/2 在后 16 h 内均匀输入。其他的补液原则是先盐后糖,先晶体后胶体,先快后慢,见尿补钾。

（3）准确记录液体出入量：准确地记录饮食、饮水量和静脉补液量、大小便量、呕吐和引流液量。

（4）补液效果观察：补液过程中，护士必须严密观察补液效果，注意不良反应。包括：①生命体征，应严密观察生命体征变化，如血压、脉搏、体温改善情况，有无呼吸急促、咳粉红色泡沫状痰等急性肺水肿表现。②精神状态，观察有无精神萎靡、嗜睡等症状的改善情况。③缺水征象，如皮肤弹性下降、黏膜干燥、眼窝凹陷等表现的恢复程度。④辅助检查，如尿量、尿比重。如尿量少、尿比重增高，提示仍存在缺水；若尿量＜30 ml/h，尿比重正常，说明肾灌注良好。

2. 减少受伤的危险

（1）监测血压：对于可能出现体位性低血压的患者应告知其改变体位时宜动作缓慢，以免跌倒受伤。

（2）加强安全防护：对于有脑损伤导致意识障碍的患者注意加强监护，建立安全的保护措施，可以进行适当约束、加床栏等，以免发生意外。

3. 健康教育：进行安全防护的教育，预防受伤；提醒有大量呕吐、严重腹泻、大面积烧伤的易致等渗性缺水者，应及早针对病因治疗。

【护理评价】 通过治疗和护理，患者是否：①体液恢复平衡，无症状和体征。②营养状况得到改善。③对受伤危险的认知程度增加，能采取有效措施预防。

（二）高渗性缺水

高渗性缺水（hypertonic dehydration）又称原发性缺水。因水和钠同时丢失，但是失水多于失钠，血清钠高于正常范围，细胞外液的渗透压升高。

【病因及发病机制】 高渗性缺水常见的病因如下。

1. 摄水量不足 如外伤、昏迷、食管疾病的吞咽困难，患者不能进食，危重患者给水不足，鼻饲高浓度的肠内营养液或输注大量高渗盐水溶液等。通过皮肤和呼吸不断蒸发水分，引起失水多于失钠，而使血浆渗透压升高。另外，下丘脑病变损害口渴中枢，患者丧失渴感也可导致水分摄入不足。

2. 水丧失过多 如高热大量出汗、气管切开、大面积烧伤暴露疗法、胸腹手术时脏器长时间暴露、大面积开放性损伤经创面蒸发大量水分、糖尿病患者因血糖未控制致高渗性利尿等。包括单纯失水和失水多于失钠两种情况。

以上原因导致水和钠的丧失，当缺水多于缺钠时，细胞外液渗透压增加，使抗利尿激素分泌增多，进而使肾小管对水的重吸收增加，尿量减少；醛固酮分泌增加，水、钠再吸收增加，以维持血容量。如继续缺水使细胞外液渗透压进一步增高，细胞内液移向细胞外，细胞内缺水的程度超过细胞外液，最后可导致脑细胞缺水而引起脑功能障碍。

【临床表现】 高渗性缺水的临床表现随着缺水程度而异，一般可分为3度。

1. 轻度缺水 除有口渴外，多无其他症状。缺水量为体重的2%～4%。

2. 中度缺水 有极度口渴，伴乏力、尿少、尿比重增高。唇干舌燥、皮肤弹性差、眼窝凹陷，常有烦躁现象。缺水量为体重的4%～6%。

3. 重度缺水　除上述症状外,还出现躁狂、幻觉、谵妄,甚至昏迷等脑功能障碍的症状。缺水量＞体重的 6％。

【治疗要点】　需要积极治疗原发病,祛除病因,使患者不再失液,补充已丧失的液体。尽量使用口服液,不能口服者可静脉输注 5％葡萄糖或低渗盐水溶液。补充累计丧失液体量的估算方法是:①根据临床表现估计失水量占体重的百分比,即每丧失体重的 1％,需补液 400～500 ml。②根据血清钠浓度计算:补水量(ml)＝[测得血清钠(mmol/L)－正常血清钠(mmol/L)]×体重(kg)×4。

补液时需注意,因为缺水和缺钠是同时存在的,因此在补水的同时应适当补钠,以纠正缺钠。并在尿量＞40 ml/h 后补钾,以免引起高钾血症。经过补液治疗后,酸中毒仍未得到纠正者可补给碳酸氢钠溶液。

【护理评估】

1. 现病史　是否有口渴、乏力、皮肤弹性差、眼窝凹陷;是否有精神、意识的改变。

2. 健康史　了解是否存在水分丢失过多、摄入不足等因为失水大于失钠的各种危险因素。

3. 实验室及辅助检查　评估血液及尿液的检查结果是否异常。高渗性缺水时实验室检查可见红细胞计数、血红蛋白和血细胞比容轻度升高,血清[Na^+]＞155 mmol/L。

4. 心理社会因素　同等渗性缺水。

【常见护理诊断/合作性问题】

1. 体液不足　与水分丢失过多或摄入不足有关。

2. 皮肤完整性受损　与体液缺乏及不适当的组织灌流引起的皮肤黏膜干燥、弹性降低,以及原发病有关。

3. 潜在并发症　体位性低血压和脑损伤等。

【护理目标】　包括:①患者体液恢复平衡,症状、体征减轻/消失。②维持皮肤黏膜的完整性。③避免体位性低血压和脑损伤的发生。

【护理措施】

1. 维持充足的体液量　鼓励患者饮水或遵医嘱经静脉输注输注 5％葡萄糖或低渗盐水溶液。注意补充钠盐和见尿补钾。

2. 做好口腔护理　对不能饮水者,鼓励患者漱口,必要时润唇。

【护理评价】　通过治疗和护理,患者是否:①体液处在平衡状态。②皮肤黏膜无损伤。③未发生体位性低血压、脑损伤等并发症或发生后及时得到发现和处理。

（三）低渗性缺水

低渗性缺水(hypotonic dehydration)又称慢性缺水或继发性缺水,水和钠同时丢失,但是失钠多于失水,血清[Na^+]＜135 mmol/L,细胞外液呈低渗状态。

【病因及发病机制】　主要病因有:①消化液持续丢失,如反复呕吐、长期胃肠减压、慢性肠梗阻;②大创面的慢性渗液;③排钠过多,如使用排钠利尿剂但未及时补充钠盐等;④钠补充不足,如治疗等渗性缺水时补充过多水分而忽略钠的补充。

以上原因导致的失钠多于失水会造成细胞外液渗透压降低,首先会引起抗利尿激素

(ADH)的分泌下降,进而使水的重吸收减少,尿量增加,以提高细胞外液渗透压,结果使细胞外液量进一步减少。当造成血容量明显减少时,机体的调节将优先保持和恢复血容量。此时,肾素-醛固酮系统会兴奋,远曲小管对 Na^+ 和水的重吸收增加。另外,血容量的下降通过刺激神经垂体,使 ADH 分泌增加,使水重吸收增加,尿量减少。但若循环血量继续减少,超过了机体的代偿能力时将出现休克,称为低钠性休克。严重缺钠时,细胞外液可向渗透压相对较高的细胞内液转移,进而出现细胞肿胀,脑组织肿胀可出现意识障碍等表现。

【临床表现】　根据缺钠的程度可分为 3 度。

1. 轻度缺钠　130 mmol/L<血清[Na^+]≤135 mmol/L,缺钠约 0.5 g/kg。表现为疲乏、头晕、软弱无力,尿量增多,尿中 Na^+ 减少。

2. 中度缺钠　120 mmol/L<血清[Na^+]≤130 mmol/L,缺钠为 0.5～0.75 g/kg。除上述临床表现外,还伴有恶心、呕吐、脉搏细速、视力模糊,血压不稳定或下降,脉压变小,浅静脉瘪陷;尿量减少,尿中几乎不含 Na^+ 和 Cl^-。

3. 重度缺钠　血清[Na^+]<120 mmol/L,缺钠 0.75～1.25 g/kg。常发生休克,患者出现神志不清、意识模糊、惊厥或昏迷,四肢发凉,痉挛性抽搐,腱反射减弱或消失。

【治疗要点】　首先积极治疗原发病,静脉输注含盐溶液或高渗盐水。对轻、中度缺钠患者,一般补充 5％葡萄糖盐溶液;对重度缺钠患者,先输注晶体溶液,如复方乳酸氯化钠溶液、等渗盐水,后输胶体溶液,如羟乙基淀粉、右旋糖酐和血浆等以补足血容量,再静脉滴注高渗盐水,如 5％氯化钠溶液,以进一步恢复细胞外液的渗透压。

具体的累计损失钠量可以按照需补钠量(mmol)＝[正常血清钠(mmol/L)－测得血清钠(mmol/L)]×体重(kg)×0.6(女性为 0.5)计算。计算出来的补钠量一般当天先补充 1/2,其余的 1/2 第 2 天补给。

【护理评估】

1. 现病史　是否有软弱、乏力、头晕、手足麻木等症状;是否有脉搏细速、血压不稳定或下降、浅静脉瘪陷、视力模糊、神志淡漠等表现。

2. 健康史　了解是否存在消化液慢性丢失、大面积创面渗液等容易导致低渗性缺水的病因及可能导致低渗性缺水的治疗,如使用排钠利尿剂等。

3. 实验室及辅助检查　评估血液及尿液的检查是否正常。低渗性缺水时实验室检查可见红细胞计数、血红蛋白和血细胞比容及血尿素氮值均有增高,血清 Na^+、Cl^- 等含量常明显降低。尿比重<1.010。

4. 心理社会因素　包括患者的心理承受能力、对疾病及伴随症状的认知程度,以及社会支持系统等。

【常见护理诊断/合作性问题】

1. 体液不足　与水、钠丢失过多或摄入不足有关。

2. 潜在并发症　低钠性休克。

【护理目标】　包括:①体液恢复平衡,无症状和体征。②并发症得到及时发现和处理或无并发症发生。

【护理措施】

1. 维持体液平衡

（1）定时监测：每日测量体重，记录 24 h 出入水量，生命体征、尿比重，并记录水肿程度。检测血钠值，了解缺钠程度。

（2）液体疗法注意：能口服者尽量鼓励其口服含电解质的液体，静脉输液注意输入的速度及量，避免增加心肺负担。

2. 避免受伤和并发症的发生　注意意识混乱、疲倦、定向感丧失、昏迷、抽搐等患者的安全状态，去除环境中的危险因素。监测患者意识、血压，避免脑水肿的发生。

【护理评价】　通过治疗和护理，患者是否：①体液处在平衡状态。②未发生低钠性休克、脑水肿等并发症，或发生后及时被发现并得到处理。

任务二　水　中　毒

水中毒又称稀释性低钠血症，系指机体的摄入水总量超过了排出水量，以致水分在体内潴留，引起血浆渗透压下降和循环血量增多，较少发生。

【病因及发病机制】　水中毒常见的病因有：①各种原因引起的抗利尿激素分泌过多；②肾功能不全导致排尿能力下降；③机体摄入水分过多，或者接受过多的静脉输液。

【临床表现】

1. 急性水中毒　一般发病急骤。水分过多可以导致脑细胞肿胀进而出现颅内压增高，引起神经、精神症状，如头痛、嗜睡、躁动、精神紊乱、定向能力失常、谵妄，甚至昏迷，严重者可发生脑疝，并出现相应的神经定位体征。

2. 慢性水中毒　症状往往被原发病所掩盖，可表现为软弱无力、恶心、呕吐、嗜睡等，体重明显增加，皮肤苍白而湿润。有时出现唾液或者泪液的增多，一般无凹陷性水肿。

【治疗要点】　一旦出现水中毒，应立即停止水分的摄入。程度比较轻的，限制水分的摄入，在机体排出多余的水分后，水中毒一般即可解除。严重的，除禁水外，还需静脉输注高渗盐水或利尿剂以促进水分的排出。一般可用渗透性利尿剂，如 20% 甘露醇或 25% 山梨醇 200 ml 静脉内快速滴注，可减轻脑水肿和增加水分摄入。

【护理评估】

1. 现病史　是否有头痛、嗜睡、躁动、精神紊乱、定向能力失常、谵妄、昏迷等表现。

2. 健康史　了解是否存在导致水中毒的病因。

3. 实验室及辅助检查　水中毒时实验室检查可见红细胞计数、血红蛋白和血细胞比容下降，血清 Na^+、Cl^- 等含量常降低。

【常见护理诊断/合作性问题】

1. 体液过多　与水分过多在体内潴留有关。

2. 潜在并发症　脑细胞肿胀、脑疝等。

【护理目标】　包括：①体液恢复平衡，无症状和体征。②并发症得到及时发现和处理或无并发症发生。

【护理措施】

1. 纠正体液过多　停止可能增加体液的各种治疗,控制水入量。透析患者注意加强护理,记录出入水量和体重。

2. 严密观察　及时评估患者脑水肿或肺水肿的程度和进展。

【护理评价】　通过治疗和护理,患者是否:①体液处在平衡状态。②未发生脑水肿和脑疝等并发症,或发生后及时得到发现和处理。

项目三　钾平衡失调患者的护理

案例导入

　　某女性患者,49岁,以进行性吞咽困难半年余为主诉入院。患者半年前出现进食有哽咽感。1个月以来感觉进食更加困难,2 d前出现恶心、呕吐伴腹胀,遂来医院就诊。门诊拟诊"食管癌"收入院。入院以来,精神可,四肢软弱无力。查体:T 37.0℃,R 36 次/分,P 124 次/分,BP 80/50 mmHg。实验室检查:血红蛋白 100 g/L,血清[K^+]2.5 mmol/L,血清[Na^+]140 mmol/L。心电图检查显示:T波和 ST 段降低、Q-T 间期延长,出现 U 波。

　　请问:李女士可能伴有哪种代谢紊乱? 患者目前存在的主要护理问题有哪些? 患者为什么出现恶心、呕吐?

任务一　低钾血症

　　钾代谢失调包括低钾血症和高钾血症,临床上以前者多见。低钾血症(hypokalemia)是由于钾摄入不足、排出过多或钾异常运动进入细胞内造成的血清[K^+]<3.5 mmol/L。

【病因及发病机制】　常见的病因有:①钾摄入不足,如长期进食不足或者禁食而补充钾盐不足;②钾排出过多,如呕吐、腹泻、持续胃肠减压,或长期应用肾上腺皮质激素、利尿剂等,也见于急性肾衰竭多尿期;③钾体内分布异常,如大量注射葡萄糖或氨基酸,进行高营养支持及代谢性碱中毒,K^+向细胞内转移等。

【临床表现】

1. 肌无力　是最早的临床表现,一般先出现四肢软弱无力,之后可延及躯干和呼吸肌,可出现抬头及翻身困难、吞咽困难、呛咳、呼吸困难,甚至窒息。严重者可有软瘫、腱反射减弱或消失等。

2. 消化道功能障碍　因胃肠平滑肌兴奋性降低,可出现恶心呕吐、腹胀、肠鸣音减弱或消失等肠麻痹表现。

3. **心脏功能异常** 可出现心悸及心动过速、心律不齐、血压下降,严重时可发生心室颤动或收缩期停搏。

4. **代谢性碱中毒** 细胞外$[K^+]$低,引起K^+由细胞内代偿性移出细胞外,而H^+则进入细胞内,使细胞外H^+下降;另一方面,肾为了保存K^+,K^+-Na^+交换减少,H^+-Na^+交换增多,排H^+增多,尿液反而呈酸性,出现反常性酸尿。这些作用的结果导致低钾血症常合并碱中毒。

【治疗要点】

1. **病因治疗** 积极寻找引起低血钾的因素,控制原发病因,减少或终止钾继续丢失。

2. **纠正低钾血症** 最安全、可靠的途径是口服补钾,常用10%氯化钾或枸橼酸钾溶液口服。对不能进食的患者,采取静脉补钾,临床常用l0%氯化钾。

【护理评估】

1. **现病史** 有无四肢软弱等肌无力的表现,有无心脏功能的异常,以及恶心、呕吐等消化道的症状。

2. **健康史** 了解患者的年龄、性别、体重等;了解有无引起低钾的原因,如禁食、进食量少、呕吐、腹泻、肠瘘、胃肠道引流等,有无使用过利尿剂、糖皮质激素等;有无周期性钾代谢紊乱发作史。

3. **实验室检查** 血清$[K^+]$<3.5 mmol/L会出现典型的心电图改变,即早期出现T波降低、变平或倒置,随后ST段降低、Q-T间期延长及出现U波。

4. **心理-社会状况** 由于肌无力、腹胀和心律失常使患者及家属产生焦虑及恐惧心理。评估患者及家属是否了解钾的作用、引起低钾血症的原因及安全补钾等方面的有关知识。

【常见护理诊断/合作性问题】

1. **活动无耐力** 与低钾血症导致的肌无力有关。

2. **有受伤的危险** 与软弱无力、意识障碍有关。

3. **潜在并发症** 心律失常等。

【护理目标】 包括:①增强患者的活动耐力;②避免意外受伤;③避免并发症的发生。

【护理措施】

1. **恢复血清K^+水平**

(1) 减少钾丢失:控制病因,如止吐、止泻等。

(2) 补钾:

1) 口服补钾:口服是最安全的补钾途径,尽量口服补钾,遵医嘱给予10%氯化钾或枸橼酸钾溶液口服。鼓励患者进食含钾丰富的食物,如肉类、鱼类、豆类、牛奶、香蕉、菠菜等。

2) 静脉补钾:对不能口服者采用静脉补钾。静脉补钾务必遵循以下原则:①见尿补钾,尿量>40 ml/h时方可补钾;②补钾不过量,一般每日补充氯化钾3~6 g(以每克氯化钾等于 13.4 mmol 钾计算,即每日补钾 40~80 mmol);③浓度不过高,静脉补液中氯化钾浓度<0.3%(钾浓度 40 mmo/L);④速度不宜过快,成人静脉补钾速度不宜>20 mmol/h;⑤禁止直接静脉推注或快速中心静脉滴入,以免导致心搏骤停。

2. 减少受伤的危险　同高渗性缺水。

3. 预防并发症　观察患者的生命体征及意识状况,严密监测心率、心律、心电图,出现心律失常应及时报告医师,积极配合治疗。

4. 心理护理　告知患者此病可防可治,如及时治疗费用少、恢复快、无后遗症。应注意生活规律,合理膳食,不宜过度疲劳。

【护理评价】　通过治疗和护理,患者是否:①活动耐力正常;②意外受伤;③出现并发症。

任务二　高 钾 血 症

高钾血症(hyperkalemia)是指由于钾摄入过多或者分布异常等造成的血清$[K^+]>$5.5 mmol/L。

【病因及发病机制】　高钾血症常见原因有:①钾摄入过多,如静脉补钾过浓、过快或过量,输入过多保存较久的库存血;②钾排出减少,如急性肾衰竭排钾功能减退,或使用抑制排钾的利尿剂(如螺内酯、氨苯蝶啶等);③钾分布异常,如酸中毒、严重挤压伤、溶血等。

【临床表现】　高钾血症的临床表现没有特异性。神经肌肉一般会出现应激性的改变,患者会很快由兴奋转入抑制状态,表现为神志淡漠、感觉异常、乏力、四肢软瘫、腹胀和腹泻等。严重的高钾血症会出现微循环障碍,导致四肢湿冷、皮肤苍白及低血压等。心肌应激性的改变会出现心动过缓、心律不齐。严重者可能出现心搏骤停。

【治疗要点】　由于高钾血症有导致心搏骤停的危险。因此,一经确诊,应立即采取以下治疗措施。

1. 病因治疗　积极治疗原发病,去除引起高钾血症的原因。

2. 禁钾　停用一切含钾药物;禁食含钾多的食物;禁输库存血。

3. 降低血钾浓度

(1) 促进K^+转入细胞内:①输注高渗碱性溶液,给予5%碳酸氢钠溶液60~100 ml静脉注射后,再继续静脉滴注5%碳酸氢钠溶液100~200 ml,以纠正酸中毒,促使K^+转入细胞内和增加肾小管排K^+;②输入葡萄糖及胰岛素:给予25%葡萄糖溶液100~200 ml,以每5 g葡萄糖加胰岛素1 U静脉滴注,通过糖原的合成,促使K^+部分转入细胞内以暂时降低血清K^+浓度。

(2) 促进K^+排泄:呋塞米40 mg静脉注射;阳离子交换树脂口服或保留灌肠,每克可吸附1 mmol钾,加速K^+经肠道排出;血液透析或腹膜透析。

4. 拮抗钾的毒性作用　因Ca^{2+}能拮抗K^+,从而缓解K^+对心肌的毒性作用,可以给予 10% 葡萄糖酸钙 20 ml 缓慢静脉注射。必要时可重复使用。

【护理评估】

1. 现病史 有无肢体软弱无力、腱反射消失等神经肌肉兴奋性改变的表现;有无微循环血管收缩的表现;有无心脏传导阻滞、心动过缓等表现。

2. 健康史 了解患者的年龄、性别、体重等;了解有无引起高钾血症的原因,如肾衰竭、使用保钾利尿剂、严重挤压伤等;评估病情严重程度。

3. 辅助检查 血清[K^+]>5.5 mmol/L;典型的心电图改变为 T 波高而尖,Q - T 间期延长、QRS 波增宽、P - R 间期延长。

4. 心理-社会状况 可因软弱无力、呼吸困难和心律失常,使患者及家属产生焦虑感。

【常见护理诊断/合作性问题】

1. 活动无耐力 与高钾血症导致的肌肉无力、软瘫有关。

2. 有受伤的危险 与软弱无力、意识障碍、感觉异常有关。

3. 潜在并发症 心律失常、心搏骤停。

【护理目标】 包括:①恢复患者活动耐力。②避免患者意外受伤。③避免并发症的发生。

【护理措施】

1. 降低血清 K^+ 水平 包括:①指导患者停用含钾药物,避免进食含钾量高的食物;②遵医嘱用药以促进钾的排泄及向细胞内转移;③透析患者做好透析的护理。

2. 并发症的预防及急救 包括:①严密观察病情变化,加强生命体征的观察,严密监测心率、心律、心电图,定时监测血钾浓度;②遵医嘱应用对抗心律失常药物;③一旦出现心搏骤停,立即行心肺脑复苏。

3. 心理护理 告知患者疾病相关知识,肌肉软弱无力、心律失常、呼吸困难等是由于高钾血症引起的,及时就诊治疗和积极预防即可避免危险的发生。

4. 健康指导 对于肾功能减退及长期使用保钾利尿剂的患者,告知其应限制含钾高的食物,不用含钾药物,定期复诊,监测血钾浓度,以防发生高钾血症。

【护理评价】 通过治疗和护理,患者是否:①活动耐力正常;②意外受伤;③出现并发症。

项目四 酸碱平衡失调患者的护理

案例导入

某男性患者,58 岁,以反复呕吐伴腹痛 2 h 为主诉入院。初步检查显示:腹腔肿瘤压迫引起小肠梗阻;腹腔探查术显示:梗阻肠段已出现坏死,遂行腹腔肿瘤切除,肠切除肠端-端吻合术。

术区放置腹腔引流管。术后第 4 天,患者突感腹腔疼痛,触诊发现腹部有包块,腹腔引流管引流出血性浑浊液体。随后患者出现呼吸深而快,40 次/分,T 37.2℃,P 125 次/分,BP 80/50 mmHg,神志尚清醒,反应迟钝,腱反射减弱,肢端湿冷。

　　请问:王先生可能出现了什么问题?通过哪些检查可以明确王先生的诊断?患者目前存在的主要护理问题有哪些?应采取哪些护理措施?

任务一　代谢性酸中毒

代谢性酸中毒(metabolic acidosis)是因体内酸性物质积聚或产生过多或(和)HCO_3^- 丢失过多所致,是临床最常见的酸碱平衡失调。

【病因及发病机制】

1. 休克、抽搐、心搏骤停等原因引起的缺氧及组织低灌注　使细胞葡萄糖无氧酵解增强,致乳酸增加,可发生乳酸性酸中毒;糖尿病、饥饿、酒精中毒等情况下,体内脂肪分解过多,形成大量酮体,引起酮症酸中毒。

2. 酸性物质排出减少　肾小管功能障碍或应用一些肾毒性药物等可致内生性 H^+ 不能排出体外或者 HCO_3^- 的重吸收减少,引起酸中毒。

3. 碱性物质丢失过多　如严重腹泻、肠瘘或肠道引流、胆瘘或胰瘘等使大量碱性消化液丧失。

4. 高钾血症　K^+ 与细胞内 H^+ 交换,引起细胞外 H^+ 增加。

代谢性酸中毒时体内 HCO_3^- 减少,H_2CO_3 相对增加,人体通过肺和肾的调节,使之重新达到平衡。体内 H^+ 浓度升高刺激呼吸中枢产生代偿反应,呼吸加深、加快,加速 CO_2 排出、降低动脉血二氧化碳分压($PaCO_2$),使 HCO_3^-/H_2CO_3 的比值接近或维持于 20:1,从而维持血液 pH 于正常范围。同时,肾小管上皮细胞中的碳酸酐酶和谷氨酰胺酶活性增加,促进 H^+ 和 NH_3 的生成,两者形成 NH_4^+ 后排出,致 H^+ 排出增多。此外,$NaHCO_3$ 重吸收亦增加,但该代偿能力有限。

【临床表现】

1. 症状　轻度代谢性酸中毒可无症状,或被原发病症状所掩盖。重症患者可有疲乏、眩晕、嗜睡、感觉迟钝或烦躁不安,甚至昏迷等中枢神经系统症状。

2. 体征　呼吸加深加快,呼出的气体有酮味,为最突出的表现。循环系统可出现室性心律失常、心率加快,血压偏低,甚至休克,是由于代谢性酸中毒致血钾升高、心肌收缩力降低和周围血管对儿茶酚胺的敏感性降低所致。另外,因 H^+ 增高,刺激毛细血管扩张,可致患者面部潮红,但休克患者会因缺氧而发绀。

【治疗要点】

1. 消除病因　由于机体具有代偿机制,只要消除病因和补液纠正缺水,较轻的酸中毒患者(血浆 HCO_3^- 浓度为 16~18 mmo/L)常可自行纠正。

2. 应用碱性药液　对血浆 HCO_3^- 低于 $10\ mmo/L$ 的患者,应立即静脉输液及应用碱性溶液进行治疗。碱性溶液常用的有 5% 碳酸氢钠溶液,一般可将应补充量的一半在 $2\sim4\ h$ 内输入,以后再决定是否继续输注剩余量或部分剩余量。在使用碱性药物纠正酸中毒后,血液中 Ca^{2+} 浓度降低,可出现手足抽搐,应及时静脉注射葡萄糖酸钙。过量纠正酸中毒还可能引起大量的 K^+ 移至细胞内,引起低钾血症,应注意观察和补充钾。

【护理评估】

1. 现病史　有无呼吸加深加快、呼气酮味的表现;有无嗜睡等神经系统表现;注意监测循环系统的表现,预防心律失常、休克的发生。

2. 健康史　了解患者是否有以下病史,如严重腹泻、肠瘘、休克、糖尿病、长期禁食、高热、肾功能不全等。

3. 辅助检查　失代偿期动脉血气分析的表现为血液 $pH<7.35$、血浆 $[HCO_3^-]$ 降低,$PaCO_2$ 正常。可伴有血清钾的升高。

4. 心理-社会状况　患者往往因起病急,同时原发疾病严重,使患者及家属感到焦虑,甚至恐惧。应及时了解患者及家属的心理状态。

【常见护理诊断/合作性问题】

1. 低效性呼吸形态　与酸中毒所致代偿性的呼吸过深过快有关。

2. 有受伤的危险　与眩晕等症状有关。

3. 潜在并发症　高钾血症、代谢性碱中毒。

【护理目标】　包括:①维持患者的正常呼吸形态;②避免患者受伤;③避免并发症的发生。

【护理措施】

1. 维持正常的气体交换型态

(1) 消除或控制引起代谢性酸中毒的危险因素。

(2) 纠正酸中毒:遵医嘱应用碱性药物,常用的碱性溶液为 5% 碳酸氢钠溶液。静脉滴注 5% 碳酸氢钠溶液时应注意:①5% 碳酸氢钠溶液不必稀释,可直接供静脉注射或滴注;②碱性溶液宜单独滴入,不加入其他药物;③补充碳酸氢钠溶液后应注意观察缺钙或缺钾症状的发生,并及时予以纠正;④补碱不宜过速、过量,避免发生医源性碱中毒。

2. 并发症的观察和护理　密切观察脉搏、呼吸、血压及意识的变化,尤其是呼吸的频率和深度、脉律,了解心血管功能及脑功能的改变。准确记录 $24\ h$ 出入水量,遵医嘱做动态血气分析。防止酸中毒未及时纠正出现高钾血症,或者纠正过量时出现低钾血症。

3. 健康指导　警惕易导致酸碱代谢失衡的原发病并及时治疗;发生呕吐、腹泻、高热者应及时就诊。

【护理评价】　通过治疗和护理,患者是否:①呼吸型态正常;②意外受伤;③有并发症发生。

任务二　代谢性碱中毒

代谢性碱中毒(metabolic alkalosis)是由于代谢原因使血浆中[HCO_3^-]原发性增高导致的 pH 升高。

【病因及发病机制】

1. 酸性物质丢失过多　最常见的原因是胃液丧失过多,如剧烈呕吐、长期胃肠减压、幽门梗阻、急性胃扩张等;另外,应用呋塞米、依他尼酸等利尿剂可导致 H^+ 和 Cl^- 经肾大量丢失,而 HCO_3^- 再吸收增多,发生低氯性碱中毒。

2. 碱性物质摄入过多　如补碱过量、长期服用碱性药物、大量输入含枸橼酸钠的库存血等。

3. 低钾血症　低钾血症时,K^+ 会从细胞内移至细胞外,同时细胞外的 H^+ 和 Na^+ 进入细胞内,导致代谢性碱中毒。同时,在血容量不足的情况下,机体为了保存 Na^+,远曲小管排 H^+ 及 K^+ 增加,HCO_3^- 重吸收增加,加重了碱中毒及低钾血症。

代谢性酸中毒时,血浆 H^+ 浓度下降抑制呼吸中枢,使呼吸变浅、变慢,起到代偿的作用,使 CO_2 排出减少,$PaCO_2$ 升高。从而使血液 pH 维持在正常范围。同时,肾小管上皮细胞中的碳酸酐酶和谷氨酰胺酶活性降低,使 H^+ 排泌和 NH_3 生成减少,同时使 HCO_3^- 重吸收减少,减少血浆 HCO_3^-。另外,由于氧合血红蛋白解离曲线左移,使氧不易从氧合血红蛋白中释放。因此患者虽然血氧饱和度正常,但是组织仍处于缺氧的状态。

【临床表现】

1. 呼吸系统　呼吸变浅、变慢。

2. 中枢神经系统症状　严重者可表现为烦躁不安、精神错乱、瞻妄,甚至昏迷。

3. 神经、肌肉症状　由于碱中毒引起低钾血症及 Ca^{2+} 游离度降低,可出现肌张力增强、腱反射亢进、手足抽搐等。

【治疗要点】　代谢性碱中毒的处理较酸中毒困难,应积极治疗原发病,恢复血容量。碱中毒的纠正不宜过速,一般不要求完全纠正。胃液丧失所致的代谢性碱中毒,可输入等渗盐水或者葡萄糖盐水,以纠正低氯性碱中毒。严重时补充稀盐酸溶液或盐酸精氨酸溶液,以排出过多的 HCO_3^-。

【护理评估】

1. 现病史　是否有呼吸浅而慢、烦躁不安、精神错乱、谵妄,甚至昏迷等表现。监测由于代谢性酸中毒可能引起的肌张力增强、腱反射亢进,手足抽搐等表现。

2. 健康史　了解患者是否有长期胃肠减压、幽门梗阻等病史,有无长期服用碱性药物、利尿剂等。

3. 辅助检查　血气分析结果显示:血浆 pH >7.45,血浆 HCO_3^- 值明显增高、$PaCO_2$ 正常。低钾性碱中毒时,可出现反常性酸性尿。可伴血清钾、氯的降低。

4. 心理-社会状况　了解患者是否由于呼吸功能障碍,以及原发性疾病加重,感到焦虑或恐惧。

【常见护理诊断/合作性问题】

1. 低效性呼吸形态 与呼吸代偿反应、胸廓活动力下降有关。

2. 有受伤的危险 与意识障碍及肌肉强直抽搐有关。

3. 潜在并发症 低钾血症。

【护理目标】包括：①患者呼吸形态正常；②避免患者意外受伤；③避免并发症的发生。

【护理措施】

1. 维持正常呼吸型态

(1) 控制致病因素：积极治疗原发病。

(2) 纠正碱中毒：遵医嘱补液和纠正碱中毒。盐酸溶液经中心静脉导管缓慢滴注，切忌经周围静脉输入，因该溶液一旦渗漏会导致软组织坏死。注意尿量＞40 ml/h 时开始补钾。每 4～6 h 重复测定血气分析及血电解质，根据病情随时调整治疗方案。

2. 并发症的观察和护理 密切观察脉搏、呼吸、血压及意识的变化，尤其是呼吸的频率和深度、脉律，了解心血管功能及脑功能的改变。监测神经肌肉的情况，避免低钾血症和低钙血症。

3. 健康指导 告知患者警惕引起酸碱平衡失调的原发病因，当患者出现中枢神经系统的症状和手足抽搐时应及时就诊，以免贻误救治。

【护理评价】 通过治疗和护理，患者是否：①呼吸型态正常；②发生意外受伤；③有并发症的发生。

任务三 呼吸性酸中毒

呼吸性酸中毒（respiratory acidosis）是由于肺泡通气及换气功能减弱，不能充分排出体内生成的 CO_2，使血液中 $PaCO_2$ 原发性增高导致的高碳酸血症。

【病因及发病机制】 主要病因有：①呼吸中枢抑制，如全身麻醉过深、镇静剂过量、颅内压增高、高位脊髓损伤等；②呼吸道梗阻，如喉头痉挛和水肿、支气管痉挛、溺水、支气管异物等；③胸部活动障碍，如严重胸部创伤、严重气胸等；④肺部疾患，如肺不张及肺炎、肺水肿、急性呼吸窘迫综合征等；⑤呼吸机使用不当，通气量过小。

呼吸性酸中毒时，人体可主要通过血液中的缓冲系统来进行调节，即血液中 H_2CO_3 与 Na_2HPO_4 结合形成 $NaHCO_3$ 和 NaH_2PO_4，后者从尿中排泄，使 H_2CO_3 减少、HCO_3^- 增多；其次，肾小球上皮细胞中的碳酸酐酶和谷氨酰胺酶活性增加，一方面使 H^+ 和 NH_3 的生成增加；另一方面 H^+ 除与 Na^+ 交换外，还与 NH_3 形成 NH_4^+ 后排出，从而使 H^+ 排出和 $NaHCO_3$ 重吸收增加。该两种代偿机制使血液 HCO_3^-/H_2CO_3 接近 20：1，保持血液 pH 于正常范围。

【临床表现】 临床表现常被原发疾病掩盖。患者可有胸闷、呼吸困难、发绀；CO_2 潴留可使脑血管扩张,患者躁动不安,持续性头痛;酸中毒导致脑组织严重缺氧时,可出现脑水肿、脑疝。H^+ 浓度增加导致高钾血症还可引起心律失常、心室颤动等。

【治疗要点】　应积极治疗原发病,改善通气功能,必要时气管插管或气管切开,正确使用呼吸机,高浓度吸氧。

【护理评估】

1. 现病史　评估患者是否有胸闷、呼吸困难等表现;是否有意识障碍等中枢神经系统受抑制的表现;监测是否出现脑疝、高钾血症等并发症。

2. 健康史　评估患者有无呼吸中枢抑制、呼吸道梗阻、肺部疾患、呼吸机使用不当等使肺通气不足、换气功能障碍及肺泡通气-血流比值失调的原发病。

3. 辅助检查　血液 pH 值降低、$PaCO_2$ 增高、血浆 HCO_3^- 正常。

4. 心理-社会状况　同代谢性酸中毒。

【常见护理诊断/合作性问题】

1. 低效性呼吸型态　与呼吸抑制、呼吸道梗阻、肺部疾患等致通气量不足有关。

2. 有受伤害的危险　与中枢神经系统受抑制意识障碍有关。

【护理措施】

1. 加强观察和预防并发症　持续监测呼吸频率、深度、呼吸肌运动情况及评估呼吸困难的程度;定时监测生命体征、动脉血气分析及血清电解质。

2. 改善通气功能　恢复与维持有效的通气功能是护理的关键。应鼓励患者深呼吸,改善换气;低流量吸氧;协助患者采取体位引流、雾化吸入等措施促进排痰;协助医生解除呼吸道梗阻、调节呼吸机参数、做好气管插管或气管切开的准备。

3. 健康指导　警惕易导致酸碱代谢失衡的原发病,当患者出现胸闷、呼吸困难、发绀时及时就诊,警惕肺性脑病的发生。

任务四　呼吸性碱中毒

呼吸性碱中毒(respiratory alkalosis)是由于呼吸原因使血浆中 H_2CO_3 原发性下降导致的 pH 值升高。

【病因及发病机制】　凡引起过度通气的因素均可导致呼吸性碱中毒,常见病因有:癔症、高热、中枢性神经系统疾病、疼痛、严重创伤或感染、肝衰竭、呼吸机辅助过度通气等。$PaCO_2$ 降低可抑制呼吸中枢,使呼吸变浅变慢、CO_2 排出减少,使血液中 H_2CO_3 代偿性增高。但该代偿过程很难维持,因其可致机体缺氧。肾的代偿作用表现为肾小管上皮细胞排泌 H^+ 和生成 NH_3 均减少,使 H^+-Na^+ 交换、NH_4^+ 生成和 $NaHCO_3$ 重吸收均减少,随着血[HCO_3^-]的代偿性降低,HCO_3^-/H_2CO_3 接近 20∶1,保持血液 pH 于正常范围。

【临床表现】　多数患者有呼吸急促的表现。较重者以神经-肌肉兴奋性增强为其特征,表现为眩晕、手足麻木、针刺感、肌肉震颤、手足抽搐、心率加快等。危重患者发生急性呼吸性碱中毒常提示预后不良。

【治疗要点】 积极治疗原发病,对症处理。

(1) 降低患者的过度通气,如精神性通气过度可用镇静剂。呼吸机管理不当者应调整参数。

(2) 用纸袋罩住口、鼻,以增加呼吸道无效腔,减少 CO_2 呼出和丧失,提高血液 $PaCO_2$。

(3) 手足抽搐者,缓慢静脉注射 10% 葡萄糖酸钙,以纠正 Ca^{2+} 不足。

【护理评估】

1. 现病史　是否有过度通气、呼吸急促,是否有口周、手足麻木等神经-肌肉兴奋性增强的表现。

2. 健康史　评估患者是否有癔症、脑外伤、高热、疼痛、呼吸机使用不当等引起呼吸性碱中毒的原因存在。

3. 辅助检查　血液 pH 增高、$PaCO_2$ 下降、$[HCO_3^-]$ 降低。

4. 心理-社会状况　焦虑、过度紧张可致呼吸性碱中毒,神经-肌肉应激性增强的症状,又可加重精神紧张。应注意评估是否存在精神性通气过度,是否有疾病引起的焦虑和紧张。

【常见护理诊断/合作性问题】

1. 低效性呼吸型态　与呼吸深快或呼吸不规则有关。

2. 有受伤害的危险　与中枢神经系统异常及神经肌肉应激性增高有关。

【护理措施】

1. 维持正常呼吸型态　包括:①解除致病因素,解除引起呼吸性碱中毒危险因素;②指导患者呼吸训练,指导患者深呼吸,放慢呼吸频率、屏气;指导其使用纸袋呼吸的方法;③遵医嘱应用镇静剂;④病情观察,密切观察脉搏、呼吸、血压及意识的变化,尤其是呼吸的频率、深度和脉律。准确记录 24 h 出入水量,遵医嘱动态监测血气分析。

2. 减少受伤害的危险　参见高渗性缺水。

学习效果评价·思考题

1. 等渗性缺水、低渗性缺水、高渗性缺水常见的病因有哪些?

2. 缺水的主要临床表现是什么?如何判断缺水的量?

3. 液体疗法的护理主要有哪些?

4. 低钾血症和高钾血症常见的病因有哪些?

5. 如何补钾比较好,注意事项有哪些?

(史 岩)

第三章 损伤患者的护理

学习目标

1. 识记创伤、烧伤患者的护理措施。
2. 理解创伤、烧伤的病理生理和患者的症状、体征,处理原则及观察指标。
3. 学会为创伤、烧伤患者进行健康指导。
4. 学会对患者的烧伤面积、深度和严重程度进行评估。
5. 学会为创伤、烧伤患者制订护理计划,正确进行补液治疗护理和创面护理。

▌项目一 基础知识回顾

创伤愈合是指机体遭受外力作用,皮肤等组织出现离断或缺损后的愈复过程,为包括各种组织的再生和肉芽组织增生、瘢痕组织形成的复杂组合,表现出各种过程的协同作用。

1. 伤口愈合的基本过程

(1) 急性炎症期:伤口的早期变化,伤口局部有不同程度的组织坏死和血管断裂出血,数小时内便出现炎症反应,表现为充血、浆液渗出及白细胞游走,故局部红肿。白细胞以中性粒细胞为主,3 d 后转为以巨噬细胞为主。伤口中的血液和渗出液中的纤维蛋白原很快凝固形成凝块,有的凝块表面干燥形成痂皮,凝块及痂皮起着保护伤口的作用。

(2) 细胞增生期:创伤后 2～3 d,伤口边缘新生的肌纤维母细胞牵拉引起伤口边缘的整层皮肤及皮下组织向中心移动,于是伤口迅速缩小,直到 14 d 左右停止。伤口收缩的意义在于缩小创面,同时上皮增生覆盖创面。

(3) 瘢痕形成期:肉芽组织增生和瘢痕形成大约从第 3 天开始,从伤口底部及边缘长出肉芽组织,填平伤口。第 5～6 天起成纤维细胞产生胶原纤维,其后一周胶原纤维形成甚为活跃,以后逐渐缓慢下来。随着胶原纤维越来越多,出现瘢痕形成过程,大约在伤后 1 个月瘢痕完全形成。由于局部张力的作用,瘢痕中的胶原纤维最终与皮肤表面平行。

(4) 表皮及其他组织再生:创伤发生 24 h 以内,伤口边缘的表皮基底增生,并在凝块下面向伤口中心移动,形成单层上皮,覆盖于肉芽组织的表面,当这些细胞彼此相遇时,则停止前进,并增生、分化成为鳞状上皮。健康的肉芽组织对表皮再生十分重要,因为它可提供上皮再生所需的营养及生长因子,如果肉芽组织长时间不能将伤口填平,并形成瘢痕,则上皮再生将延缓;在另一种情况下,由于异物及感染等刺激而过度生长的肉芽组织(exuberant granulation),高出于皮肤表面,也会阻止表皮再生,因此临床常需将其切除。若伤口过大(一般认为直径超过 20 cm 时),则再生表皮很难将伤口完全覆盖,往往需要植皮。

皮肤附属器(毛囊、汗腺及皮脂腺)如遭完全破坏,则不能完全再生,而出现瘢痕修复。肌腱断裂后,初期也是瘢痕修复,但随着功能锻炼而不断改建,胶原纤维可按原来肌腱纤维方向排列,达到完全再生。

2. 创伤愈合的类型　可分为以下 3 种类型。

(1) 一期愈合:见于组织缺损少、创缘整齐、无感染、经粘合或缝合后创面对合严密的伤口,例如手术切口。这种伤口中只有少量血凝块,炎症反应轻微,表皮再生在 24～48 h 内便可将伤口覆盖。肉芽组织在第 3 天就可从伤口边缘长出并很快将伤口填满,5～6 d 胶原纤维形成(此时可以拆线),2～3 周完全愈合,留下一条线状瘢痕。一期愈合的时间短,形成瘢痕少。

(2) 二期愈合:见于组织缺损较大、创缘不整、无法整齐对合,或伴有感染的伤口。这种伤口的愈合与一期愈合有以下不同:①由于坏死组织多,或由于感染,继续引起局部组织变性、坏死,炎症反应明显。只有等到感染被控制,坏死组织被清除以后,再生才能开始。②伤口大,伤口收缩明显,从伤口底部及边缘长出多量的肉芽组织将伤口填平。③愈合的时间较长,形成的瘢痕较大。

(3) 痂下愈合:伤口表面的血液、渗出液及坏死物质干燥后形成黑褐色硬痂,在痂下进行上述愈合过程。待上皮再生完成后,痂皮即脱落。痂下愈合所需时间通常较无痂者长,因此时的表皮再生必须首先将痂皮溶解,然后才能向前生长。痂皮由于干燥不利于细菌生长,故对伤口有一定的保护作用。但如果痂下渗出物较多,尤其是已有细菌感染时,痂皮反而成了渗出物引流排出的障碍,使感染加重,不利于愈合。

3. 影响再生修复的因素　影响再生修复的因素包括全身因素及局部因素两方面。全身因素包括年龄、营养及手术刺激、外伤及烧伤等。局部因素包括异物感染、坏死组织及其他异物、局部血液循环、神经支配、电离辐射等。

各种致伤因素作用于机体,引起组织结构完整性破坏和功能障碍及其所引起的局部和全身反应,称为损伤(injury)。引起损伤的主要原因有:①机械性损伤,如锐器切割、钝器撞击、重物挤压、摔跤、火器等因素造成的损伤;②物理性损伤,由于高温、冷冻、电流、激光、放射等因素造成;③化学性损伤,由于强酸、强碱、毒气、磷等因素所造成;④生物性损伤,由于遭受动物,如毒蛇、犬、猫、昆虫等咬、抓、蜇伤引起的损伤,除可引起局部机械性损伤外,还可经伤口带入毒素和致病微生物。

项目二　创伤患者的护理

案例导入

　　某男性患者,40 岁,发生意外车祸外伤入院。患者 1 h 前因交通事故导致面部撕脱伤,双上肢受挤压时间过长并伴有挫伤。入院后,患者主诉胸部疼痛难忍、胸闷、口渴,烦躁不安。入院查体:T 37.0℃,P 120 次/分,BP 80/50 mmHg,面部自眉弓向下撕脱约 2 cm 皮瓣,双上肢红肿,有挫伤,并有异物存留。

　　请问:患者目前最主要的护理问题是什么? 如何处理面部和上肢的损伤?

　　创伤(trauma)是指机械性致伤因素作用于人体造成的组织结构完整性破坏或功能障碍,是常见的一种损伤。

【病因及分类】

　　1. 按致伤因素分类　可分为烧伤、冻伤、擦伤、挫裂伤、撕脱伤、挤压伤、刃器伤、火器伤、冲击伤、爆震伤、毒气伤、核放射伤及多种因素所致的复合伤等。这种分类利于评估伤后的病理变化。

　　2. 按受伤部位分类　一般分为颅脑、颌面部、颈部、胸(背)部、腹(腰)部、骨盆、脊柱脊髓和四肢损伤等。这种分类利于判断重要脏器的损害和功能情况。

　　3. 按皮肤完整性分类　按皮肤完整性是否受损分为开放性与闭合性创伤两大类。

　　(1) 闭合性损伤(closed injury):皮肤保持完整性,无开放性伤口者称闭合性创伤,包括:①挫伤。最常见,由钝器直接作用于人体软组织而发生的损伤。②挤压伤。机体或躯干肌肉丰富部位较长时间受钝力挤压造成的损伤,严重时可能发生挤压综合征,出现高钾血症和急性肾衰竭。③爆震伤(冲击伤)。爆炸产生的强烈冲击波可对胸腹部等器官造成损伤。闭合性创伤常有深部器官损伤。④关节脱位和半脱位。关节部位受到不均匀的暴力作用后引起的损伤。

　　(2) 开放性损伤(opened injury):受伤部位皮肤或黏膜完整性有破坏,深部组织伤口与外界相通,此为开放性创伤。包括:①擦伤。皮肤与表面较粗糙的物体快速摩擦造成的损伤。②刺伤。尖锐器物刺入组织的损伤,伤口深而细小。③切割伤。多因锐利器械切割组织而造成损伤,切口长度、深度各不相同。可造成血管、神经和肌腱等深部组织的损伤。④撕裂伤。由于急剧的牵拉或扭转导致浅表和深处组织的撕脱与断裂,伤口多不规则。⑤撕脱伤。伤口不规则,浅表和深部组织撕脱、断裂,周围组织破坏较严重,出血多,易发生休克和感染。⑥砍伤。由刃器造成,作用力较大,接近垂直方向运动,伤口较深,多伤及骨骼。⑦火器伤。弹片或枪弹造成的创伤,可能发生贯通伤,也可能导致非贯通伤,损伤范围大,坏死组织多,易感染,病情复杂。

4. **按伤情轻重分类** 一般分为：①轻度损伤，局部软组织伤；②中度损伤，广泛软组织伤、四肢长骨骨折、肢体挤压伤、创伤性截肢及一般的腹腔脏器伤；③重度损伤，指危及生命或治疗后有可能严重残疾者。

【病理生理】 在致伤因素的作用下，机体迅速产生各种局部和全身性防御反应，以维持机体内环境的稳定。

1. **局部反应** 主要表现为局部创伤性炎症反应。局部反应轻重与致伤因素的种类、作用时间、组织损害和性质，以及污染程度和是否有异物存留有关。创伤后组织破坏释放各种炎症介质，引起毛细血管通透性增高、血浆成分外渗；白细胞等趋化因子迅速集聚于伤处吞噬和清除病原微生物和异物，并出现疼痛、发热等炎症反应。一般3～5 d逐渐消退。如果伤口有污染、异物存留、局部微循环障碍、缺血缺氧及各种化学物质生成而造成的继发性损伤，会使局部炎症反应更为严重，血管通透性更加明显，出现局部红、肿、热、痛。局部炎症反应是非特异性的防御反应，有利于清除坏死组织、杀灭细菌及组织修复。

2. **全身性反应** 是受到严重创伤时，机体受刺激所引起的非特异性应激反应及代谢反应，为维持自身稳定所必需。

(1) **神经-内分泌系统反应**：在精神紧张、疼痛、有效血容量不足等因素共同作用下，下丘脑-垂体-肾上腺皮质轴和交感神经-肾上腺髓质轴分泌大量儿茶酚胺、肾上腺皮质激素、抗利尿激素、生长激素和胰高血糖素；同时，肾素-血管紧张素-醛固酮系统也被激活。上述3个系统相互协调，共同调节全身各器官功能和代谢，启动机体代偿功能，保护重要脏器的灌注。

(2) **体温变化**：创伤后释放大量的炎性介质，如肿瘤坏死因子(tumor necrosis factor, TNF)、白细胞介素(interleukin, IL)等作用于下丘脑体温调节中枢可引起机体发热。

(3) **代谢变化**：创伤后，由于神经内分泌系统的作用，机体分解代谢增强，出现基础代谢率增高，能量消耗增加，糖类、蛋白质、脂肪分解加速，水电解质代谢紊乱。

(4) **免疫反应**：创伤后，中性粒细胞、单核-巨噬细胞的吞噬和杀菌能力减弱；淋巴细胞数量减少、功能下降；免疫球蛋白含量降低；补体系统过度耗竭等因素综合作用导致机体免疫防御能力下降，对感染的易感性增加。

3. **创伤修复** 是指由伤后增生的细胞和细胞间质充填、连接或代替缺损的组织。理想的修复是完全修复，是完全由原来性质的细胞和组织间质修复缺损组织，恢复其原有的结构和功能。由于人体各种组织细胞固有的再生增殖能力不同，大多数组织伤后由其他性质细胞(多为成纤维细胞)增生替代完成。

(1) **组织修复过程**：分为3个阶段。

1) **局部炎症反应阶段**：在伤后立即发生，持续3～5 d，主要是血管和细胞反应、免疫应答、血液凝固和纤维蛋白的溶解。目的是清除坏死组织，为组织再生和修复奠定基础。

2) **组织增生和肉芽形成阶段**：有新生毛细血管与成纤维细胞构成肉芽组织，再合成胶原纤维，同时上皮细胞增生覆盖，填充伤口，形成瘢痕愈合。

3) **组织塑形阶段**：主要是胶原纤维交联增加、强度增加；多余的胶原纤维被胶原蛋白酶降解；过度丰富的毛细血管网消退及伤口黏蛋白和水分减少等，最终达到损伤部位外观和功能的改善。

(2)创伤愈合的类型:分为两种。

1)一期愈合(又称原发愈合):组织修复以同类细胞为主,见于伤口边缘对齐、严密,呈线状,创伤程度轻、范围小的创伤,仅含少量纤维组织,局部无感染、血肿及坏死组织,伤口愈合快。

2)二期愈合(又称瘢痕愈合):组织修复以纤维组织为主,见于创伤程度重、范围大、坏死组织多及伴有感染的伤口。不同程度地影响结构和功能恢复,主要通过肉芽组织增生和伤口收缩达到愈合。临床上应采取恰当措施,创造条件,争取达到一期愈合。

(3)创伤愈合的影响因素:

1)局部因素:伤口感染是常见的影响因素。其他,如创伤范围大、坏死组织多、有异物、局部血液循环障碍、伤口引流不畅、局部制动不当等不利于伤口愈合。

2)全身性因素:主要影响因素有年龄、营养等,另外大量使用皮质激素,合并有糖尿病、结核、肿瘤等慢性疾病及全身严重并发症等时,伤口愈合的时间常延迟。

【临床表现】 因创伤的原因程度、部位不同,临床表现各异,但有部分共性的表现。

1. 局部疼痛

(1)疼痛:其程度与创伤部位、性质、范围、炎症反应强弱及个人耐力有关。疼痛一般在活动后加剧,制动后减轻。2~3 d后疼痛逐渐缓解,如持续存在,甚至加重,表示可能并发感染。

(2)局部肿胀:因受伤局部出血和创伤性炎症反应所致。局部出现淤斑、肿胀或青紫。组织疏松和血管丰富的部位,肿胀尤为明显。严重肿胀可致局部组织或远端肢体血供障碍。

(3)功能障碍:因局部组织结构破坏、疼痛、肿胀和神经系统损伤所致,如脱位、骨折的肢体不能正常活动。

(4)伤口和出血:是开放性创伤的主要表现。因创伤的原因不同,伤口特点不同,如擦伤的伤口多较浅、刺伤的伤口小而深等。按照伤口的清洁度可分为清洁伤口、污染伤口和感染伤口。

2. 全身表现

(1)体温升高:中重度创伤的患者常有发热。体温一般<38.5℃,并发感染时可有高热;脑损伤者可导致中枢性高热,体温可达40℃。

(2)全身炎症反应综合征:创伤后释放的炎症介质、疼痛、精神紧张和血容量减少等,可引起体温、心血管、呼吸和血细胞等方面的异常。

【辅助检查】

1. 实验室检查 血常规和血细胞比容可判断失血或感染的情况;尿常规可提示泌尿系损伤和糖尿病;血电解质和血气分析有助于了解水、电解质、酸碱平衡失调状况及有无呼吸功能障碍;血尿淀粉酶有助于判断是否有胰腺损伤。

2. 影像学检查 X线检查可证实有无骨折、脱位、胸腹腔有无积气及积液等;超声、CT和MRI检查可辅助诊断实质性器官损伤及脊髓、颅底、骨盆底部等处的损伤。

3. 诊断性穿刺和导管检查　各种穿刺技术有较可靠的诊断价值,如胸腔穿刺可以判断是否有气胸或血胸;腹腔穿刺可判断腹部脏器受损破裂、出血情况;放置导尿管或膀胱灌洗可诊断尿道、膀胱损伤;留置中心静脉导管可辅助判断血容量和心功能。

【治疗要点】

1. 现场急救　根据创伤的类型、部位,现场妥善救护是挽救患者生命的重要保障。主要的原则是抢救生命第一,恢复功能第二,顾全解剖完整性第三。

2. 院内救治

(1) 全身治疗:维持呼吸和循环功能,给予镇静止痛、支持疗法积极抗休克、保护器官功能,加强营养支持,预防继发性感染和破伤风等。

(2) 局部治疗:

1) 闭合性损伤:单纯软组织损伤,应给予局部制动、患肢抬高,局部冷敷,12 h 后改热敷和红外线治疗,服用云南白药等;如骨折或关节脱位,应及时复位,并妥善固定,逐步进行功能锻炼;如颅内血肿、内脏破裂等,应紧急手术。

2) 开放性损伤:①清洁切口。可直接缝合,一期愈合。②污染切口。有细菌污染但尚未构成感染的伤口,应及早采用清创术,对伤口进行清洗、扩创和缝合,让污染伤口变为清洁伤口。③感染伤口。已发生感染的伤口,要在引流的基础上积极更换敷料,清除伤口的分泌物、坏死组织和脓液,保持引流通畅,控制感染,减少瘢痕形成。

【护理评估】

1. 现病史　详细询问受伤史,了解致伤原因、部位、时间,受伤当时和伤后的情况,受伤后曾接受过何种急救和治疗。

2. 健康史　评估患者的年龄、性别、婚姻、文化、职业、饮食、睡眠状况等。了解其既往健康状况,有无药物过敏史等。

3. 辅助检查　了解患者的实验室检查、影像学检查和诊断性穿刺等的结果。

4. 心理-社会状况　由于患者担心损伤给生命带来威胁或因损伤带来的残疾等问题,容易产生焦虑心理,护士应评估患者焦虑的原因和程度,了解患者及其家属对疾病的认知程度,以及对治疗所需费用的承受能力等问题。

【常见护理诊断/合作性问题】

1. 体液不足　与伤后失血、失液有关。

2. 疼痛　与创伤、局部炎症反应或伤口感染有关。

3. 组织完整性受损　与组织器官受损、结构破坏有关。

4. 焦虑　与创伤刺激或伤口的视觉刺激、担心致残等因素有关。

5. 潜在并发症　休克、感染、挤压综合征等。

【护理目标】　包括:①有效循环血量恢复,生命体征平稳。②疼痛得到缓解或消失。③伤口得以妥善处理,受损组织逐渐修复。④患者能正确面对创伤事件,焦虑减轻或消失,情绪稳定,能配合治疗。⑤无并发症发生或并发症能被及时发现和处理。

【护理措施】

1. 急救　协助医生做好院前急救。

（1）判断伤情、抢救生命：经紧急处理后，迅速进行全面、简略且有重点的检查，如有无合并其他创伤，并做出相应处理；评估患者，找出危及生命的紧迫问题，并就地救护。

（2）呼吸支持：维持呼吸道通畅，立即清理口腔异物，使用通气道、加压面罩等。

（3）循环支持：立即开放 2～3 条静脉输液通道，给予输液、输血或血浆代用品及血管活性药物等，尽快恢复有效循环血量并维持循环的稳定；密切观察意识、呼吸、血压、脉搏、中心静脉压和尿量等，做好记录。

（4）迅速有效止血及包扎：根据条件，以无菌或清洁布料包扎伤口，用压迫法、肢体加压包扎、止血带或器械迅速控制伤口大出血。颅脑、胸部、腹部创伤应用无菌敷料或干净布料包扎，填塞封闭开放的胸壁伤口，用敷料或器具保护由腹腔脱出的内脏。

（5）妥善固定：可用夹板或就地取材，也可用自身肢体、躯干进行固定，以减轻疼痛、防止再损伤，方便搬运。较重的软组织损伤也应局部固定制动。

（6）安全转运：经急救处理，待伤情稳定、出血控制、呼吸好转、骨折固定、伤口包扎好后，由专人迅速护送患者到医院。

2. 入院护理

（1）维持有效循环血量：密切观察意识、呼吸、血压、脉搏、中心静脉压（CVP）和尿量等，遵医嘱输血输液，尽快恢复有效循环血量。

（2）缓解疼痛：肢体创伤时可用绷带、夹板、石膏、支架等维持有效固定和制动，避免因为活动而加重疼痛。疼痛严重者遵医嘱给予止痛剂。

（3）伤口护理：

1）开放性创伤的护理：①术前准备。做好备皮、药物过敏试验、配血、输液、局部 X 线摄片检查等。有活动性出血时，在抗休克治疗的同时积极准备手术止血。②配合医师进行清创手术。告知患者清创的目的，协助患者取合适体位，必要时遵医嘱给予止痛剂、补充血容量，准备清创物品，协助医师对污染伤口进行清洁处理。③术后护理。严密注视伤情变化，观察伤口情况，如活动性出血、感染、伤肢末梢循环障碍等。

2）闭合性创伤的护理：①观察病情，注意有无深部组织器官损伤；对挤压伤者应观察尿量、尿色、尿比重，注意是否发生急性肾衰竭。②抬高患肢 15°～30°，以促进伤处静脉回流，减轻肿胀和疼痛。③创伤处先行复位，再选用夹板带等固定，以缓解疼痛、利于修复。小范围软组织创伤后早期局部给予冷敷，以减少渗血和肿胀。24 h 后可热敷和理疗，促进吸收和炎症消退。血肿较大者，应在无菌操作下穿刺抽吸，并加压包扎预防感染。④促进患肢的功能恢复，病情稳定后，配合应用理疗、按摩和患肢功能锻炼。⑤心理护理，安慰患者，进行心理疏导，减轻其紧张、焦虑等不良心理，积极配合治疗。

3）深部组织或器官损伤的护理：疑有颅脑、胸部、腹部和骨关节等任何部位的损伤，除了处理局部外，还要兼顾其对全身的影响，加强心、肺、肾、脑等重要器官功能的监测，采取相应的措施防治休克和多器官功能不全，最大限度地降低患者死亡率。

（4）并发症的观察和护理：

1）感染：开放性损伤如污染较重应当及时施行清创术，否则容易发生感染，注意观察体温、创面情况，避免感染。创伤后或清创后应及时给予破伤风抗毒素，预防破伤风。

2）挤压综合征：当局部压力解除后，出现肢体肿胀、压痛、肢体主动活动及被动牵拉引起疼痛、皮温下降、感觉异常、弹性减弱，在 24 h 内出现茶褐色或血尿改变时提示可能发生挤压综合征。应注意：①早期患肢禁止抬高、按摩及热敷；②协助医生切开减压，清除坏死组织；③遵医嘱应用碳酸氢钠和利尿剂，防止肌红蛋白阻塞肾小管。肾衰竭患者做好腹膜透析或者血液透析的护理。

（5）心理护理：安慰患者，稳定情绪。尤其对容貌受损或有致残的患者，医务人员需与家属及时进行沟通，多做心理疏导，减轻其紧张、焦虑等不良心理，促使其积极配合治疗。

（6）健康指导：向患者讲解伤口修复的影响因素，指导患者加强营养；按要求进行功能锻炼，促进组织和脏器功能的恢复和患部功能得到最大的康复。

【护理评价】 通过治疗和护理，患者是否：①生命体征平稳。②疼痛减轻或消失。③伤口处理妥当，愈合良好。④能正确面对创伤事件，焦虑感减轻或消失，情绪稳定，配合治疗。⑤未发生并发症，或发生时被及时发现和处理。

项目三 烧伤患者的护理

案例导入

某男性患者，32 岁，体重 60 kg，以全身多处烧伤入院。患者 1 h 前在工作地点因失火导致全身多处烧伤。可见患者面部、胸部、腹部，双前臂、双手烧伤，背部散在 3 个手掌大小的面积烧伤，局部有水疱。入院后，患者诉创面疼痛、口渴、胸闷、烦躁不安。入院查体：T 37.5℃，P110 次/分，R 22 次/分，BP105/90 mmHg。现场急救人员已做了初步的急救，并建立了静脉输液通路。初步诊断为：重度烧伤。

请问：如何评估患者烧伤的面积和深度？患者此时存在哪些护理问题？入院后主要的处理措施是什么？创面该如何处理？

烧伤是由热力、电流、放射线、激光及某些化学物质作用于人体所引起的局部或全身损害，其中以热力烧伤最为常见。

【病理生理】 热力烧伤的结局取决于温度和作用时间，主要致死原因有窒息、败血症和多系统器官功能衰竭。根据烧伤的全身反应及临床过程，将烧伤分为 4 期。

1. 急性体液渗出期（休克期） 休克是 48 h 内导致烧伤患者死亡的主要原因。大面积烧伤的热力作用，使毛细血管通透性增加，导致大量血浆外渗至组织间隙及创面，有效循环血量锐减，而发生低血容量性休克。体液渗出多自烧伤后 2～3 h 开始，8 h 达高峰，持续 36~48 h,随后逐渐吸收。

2. 急性感染期　感染的危险从渗出液开始回吸收一直存在,持续至创面完全愈合。烧伤使皮肤失去防御功能,致病菌易在坏死组织和渗出液中生长繁殖;严重烧伤的应急反应及出现休克时,全身免疫功能低下,对病原菌的易感性增加。在深度烧伤的凝固性坏死和焦痂组织的溶解阶段,细菌很容易从创面入侵到机体引起感染。烧伤越深、面积越大,感染机会越多也越严重。

3. 创面修复期　烧伤后,创面的修复过程在炎症反应的同时已经开始,修复和创面的深度、面积及感染的程度密切相关。浅度烧伤多能自行修复,无瘢痕形成;深Ⅱ度烧伤多靠残存的上皮岛融合修复,如无感染,3~4 周逐渐修复,留有瘢痕;Ⅲ度烧伤形成瘢痕或挛缩,可导致肢体畸形和功能障碍,需要通过植皮修复。

4. 康复期　深度创面愈合后,可形成瘢痕,严重者影响外观和功能,需要锻炼、整形恢复;深Ⅱ度、Ⅲ度创面愈合后,常有瘙痒、疼痛、反复出现水疱等,甚至破溃,这种现象终止往往需要较长时间;严重大面积深度烧伤愈合后,由于大部分汗腺被毁,机体散热调节体温能力下降,在盛暑季节,患者多感全身不适,通常需要 2~3 年调整适应过程。

【临床表现】

1. 烧伤面积　我国统一采用的烧伤面积计算方法有两种。

(1)中国新九分法:适用于较大面积烧伤的评估。该法将人体体表面积分为 11 个9%,另加 1%,构成 100%的体表面积(表 3-1,图 3-1)。

表 3-1　中国新九分法

部位	占成人体表面积(%)		占儿童体表面积(%)
头颈			
头部	3		
面部	3	9×1(9)	
颈部	3		
双上肢			
双手	5		
双前臂	6	9×2(18)	
双上臂	7		
躯干			9+(12－年龄)
躯干前	13		
躯干后	13	9×3(27)	
会阴	1		
双下肢			
双臀	5*		
双大腿	21		
双小腿	13	9×5+1(46)	
双足	7*		

注:成年女性的双臀和双足各占 6%

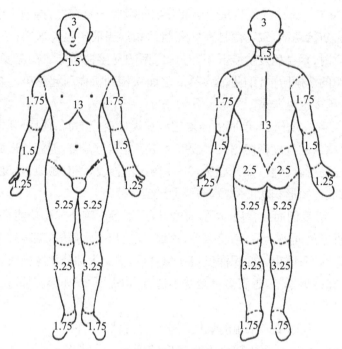

图3-1 成人体表各部位表面积的估计

注:图字数字为所占比例(%)

(2) 手掌法:以患者本人5指并拢的1个手掌面积约为其体表面积的1%计算,适用于较小面积的估测或大面积烧伤时作为九分法的补充(图3-2)。

2. 烧伤深度 按国际通用的三度四分法将烧伤分为Ⅰ度、浅Ⅱ度、深Ⅱ度和Ⅲ度烧伤(图3-3)。Ⅰ度、浅Ⅱ度属浅度烧伤;深Ⅱ度和Ⅲ度烧伤属深度烧伤。不同深度的烧伤组织损伤的深度和程度不同,局部表现和预后也不相同(表3-2)。

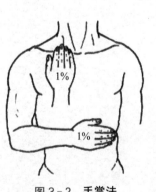

图3-2 手掌法

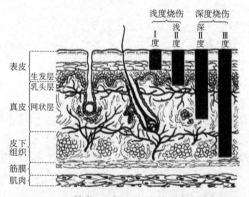

图3-3 烧伤三度四分法的组织学划分

表 3-2 烧伤局部临床特点

烧伤深度	组织损伤深度	局部表现	特点	预后
Ⅰ度	表皮浅层	皮肤红斑,干燥、灼痛,无水疱	红斑性	3~7 d 脱屑痊愈
浅Ⅱ度	表皮全层、真皮浅层	红肿明显,疼痛剧烈;有大小不一的水疱,疱壁薄,创面基底潮红	水疱性	1~2 周内愈合,多有色素沉着,无瘢痕
深Ⅱ度	真皮深层	水肿明显,痛觉迟钝,拔毛痛;水疱较小,疱壁较厚,创面基底发白或红白相间	水疱性	3~4 周愈合,常有瘢痕形成和色素沉着
Ⅲ度	皮肤全层、皮下、肌肉或骨骼	痛觉消失,创面干燥如皮革样坚硬,成蜡白色或焦黄色甚至炭化,形成焦痂,痂下可见树枝状栓塞	焦痂性	3~4 周后焦痂自然脱落,愈合后留有瘢痕或畸形

3. **烧伤严重程度** 主要与烧伤深度和面积有关,分为 4 类。

(1) 轻度烧伤:Ⅱ度烧伤面积<10%。

(2) 中度烧伤:Ⅱ度烧伤面积为 11%~29%,或Ⅲ度烧伤面积<10%。

(3) 重度烧伤:烧伤总面积为 30%~49%,或Ⅲ度烧伤面积为 10%~19%,或烧伤面积虽未达到上述百分比,但并发休克、吸入性烧伤或合并严重的复合伤。

(4) 特重烧伤:烧伤总面积>50%,或Ⅲ度烧伤面积>20%,或存在严重的吸入性损伤、复合伤等。

4. **特殊烧伤**

(1) 会阴部烧伤:会阴部烧伤伤口易被大小便污染,容易感染,常导致瘢痕挛缩、粘连、畸形,会给患者带来许多不便。由于涉及外生殖器和大小便功能,会产生心理精神问题。

(2) 吸入性损伤:又称呼吸道烧伤,常与头面部烧伤同时发生,系吸入浓烟、火焰、蒸气、热气或吸入有毒、刺激性气体所致。可有呛咳、声音嘶哑、吞咽疼痛、呼吸困难、发绀、肺部哮鸣音等表现,易发生窒息或肺部感染。

【治疗要点】

1. **现场救护** 现场救护原则在于使患者尽快消除致伤原因,脱离现场和进行必要的急救。

(1) 迅速脱离热源:如火焰烧伤应尽快灭火,脱去燃烧衣物,就地翻滚或跳入水池,熄灭火焰,并减轻创面疼痛。互救者可就近用棉被或毛毯覆盖,隔绝灭火。切忌用手扑打火焰、奔跑呼叫,以免增加损伤。

(2) 抢救生命:是急救的首要原则,需配合医生首先处理窒息、心搏骤停、大出血、休克、开放性或张力性气胸等危急情况。

(3) 预防休克:稳定患者情绪、给予镇静和止痛药物。

(4) 保护创面:热液浸渍的衣裤,可冷水冲淋后剪开取下,以免强力剥脱而撕脱水疱皮。创面可用干净敷料或布类简单包扎后送医院处理,避免受压,防止创面再损伤和污染。避免用有色药物涂抹,以免影响对烧伤深度的判断。

(5) 尽快转送:大面积烧伤者早期应避免长途转运,休克期最好于就近医疗机构给予抗休克或气管切开,待病情平稳后再进行转运。

2. 防治休克 烧伤后 2 d 内,因创面大量渗出而致体液不足,可引起低血容量性休克。液体疗法是治疗烧伤休克的主要措施。早期补液方案如下。

(1) 补液总量:我国常用的烧伤补液方案是按公式法计算。伤后第 1 个 24 h 补液量按患者每千克体重每 1% 烧伤面积(Ⅱ、Ⅲ度)补液 1.5 ml(小儿 1.8 ml,婴儿 2 ml),即第 1 个 24 h 补液量 = 体重(kg)×烧伤面积(%)×1.5 ml + 每日生理需水量(2 000 ml)。伤后第 2 个 24 h 补充电解质液和胶体液为第 1 个 24 h 的一半,再加生理需水量(2 000 ml)。

(2) 补液种类:晶体和胶体溶液的比例一般为 2∶1,特重度烧伤及小儿烧伤为 1∶1。晶体液首选平衡盐液,其次选用等渗盐水等,适当补充碳酸氢钠溶液。生理需要量一般用 5%～10% 的葡萄糖液。胶体液首选血浆,以补充渗出丢失的血浆蛋白,也可用血浆代用品和全血。Ⅲ度烧伤可适量输全血。

3. 处理创面 创面处理原则是保护创面,减轻损害和疼痛,防止感染,促进创面愈合。

(1) 初期清创:患者休克基本控制后,在良好的麻醉和无菌条件下应尽早进行清创。浅Ⅱ度创面的小水疱可不予以处理,大水疱可用无菌注射器抽吸,水疱皮破裂应剪除;深Ⅱ度创面上的水疱皮及Ⅲ度创面的坏死表皮应去除。根据烧伤的部位、面积及医疗条件等采取暴露疗法或包扎疗法。Ⅲ度焦痂保持干燥,可早期植皮,也可待其自然溶解脱落后再植皮。清创术后应注射破伤风抗毒素,必要时及时使用抗生素。

(2) 包扎疗法的护理:适用于四肢Ⅰ度、Ⅱ度烧伤。采用敷料对烧伤创面包扎封闭固定的方法,目的是有效保护创面、减少污染和及时引流创面渗液。方法是在清创后的创面先放一层油质纱布,外面覆盖数层纱布,其厚度以不被渗液浸透为度,包扎范围应超过创面边缘 5 cm。包扎松紧适宜,压力均匀,为避免发生粘连和畸形,指(趾)间要分开包扎。

(3) 暴露疗法:适用于Ⅲ度烧伤、特殊部位(头面部、颈部或会阴部)及特殊感染(如铜绿假单胞菌、真菌)的创面、大面积创面。将患者暴露在清洁、温暖、干燥的空气中,使创面的渗液及坏死组织干燥成痂,以暂时保护创面。创面可涂 1% 磺胺嘧啶银霜、碘伏等。

(4) 去痂、植皮术:深度烧伤创面愈合慢或难以愈合,且瘢痕增生可造成畸形并引起功能障碍。因此,Ⅲ度烧伤创面应早期采取切痂、削痂和植皮。

【护理评估】

1. 现病史 区分是何种原因导致烧伤,进一步了解热原种类、温度、受热时间。了解烧伤现场情况和伤后急救措施的实施情况,通过对烧伤程度、烧伤病程的估计,全面了解患者的身体状况、并发症发生的可能性和危险性、病情严重性和预后。

2. 健康史 了解既往有无慢性疾患等,同时了解患者一般情况,如年龄、性别、婚姻、文化、职业、饮食、睡眠等。了解一些可能影响伤情的情况，如是否有呼吸道烧伤、颜面部、手、生殖器或关节处烧伤。了解是否合并骨折、软组织损伤，以及颅内、胸腔和腹腔内脏器的损伤。

3. 辅助检查　了解血常规、胸部 X 线、超声、尿量、血电解质、血气分析等检查结果，判断是否合并胸腹损伤、休克、电解质平衡失调等。

4. 心理-社会状况　患者因治疗和植皮手术后可能出现的并发症、毁容和残疾等会出现焦虑、抑郁等状况，应评估其心理承受能力、了解患者及家属对疾病和预后的认知情况、了解对治疗所需费用的承受能力等。

【常见护理诊断/合作性问题】

1. 有窒息的危险　与头面部、呼吸道或胸部等部位烧伤有关。

2. 体液不足　与烧伤创面渗出过多、血容量减少有关。

3. 皮肤完整性受损　与烧伤导致组织破坏有关。

4. 有感染的危险　与皮肤完整性受损有关。

5. 焦虑/抑郁　与烧伤后毁容、肢残及躯体活动障碍有关。

【护理目标】　包括：①呼吸道维持通畅，呼吸平稳。②生命体征平稳，平稳度过休克期。③烧伤创面逐渐愈合。④未发生感染。⑤患者情绪稳定，能配合治疗及护理，敢于面对伤后的自我形象。

【护理措施】

1. 现场急救护理

(1) 抢救生命：对头、颈部烧伤或疑有呼吸道烧伤时，应备齐氧气和气管切开包等抢救物品，并保持口、鼻腔通畅。必要时协助医生行气管切开术，持续生命体征监测。

(2) 预防休克：合并呼吸道烧伤或颅脑损伤者忌用吗啡。伤后应尽早实施补液方案，尽量避免口服补液。若病情平稳，口渴者可口服淡盐水，但不能饮白开水。中度以上烧伤需转运者，须建立静脉通道，途中需持续输液。

(3) 转送护理：转送途中应建立静脉输液通道，保持呼吸道通畅。转运前和转运中避免使用冬眠药物和呼吸抑制剂。

2. 液体疗法护理

(1) 补液原则：一般是先晶体后胶体、先盐后糖、先快后慢、交替输注，尤其注意不能集中在一段时间内输入大量不含电解质的液体。

(2) 输液监测：注意观察肾功能，尿量是判断血容量是否充足的简便而可靠的指标，通常大面积烧伤患者补液时应常规留置导尿进行观察。液体复苏有效的指标是：①成人每小时尿量为 30～50 ml，小儿每千克体重每小时>1 ml；②患者安静，无烦躁不安；③无明显口渴；④脉搏、心率有力，脉律<120 次/分，小儿脉律<140 次/分；⑤收缩压维持在 90 mmHg、脉压>20 mmHg，中心静脉压为 5～12 cmH_2O；⑥呼吸平稳。

3. 创面护理

(1) 清创术护理：配合医生实施清创术，及时提供相关的物品。清创术后应注射破伤风抗毒素，必要时及时使用抗生素。

(2) 包扎疗法护理：①抬高肢体并保持各关节功能位置，保持敷料清洁和干燥，及时换药；②密切观察创面，及时发现感染征象，如发热、伤口异味、疼痛加剧、渗出液颜色改变等，需加强换药及抗感染治疗，必要时可改用暴露疗法。注意观察肢体末梢血液循环情况，如肢端色泽和温度。

(3) 暴露疗法护理：

1) 病室要求：保持病室清洁，室内温度维持在 30～32℃，相对湿度为 40% 左右，使创面暴露在温暖、干燥、清洁的空气中。

2) 注意隔离，防止交叉感染：接触患者前需洗手、戴手套，接触患者的所有用物，如床单、治疗巾、便盆等均需要消毒。注意保持床单位的干燥和清洁。

3) 保持创面干燥：用消毒敷料定时吸去创面过多的分泌物，表面涂以抗菌药物，以减少细菌繁殖，避免形成厚痂。若发现痂下有感染，立即去痂引流，清除坏死组织。

4) 定时翻身或使用翻身床：交替暴露受压创面，避免创面长时间受压而影响愈合。创面已经结痂时注意避免痂皮裂开引起出血或感染。极度烦躁或者意识障碍者，应适当约束肢体，防止抓伤。如使用翻身床，应向患者说明使用翻身床的意义、方法和安全性，认真检查各部件，确保操作安全。一般在休克期后开始翻身俯卧。俯卧时应注意防止窒息并严密观察，时间逐渐由 30 min 延长至 4～6 h。翻身时两人共同配合，旋紧螺丝，上好安全带，严防患者滑出；骨突出处垫好棉垫，防止压疮形成。昏迷、休克、心肺功能不全及应用冬眠药物者忌用翻身床。

(4) 感染创面的处理：加强烧伤创面的护理，及时清除脓液及坏死组织。局部根据感染特征或细菌培养和药敏试验选择抗生素，已成痂的创面保持干燥，或采用湿敷、半暴露(薄层药液纱布覆盖)、浸浴疗法清洁创面。待感染基本控制，肉芽组织生长良好，及时植皮促使创面愈合。

(5) 植皮术护理：做好植皮术前供皮区和受区的皮肤准备，术后注意制动，并注意观察皮片或皮瓣的色泽，保持引流通畅。

(6) 特殊部位烧伤护理：

1) 吸入性损伤：呼吸道烧伤可引起气管、支气管黏膜充血水肿，严重者影响通气，甚至发生窒息，应做好以下急救准备：①床旁备急救物品，如气管切开包、吸痰器、气管镜等；②保持呼吸道通畅；③吸氧；④密切观察，积极预防肺部感染。

2) 头颈部烧伤：多采用暴露疗法。患者取半卧位，观察有无呼吸道烧伤，必要时给予相应处理。眼、耳、鼻烧伤及时用棉签拭去分泌物，保持清洁干燥；双眼使用抗生素眼药水或眼膏，避免角膜干燥而发生溃疡；耳郭创面应防止受压；口腔创面用湿纱布覆盖，加强口腔护理，防止口腔黏膜溃疡及感染。

3) 会阴部烧伤：多采用暴露疗法；注意保持局部干燥，将大腿外展，使创面暴露；避免大小便污染，便后使用生理盐水清洗肛门、会阴部，注意保持创面周围的清洁。

4. 防治感染的护理

(1) 遵医嘱及早应用抗生素：注意观察全身情况及创面变化，及时发现创面感染、全身性感染及感染性休克的发生。做好创面细菌培养和药物敏感试验，合理选用抗生素，注意不良反应及二重感染的发生。

（2）密切观察病情变化：要密切观察生命体征、意识变化、胃肠道反应，注意是否存在脓毒血症的表现，意识改变常是其早期出现的症状。创面如果严重水肿、渗出液增多、肉芽颜色转暗、创缘出现水肿，或上皮停止生长，原来干燥的焦痂变得潮湿、腐烂，创面有出血点等都是感染的征象。应及时报告医生，并协助医生正确处理创面，做好创面护理。

（3）营养支持：烧伤后患者多呈高代谢状态，容易造成负氮平衡。应依据患者具体病情给予口服、鼻饲或全胃肠外营养，促使肠黏膜屏障的修复及身体功能的康复。

（4）严格无菌原则，做好消毒隔离工作：病房用具应专用，工作人员出入病室要更换隔离衣、口罩、鞋帽；接触患者前后要洗手，做好病房的终末消毒工作。采取保护性隔离措施，防止交叉感染。

5. 康复护理

（1）纠正不良的体位，维持并固定肢体于功能位。如颈部烧伤应取后伸位，四肢烧伤取伸直位，手部固定在半握拳的姿势且指间垫油纱以防粘连。

（2）活动和功能锻炼：鼓励患者尽早下床活动。指导患者坚持常规的肢体和关节功能锻炼，必要时行理疗，以恢复功能。

（3）营养指导：烧伤后患者丢失蛋白质增多及消耗增加，应与营养师、患者及家属共同制订营养食谱，保证营养素的摄入，以加速组织和皮肤创面的修复及身体功能的康复。

6. 心理护理　烧伤后因强迫性体位、创面愈合远期可能出现的畸形和外表的改变、疼痛、死亡等均可导致烧伤患者心理失衡。护理过程中应以真诚的态度加强与患者的沟通和交流，耐心解释病情，说明各项治疗的必要性和安全性；帮助患者面对烧伤的事实，鼓励其树立信心，配合治疗；鼓励其做力所能及的活动，增强其自信心与独立能力，尽早回归社会。

7. 健康指导　向患者普及烧伤预防和急救知识及预防感染的方法，包括伤口保护、环境清洁、如何预防瘢痕增生等，以及抗瘢痕药物的使用方法；与患者及家属共同制订早期康复计划，指导患者进行正确的功能锻炼；鼓励参与一定的家庭和社会活动，提高其自理性，指导其保护皮肤，防止紫外线、红外线的过多照射，避免对瘢痕组织的机械性刺激等。

【护理评价】　通过治疗和护理，患者是否：①呼吸道保持通畅，呼吸平稳。②生命体征平稳，平稳度过休克期。③烧伤创面逐渐愈合。④未发生感染或发生时得到及时的发现和处理。⑤情绪稳定，能配合治疗及护理，敢于面对伤后的自我形象。

项目四　清创术与更换敷料

一、清创术

清创术是处理开放性损伤最重要、基本、有效的手段。通过清创，可使污染伤口变为清洁伤口,使开放性损伤变为闭合性损伤,争取伤口一期愈合,通常在局部浸润或全身麻醉下施行。

1. 清创的时机 清创越早效果越好,应争取在伤后 6～8 h 内施行,同时还需考虑其他影响感染形成的因素。若伤口污染显著,4～6 h 即为感染伤口,清创时则有可能促进感染扩散;污染轻、位于头面部且早期已应用了有效抗生素的伤口,清创缝合的时间可延长至伤后 12 h 或更迟;特殊部位伤口,如面部、关节附近及有神经、大血管、内脏等重要组织或器官暴露的伤口,如果无明显感染现象,尽管时间延长,原则上应清创并缝合伤口。

2. 清创术的步骤

(1) 清创前准备:根据损伤部位和程度选择麻醉方式。

(2) 清洗消毒伤口:无菌纱布覆盖伤口,剃除创口周围毛发,清除油污等。用肥皂水清洗伤口周围皮肤,再以等渗盐水洗净皮肤。去除伤口内敷料;分别用等渗盐水、3% 过氧化氢溶液反复交替冲洗伤口,用无菌纱布擦干伤口周围皮肤,术者更换无菌手套后常规消毒,铺无菌巾。

(3) 清创:仔细检查伤口,去除血凝块及异物,去除失去活力和已游离的组织,修剪出较整齐的健康组织创面和边缘,随时冲洗干净伤口各层,术中注意严格止血。

(4) 修复组织:更换全部已用过的手术物品,重新消毒铺单实施手术。对清创彻底的新鲜伤口,可一期缝合;对伤口污染重,清创不彻底,感染危险大者,可开放伤口,观察 1～2 d 后延期缝合。施行较大清创术的同时,可能还需行骨折内固定、关节复位、血管和神经吻合、肌腱缝合等修复和功能重建性手术。清创后的伤口内还应酌情放置各种引流物,以促使渗出物排出、减少毒素吸收、控制感染、促进肉芽生长。

(5) 包扎:目的是保护伤口、减少污染、固定敷料和有助于止血。包扎时应注意引流物的固定并记录其数量,松紧适宜,便于观察局部或肢体末梢循环,包扎后酌情使用外固定。

二、更换敷料

更换敷料,又称换药,是对经过初期治疗的伤口(包括手术切口)做进一步处理的总称。其目的是动态观察伤口变化,保持引流通畅,控制局部感染,使肉芽组织健康生长,以利于伤口愈合或为植皮做好准备。换药是外科的一项基本技术操作,也是护理的重要内容。合理的换药方法、伤口的用药、引流物的放置、科学的敷料更换间隔时间,是保证伤口愈合的重要条件。

(一) 换药原则

(1) 严格遵守无菌操作原则,防止发生医院内感染。

(2) 换药环境和时间:换药时要求室内空气清洁,光线明亮,温度适宜。晨间护理时、患者进餐时、患者睡眠时、家属探视时、手术人员上手术台前一般不安排换药。

(3) 换药顺序:同一科室内每日换药应先换清洁伤口,再换污染伤口,最后换感染伤口,特异性感染伤口由专人换药。

(4) 换药次数:按伤口情况和分泌物多少而定。清洁伤口一般在缝合后第 3 天换药,至伤口愈合或拆线时,再度换药;肉芽组织生长健康、分泌物少的伤口,每日或隔日更换1次;放置引流的伤口,渗出较多时应及时更换;脓肿切开引流次日可不换药,以免出血;感染脓液多时,一天需更换多次,保持外层敷料不被分泌物浸湿。

(二)换药步骤

1. 换药前准备

(1)患者准备:向患者做好解释工作,取得配合,帮助患者取舒适体位,充分暴露创面便于操作,同时注意保暖。严重损伤或大面积烧伤患者,必要时在换药前应用镇静、止痛剂。

(2)换药者准备:按无菌操作原则戴口罩、帽子,穿工作服,操作前需清洁双手。应先观察患者伤口情况,然后准备换药用品。

(3)物品准备:无菌换药碗(盘)、器械、消毒棉球、干纱布、绷带、引流物及污物盘等;无菌镊2~3把,一把用于传递无菌物品,一把用于操作、接触伤口和敷料。必要时备探针、刮匙和剪刀等。

2. 操作

(1)去除伤口敷料:外层敷料用手揭去,内层用无菌镊除去。揭去胶布和敷料时方向与伤口呈纵轴方向平行,动作轻柔;最内层敷料干燥,与创面贴合紧密时,用生理盐水浸湿敷料后再揭除,防止用力揭开,引起疼痛、渗血及新生肉芽组织的损伤。

(2)处理创面:用镊子先以酒精棉球由外向内擦拭、消毒伤口周围皮肤,消毒范围稍大于敷料范围。再以生理盐水棉球拭净分泌物、脓液和纤维素膜等,剪除坏死组织、痂皮,酌情取标本送细菌培养。视伤口深度和创面情况置入适宜的引流物:一般浅部伤口常用凡士林纱布;分泌物多时可用盐水纱布,外加多层干纱布。

(3)包扎固定伤口:用乙醇或碘伏再次消毒周围皮肤1遍,以无菌敷料覆盖创面及伤口,用胶布或绷带固定。敷料覆盖的大小以不暴露伤口并达伤口外3 cm左右为宜,数量视渗出情况而定。最后以胶布固定,如创面广泛、渗液多,可加用棉垫及绷带包扎。

3. 换药后整理　换药完毕,协助患者卧于舒适体位,整理床单位。整理用物,更换下来的各种敷料集中于弯盘,倒入感染垃圾污物桶内;可重复使用的器械送消毒供应中心消毒灭菌。特殊感染的敷料,如破伤风杆菌、铜绿假单胞菌感染敷料应随即单独特殊处理,器械、器皿作特殊灭菌处理。

(三)不同伤口的处理

1. 缝合伤口的处理　无引流物的缝合伤口,如无感染现象,可至拆线时更换伤口敷料。对于手术中渗血较多或有污染的伤口,伤口内常放置橡皮片或橡皮管引流,如渗血、渗液湿透外层纱布,应随时更换敷料,引流物一般术后24~48 h取出。患者伤口缝合后应注意观察其缝线周围是否有红、肿、分泌物,创面下是否有硬结。患者是否自觉伤口疼痛或有发热,预防感染的发生。

2. 肉芽创面的处理　包括:①生长健康的肉芽为鲜红色,较坚实,呈颗粒组织、分泌物少,触之易出血,处理时先以生理盐水棉球除去分泌物,外敷用等渗盐水纱布或凡士林纱布即可。较窄的伤口可用蝶形胶布拉拢创缘,以利尽早愈合,减少瘢痕形成。面积较大的新鲜肉芽创面,应尽早植皮覆盖,缩短愈合时间,增强伤口表层强度。②肉芽生长过度、高于创缘者,阻碍周围上皮生长,可将其剪平,以棉球压迫止血,或用硝酸银烧灼后生理盐水湿敷,数小时后肉芽可复原,再拉拢创缘或植皮。③肉芽水肿者,创面淡红、表面光滑,质地松软,触之不易出血,宜用 3%～5% 高渗氯化钠液湿敷,并注意患者全身营养状况。④创面脓液量多而稀薄时多用抗菌溶液的纱布湿敷,促进水肿消退。⑤创面脓液稠厚,坏死组织多,且有臭味者,应用含氯石灰硼酸溶液等湿敷。

3. 脓肿伤口的处理 伤口深而脓液多者,换药时必须保持引流通畅,必要时冲洗脓腔。可向脓腔插入导尿管,选用生理盐水、过氧化氢、碘酊溶液等进行有效的脓腔冲洗。根据创面、伤口情况选用引流物:浅部伤口常用凡士林或液状石蜡纱布;伤口较小而深时,应将凡士林纱条送达创口底部,但不可堵塞外口,个别小的引流口需再切开扩大。由于肉芽组织有一定的抗感染能力,一般无需在局部使用抗菌药物。

(四) 拆线

一期愈合的伤口或切口应按预期愈合的时间及缝合方法,按清洁伤口操作和拆除皮肤缝线。消毒皮肤和缝线后,以手术镊夹起缝合线结,用线剪在线结下紧贴皮肤处剪断缝线,随即将其向切口方向抽出。再消毒切口,用无菌敷料覆盖,用胶布固定。伤口拆线时间,一般头、面、颈部手术后 4～5 d 拆线;四肢手术后 10～12 d 拆线;其他部位手术后 7～8 d 拆线,减张缝合需 14 d 拆线。

学习效果评价·思考题 ···

1. 不同致伤原因导致的损伤的结局有哪些不同?
2. 影响伤口愈合的因素有哪些? 这些因素提示在护理中要注意什么?
3. 损伤的现场急救原则是什么? 伤口处理原则是什么?
4. 如何评估烧伤病情的严重程度?
5. 烧伤患者的创面该如何护理?

(史 岩)

第四章　休克患者的护理

学习目标

1. 识记休克的概念、病因和分类,理解休克的病理生理过程。
2. 学会应用相关知识评估休克患者并参与休克患者的抢救。
3. 学会应用护理程序为休克患者制订护理计划。

▌项目一　基础知识回顾

微循环是指微动脉和微静脉之间的血液循环,是血液与组织细胞进行物质交换的场所。微循环的基本功能是进行血液和组织液之间的物质交换。正常情况下,微循环的血流量与组织器官的代谢水平相适应,保证各组织器官的血液灌流量并调节回心血量。如果微循环发生障碍,将会直接影响各器官的生理功能。

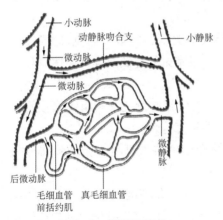

图 4-1　微循环模式

微循环的组成随器官而异。典型的微循环一般由微动脉、后微动脉、毛细血管前括约肌、真毛细血管、通血毛细血管、动-静脉吻合支和微静脉(图 4-1)等 7 个部分组成,微循环的血液可通过 3 条途径由微动脉流向微静脉,即迂回通路、直捷通路、动静脉短路。

微循环的调节主要通过神经和体液调节血管平滑肌的舒缩活动来影响微循环的血流量。

(1)神经调节:交感神经支配微动脉、后微动脉和微静脉的平滑肌,并以微动脉为主。当交感神经兴奋,平滑肌收缩,血管口径变小。由于交感神经对微动脉的收缩作用大于微静脉,使微循环中的血流量减少,血压下降。反之,微循环中血流量增多,血压上升。

(2)体液调节:有缩血管物质,如儿茶酚胺等;舒血管药物,如乳酸、CO_2 和缺 O_2 等。

在微循环的血管中,微动脉和微静脉既受交感神经支配,又受体液因素的影响;而后微动脉和毛细血管前括约肌则主要受体液因素的影响。

项目二 概　述

案例导入

> 某男性患者,50 岁。以呕血 2 h 为主诉入院。患者 2 h 前因进食油炸食物突发大呕血,约 800 ml。患者既往有乙肝史,近几个月来自诉消化不良,时有恶心。入院查体:T 37.0℃,P 130 次/分,BP 80/53 mmHg,R 32 次/分,面色苍白,烦躁不安,乏力。心、肺及腹部未见明显异常。腹部略膨隆,全腹较软,剑突下轻压痛,肝脏未触及,脾脏肋下 1 cm,腹肌无肌紧张和反跳痛,移动性浊音阳性,肠鸣音增强。诊断:门静脉高压;休克。
>
> 请问:该患者出现休克的主要原因有哪些? 患者应该在休克的哪一期?

休克是机体受到强烈致病因素侵袭后,导致有效循环血容量锐减,组织灌注不足引起的微循环障碍、细胞代谢紊乱和功能受损为特点的病理生理综合征,是严重的全身性应激反应。休克发病急,进展快,若未能及时发现和治疗,可发展至不可逆阶段并引起死亡。

【分类】 休克的分类方法很多,根据病因可将休克分为低血容量性休克、感染性休克、心源性休克、神经源性休克和过敏性休克 5 类,其中最常见的是低血容量性休克和感染性休克。

【病理生理】 各类休克的共同病理生理基础是有效循环血量锐减和组织灌注不足及由此导致的微循环、代谢的改变及内脏器官的继发性损害等。

1. 微循环的变化　根据休克发展不同阶段的病理生理特点可将微循环障碍分为 3 期。

(1) 微循环收缩期:当人体有效循环血量锐减时,血压下降,刺激主动脉弓和颈动脉垂压力感受器引起血管舒缩中枢加压反射,交感神经-肾上腺轴兴奋,引起大量儿茶酚胺释放及肾素-血管紧张素分泌增加等,使心率加快、心输出量增加,以维持循环血量的相对稳定,并选择性地使外周和内脏小血管、微血管平滑肌收缩,循环血量重新分布以保证重要器官的供血。由于毛细血管前括约肌强烈收缩,动静脉短路和直捷通路开放,增加了回心血量。微循环出现"少灌少流",真毛细血管网内血流减少,压力降低,血管外液进入血管,在一定程度补充了循环血量。此期在休克临床分期中又称为休克代偿期。

(2) 微循环扩张期:如果休克继续发展,流经毛细血管的血流继续减少,组织因严重缺氧处于无氧代谢状态,大量乳酸类酸性代谢产物堆积,同时释放舒血管的组胺、缓激肽等介质,这些物质可以使毛细血管前括约肌松弛,使毛细血管广泛扩张,而后括约肌由于对酸中毒耐受力较大,仍处于收缩状态,致大量血液淤滞于毛细血管,毛细血管内静水压升高、通透性增加,血浆外渗至第3间隙,血液浓缩,血黏稠度增加。微循环出现"多灌少流",回心血量进一步减少,血压下降,重要脏器灌注不足,休克进入抑制期。

(3)微循环衰竭期:若休克病程进一步发展,由于微循环内血液浓缩、黏稠度增加和酸性环境中血液的高凝状态,使红细胞与血小板易发生凝集而在血管内形成微血栓,微循环"不灌不流",甚至发生弥散性血管内凝血(dissemina-ted intravascular coagulation, DIC)。随着各种凝血因子消耗,激活纤维蛋白溶解系统,临床出现严重出血倾向。由于组织缺少血液灌注,细胞缺氧更加严重;加之酸性代谢产物和内毒素的作用,使细胞内溶酶体膜破裂,释放多种水解酶,造成组织细胞自溶、死亡,引起广泛的组织损害甚至多器官功能受损。此期临床称为休克失代偿期。

2. 代谢变化

(1)能量代谢障碍:由于组织灌注不足和细胞缺氧,体内以葡萄糖及无氧酵解为主,休克时机体能量极度缺乏。由于无氧代谢产生的三磷腺苷(ATP)大大少于有氧代谢时,细胞膜的钠-钾泵功能失常,导致细胞外 K^+ 无法进入细胞内,而细胞外液则随 Na^+ 进入细胞内,造成细胞外液减少及细胞过度肿胀、变性、死亡。细胞膜、线粒体膜、溶酶体膜等细胞器受到破坏时可释放出大量引起细胞自溶和组织损伤的水解酶,其中最重要的是组织蛋白酶,可使组织蛋白分解而生成多种活性肽,对机体产生不利影响,进一步加重休克。休克时儿茶酚胺的大量释放,促进胰高血糖素生成及抑制胰岛素分泌,以加速肝糖原和肌糖原分解及刺激垂体分泌促肾上腺皮质激素,使血糖水平升高。休克时蛋白质分解加速,可使血尿素氮、肌酐、尿酸含量增加。

(2)代谢性酸中毒:在组织灌注不足和细胞缺氧时,体内葡萄糖的无氧酵解使乳酸产生过多。同时,因肝脏灌流量减少,处理乳酸的能力减弱,使乳酸在体内的清除率降低,致体液酸碱平衡失调,出现代谢性酸中毒。

3. 内脏器官的继发性损害　由于持续的缺血、缺氧状态,细胞可发生变性、坏死,导致脏器功能障碍甚至衰竭,这是休克患者死亡的主要原因。

(1)肺:低灌注和缺氧可损伤肺毛细血管的内皮细胞和肺泡上皮细胞。内皮细胞损伤可致血管壁通透性增加而造成肺间质水肿;肺泡上皮细胞受损可影响表面活性物质的生成,使肺泡表面张力升高,继发肺泡萎陷并出现局限性肺不张。患者出现氧弥散障碍,通气/血流比例失调,肺内分流,表现为进行性呼吸困难,称为急性呼吸窘迫综合征(acute respiratory distress syndrome, ARDS)。

(2)肾:休克时儿茶酚胺、抗利尿激素、醛固酮分泌增加,肾血管收缩,肾血流量减少,肾小球滤过率降低,水、钠潴留,尿量减少。肾内血流重新分布,主要转向髓质,致肾皮质血流锐减,肾小管上皮细胞大量坏死,引起急性肾衰竭(acute renal failure, ARF)。

(3)心:除心源性休克外,其他类型的休克在早期一般无心功能异常。但是由于冠状动脉灌流量80%来源于心脏舒张期,休克时由于心率过快、舒张期过短或舒张压降低,冠状动脉灌流量减少,心肌因缺血缺氧而受损。一旦心肌微循环内血栓形成,可引起局灶性心肌坏死和心力衰竭。此外,休克时心肌易受缺血-再灌注损伤,酸中毒、高钾血症等均可加重心肌功能的损害。

（4）脑：休克晚期，持续性的血压下降，使脑灌注压和血流量下降，出现脑缺氧。脑缺氧和酸中毒时，毛细血管周围胶质细胞肿胀，血管通透性升高，血浆外渗，可继发脑水肿，出现颅内压增高。

（5）胃肠道：胃肠道黏膜缺血、缺氧可使正常黏膜上皮细胞屏障功能受损。可并发急性胃黏膜糜烂或应激性溃疡，临床表现为上消化道大出血。肠黏膜缺血，可致肠的屏障作用被破坏，肠道内细菌及毒素进入血液循环，并发肠源性感染或毒血症。

（6）肝：肝细胞缺血缺氧，肝血窦及中央静脉内微血栓形成，肝小叶中心区坏死。肝脏灌流障碍使网状内皮细胞受损，肝脏的解毒及代谢能力减弱，易发生内毒素血症，加重代谢紊乱及酸中毒。临床可出现黄疸、转氨酶升高，严重时出现肝性脑病。

【临床表现】　根据休克的发病过程，将休克分为休克代偿期和休克抑制期。

1. 休克代偿期　此期由于机体的代偿作用，交感神经-肾上腺轴兴奋，临床表现为神志清醒、精神紧张、兴奋或烦躁不安、口渴、面色苍白、四肢湿冷、脉搏和呼吸增快；尿量正常或减少；舒张压可升高，脉压缩小。若处理得当，休克可很快得到纠正；反之，休克将进入抑制期。此期从程度上称为轻度休克。

2. 休克抑制期　患者表现为神志淡漠，反应迟钝，甚至出现意识模糊或昏迷，口唇指端发绀、四肢厥冷、脉搏细弱、血压下降、脉压缩小；尿量减少，甚至无尿，发展为中度或重度休克。若皮肤黏膜出现瘀斑或消化道出血，则提示并发 DIC。若出现进行性呼吸困难、烦躁、发绀，虽给予吸氧仍不能改善者，则提示并发 ARDS。此期患者常继发多器官功能衰竭（MODS）而死亡（表 4-1）。

表 4-1　休克不同时期的临床表现

分　期	程度	神志	外周循环			生命体征			尿　量	估计失血量
			口　渴	皮肤黏膜色泽	体表温度	体表血管	脉　搏	血　压		
休克代偿期	轻度	神志清楚，伴有痛苦表情	口渴	开始苍白	苍白，发凉	正常	<100 次/分，尚有力	收缩压正常或稍升高，舒张压升高，脉压缩小	正常	<20%（>800 ml）
休克抑制期	中度	神志尚清楚，表情淡漠	很口渴	苍白	发冷	表浅静脉塌陷，毛细血管充盈迟缓	100～120 次/分	收缩压为 70～90 mmHg，脉压小	尿少	20%～40%（800～1 600 ml）
	重度	意识模糊，甚至昏迷	非常口渴，但可能无主诉	显著苍白，指端青紫	厥冷	表浅静脉塌陷，毛细血管充盈非常迟缓	脉搏细弱，或摸不清	收缩压<70 mmHg，或测不到	尿少或无尿	>40%（>1 600 ml）

【辅助检查】

1. 实验室检查

(1) 血常规检查:红细胞计数、血红蛋白降低提示失血;血细胞比容增高,反映血浆丢失;白细胞计数和中性粒细胞比例增加,提示感染存在。

(2) 动脉血气分析:有助于了解有无酸碱平衡失调。休克时,因过度换气,二氧化碳分压($PaCO_2$)一般低于正常或正常。PaO_2反映血液携氧状态,若<60 mmHg,吸入纯氧后仍无改善,提示 ARDS。

(3) 血液生化检查:包括肝、肾功能检查,动脉血乳酸盐测定,血糖,电解质等。可以帮助了解患者是否合并 MODS 及细胞缺氧、酸碱平衡失调的程度等。

(4) 凝血功能:包括血小板、出凝血时间、纤维蛋白原,凝血酶原时间及其他凝血因子。出现血小板<$80×10^9$/L、纤维蛋白原<1.5 g/L 或进行性下降,凝血酶原时间较正常延长>3 s,提示 DIC。

2. 影像学检查 创伤患者应做相应部位的影像学检查,感染患者可通过 B 超检查发现深部感染病灶。

3. 血流动力学监测

(1) 中心静脉(CVP):代表右心房或胸腔段腔静脉内的压力,其变化可反映血容量和右心功能。CVP<5 cmH_2O 提示血容量不足;>15 cmH_2O 提示心功能不全;>20 cmH_2O提示存在充血性心力衰竭。

(2) 肺毛细血管楔压(PCWP):应用 Swan-Ganz 漂浮导管测量,反映肺静脉、左心房和左心室功能状态。正常值为 6~15 mmHg。PCWP<6 mmHg 提示血容量不足;增高则提示肺循环阻力增加,如肺水肿。

(3) 心输出量(cardiac output, CO)和心脏指数(cardiac index, CI):CO=心率×每搏心输出量。通过 Swan-Ganz 漂浮导管,应用热稀释法可测 CO,成人正常值为 4~6 L/min,CI 正常值为 2.5~3.5 L/(min·m²)。休克时,CO 多降低,但有些感染性休克时可见增高。

4. 后穹窿穿刺 育龄妇女有停经史者、伴有不规则出血及腹痛应做后穹窿穿刺,若抽出不凝血,应疑为异位妊娠破裂出血。

【治疗要点】 治疗休克的关键是尽早去除病因,迅速恢复有效循环血容量,纠正微循环障碍,增强心肌功能,恢复人体正常代谢。

1. 急救

(1) 止血:对大出血的患者,立即采取措施控制出血,如加压包扎、扎止血带等,必要时可使用抗休克裤(military antishock trousers, MAST)。抗休克裤是一种膨胀的完全包绕肢体末端和腹部的装置,不仅可起到止血作用,而且还可以压迫下肢,增加回心血量,改善重要脏器的血流灌注。

(2) 保持呼吸道通畅:松解领扣,清除呼吸道异物或分泌物,保持气道通畅。经鼻导管及面罩间歇性给氧,增加动脉血氧含量,减轻组织缺氧状态。呼吸困难严重者,施行气管插管或气管切开。

（3）体位：取休克体位，即头和躯干抬高 20°～30°，下肢抬高 15°～20°，以增加回心血量及缓解呼吸困难。

（4）其他：注意患者保暖；尽量减少搬动，骨折处临时固定，必要时应用止痛剂。

2. 补充血容量　是纠正组织低灌注和缺氧的关键。故应迅速建立静脉通道，根据监测指标估算输液量及判断补液效果。输液的种类主要有两种：晶体液和胶体液。通常先输入扩容迅速的晶体液，如平衡盐溶液；再输入扩容作用持久的胶体液，如羟乙基淀粉。当血细胞比容＜25％～30％时，给予浓缩红细胞。大量出血时可快速输注全血。近年来常将 3％～7.5％高渗溶液用于休克复苏治疗，以减轻组织细胞肿胀并扩容。

3. 积极处理原发病　在恢复有效循环血量后，及时手术处理原发病。有时需在抗休克的同时施行手术，以免耽误抢救时机。

4. 纠正酸碱平衡失调　休克患者由于组织缺氧，常有不同程度的酸中毒。轻度酸中毒在机体获得充足的血容量和微循环改善后即可缓解，而且酸性环境有利于氧合血红蛋白解离，增加组织氧供，因此，轻度酸中毒无需碱性药物纠正。但休克严重、酸中毒显著、扩容治疗效果不佳时，需应用碱性药物，常用的碱性药物为 5％碳酸氢钠溶液。

5. 应用血管活性药物

（1）血管收缩剂：临床常用的血管收缩剂有去甲肾上腺素、间羟胺和多巴胺等。血管收缩剂使小动脉普遍处于收缩状态，虽可暂时升高血压，但组织缺氧则会更加严重，应慎重选用。

（2）血管扩张剂：可以解除小动脉痉挛，关闭动静脉短路，改善微循环，但可使血管容量扩大，导致血容量相对不足并引起血压下降。故只有当血容量已基本补足且患者出现发绀、四肢厥冷、毛细血管充盈不良等循环状况不佳时，才考虑使用。常用的血管扩张剂有酚妥拉明、酚苄明、阿托品、山莨菪碱等。

（3）强心药：最常用的是强心苷，如毛花苷丙（西地兰）。休克发展到一定程度可伴有不同程度的心肌损害，应用强心药可增强心肌收缩力，减慢心率。

6. 治疗 DIC　休克发展至 DIC 阶段，需应用肝素抗凝治疗，用量为 1.0 mg/kg，每 6 h 1 次。DIC 晚期，纤维蛋白溶解系统亢进，可使用抗纤溶药，如氨甲苯酸、氨基己酸等，以及抗血小板黏附和聚集的阿司匹林、双嘧达莫（潘生丁）和低分子右旋糖酐等。

7. 皮质类固醇和其他药物的应用　严重休克及感染性休克患者可使用皮质类固醇治疗。其主要的作用机制是：扩张血管，改善微循环；防止细胞内溶酶体破裂；增强心肌收缩力，增加心输出量；增进线粒体功能；促进糖异生，减轻酸中毒。一般主张大剂量静脉滴注，如地塞米松 1～3 mg/kg，一般只用 1～2 次，以防引起不良反应。

【护理评估】

1. 现病史

（1）局部：根据患者的情况了解是否有骨骼、肌肉和皮肤、软组织的损伤；有无局部出血及估测出血量；腹部损伤者有无腹膜刺激征和移动性浊音；后穹窿穿刺有无不凝血液。

（2）全身：是反应休克程度的敏感指标，可以判断是否发生休克及休克的分期。包括：①意识和表情，是反映休克的敏感指标；患者兴奋、烦躁不安或表情淡漠、意识模糊、反应迟钝，甚至昏迷，常提示存在不同程度的休克。②生命体征，收缩压<90 mmHg，脉压<20 mmHg 提示休克；休克早期即有脉搏的增快，且出现在血压下降前，因而是休克的早期诊断指标；休克加重时脉细弱；休克指数＝脉率/收缩压（mmHg），正常值约为0.58，≥1.0 提示休克；>2.0 提示严重休克；休克患者一般体温偏低，但是感染性休克患者可有高热。体温突升至 40℃ 或骤降至 36℃ 以下，提示病情危重。③外周循环情况，皮肤和口唇黏膜苍白、发绀，四肢湿冷，提示休克。④尿量，是反映肾灌注情况的指标，尿量少通常是休克早期的表现。若尿量<25 ml/h，尿比重增加，提示肾血管收缩或血容量不足；若血压正常而出现少尿、尿比重低下，提示肾衰竭。

2. 健康史　了解引起休克的各种原因，如有无大量失血、失液、严重烧伤、损伤等。

3. 辅助检查　了解各项实验室相关检查和血流动力学监测结果，特别是 CVP、PCWP 等，协助判断病情和制订护理计划。

4. 心理-社会状况　休克患者起病急，病情进展快，易使患者及家属有病情危重及面临死亡的感受，出现不同程度的紧张、焦虑。应及时评估患者及家属的心理承受能力及对疾病的了解程度。

【常见护理诊断/合作性问题】

1. 体液不足　与大量失血、失液有关。

2. 气体交换受损　与微循环障碍、缺氧和呼吸型态改变有关。

3. 体温异常　与感染、组织灌注不良有关。

4. 有感染的危险　与免疫力降低、侵入性治疗有关。

5. 有受伤害的危险　与微循环障碍、烦躁不安、意识不清等有关。

【护理目标】　包括：①能维持体液平衡，生命体征趋于平稳。②呼吸道通畅，呼吸平稳，血气分析维持在正常范围。③体温维持正常。④未发生感染，或感染发生后予以及时诊断和处理。⑤未发生意外损伤。

【护理措施】

1. 恢复有效循环血容量

（1）体位：取休克体位，以增加回心血量，改善重要器官血供；使膈肌下降，促进肺膨胀，利于呼吸。

（2）建立静脉通路：迅速建立两条以上静脉输液通道。如周围血管萎陷或肥胖患者静脉穿刺困难时，应立即行中心静脉插管，可同时监测中心静脉压。

（3）合理补液：根据血压及血流动力学监测情况调整输液速度。血压及中心静脉压均低下，提示血容量不足，应予以快速大量补液；若血压下降中心静脉压升高，提示心功能不全或血容量超负荷，应减慢补液速度，限制补液量，以防肺水肿及心力衰竭（表 4 - 2）。

表 4 - 2　中心静脉压与补液的关系

中心静脉压	血　压	原　因	处理原则
低	低	血容量严重不足	充分补液
低	正常	血容量不足	适当补液
高	低	心功能不全或血容量相对过多	给予强心药、纠正酸中毒、舒张血管
高	正常	容量血管过度收缩	舒张血管
正常	低	心功能不全或血容量不足	补液试验

注:补液试验:取等渗盐水 250 ml,于 5～10 min 内静脉输入,若血压升高而中心静脉压不变,提示血容量不足,若血压不变而中心静脉压升高 3～5 cmH$_2$O,提示心功能不全

(4) 监测病情变化:①输液时记录出入液量,尤其在抢救过程中,应有专人准确记录输入液体的种类、数量、时间、速度等,并详细记录 24 h 出入量以作为调整治疗依据。②定时监测体温、脉搏、呼吸、血压及中心静脉压的变化。③观察意识、面唇色泽、皮肤肢端温度、瞳孔及尿量。若患者从烦躁转为平静,淡漠迟钝转为对答自如、口唇红润、肢体转暖、尿量＞30 ml/h,提示休克好转。

2. 改善组织灌注

(1) 抗休克裤的使用:抗休克裤充气后在腹部与腿部加压,使血液回流入心脏,改善组织灌流,同时可以控制腹部和下肢出血。当休克纠正后,由腹部开始缓慢放气,每 15 min 测量血压 1 次,若血压下降＞5 mmHg 应停止放气,并重新注气。

(2) 遵医嘱应用血管活性药物:①血管活动药物应选择从中心静脉通路输入。②使用时应注意从低浓度、慢速度开始,应用心电监护仪每 5～10 min 测量 1 次血压,血压平稳后每 15～30 min 测量 1 次,并按药物浓度严格控制滴数。③严防药物外渗。若注射部位出现红肿、疼痛,应立即更换静脉滴注部位,患处用 0.25％普鲁卡因封闭,以免发生皮下组织坏死。④血压平稳后,逐渐降低药物浓度,减慢速度后停用,以防突然停药后引起的不良反应。

3. 呼吸道管理　包括:①密切观察患者的呼吸频率、节律、深浅度及面唇色泽变化,动态监测动脉血气,了解缺氧程度及呼吸功能。②在病情允许的情况下,鼓励患者定时深呼吸,协助其有效咳嗽、排痰;昏迷患者头偏向一侧,或置入通气管,以免舌后坠,及时清除气道分泌物。严重呼吸困难者,协助医师行气管插管或气管切开,并尽早使用呼吸机辅助呼吸。③经鼻导管给氧,氧浓度为 40％～50％,氧流量为 6～8 L/min,以提高肺静脉血氧浓度。

4. 预防感染　休克患者容易并发继发感染,应注意:①严格执行无菌技术操作规程。②遵医嘱应用有效抗生素。③避免误吸引起肺部感染,必要时遵医嘱给予雾化吸入,以利于痰液稀释和排出;加强导尿管的护理,预防泌尿系统感染。④保持床单清洁、干燥,每 2 h 翻身、拍背 1 次,按摩受压部位皮肤,以防压疮。有创面者及时更换敷料,保持创面清洁干燥。

5．维持体温正常　包括：①保暖。采用加盖棉被、毛毯和调节病室内温度等措施，切忌用热水袋、电热毯等进行体表加温，以防烫伤及皮肤血管扩张，增加局部组织耗氧量而加重缺氧。②降温。高热患者予以物理降温，必要时遵医嘱用药物降温。及时更换被汗液浸湿的衣、被等。③库存血的复温。失血性休克时，若为补充血容量而快速输入低温保存的大量库存血，易使患者体温降低。故输血前应注意将库存血置于常温下复温后再输入。

6．预防意外损伤　对躁动或神志不清的患者，应加床栏以防坠床；输液肢体宜用夹板固定；必要时，四肢以约束带固定。

7．心理护理　因病情危重，患者及家属容易产生焦虑恐惧心理，应及时做好安慰和解释工作。

8．健康指导　向患者及家属讲解各项治疗、护理的必要性及疾病的转归过程；讲解意外损伤后的初步处理和自救知识。

【护理评价】　通过治疗和护理，患者是否：①体液维持平衡，生命体征平稳，尿量正常。②微循环改善，呼吸平稳，血气分析值维持在正常范围。③体温维持正常。④未发生感染，或感染发生时被及时发现和控制。⑤未发生意外损伤。

项目三　外科常见休克患者的护理

案例导入

某男性患者，35岁，间断右上腹部疼痛伴反酸、剑突下烧灼感半年余。夜间及空腹时明显，进食后可缓解，突发恶心呕吐12 h，呕吐物为咖啡渣样物，伴有黑便。面色苍白，烦躁不安，无意识障碍，呼之能应。入院查体：T 37.0℃，P 140次/分，BP 80/53 mmHg，R 33次/分，上腹部轻压痛，心肺未见明显异常。腹平片未见异常。纤维胃镜见十二指肠溃疡处活动性出血。入院诊断：十二指肠溃疡出血；失血性休克。

请问：诊断为休克的主要依据有哪些？该患者入院后责任护士应从哪些方面对患者进行评估来判断患者的休克分期？患者目前存在的主要护理问题是什么？对于这种情况最重要的处理措施和步骤有哪些？

低血容量休克是指由于各种原因引起短时间大量出血或体液积聚在组织间隙，使有效循环血量降低所致。急性大量出血所引起的休克称为失血性休克，通常在失血量超过总血量的20％时，即发生休克。失血性休克在外科休克中很常见。

【病因及发病机制】　失血性休克多见于大血管破裂，腹部损伤引起的肝、脾破裂，消化性溃疡出血，门静脉高压所致食管、胃底静脉曲张破裂出血，以及异位妊娠出血、手术创面广泛渗血或手术所致大血管或脏器损伤，也见于动脉瘤或肿瘤自发破裂等。

【治疗要点】 治疗原则是迅速补充血容量,积极处理原发病以控制出血。

1. 补充血容量 根据血压和脉率变化估计失血量。补充血容量并非是指失血量全部由血液补充,而是指快速扩充血容量。可先经静脉在 45 min 内快速滴注等渗盐水或平衡盐溶液 1 000～2 000 ml,观察血压回升情况。若血压恢复正常,且血红蛋白<100 g/L,血细胞比容>30%,表明能够满足患者的携氧能力,无需再输血;若低于此标准,可再根据血压、脉率、中心静脉压等监测指标情况,决定是否补充新鲜血或浓缩红细胞。

2. 止血 在补充血容量的同时,对有活动性出血的患者,应迅速控制出血。首先采用非手术止血方法,如止血带、三腔二囊管压迫、纤维内镜止血等,为手术治疗赢得时间。若出血迅速、量大,难以用非手术方法止血,应在快速补充血容量的同时及早实施手术止血。

【护理评估】

1. 现病史

(1) 局部:评估有无皮肤、口唇黏膜苍白,四肢湿冷。休克晚期可出现发绀,皮肤呈现花斑状征象。补充血容量后,若四肢转暖,皮肤干燥,说明末梢循环恢复,休克好转。

(2) 全身:包括:①意识和表情,休克早期患者呈兴奋状态而烦躁不安;休克加重时表情淡漠、意识模糊、反应迟钝,甚至昏迷。若患者意识清楚,对刺激反应正常,表明循环血量已基本补足。②血压与脉压,休克时收缩压常<90 mmHg,脉压差<20 mmHg。③脉搏,休克早期脉率增快;休克加重时脉细弱,甚至摸不到。④呼吸,休克加重时呼吸急促、变浅、不规则。呼吸增至>30 次/分,或<8 次/分表示病情危重。⑤体温,大多偏低,但感染性休克患者可有高热,若体温突升至 40℃ 以上或骤降至 36℃ 以下,提示病情危重。⑥尿量及尿比重,是反映肾血液灌流情况的重要指标之一。每小时尿量少于25 ml、尿比重增高,表明肾血管收缩或血容量不足。尿量>30 ml/h 时,提示休克改善。

2. 健康史

(1) 一般资料:年龄、体重等,有助于评估严重程度。

(2) 既往史:是否存在胃溃疡、门静脉高压等原发性疾病,了解腹部损伤的伤情,是否存在手术止血不当等情况。

3. 辅助检查 了解红细胞计数、血红蛋白和血细胞比容,以及血清 Na^+、Cl^- 等含量。通过 B 超、X 线、CT 等检查了解是否有肝、脾破裂及腹腔出血;纤维胃镜可了解是否有溃疡出血或者食管胃底静脉曲张、出血。

4. 心理社会因素 包括患者的心理承受能力、对疾病和伴随症状的认知程度及社会支持系统等。

【护理措施】 补液护理是纠正失血性休克的重要保证,补液的种类、量和速度是纠正休克的关键。应迅速建立两条以上的静脉通路,快速补充平衡盐溶液,改善组织灌注,并定时监测生命体征、CVP 等指标。

项目四 感染性休克患者的护理

案例导入

　　某男性患者,47岁,以腹痛2h为主诉入院。2h前进食油腻食物后出现右上腹疼痛,呈持续性、阵发性加重,伴恶心、呕吐,无反酸、嗳气,既往有"胆囊结石"史。患者入院后突然出现面色苍白、烦躁不安,但无意识障碍,呼之能应。查体:T 38.0℃,P 123次/分,BP 80/50 mmHg,R 40次/分,全腹均有压痛、反跳痛,以右上腹最为显著,Murphy征(+)。初步诊断:胆囊结石,胆囊穿孔;急性化脓性腹膜炎,感染性休克。

　　请问:患者出现休克的原因是什么? 患者这种情况很容易出现哪些并发症? 患者目前存在的主要护理问题有哪些? 如果急需手术,如何为该患者做好术前术后护理?

　　感染性休克是指由病原微生物及其毒素在人体内引起的一种微循环障碍,导致组织缺氧、代谢紊乱和细胞损害,又称为内毒素性休克。在外科较常见,病死率>50%。

　　【**病因及发病机制**】 常见于胆道化脓性感染、急性化脓性腹膜炎、急性化脓性阑尾炎、绞窄性肠梗阻、泌尿系统感染及败血症等。感染性休克患者的血流动力学变化比较复杂,心输出量、血容量和周围血管阻力3个方面都会受累,其可分为低排高阻型和高排低阻型。

　　1. **低排高阻型** 又称为低动力型休克、冷休克,是最常见的类型,此型外周血管收缩,阻力增高,微循环瘀滞,毛细血管通透性增高、渗出增加,以致血容量和心输出量减少。

　　2. **高排低阻型** 又称为高动力性休克、暖休克,此型外周血管扩张,阻力降低,心输出量正常或增高,血流分布异常,动静脉短路开放增多,存在脑细胞代谢障碍和能量合成不足。

　　【**临床表现**】

　　1. **低排高阻型** 表现为烦躁不安、神志淡漠,甚至嗜睡、昏迷;面色苍白、发绀或呈花斑样;皮肤湿冷、体温降低;毛细血管充盈时间延长;脉细速,血压下降,脉压减小;尿量减少。

　　2. **高排低阻型** 表现为意识清醒、面色潮红、手足温暖干燥;脉率慢而有力、血压下降,但脉压较大;病情加重时暖休克可转为冷休克。

　　【**治疗要点**】 纠正休克与控制感染并重。在休克未纠正前,将抗休克放在首位,兼顾抗感染。休克纠正后,控制感染成为重点。

　　1. **补充血容量** 首先快速输入等渗盐溶液或平衡盐溶液,再补充适量的胶体液,如血浆、全血等。补液期间应监测中心静脉压,作为调整输液种类和速度的依据。

2. 控制感染　　及早处理原发感染灶；对于未确定病原菌者，可先根据临床规律选用广谱抗生素，然后根据药敏试验结果选用敏感而较窄谱抗生素。

3. 纠正酸碱平衡失调　　感染性休克的患者，常有不同程度的酸中毒，应予以纠正。

4. 应用血管活性药物　　经补充血容量休克未见好转时，可考虑使用血管扩张剂；也可联合使用 α 受体和 β 受体兴奋剂，如多巴胺加间羟胺，以增强心肌收缩力、改善组织灌流。存在心功能不全者，可给予毛花苷 C、多巴酚丁胺等。

5. 应用皮质类固醇　　其能抑制体内多种炎性介质的释放、稳定溶酶体膜、减轻细胞损害，缓解全身炎症反应综合征(systemic inflammatory response syndrome, SIRS)。临床常用氢化可的松、地塞米松或甲泼尼龙缓慢静脉注射。应用时注意早期、足量，不宜>48 h，否则可能会发生应激性溃疡和免疫抑制等并发症。

6. 其他治疗　　营养支持，处理 DIC 和重要器官功能不全。

【护理评估】

1. 现病史　　评估患者血压、脉压差、脉率等情况；皮肤颜色及温度、指端色泽、面色及意识等情况。判断休克的类型和程度及抗休克药物使用的效果。

2. 健康史　　了解患者有无胆道、肠道、腹膜、泌尿道、呼吸道等严重感染及大面积烧伤。了解有无感染的诱因，如老年人或婴幼儿、使用免疫抑制剂及皮质类固醇等药物及免疫系统的慢性疾病。

3. 辅助检查　　参见本章项目一。

4. 心理-社会状况　　感染性休克病情严重，发展变化快，患者及家属易产生紧张、恐惧、濒危感、无能为力等。

【常见护理诊断/合作性问题】

1. 体液不足　　与严重感染有关。

2. 体温过低　　与外周组织血流减少有关。

3. 体温过高　　与感染有关。

【护理措施】　　感染性休克的护理措施除休克的主要护理措施外，还需要注意以下几点。

1. 病情观察　　外科感染患者出现神志改变，面色、脉搏、血压、尿量等改变时须警惕感染性休克的发生；若体温突升至 40℃ 以上或突然下降，则表示病情危重。

2. 控制感染护理　　遵医嘱大剂量使用有效抗生素，必要时采集标本行细菌培养。全身脓毒血症者，在患者寒战、高热发作时采集血培养标本，以提高检出率。

3. 维持体温正常　　感染性休克的患者常有高热，首先应给予物理降温，或将冰帽或冰袋置于头部、腋下、腹股沟等处降温，也可用 4℃ 等渗盐水 100 ml 灌肠，必要时采用药物降温。

4. 给氧　　氧疗可以减轻酸中毒，改善组织缺氧，是重要护理措施。实施中应注意监测患者的血氧饱和度、末梢血液循环情况，维持血氧饱和度≥92%。

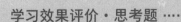

学习效果评价·思考题 ·······························

1. 休克患者微循环的主要改变是什么?

2. 休克的常见病因有哪些? 如何分类?

3. 简述休克的主要临床表现和分期。

4. 休克患者的治疗原则有哪些?

5. 失血性休克和感染性休克的主要护理措施有哪些?

（史　岩）

第五章　麻醉患者的护理

学习目标

1. 识记各类麻醉患者的护理措施、术后镇痛的并发症及其护理措施。
2. 识记麻醉护士的基本入职要求及在围麻醉期协助麻醉医生的工作要点。
3. 理解麻醉护士的不同角色内容及其要求；护士各岗位工作职责。
4. 理解术后镇痛的意义、评估与基本方法。
5. 学会应用临床麻醉方法的基本分类。

项目一　概　　述

一、麻醉分类

临床麻醉的方法根据麻醉药物作用于神经系统的不同部位，可以分为全身麻醉、椎管内麻醉和局部（区域）麻醉 3 大类（表 5-1）。

表 5-1　麻醉方法的分类

分　类	麻醉方法	作用部位
全身麻醉	吸入麻醉、静脉麻醉	中枢神经系统
椎管内麻醉	蛛网膜下隙麻醉、硬膜外麻醉	蛛网膜下脊神经、硬脊膜外脊神经
局部（区域）麻醉	神经阻滞麻醉、表面麻醉、局部浸润麻醉、区域阻滞、静脉局部麻醉	神经干（丛），皮肤、黏膜下神经末梢，局部组织的神经末梢

1. **全身麻醉**　麻醉药经静脉、肌内注射或者呼吸道吸入体内，使中枢神经系统受到抑制，达到神志、痛觉消失，反射抑制和肌肉松弛，这种方法称为全身麻醉。通常情况下，根据手术时间和范围可以选择静脉麻醉或气管插管静吸复合麻醉。单纯静脉麻醉适用于手术时间短（1 h 以内）和局限于会阴部的手术。先静脉给予镇痛药物，再持续静脉泵

入异丙酚等镇静药物维持麻醉。保留自主呼吸，面罩吸氧，必要时面罩加压给氧，而气管插管静吸复合麻醉主要适用于手术时间长(1 h 以上)的大型手术。方法是麻醉诱导后进行气管内插管，机械通气，同时使用吸入麻醉药和静脉麻醉药，维持麻醉。

2. 椎管内麻醉　将麻醉药注入椎管内不同腔隙内，脊神经根受到药物作用而暂时麻痹，使脊神经所支配的相应区域产生麻醉作用，称为椎管内麻醉。根据注入的腔隙不同可以分为蛛网膜下隙麻醉和硬膜外麻醉。除此之外，腰硬联合麻醉技术在临床上也有广泛的应用。椎管内麻醉的原理主要是局麻药物作用于脊神经的前根和后根，分别阻滞运动神经、交感神经传出纤维和感觉神经、交感神经传入纤维。阻滞的顺序为：血管舒缩→冷感→温感→对不同温度的辨别→慢痛→快痛→触觉→运动→压力感→本体感，消退顺序与阻滞顺序相反。

3. 局部(区域)麻醉　局部麻醉是指应用局部麻醉药暂时阻断身体某一区域的神经传导的麻醉方式。其中神经阻滞麻醉常见的作用区域为颈神经丛、臂神经丛、腰神经丛、股神经及坐骨神经。分别用于相应区域的手术操作。表面麻醉主要是通过应用渗透作用强的局麻药与局部黏膜表面接触，使其透过黏膜而阻滞浅表神经末梢。局部浸润麻醉则是通过对手术区的局部组织进行局麻药的注射来达到阻滞神经末梢的作用。然而区域阻滞与局部浸润麻醉的方法相类似，但是区域阻滞作用的对象是手术周围区域的神经末梢，这样就避免了穿刺病理组织。静脉局部麻醉是指在肢体近端安置止血带，从远端静脉注入局麻药，逐渐弥散至伴行神经来达到局部阻滞的作用。

除此之外，随着目前临床麻醉的发展，根据麻醉对象的不同，还出现了许多临床麻醉的亚专科，如小儿麻醉、产科麻醉、心脏外科手术麻醉、胸科手术麻醉、神经外科手术麻醉、耳鼻喉科手术麻醉等。

二、麻醉前准备

在实施麻醉前，要对手术患者进行术前访视和病情评估并根据评估结果制订麻醉方案，同时根据具体的麻醉方案进行麻醉前的准备工作。

(一) 了解病史与术前访视

1. 了解病史　在进行手术麻醉的前一天，麻醉护士在麻醉医生指导下，应对患者的既往病史、各项术前检查和检验结果进行全面了解，除了患者此次入院的疾病外，还需要着重了解并存疾病，尤其是心血管系统和呼吸系统疾病，以及当前的服药种类和剂量、过敏史、药物滥用史等，上述因素都会影响到患者术中的状态稳定及麻醉的用药。对于术前的胸部 X 线、肺功能、心电图、超声心动图等检查结果进行分析，评估患者目前的心肺功能。关注血常规、血生化检查，评估患者是否存在贫血、感染、凝血功能紊乱，以及血钾、肝肾功能是否正常。

2. 术前访视　在完成了以上对患者的基本情况后，麻醉医生及麻醉护士还需要对患者进行术前访视，目的主要有以下几点：①缓解患者术前的紧张焦虑情绪，帮助患者消除恐惧，增强信心；②对患者进行必要的术前准备指导，如术前禁食、禁水的时间，常规治疗药物的使用等；③与患者及家属签署知情同意书，向患者及家属详细交代麻醉过程中可能出现的风险,以及备用的处理措施,征得患者及家属的理解及配合;④对患者进行查体,如患者的张口度(Mallampati 分级)、甲颏距离、颈椎活动度等。

(二) 麻醉评估与麻醉方案

1. **麻醉评估** 通过以上的了解和访视,对患者整体的身体状况有了总体的印象,然后根据美国麻醉医师协会(American Society of Anesthesiology,ASA)颁布的患者全身健康状况分级,对患者进行麻醉前的整体评估,这一标准是目前临床最常用的评估分级标准之一(表 5-2)。Meyer Saklad 于 1941 年建立的 ASA 分级标准首次尝试将麻醉和手术的风险进行量化,使得这种评估在不同患者之间变得可以对比衡量,即在进行同一手术时,ASA 2 级的患者要比 1 级的患者危险更大。

表 5-2 美国麻醉医师协会(ASA)健康状况分级

分 级	标　准
Ⅰ	无器质性、生化或心理疾病
Ⅱ	有轻度的全身性疾病,如轻度哮喘或者控制较好的高血压。对于日常生活没有明显的影响,对于麻醉和手术没有影响
Ⅲ	严重的全身性疾病对日常活动有限制,如需要透析的肾衰竭患者,或者 2 级充血性心力衰竭的患者。对于日常活动有显著的影响,很可能对麻醉和手术有影响
Ⅳ	严重的疾病威胁生命或者需要强化治疗,如急性心肌梗死,需要机械通气的心力衰竭,显著影响日常生活,对麻醉和手术有重要影响
Ⅴ	危重患者,无论是否手术都将于 24 h 内死亡
Ⅵ	脑死亡的器官捐献者

2. **麻醉方案** 根据患者 ASA 分级情况和具体的手术方式制订详细的麻醉方案,如选择何种麻醉方法、评估是否需要术前用药、是否需要进行术中的有创监测、术后镇痛方案的确定等。同时制订发生意外时的应急处理预案。

(三) 患者的准备及麻醉前用药

1. **患者准备** 患者一入院,手术科室医生就应该开始采取措施改善患者营养状况,纠正贫血和水、电解质紊乱,督促患者停止吸烟等。

2. **麻醉前用药** 为了保证麻醉的顺利还需要使用麻醉前用药,以达到镇静、镇痛、抑制呼吸道腺体分泌、消除不利神经反射活动的目的(表 5-3)。不同类型的麻醉前用药作用不同(表 5-3)。但是每种药品的剂量需要根据患者的具体情况进行调整,如高龄、合并疾病较多,甲状腺功能低下的患者,吗啡、巴比妥类的药物剂量应该酌减,对于呼吸功能不全、颅内压升高的患者则应该禁用吗啡和哌替啶。对于年轻、体重较重、情绪紧张或者甲状腺功能亢进的患者则应适当增加剂量。

表 5-3 麻醉前用药的分类

种 类	作 用	代表药
阿片类	提高痛阈,与全身麻醉药起协调作用	吗啡、哌替啶
苯二氮䓬类	镇静催眠、缓解焦虑、遗忘、抗惊厥、中枢性肌肉松弛	咪达唑仑、地西泮
巴比妥类	抑制大脑皮质,镇静、催眠、抗惊厥	苯巴比妥
抗胆碱药	阻断胆碱能受体,抑制气道黏膜腺体分泌	阿托品、东莨菪碱
抗组胺药	抗组胺作用	西咪替丁

(四) 术前准备

手术当日,麻醉护士应遵医嘱,配合麻醉医生对麻醉设备、麻醉物品、药品进行充分的准备,确保在麻醉实施过程中及各种突发情况发生时,能够及时、有效地进行处理。通常包括以下几点。

1. 麻醉机、监护仪的准备　除了对麻醉机和监护仪进行日常维护外,在每次实施麻醉前都要检查麻醉机呼吸系统的连接情况、管路是否完整、是否漏气;确认二氧化碳吸收剂(钠石灰)是否有效;吸入药品蒸发罐的药量是否充足;吸引器是否连接通畅并且有足够的吸力;监护仪的报警系统是否正常;最后设置好呼吸机的呼吸参数备用。

2. 麻醉物品和急救物品的准备　准备与患者相匹配的喉镜、气管插管、管芯、牙垫、空针、吸痰管等。同时分别准备镇静、镇痛、肌松药物、各种血管活性药,并用不同颜色标签明确标示名称和浓度。有研究显示,麻醉不良事件的发生与术前准备不足息息相关。术前充足的准备工作除了能保证患者的麻醉顺利进行外,还可以在发生危险时为抢救患者的生命争取宝贵的时间。因此,切莫忽视麻醉前的准备工作,犯经验主义的错误,掉以轻心,造成恶果。

(宋玉祥　皮红英)

项目二　各种麻醉患者的护理

任务一　局 部 麻 醉

局部浸润麻醉(简称局麻)是直接将局部麻醉药物注射至手术部位,并均匀地分布到整个手术区的各层组织内,以阻滞疼痛的传导,是临床小手术常用的麻醉方法,也是唯一不需要麻醉医师,直接由护士配合手术医师共同完成的手术。在提倡人性化护理的今天,如何对局部浸润麻醉患者进行有针对性的护理,对顺利完成手术进程,促进患者康复十分重要。局麻的优点是安全性大,术后并发症少,对患者的生理功能影响最小。

【常用局部麻醉药物】　根据局部麻醉药的化学结构的不同,可分为两大类。

1. **酯类** 临床上常用的酯类局部麻醉药有普鲁卡因、氯普鲁卡因、丁卡因和可卡因等。酯类局麻药在血浆内水解或被胆碱酯酶分解,产生的代谢产物可成为半抗原,是引起少数患者发生过敏反应的过敏原。

2. **酰胺类** 包括利多卡因、丁哌卡因(布比卡因)、依替卡因和罗哌卡因等。酰胺类局麻药在肝内被酰胺酶分解,不形成半抗原,引起过敏反应的极为罕见。

【不适反应】

1. **情绪紧张** 一般来说,手术无论大小,患者都会产生较强的紧张刺激。这种刺激通过交感神经系统,使肾上腺素和去甲肾上腺素的分泌增加,引起血压升高,心率加快。有的患者在手术台前四肢发凉、发抖,对手术环境和器械异常敏感,担心出现意外。

2. **疼痛难耐** 手术患者的个体差异不同,对疼痛耐受亦不同。疼痛一方面可引起机体的防御反应,具有一定的保护意义;另一方面,疼痛过强、过久可造成伤害性刺激,引起机体功能紊乱。

3. **局部麻醉药物不良反应**

(1) 毒性反应:①一次用量超过患者耐量。②注射针头误注入血管内。③作用部位供血丰富但未酌情减量,或局麻药内未加肾上腺素。④因体质衰弱等原因耐力降低。出现轻度毒性反应时,患者常有嗜睡、寒战、惊恐不安等症状;继续发展,则可丧失神志,出现面部和四肢肌震颤,这是惊厥的前期症状;一旦发生惊厥而未及时处理,患者可因呼吸困难、缺氧导致呼吸和循环衰竭而死亡。局麻药对心血管系统主要也是抑制作用,如药浓度极高,易致周围血管广泛扩张,房室传导阻滞,心率缓慢而心搏骤停。

(2) 过敏反应:出现荨麻疹、咽喉水肿、支气管痉挛、低血压及血管神经性水肿等。

【护理措施】

1. **消除紧张情绪** 患者进入手术室后,护士应热情接待,做到说话轻、走路轻、开关门轻、操作轻;术前护士可用温和的口气向患者交代术中会产生的身体不适,使患者有心理准备,积极配合;术中出现不适时应及时给予安抚,嘱患者深呼吸,努力放松;一旦出现手术或麻醉意外,护士要沉着冷静,减轻患者紧张程度,配合医生完成手术。

2. **心理护理和有效镇痛** 护士要勤于观察患者的疼痛反应,告诉患者手术的目的及正确表达疼痛的方法,说明虽有疼痛,但一般都能耐受;对克制力强的患者予以鼓励,并通过交谈分散患者对疼痛的注意力;老年人对局麻药的消除力减弱,敏感性增强,应适当减少局麻药的剂量或延长给药的间隔时间。应注意的是,剂量虽减,但要保证麻醉效果,如镇痛不全,则会导致血压升高、心动过速等。护士还应随时观察患者的生命体征,定时测量脉搏和血压,并及时向手术者汇报。

3. **局部麻醉药物不良反应的预防及护理措施**

(1) 护士要掌握局麻药物的使用方法、途径、不良反应和禁忌证,把握好不同年龄或体质患者的有效用量和药物的剂量。

(2) 用药前与手术者一起核对药名、浓度、拟用量、药物有无变质等情况,防止用错麻醉药物;必要时还可加入少量肾上腺素,以减少局麻药毒性反应,延长麻醉时间及止血,若高血压及眼压过高者严禁使用肾上腺素类药物;注射前必须回抽,防止误入血管。

（3）发生毒性反应后，立即停止用药，早期吸入氧气，静注地西泮（安定）5～10 mg；惊厥者静注硫喷妥钠 3～5 ml，必要时行气管插管控制呼吸，一旦发生呼吸、心跳骤停，应立即进行心肺复苏。严重过敏者立即静注肾上腺素 0.2～0.5 mg，并给予肾上腺糖皮质激素和抗组胺药物。

（4）做好急救物品准备，以免在中毒反应发生后措手不及。避免局部麻醉药物的中毒，预防是关键，只有认真掌握好各种局部麻醉药物的药理知识及一般的麻醉常识，才能减少药物中毒反应给患者带来的影响。

任务二　椎管内麻醉

椎管内麻醉是常用的麻醉方法之一，是将局麻药选择性地注入椎管内的某一间隙，使部分脊神经的传导功能发生可逆性阻滞的方法。椎管内用于麻醉的腔隙有两个，一个是硬脊膜外腔；另一个是蛛网膜下隙；根据注入腔隙的不同，分别称为硬膜外阻滞麻醉和蛛网膜下隙阻滞麻醉（腰麻）。椎管内麻醉时，患者神志清醒，肌肉松弛良好，镇痛效果确切。椎管内麻醉适用于腹部的普外科和泌尿外科手术、下肢手术、妇科手术及剖官产手术等。在此过程中，患者处于清醒状态，可以与医护人员进行交流，故更应该做好护理与配合，使患者保持良好平稳的心理状态，利于手术顺利进行。

【一般护理】

1. 物品药品准备　为确保患者生命安全和手术的顺利进行，麻醉前必须认真准备麻醉和监测设备、麻醉用具及药品，如麻醉机、面罩、气管导管、硬膜外和蛛网膜下隙阻滞穿刺包、麻醉药品及急救药品、氧气、吸引器等，并确保性能良好。

2. 护理配合　放置体位时，护士应配合麻醉医师指导患者先侧卧，后屈膝，双手抱膝将头尽量贴至脐孔处，尽力弓背使之呈弓状，同时使腰部肌肉放松，便于进针。体位是穿刺成功的关键，护士应帮助患者保持体位，以利于穿刺的顺利进行。

3. 麻醉平面的调节　手术床的高低对腰麻的麻醉平面非常重要，若患者的体位轻微改变就能引起麻醉平面的移动，因此，护士应配合麻醉师根据麻醉平面的变化来调节麻醉床的高低，如平面上升过高、过快时，手术床摇至头高脚低位；平面过低时，摇至头低脚高位。在产科麻醉中，50%的产妇会出现仰卧位低血压综合征，这种情况下，只需将手术床左倾 20°～30°，即可缓解此症状。

【并发症的预防及护理】

1. 蛛网膜下隙麻醉并发症

（1）血压下降：是腰麻中最常见的并发症。尤其是在麻醉平面过高时更容易发生，一般在注药 15 min 后产生。

预防和护理：完善术前准备，有效控制血压，补充血容量；一旦发生低血压应及时调节麻醉平面，抬高双下肢，加快输液，必要时可静脉注射麻黄碱。

（2）呼吸抑制：因麻醉平面过高时呼吸肌麻痹所致。表现为胸闷气短，呼吸无力，甚至发绀或呼吸停止。

预防和护理：密切观察，发现呼吸功能不全时应立即给氧，或应用面罩辅助呼吸，呼吸抑制一般在 20～30 min 自然恢复，一旦呼吸停止应立即气管插管。

（3）心率减慢：麻醉阻滞平面超过第 4 胸椎（T_4）时，心率减慢显著，可静注阿托品 0.5 mg。

（4）恶心呕吐：低血压或呼吸抑制导致脑缺氧，而兴奋呕吐中枢或术中牵拉脏器引起患者恶心呕吐。

预防和护理：麻醉前应用阿托品，可降低迷走神经兴奋性；给氧以纠正低血压；出现呕吐时可将患者头偏向一侧，清理呕吐物；积极寻找原因，给予针对性处理。

2. 硬膜外麻醉并发症　主要是全脊麻醉，是硬膜外麻醉中最严重的并发症。是由于麻醉穿刺误入蛛网膜下隙，并将硬膜外麻药全部或大部分注入。主要表现为低血压、进行性呼吸困难，继而呼吸停止及意识丧失。

预防和护理措施：穿刺时需谨慎操作，注药前回抽无脑脊液方可注药，先注射试验剂量观察无异常后再注入维持剂量；一旦发生血压下降、呼吸困难、意识不清、心脏停搏等表现，应立即配合医生进行心脑肺复苏，按医嘱给予升压药，维持循环功能。

任务三　全身麻醉

麻醉药经静脉、肌内注射或呼吸道吸入体内，使中枢神经系统受到抑制，达到神志、痛觉消失，反射抑制和肌肉松弛，这种方法称为全身麻醉。通常情况下，根据手术时间和范围可以选择静脉麻醉或气管插管静吸复合麻醉。

【麻醉前护理】

（1）指导患者禁食、禁饮时间，成人术前禁食 8～12 h，禁饮 4～6 h，以防麻醉后呼吸道误吸或呕吐。

（2）麻醉前应改善患者的全身状况，纠正已出现的生理功能紊乱和治疗全身其他系统疾病，以增加机体对麻醉和手术的耐受力。

（3）做好心理护理和麻醉知识宣教，消除患者对麻醉和手术的顾虑。

（4）术前用药，遵医嘱给予合理的术前用药，可以减轻患者的不良反应，完善麻醉效果。

1）镇静催眠药：可以抑制患者的情绪激动和多种生理功能，如感觉减退、肌张力下降、血压下降、心率缓慢、自主神经功能得以平衡及基础代谢率降低，从而有助于麻醉诱导。

巴比妥类：如苯巴比妥，术前晚或术前 2 h 应用。

西泮类：如地西泮、劳拉西泮、硝西泮，此类药物由于有抗焦虑及遗忘作用而优于巴比妥类，在治疗局麻药中毒反应时也属首选。

2）镇痛药：与全身麻醉药起协同作用，增强麻醉效果，减少麻醉药用量。包括：①吗啡。阿片受体激动剂,具有很强的镇静和镇痛作用。②哌替啶。镇痛作用同吗啡,不引起平滑肌痉挛,于麻醉前应用。③其他。喷他佐辛,镇痛强度为吗啡的1/3,具有镇痛作用,对循环、肝肾功能影响轻,但不宜用于婴幼儿、脑外伤和呼吸功能不全的患者。④芬太尼。镇痛强度为吗啡的100倍,对呼吸中枢抑制明显,对循环影响轻。

3) 抗胆碱能药:主要作用为抑制涎腺、呼吸道腺体分泌,利于保持呼吸道通畅。如阿托品、东莨菪碱,麻醉前皮下或肌内注射。

4) 抗组胺药:可以拮抗或阻止组胺释放,是H受体阻滞剂,作用于平滑肌和血管,解除其痉挛。常用异丙嗪。

【麻醉恢复期的护理】 麻醉恢复期护理是围术期护理的重要组成部分。由于麻醉对患者机体各系统、各器官的功能造成的影响,短时间内仍处于极不稳定的状态中,有些生命功能位于临界水平,而且各项保护性生理反射尚未恢复,易出现各类麻醉恢复期并发症。因此,麻醉恢复期潜在的危险不亚于麻醉诱导。随着现代外科学和麻醉学的快速发展,目前麻醉恢复室(又称苏醒室)收容的患者几乎包括了外科各专科、各病种,对麻醉恢复室护士的综合护理能力提出了较高的要求,麻醉恢复期护理的重要性和规范性也日益突出。

1. 全麻恢复期的护理常规

(1) 迅速建立有效监护:患者手术结束后送入恢复室后,护士应迅速准确地给患者建立有效的监测治疗系统。常规监测治疗包括呼吸机、血氧饱和度、心电图、血压、呼吸频率;特殊监测包括有创动脉压、中心静脉压、血气分析、凝血功能监测等;维持患者呼吸、循环等基本生命功能处于稳定状态。

(2) 详细做好交接班:患者监护系统建立后,麻醉医师、巡回护士分别与恢复室护士交班,简要交代患者的病史、麻醉方式、术中用药、麻醉手术过程出现的问题及处理、预计苏醒时间、输血输液量、尿量、皮肤、衣物及病历资料等。并在恢复室患者交班本上签字。

(3) 始终保持呼吸道通畅:无论患者是采取自主呼吸还是呼吸机支持,都需严密观察其胸廓起伏,口唇皮肤颜色,听诊双肺呼吸音,确保患者的有效通气;及时吸除患者的口鼻腔分泌物和痰液、血块,防止患者误吸;如患者出现舌后坠、喉头水肿等气道梗阻现象,立即采取托下颌、麻醉机加压面罩吸氧、置入口咽或鼻咽通气道等紧急措施,并立即通知医生做进一步处理;遵医嘱根据患者的呼吸指征为患者采取正确的氧疗方式。

(4) 做好患者安全护理,防止坠床:麻醉恢复期患者躁动现象较常见,小儿患者尤其不能配合。为保护患者安全,患者入恢复室后常规使用约束带、棉垫固定上半身;小儿患者需妥善固定四肢,打结处需垫棉垫,避免患者躁动时损伤皮肤。患者发生躁动时必须由1人以上专人护理,防止患者发生自我伤害行为。

(5) 妥善固定各类管道及保持通畅:各专科患者均插有不同类型的管道,恢复室护士需掌握对各种管道的护理技能,如气管导管、胃管、甲状腺引流管、胸腔引流管、腹腔引流管、导尿管、膀胱冲洗管、关节引流管、输液管、有创测压管、镇痛泵管等。患者入恢复室后常规检查各管道名称、标注日期;妥善固定,严密观察引流液的颜色、量、性状,发现异常及时汇报医生。

（6）皮肤护理：恢复室护士与巡回护士交接班时需仔细检查皮肤，如皮肤有压红应及时垫好棉垫，乙醇按摩受压部位，若有水疱则抽吸疱液、消毒包扎。同时在交班本上详细记录皮肤的病变范围、程度、护理措施和转归，送回病房后详细交班，并定期访视。

（7）保温护理：麻醉手术后患者出现低体温寒战十分常见。首先始终保持恢复室温度维持在 22～26℃；为患者进行治疗和护理时尽量避免掀开被子；患者发生寒战时及时加盖加温的暖被；必要时请示医生给予抗寒战药物。

（8）疼痛护理：在麻醉恢复期，随着麻醉药物作用的逐渐消失，患者均会感觉伤口疼痛，恢复室护士应根据患者对疼痛的反应和耐受程度，通过做好解释和安慰工作、协助更换舒适卧位等护理措施，以减轻患者的疼痛，并尽快为患者连接镇痛泵。若患者疼痛无缓解需请示医生做进一步处理。

（9）观察记录麻醉恢复指征：恢复室护士不仅要严密观察患者的呼吸、循环、意识、肌力、皮肤颜色、出入量、疼痛等生命体征，还需通过观察瞳孔、神经反射、脉搏、呼吸，估计麻醉深度和苏醒时间，并在恢复室护理记录单上准确记录。

（10）及时处理麻醉恢复期的并发症：麻醉恢复期患者随时都有发生并发症的危险，特别是在转入恢复室时、撤离呼吸机时、拔除气管导管时、转出恢复室时及运送途中，这5 个重点时期护士要严密把关；恢复室护士在接班时就应做好病情评估，采取预见性护理措施；床旁备好抢救物品和药品，以便及时处理并发症，有效配合抢救。

（11）心理护理：恢复室护士与患者沟通时必须态度和蔼，使用恢复室规范文明语言。在言语和行动上对患者同情体贴，积极引导，有助于缓解患者焦虑恐惧的心理，增强对术后康复的信心；对于尚未拔除气管导管的患者需提供书写板让患者书写自己的不适和需求，并及时解决。

（12）拔除气管导管的护理：

1）恢复室护士首先掌握患者拔管指征，汇报医生后遵医嘱拔除气管导管。拔管方法：吸净气管及口腔内分泌物，呼吸囊膨胀肺，放尽气管套囊内的气体，将气管导管拔出，牙垫后出，嘱患者有效咳嗽排痰，清理口腔。需注意吸痰时要彻底吸净分泌物，防止患者误吸。

2）清洁护理：为患者拔除气管导管后，用温水纱布擦拭患者头面部的血迹、污迹，用松节油去除胶布印。为患者穿好病号服，整理患者床单位，使患者面貌整洁，清洁舒适。

3）拔除气管导管后体位护理：通常全身麻醉手术后 6 h 内患者采用传统的去枕平卧位，其目的主要是为了防止患者未清醒时呕吐引起吸入性肺炎。但术毕拔除气管导管后患者意识已清醒，去枕平卧位给部分患者造成了不适。当生理、心理需求不能全部满足时，会加重患者的身心负荷，出现烦躁不安、焦虑等一系列病理生理反应。对于拔除气管导管后无分泌物过多、无呕吐的患者应适当为患者垫枕头，并调整床头的高度。在保证患者安全的前提下让患者处于最舒适体位，以利于患者的术后恢复。另外，根据不同专科病情，恢复室护士应遵医嘱为患者采取恰当的体位，有助于患者舒适，减轻疼痛，促进康复。如小儿扁桃体腺样体切除术拔管后取侧卧位或俯卧位利于分泌物排出；胸科手术拔管后取半卧位利于引流；腹部手术拔管后取半斜坡卧位有助于减轻腹壁张力、利于引流;颅脑手术拔管后将头部抬高 15°～30°有助于颅内压降低;骨科术后给患肢垫不同体位垫有利于康复;腹腔镜术后肩背部疼痛患者适当抬高上半身有利于缓解疼痛等。

(13) 运送途中护理:患者符合出恢复室指征,经麻醉医师签字后,由麻醉医师及恢复室护士共同护送患者回病房,并与病房护士交接班。病情较重需长时间监护的患者送入 ICU 继续治疗。运送途中需严密观察患者生命体征,特别是患者有无呼吸抑制的情况发生,要求携带简易呼吸器及便携式监护仪,用于护送途中观察病情。

2. 恢复期评分标准　可采用 Aldrete 护理评分方法,具体标准如表 5-4 所示。

表 5-4　Aldrete 护理评分法

项　目	2　分	1　分	0　分
活动力	四肢能活动	仅能活动 2 个肢体	四肢均不能活动
呼吸	能呼吸和有效咳嗽	呼吸受限或呼吸有停顿	无自主呼吸
循环血压 (与麻醉前相比)	BP<20%	20%≤BP<50%	BP≥50%
意识	完全清醒,能正确示意	呼唤其名字能睁眼	对呼唤无反应
皮肤颜色	正常红润	皮肤苍白、灰暗或花斑	皮肤口唇、指甲发绀

3. 拔管指征　包括:①意识清醒;②自主呼吸恢复,呼吸频率、节律、潮气量、分钟通气量恢复至正常范围;③脉搏氧饱和度:呼吸空气 10 min 以上,能保持 SPO_2>95% 或达术前水平;④循环稳定;⑤咳嗽反射、吞咽反射恢复正常;⑥呼唤有反应能睁眼,最好能实现指令性动作再斟酌拔管;⑦肌力恢复,持续抬头 5 s,握手有力,伸舌持续几秒。

衰竭、瘫痪、昏迷患者应慎重拔管,此类患者可通过变换自主呼吸模式,观察患者的潮气量、呼吸频率,结合心率、血压来决定是否拔管。

4. 麻醉恢复期常见并发症及处理

(1) 呼吸道并发症的发生原因及处理:呼吸系统并发症发生率为 1.7%,主要以低氧血症为主,与患者的年龄、性别、体重、吸烟嗜好和麻醉药物的残余作用等诸多因素有关。

1) 舌后坠:全麻复苏期间呼吸道并发症中舌后坠发生率相对较高,达 1.28%,主要是残余麻醉药、肌松药的作用使舌肌肉缺乏张力,舌根后坠阻塞咽喉部,造成气道梗阻。好发于肥胖、颈粗短及睡眠-呼吸暂停综合征的患者。此类患者发生舌后坠时应立即让其侧卧位或头部偏向一侧,头后仰托下颌法,如上述措施仍不能解除呼吸道梗阻则需置入口咽或鼻咽通气道,放入喉罩和重新气管插管。

2) 呼吸遗忘:术后大量应用阿片类药物,使患者在术后 2 h 内极易发生呼吸遗忘。其是少数麻醉药物的不良反应。在麻醉苏醒期间要加强巡视工作,尤其对复苏期间比较安静的患者可能存在的隐患远远大于烦躁患者。经常呼叫熟睡尤其发出鼾声的患者,主动询问其不适,用简单的指令性动作,如抬腿、举手等方法判断患者的清醒程度。适当给予阿片类拮抗药,但需谨慎使用,因剂量过大会引起患者烦躁。

3) 喉、支气管痉挛:喉痉挛是拔管后发生低氧血症的常见原因之一,据报道,全身麻醉拔除气管导管后喉痉挛的发生率为 0.87%。术前较长吸烟史是喉痉挛的高危因素之一,反复气管内吸痰也极易诱发喉痉挛。一旦出现喉痉挛应停止任何刺激,清除口咽部所有刺激物,简易呼吸器辅助呼吸,加压面罩给氧,同时遵医嘱静脉推注糖皮质激素、氨茶碱等,必要时用粗针头做环甲膜穿刺。

4) 喉头水肿:可引起不同程度的呼吸道梗阻而发生低氧血症。一般是由于反复插管所致的黏膜损伤导致轻微的喉头水肿。应静脉给予糖皮质激素,同时呼吸机辅助呼吸。

5) 呼吸抑制:一般见于椎管内阻滞平面较高,或应用较大剂量的镇静剂而尚未清醒的患者。可用简易人工呼吸器辅助呼吸,若 30 min 症状无明显改善,需 2 次经口气管插管,呼吸机支持呼吸,直至神志清醒,自主呼吸良好后再脱机。同时可给予镇静药物的拮抗剂。

6) 呕吐、反流和误吸:是麻醉中最常见的意外并发症,呕吐物及胃液反流误吸进入下呼吸道可造成严重的呼吸道梗阻和窒息死亡。一旦发生即取头低脚高位,头偏向一侧,及时吸出呕吐物,或用纤维支气管镜行气道冲洗,并积极抗感染治疗,呼吸机支持呼吸。为预防呕吐、反流和误吸要做到术前按时注射,尤其接台手术患者杜绝提早使用术前用药,严格执行术前禁食 6~8 h,术后及时检查胃管位置及通畅情况,确保有效负压吸引,减少误吸的发生。

(2) 循环系统并发症的发生原因及处理:

1) 低血压:常与低血容量、术后自控镇痛、硬膜外用药有关。应密切观察患者血压、心率、尿量、皮肤弹性及色泽、各引流管是否通畅及引流液的颜色、性质、量。预防及治疗低血压应给予扩容和血管活性药物,有条件时监测 CVP,持续低血压者应考虑是否有活动性出血。

2) 高血压:常与拔管刺激、高血压病史、老年人血管硬化、疼痛和膀胱扩张等因素有关。要详细了解患者既往史、术前准备、术中情况、麻醉用药等,并要加强监测。高血压必须查明原因后再予以对因处理。患者肌张力恢复、潮气量足,应早期拔管,吸痰拔管时动作要轻柔。若经上述处理仍未改善,可遵医嘱静脉注射降压药物。

3) 心率异常和心律失常:①心动过缓,是苏醒期间常发生的另一种并发症,遵医嘱给予阿托品 0.5~1 mg 静注。合并低血压者可给予麻黄碱 6 mg 静注,因其与阿托品有协同作用。护理时应注意观察药物反应,并做好用药记录。②窦性心动过速,与拔管刺激、疼痛、膀胱扩张等有关,首先要解除原因,严密观察心电图变化,必要时遵医嘱给予艾司洛尔静滴。③房性期前收缩(早搏),多与并存心肺疾病有关,偶发房性期前收缩对血流动力学的影响不显著,无需特殊处理。频发房性期前收缩有发生心房纤颤的可能,应给予毛花苷 C 治疗。④偶发室性期前收缩,无需特殊治疗。如果室性期前收缩为多源性频发或伴有 R-on-T 现象,可能与电解质紊乱及心肌灌注不足有关,应积极治疗,可给予利多卡因治疗。如发生心室纤颤,应立即进行电除颤,并按心肺复苏处理。

(3) 消化系统并发症的发生原因及护理:恶心、呕吐等消化道症状是全身麻醉术后最常发生的一种并发症,多与麻醉药品、气管插管、手术、缺氧、低血压等因素有关,若护理不当容易引起呕吐物误吸入呼吸道,造成呼吸道堵塞,引起死亡,因此,应当嘱患者将头偏向一边,避免呛咳误吸,同时遵医嘱给予止吐药物。对于呕吐的患者,应当及时清理口腔内残留的分泌物,避免误吸。

(4) 神经系统并发症及护理:常见的并发症有躁动不安、苏醒延迟等。其对症护理对策:①若患者满足拔管要求应当尽早拔出导管,避免导管的刺激,对于躁动不安的患者可以适当给予固定四肢,避免患者躁动中自我损伤,必要时报告医生适当给予镇静剂;②延迟苏醒的患者应当密切监测生命体征,遵照医嘱适当给予拮抗剂、加大给氧量等对症处理。

(5) 其他并发症及护理:

1) 苏醒延迟:少数患者在全麻停止 2 h 后仍对唤醒无反应,即苏醒延迟。常与麻醉药物过量、肌松剂残留、手术时间短、肝肾患者代谢功能降低等有关。应给予严密监测,详细记录并观察用药后的反应。

2) 低温寒战:术后低体温寒战是大手术后常见的并发症,尤其是年老体弱和手术时间长、术中过度暴露术野的患者。全身麻醉时,脊髓反射受抑制,体温调节中枢抑制,体温易随外界温度变化而变化。研究表明,全身麻醉时呼吸机通气可使中心体温下降 1~2℃。手术创伤、失血、失液、内脏长时间暴露,低温液体冲洗体腔及术中输血、输液均是术后低体温的常见原因。低体温可延长麻醉药物的代谢时间,也会延长苏醒和拔管时间,导致低血压,甚至心脏骤停等。因此,术后早期低体温是不应忽视的重要问题。护士在手术间护理时应当格外注意保暖,调节合适的室温,同时对于大量输液输血的患者,可适当给予液体加温,并加盖暖被,可以防止术后寒战的发生。全麻苏醒期间应为患者提供温暖的恢复环境及卧床环境,及时保暖,如适当升高室内温度、加盖暖被、输入加温后的液体等,经过上述综合护理措施,可使患者体温尽快恢复正常,缓解患者的寒战、躁动症状,增加患者的舒适度,减少低体温导致的各种并发症的发生。

(邓曼丽　皮红英)

项目三　麻醉护士的工作职责与作用

一、概述

麻醉护士是指取得护士执业证书,从事麻醉科护理工作的护士。麻醉护士必须是受过专业培训和教育,且能够迅速配合麻醉医师在手术期间提供麻醉服务的护士。国际上,麻醉护士最早于 1861 年诞生于美国。1931 年美国还正式成立了第 1 个麻醉护士协会(American Association of Nurse Anesthetists, AANA),并正式发行《麻醉护士杂志》,形成完整的、规范的管理体系和成熟的教育模式。经过 170 多年的发展,麻醉护理教育现已在全球范围内广泛开展。经 WHO 调查,目前全球已有 108 个国家的护士为患者提供麻醉及相关护理,其中近 1/3 的国家开设有麻醉护士的教育与培训项目。在美国,从事麻醉相关服务的护理人员称为认证注册麻醉护士(certified registered nurse anesthetists,CRNAs),具有麻醉护理的专业教育背景及临床实践能力,具有进行独立专业判断的能力并对其自身的临床实践负责,其角色定位、职能定位、培养体系、资格认证体系及立法事宜等都已完善。

我国的麻醉护理发展较晚,目前尚处于起步阶段。1989年国家卫生部12号文件确定麻醉科为一级临床科室,决定了麻醉医师在临床治疗监测和急救中的地位。按学科发展的要求,作为临床科室,与其他专科一样,麻醉科必须配备熟练的麻醉护士。为适应现代麻醉学科发展需求,近年来,国内的部分医院开始设立麻醉护士岗位并开展不同程度的麻醉护理工作,一方面有利于麻醉医生从"亦医亦技亦护"的角色中解脱出来,另一方面也为手术患者提供了更高质量的围麻醉期护理。在我国,麻醉护士的工作主要是麻醉配合、麻醉科物资管理、麻醉恢复室护理、镇痛随访及麻醉文书的书写登记等。

目前,麻醉科还没有明确的麻醉护士编制,但在2011年新版的《三级综合医院评审标准》中,对麻醉恢复室的要求是必须配备足够数量的具有专业技术的专业人员,必须配备经过严格专业理论和技术培训并考核合格的麻醉护士以从事麻醉护理。目前建议三甲医院麻醉护士与手术台数的比例为0.6～0.8∶1,与麻醉恢复室床位的比例为0.5∶1,与ICU床位的比例为3∶1,在疼痛诊疗科的编制可根据工作量酌定。

二、麻醉护士的多元化角色

作为一级临床科室的麻醉医师,近年来逐渐朝向全科医生发展,而麻醉护士的工作内涵也在不断拓展。由于目前国内多数医院麻醉护士编制较少,麻醉护士往往身兼多职,承担着一个多元化的角色。

1. **麻醉患者的管理者**　麻醉护士为麻醉各期(诱导期、麻醉期及苏醒期)的患者提供麻醉护理,包括密切监测病情变化,做好液体治疗护理,确保各管道在位通畅,正确记录麻醉相关护理记录、做好围麻醉期患者心理护理等,以配合麻醉医师实施临床麻醉,确保患者安全、无痛、舒适地渡过手术期。

2. **麻醉物品、药品的管理员**　麻醉护士应该根据医院的管理制度,制定相应的科室急救药品、物品管理制度,做到固定基数,固定位置,每日核查,及时补充,随时处于备用状态。严格落实麻醉药品的管理。应该根据卫生部《医疗机构麻醉药品、第1类精神药品的管理规定》,对芬太尼、吗啡、哌替啶等麻醉药品实施"五专"管理;坚持空安瓿与麻醉处方数目相符的每日交接班制度。术前应根据麻醉医师医嘱下达的麻醉方法来发送贵重药品,术毕核查计数计价情况,确保麻醉药品使用,避免漏费。

3. **医院感染的监控员**　麻醉护士应督促所有医护人员严格落实消毒隔离制度,按医院感染控制规定落实围麻醉期感染管理细则,加强一次性物品使用的管理并做好回收处理,对于面罩、喉镜、呼吸回路管道等坚持一人一用一消毒。

4. **麻醉物品的保管员与记费员**　麻醉护士应有计划地请领各种麻醉用消耗品,每日根据麻醉种类发送,特别是高值消耗品,如双腔气管导管、中心静脉导管等应加强管理。认真做好各种物品的出入库登记,当日手术结束后,核查物品使用情况,回收未使用的物品。严格按照收费标准记录麻醉费用,杜绝少数漏收费用,更正多收费用。

5. 麻醉医生的助理员 麻醉护士最主要的角色就是配合麻醉医师对患者实施麻醉期护理。

(1) 麻醉前配合:①手术前协助麻醉医师了解患者的病情、思想及饮食情况,做好基础护理和心理护理工作;②根据麻醉方案或医嘱做好麻醉前准备工作。每日下班前检查麻醉机、监护仪功能是否正常,更换钠石灰,添加吸入麻醉药;根据手术通知单,准备各种麻醉物品及药品,确保每台手术能够及时顺利进行。

(2) 麻醉期配合:①患者入室后核对姓名及术前用药执行情况;②麻醉期间,准备麻醉及急救药品,确保仪器设备正常运行;③配合麻醉医师进行各种麻醉操作和术中监测,协助摆放体位,进行药品核对及材料准备;④麻醉期间密切观察病情变化,发现问题及时向麻醉医师报告,认真做好各种监测及记录工作,包括心电、呼吸、脉氧监测、麻醉记录单的书写及各种检验标本的采集;⑤严格执行麻醉医师的医嘱,认真查对,准确及时地完成各项麻醉护理工作;⑥积极配合危重患者的抢救,麻醉意外发生突然、凶险且多危及生命,麻醉护士应掌握呼吸机、监护仪、除颤仪的使用方法,熟练掌握气管插管术、心肺复苏术等,协助麻醉医生密切观察病情变化,和麻醉医生一起积极预防意外和正确处理意外。

(3) 麻醉后护理:①术毕协助麻醉医师护送患者到恢复室、普通病房或 ICU,并认真做好交接班;②根据医嘱进行麻醉手术后随访和术后镇痛随访。

随着麻醉学科地位的确立和近几十年的飞速发展,以往麻醉医生将所有工作"一肩挑"的模式已无法应对当今日益攀升的手术、麻醉需求。因此,麻醉护士的设置能规范地做好围麻醉期护理工作,有效分担麻醉医生的工作量,从而提高围麻醉期医疗护理质量和患者满意度。麻醉护士应了解本专业护理学科发展动态,积极开展护理新技术新业务,促进麻醉护理学科持续发展。

学习效果评价·思考题

1. 麻醉方法的分类有哪些?
2. 试述美国 ASA 麻醉分级及内容?
3. 局麻药不良反应的护理措施有哪些?
4. 出现全脊髓麻醉时有哪些症状,如何配合医生紧急处理?
5. 术后疼痛对全身有哪些不利影响?
6. 术后疼痛的评估方法有哪些?
7. 简述术后镇痛并发症及护理措施。
8. 临床工作中,麻醉护士承担着多元化的角色有哪些?
9. 在患者麻醉期间,作为麻醉护士应如何配合医生完成麻醉相关服务?

(邓曼丽 皮红英)

第六章　手术前后患者的护理

学习目标

1. 识记手术前、后各项护理措施,并发症的预防及护理。
2. 理解手术分类。
3. 理解手术前后护理诊断、护理目标的意义及护理评价标准。
4. 学会应用护理评估方法。

▌项目一　手术前患者的护理

手术前后护理是指全面评估患者生理、心理状态,提供身心整体护理,增加患者对手术的耐受性,以最佳状态顺利渡过手术期,预防或减少术后并发症,促进早日康复,重返家庭和社会。

任务一　术前护理

【护理评估】

1. 健康史

(1) 现病史:本次发病的诱因、主诉、主要病情、症状和体征(生命体征和专科体征)等。

(2) 既往史:详细了解有关内分泌、心血管、呼吸、消化、血液等系统的疾病史,以及创伤史、手术史、过敏史、家族史、遗传史、用药史、个人史,女性患者还需了解月经史和婚育史。

2. 身体状况(生理状况)

(1) 年龄:婴幼儿及老年人对手术的耐受力比成年人差。婴幼儿术前应重点评估生命体征、出入液量和体重变化等。老年人术前应全面评估生理状态,包括呼吸、循环、消化、内分泌、泌尿等各个系统,掌握其病理生理变化。

(2) 营养状态:根据患者身高、体重、肱三头肌皮肤褶襞厚度、上臂肌周径及食欲、精神面貌、劳动能力等,结合病情和实验室检查结果,如血浆蛋白含量及氮平衡等,全面评判患者的营养状况。

(3)体液平衡状况:手术前应全面评估患者有无脱水及脱水程度、类型,有无电解质代谢紊乱和酸碱平衡失调。常规监测血电解质水平,包括 Na^+、K^+、Mg^{2+}、Ca^{2+} 等,有助于及时发现并纠正水、电解质失衡。

(4)有无感染:评估患者是否有上呼吸道感染,并观察皮肤,特别是手术区域的皮肤有无损伤感染现象。

(5)重要器官功能:

1)心血管功能:应评估患者的血压、脉搏、心率及四肢末梢循环状况,如有无水肿、皮肤颜色和温度等。术前做常规心电图检查,必要时行动态心电图监测。

2)呼吸功能:术前加强患者呼吸节律和频率的观察,了解有无吸烟嗜好、哮喘、咳嗽、咳痰,观察痰液性质、颜色等。必要时行肺功能检查,以协助评估。

3)神经系统功能:评估患者神经系统功能。不能控制的癫痫和严重的帕金森疾病,会增加手术的危险性;询问患者有无眩晕、头昏、眼花、耳鸣、步态不稳和抽搐等情况。

4)肾功能:评估患者有无排尿困难、尿频、尿急、少尿或无尿等症状,通过尿常规检查,观察尿液颜色、比重和有无红、白细胞。了解有无尿路感染;通过尿液分析、血尿素氮或肌酐排出量等,评估肾功能情况。

5)肝功能:评估患者有无酒精中毒、黄疸、腹水、肝掌、蜘蛛痣、呕血、黑便等。对既往有肝炎、肝硬化、血吸虫病或长期饮酒者,更应了解肝功能情况,并注意有无乙型肝炎病史。

6)血液功能:应询问患者及家族成员有无出血和血栓栓塞史,是否曾输血及有无全身出血倾向的表现,是否容易发生皮下瘀斑、鼻出血或牙龈出血等;是否同时存在肝、肾疾病。

7)内分泌功能:评估糖尿病患者慢性并发症(如心血管、肾脏疾病)和血糖控制情况,监测饮食、空腹血糖和尿糖等。甲状腺功能亢进患者手术前应了解基础血压、脉率、体温、基础代谢率的变化。

3. 心理-社会状况

(1)心理状况:最常见的心理反应有手术焦虑、恐惧和睡眠障碍。焦虑、恐惧表现为对手术担心、紧张不安、害怕、乏力、疲倦等,似有大祸临头感。身体上也表现有相应的一些症状,如心慌、手发抖、坐立不安、食欲减退、小便次数增加、行为被动或依赖、脉搏和呼吸增快、手掌湿冷等。睡眠障碍的患者表现为入睡困难、早醒、噩梦等。导致患者心理反应主要原因有:①对手术效果担忧;②对麻醉和手术不了解;③以往手术经验;④医务人员的形象效应;⑤对机体损毁的担忧。因此,手术前应全面评估患者的心理状况,正确引导和及时纠正不良的心理反应,保证各项医疗护理措施的顺利实施。

(2)社会状况:了解亲属对患者的关心程度,心理支持是否有力,家庭经济状况,医疗费用承受能力。

4. 手术耐受性

(1)耐受良好:全身情况较好,外科疾病对全身影响较小,重要器官无器质性病变或其功能处于代偿阶段,稍做准备便可接受任何手术。

（2）耐受不良：全身情况欠佳，外科疾病已对全身影响明显，或重要器官有器质性病变，功能濒已失代偿，需经积极、全面的特殊准备后方可进行手术。通过对手术耐受的评估，可以对手术危险性作出估计，为降低危险做好针对性的术前准备。

【常见护理诊断/合作性问题】

1. 焦虑/恐惧　与不适应住院环境，不了解疾病性质及手术必要性，缺乏手术和麻醉的相关知识，担忧疾病预后、术后并发症及经济负担等有关。

2. 知识缺乏　缺乏有关术前准备方面的知识。

3. 疼痛　与外科疾病有关。

4. 营养失调：低于机体的需要量　与禁食或进食不足、慢性消耗性疾病、持续呕吐、严重腹泻有关。

5. 营养失调：高于机体需要量　与饮食结构不合理、摄入过多、活动量少有关。

6. 液体不足　与长期呕吐、腹泻和出血及液体摄取不足有关。

7. 睡眠型态紊乱　与不适应住院环境、担忧手术及疾病预后有关。

【护理目标】　包括：①焦虑/恐惧减轻或缓解。②患者掌握有关术前准备方面的相关知识。③疼痛减轻或缓解。④获得足够的营养，体重稳定。⑤体液平衡得到维持。⑥能够得到充足的休息。

【护理措施】

1. 生理准备

（1）一般准备：

1）呼吸道准备：有吸烟嗜好者，术前2周戒烟。有肺部感染者，术前3～5 d起应用抗生素；痰液黏稠者，可用抗生素加糜蛋白酶雾化吸入，每天2～3次，并配合拍背或体位引流排痰；哮喘发作者，术前一天地塞米松0.5 mg雾化吸入，每天2～3次，以减轻支气管黏膜水肿，促进痰液排出。根据患者不同的手术部位，进行深呼吸和有效排痰法的训练。如胸部手术者，训练腹式呼吸；腹部手术者，训练胸式呼吸。深呼吸训练：先从鼻缓慢深吸气，使腹部隆起，呼气时腹肌收缩，由口缓慢呼出。有效排痰法训练：患者先轻咳数次，使痰液松动，再深吸气后用力咳嗽。

2）胃肠道准备：择期手术患者术前12 h起禁食，4 h起禁水。胃肠道手术患者术前1～2 d开始进流质饮食，常规放置胃管。幽门梗阻患者术前3 d每晚以生理盐水洗胃，排空胃内滞留物，减轻胃黏膜充血、水肿。结肠或直肠手术术前3 d起口服肠道不吸收的抗生素，术前1 d及手术当天清晨行清洁灌肠或结肠灌洗，以减少术后感染机会。

3）排便练习：绝大多数患者不习惯在床上大小便，容易发生尿潴留和便秘，尤其是老年男性患者，因此术前必须进行排便练习。

4）手术区皮肤准备：术前2 h充分清洁手术野皮肤和剃除毛发，若切口不涉及头、面部、腋毛、阴毛，且切口周围毛发比较短少，不影响手术操作，则无需剃除毛发。如毛发影响手术操作，则应全部剃除。手术前一天协助患者沐浴、洗头、修剪指甲，更换清洁衣服。常用的术前皮肤准备方法包括：①剃毛备皮法：是传统应用的备皮方法。根据备皮前是否润滑备皮区,又分为干刮和湿刮。剃毛备皮法简单易行,剃毛可能会造成皮肤损伤,而成为细菌繁殖的"基地"。尤其是不规则部位,如体表皱褶、腋下、耻骨部、会阴等部位。②剪毛备皮法:是用剪刀或电动剪毛器剪短术区的毛发。采用剪毛备皮法备皮,残留的毛发高于剃除的毛发,减少了皮肤的损伤,保证了皮肤的完整性,可以预防术后切口感染。③脱毛剂备皮法:其原理是脱毛剂与毛角蛋白作用,将毛溶断后除掉。脱毛剂备皮后,毛发再生过程中患者无不适主诉;脱毛剂备皮能保证皮肤的完整性,更适用于难以剃毛的部位和极度消瘦的患者。但少数患者可能会对其产生过敏反应,主要为皮肤发红、红疹等。④不除毛备皮法:是指仅彻底清洁手术区域皮肤,不剃除或仅剃除可能影响手术操作的毛发,如较长的汗毛、阴毛、腋毛等。

一般皮肤准备范围:①颅脑手术。全部头皮,包括前额、两鬓及颈后皮肤。术前3 d剪短头发,每天洗头1次(急症例外),术前2 h剃净头发,剃后用肥皂洗头,并戴清洁帽子(图6-1)。②颈部手术。上起下唇,下至胸骨角,两侧至斜方肌前缘(图6-2)。③乳房手术。上起锁骨上部,下至脐水平,两侧至腋后线,包括同侧上臂1/3和腋窝部,剃去腋毛(图6-3)。④胸部手术。上起锁骨上部,下至脐水平。前后胸范围均应超过中线5 cm以上(图6-4)。⑤腹部手术。上起乳头连线,下至耻骨联合及会阴部,两侧至腋中线,并剃除阴毛。下腹部及腹股沟区手术应包括大腿上1/3的皮肤(图6-5)。⑥肾区手术。上起乳头连线,下至耻骨联合,前后均过正中(图6-6)。⑦会阴及肛周手术。阴部和会阴、臀部、腹股沟部、耻骨联合和大腿上1/3的皮肤,剃除阴毛。阴囊、阴茎部手术,入院后每日温水浸泡,用肥皂水洗净,于术前1 d备皮,范围同会阴部手术(图6-7)。⑧四肢手术。以切口为中心上下>20 cm,一般多准备患侧整个肢体(图6-8)。⑨颜面及口腔手术。颜面尽量保留眉毛,不予以剃除;口腔手术入院后保持口腔清洁卫生,入手术室前用复方硼酸浴液漱口。⑩骨、关节、肌腱手术。手术前3 d开始皮肤准备。第1、第2天先用肥皂水洗净患侧,并用70%乙醇消毒后再用无菌巾包裹。第3天进行剃毛、刷洗,70%乙醇消毒后,用无菌巾包扎手术野,待手术晨重新消毒后,用无菌巾包扎。

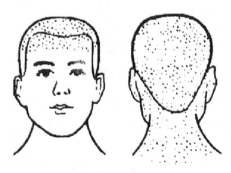
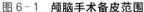

图6-1 颅脑手术备皮范围

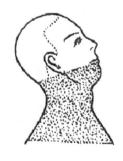
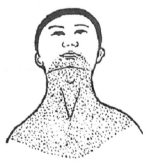

图6-2 颈部手术备皮范围

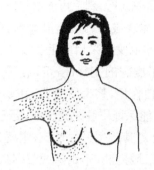

图6-3 乳房手术备皮范围

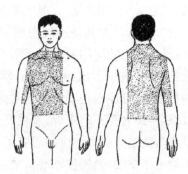

图6-4 胸部手术备皮范围

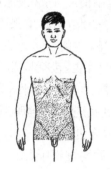

图6-5 腹部手术备皮范围

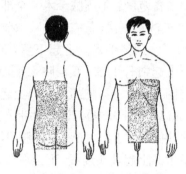

图6-6 肾区手术备皮范围

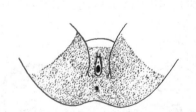

图6-7 会阴及肛门部手术备皮范围

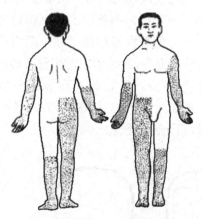

图6-8 四肢手术备皮范围

用物:托盘内放置剃毛刀(剪毛刀或脱毛剂)、弯盘、治疗碗(内盛皂液球数只)、持物钳、毛巾、棉签、乙醚、手电筒、橡胶单及治疗巾,脸盆内盛热水。骨科手术还应准备软毛刷、70%乙醇、无菌巾、绷带。

操作步骤:①做好解释工作,将患者接到治疗室(如在病室内备皮应用床帘或屏风遮挡),注意保暖及照明。②铺橡胶单及治疗巾,暴露备皮部位。③用持物钳夹取皂液棉球涂擦备皮区域。一手绷紧皮肤,一手持剃毛刀,分区剃净毛发。④剃毕用手电筒照射,仔细检查是否剃净毛发。⑤用毛巾浸热水洗去局部毛发和皂液。⑥腹部手术者需用棉签蘸取乙醚清除脐部污垢和油脂。⑦四肢手术者,入院后应每日用温水浸泡手足20 min,并用肥皂水刷洗,剪去指(趾)甲和已浸软的胼胝。

注意事项:①剃毛刀片应锐利。②剃毛前将皂液棉球蘸取少量热水后再涂擦于患者皮肤。③剃毛时,应绷紧皮肤,不能逆行剃除毛发,以免损伤毛囊。④剃毛后需检查皮肤有无割痕或裂缝及发红等异常状况,一旦发现应详细记录并通知医师。⑤操作过程中应具有爱伤观,动作轻柔、熟练,注意患者保暖。

5) 疼痛护理:为减轻患者对疼痛的敏感性,可协助其取半卧位,以放松腹肌;指导患者适时应用放松技巧,如搓擦、按摩或热水擦洗背部、缓慢有节奏的呼吸或深呼吸,握紧拳头或打哈欠等;疼痛急性发作时适当采用分散注意力的简单方法,如数数字、念字、听音乐或在疼痛加重时增大音量等。急腹症者,必要时禁食、胃肠减压,遵医嘱肌内注射止痛剂,如布桂嗪(强痛定)、哌替啶,或解痉剂,如山莨菪碱(654-2)等;诊断未明确前禁用止痛剂,以免掩盖病情。

6) 休息:充足的休息对患者的康复起着不容忽视的作用。促进睡眠的有效措施包括:①消除引起不良睡眠的诱因;②创造良好的休息环境,保持病室安静、避免强光刺激,定时通风,保持空气新鲜,温、湿度适宜;③提供放松技术,如缓慢深呼吸、全身肌放松、听音乐等自我调节方法;④在病情允许下,尽量减少患者白天睡眠的时间和次数,适当增加白天的活动量;⑤必要时遵医嘱使用镇静安眠药,如地西泮、水合氯醛等,但呼吸衰竭者应慎用。

7) 其他准备:①拟行大手术前,做好血型鉴定和交叉配血试验;②根据用药方案做药物过敏试验,手术晨护士全面检查术前准备情况,测量体温、脉搏、呼吸、血压,若发现患者有体温、血压升高或女性患者月经来潮时,应及时通知医师,必要时延期手术;③需做植皮、整形、关节手术者,手术区皮肤用70%乙醇消毒后,用无菌巾包扎;④手术前遵医嘱注射术前用药;⑤胃肠道及上腹部手术者,术前置胃管;⑥患者入手术室前取下义齿、发夹、眼镜、手表、首饰等;⑦排尽尿液,估计手术时间长或拟行盆腔手术者,应留置导尿,使膀胱处于空虚状态,以免术中误伤;⑧准备手术需要的物品,如病历、X线、CT及MRI检查摄片,药品、引流瓶等,并随患者一同带入手术室。

(2) 特殊准备:

1) 营养不良:术前血清白蛋白在30~35 g/L应补充富含蛋白质的饮食。根据病情及饮食习惯,与患者、家属共同商讨制定富含蛋白、能量和维生素的饮食计划。若血清白蛋白<30 g/L,则需静脉输注血浆、人体白蛋白及营养支持,以改善患者的营养状况。

2) 脱水、电解质紊乱和酸碱平衡失调:脱水患者遵医嘱由静脉途径补充液体,记录24 h出入液量,测体重,纠正低钾、低镁、低钙血症及酸中毒。

3) 心血管疾病:血压过高者,给予适宜的降压药物,使血压平稳在一定的水平,但不要求降至正常后才手术。对心律失常者,遵医嘱给予抗心律失常药,治疗期间观察药物的疗效和不良反应;对贫血者,因携氧能力差、影响心肌供氧,手术前应少量多次输血纠正;对长期低盐饮食和服用利尿剂者,加强水、电解质监测,发现异常及时纠正;急性心肌梗死6个月内不行择期手术,6个月以上且无心绞痛发作者,在严密监测下可施行手术;心力衰竭者最好在心力衰竭控制3～4周后再进行手术。

4）肝脏疾病:轻度肝功能损害不影响手术耐受性。但肝功能损害较严重或濒临失代偿者,必须经长时间严格准备,必要时静脉输注葡萄糖以增加肝糖原储备;输注人体白蛋白,以改善全身营养状况;少量多次输注新鲜血液,或直接输注凝血酶原复合物,以改善凝血功能。有胸水、腹水者,在限制钠盐的基础上,使用利尿剂。

5）肾脏疾病:凡有肾病者,应做肾功能检查,合理控制饮食中蛋白质和盐的摄入量及观察出入液量,如需透析,应在计划24 h以内进行,最大限度地改善肾功能。

6）糖尿病:糖尿病患者对手术耐受性差,手术前应控制血糖于5.6～11.2 mmol/L、尿糖(＋)～(＋＋)。原接受口服降糖药治疗者,应继续服用至手术前一天晚上;如果服用长效降糖药,如氯磺丙,应在术前2～3 d停服;禁食患者静脉输注葡萄糖加胰岛素,维持血糖轻度升高状态(5.6～11.2 mmol/L)较为适宜;平时用胰岛素者,术前应以葡萄糖和胰岛素维持正常糖代谢,在手术日晨停用胰岛素。糖尿病患者在术中应根据血糖监测结果,静脉滴注胰岛素控制血糖。

7）皮肤护理:预防压疮的发生。

2. 心理护理和社会支持

(1)心理护理:护士热情、主动迎接患者入院,根据其性别、年龄、职业、文化程度、性格、宗教信仰等个体特点,用通俗易懂的语言,从关怀、鼓励出发,就病情、施行手术治疗的必要性和重要性、术前准备、术中配合和术后注意事项做适度的解释,建立良好的护患关系,缓解和消除患者及家属焦虑、恐惧的心理,使患者以积极的心态配合手术和手术后治疗。

(2)社会支持:术前安排患者与手术成功者同住一室;安排家属及时探视;如有可能,术前医患谈话应允许患者的家庭成员在场,这样可降低患者的焦虑反应,但需注意家庭成员的负性示范作用。因此,患者和家属同时接受术前教育是非常重要的,只有这样才能起到社会支持作用。

【护理评价】 通过治疗和护理,患者是否:①焦虑或恐惧减轻或缓解。②具备有关术前准备方面的相关知识,了解拟采取的手术方案和术后注意事项。③疼痛减轻或缓解。④体液平衡得到维持,生命体征稳定。⑤休息和睡眠充足。

项目二　手术后患者的护理

【护理评估】

1. 健康史　了解麻醉种类、手术方式、术中出血量、补液输血量、尿量、用药情况;引流管安置的部位、名称及作用。

2. 身体状况

(1)麻醉恢复情况:评估患者神志、呼吸和循环功能、肢体运动及感觉和皮肤色泽等,综合判断麻醉是否苏醒及苏醒程度。

（2）呼吸：观察呼吸频率、深浅度和节律性；注意呼吸道是否通畅，舌后坠堵塞呼吸道时常有鼾声，喉痉挛时可有吸气困难伴喘鸣音，支气管痉挛表现为喘息、呼气困难及呼气时相延长。

（3）循环：监测血压的变化，脉搏的频率、强弱及节律性；评估皮肤颜色及温度，观察患者肢端血液循环情况。

（4）体温：一般术后 24 h 内，每 4 h 测体温 1 次，以后根据病情延长测量间隔时间。由于机体对手术创伤的反应，术后患者体温可略升高一般＜38℃，1～2 d 后逐渐恢复正常。

（5）疼痛：评估疼痛部位、性质、程度、持续时间、患者的面部表情、活动、睡眠及饮食情况，用国际常用的疼痛评估法对疼痛做出正确的评估。

（6）排便情况：评估患者有无尿潴留，并观察尿量、性质、颜色和气味等有无异常。评估肠蠕动恢复情况，询问患者有无肛门排气，观察患者有无恶心、呕吐、腹胀、便秘等症状。

（7）切口状况：评估切口有无渗血、渗液、感染及愈合不良等并发症。

（8）引流管与引流物：评估术后引流是否通畅，引流物量、颜色、性质等。

3. 心理-社会状况　手术后是患者心理反应比较集中、强烈的阶段，随原发病的解除和安全渡过麻醉及手术，患者心理上会有一定程度的解脱感；但继之又会有新的心理变化，如担忧疾病的病理性质、病变程度等；手术致正常生理结构和功能改变者，则担忧手术对今后生活、工作及社交带来的不利影响。此外，切口疼痛、不舒适的折磨或对并发症的担忧，可使患者再次出现焦虑，甚至将正常的术后反应视为手术的失败或出现的并发症，加重对疾病预后不客观的猜疑，以致少数患者长期遗留心理障碍而不能恢复正常生活。

【常见护理诊断/合作性问题】

1. 清理呼吸道无效　与痰液黏稠、切口疼痛、不能有效咳嗽有关。

2. 体液不足　与术中出血、失液或术后禁食、呕吐、引流等有关。

3. 舒适的改变　与术后疼痛、恶心、呕吐、腹胀、尿潴留、呃逆等有关。

4. 活动无耐力　与切口疼痛、疲乏、体质虚弱等有关。

5. 有感染的危险　与手术、呼吸道分泌物积聚、放置引流管等有关。

6. 知识缺乏　缺乏有关术后方面的知识。

【护理目标】　包括：①患者能有效清理呼吸道，保持呼吸道通畅。②体液平衡得到维持。③术后舒适感增加。④术后活动量增加。⑤未发生感染，切口愈合良好。⑥患者能复述术后饮食、活动、切口护理、导管护理的要点和相关知识。

【护理措施】

1. 体位　根据麻醉及患者的全身状况、术式、疾病的性质等选择卧位，使患者处于舒适和便于活动的体位。全身麻醉尚未清醒的患者应去枕平卧、头转向一侧，使口腔内分泌物或呕吐物易于流出，避免吸入气管。蛛网膜下隙阻滞麻醉的患者，应平卧或头低卧位 12 h，以防止因脑脊液外渗导致的头痛。全身麻醉清醒后、蛛网膜下隙阻滞麻醉

12 h后及硬脊膜外腔阻滞麻醉、局部麻醉等患者,可根据手术需要安置卧位。施行颅脑手术后,如无休克或昏迷,可取15°~30°头高脚低斜坡卧位。施行颈、胸手术后,多采用高半坐卧位,便于呼吸及有效引流。腹部手术后,多取低半坐卧位或斜坡卧位,以减少腹壁张力。腹腔内有污染的患者,在病情许可情况下,尽早改为半坐位或头高脚低位,使炎性渗出物流入盆腔,避免形成膈下脓肿。脊柱或臀部手术后,可采用俯卧或仰卧位。

2. 维持呼吸与循环功能

(1) 生命体征的观察:根据手术大小,定时监测体温、脉搏、呼吸、血压。病情不稳定或特殊手术者,应送入重症监护病房,随时监测心、肺等生理指标,及时发现呼吸道梗阻、伤口、胸腹腔及胃肠道出血和休克等的早期表现,并进行对症处理。

1) 血压:中、小手术后每小时监测血压1次,直至平稳;大手术后或有内出血倾向者,必要时可每15~30 min测血压1次,病情稳定后改为每1~2 h 1次,并做好记录。根据病情调整输液速度及输液量,患者坐起、站立时应缓慢,以免体位突然变动而引起体位性低血压。

2) 体温:体温变化是人体对各种物理、化学、生物刺激的防御反应。体温升高,常提示某种刺激的存在。术后24 h内,每4 h测体温1次,随后每8 h 1次,直至体温正常后改为一天2次。

3) 脉搏:随体温而变化。失血、失液导致循环容量不足时,脉搏可增快、细弱、血压下降、脉压差变小,但脉搏增快、呼吸急促,也可为心力衰竭的表现。

4) 呼吸:随体温升高而加快,有时可因胸、腹带包扎过紧而受影响。若术后患者出现呼吸困难或急促时,应先检查胸、腹带的松紧度,适当调整,但仍应警惕肺部感染和急性呼吸窘迫综合征的发生。

(2) 保持呼吸道通畅:

1) 防止舌后坠:一般全麻术后,患者口腔内常留置口咽通气管,避免舌后坠,同时可用于抽吸清除分泌物。患者麻醉清醒喉反射恢复后,应去除口咽通气管,以免刺激诱发呕吐及喉痉挛。发现舌后坠者应将其下颌部向前上托起,或用舌钳将舌拉出。

2) 促进排痰和肺扩张:①麻醉清醒后,鼓励患者做深呼吸运动5~10次/小时,每2 h有效咳嗽1次。②根据病情每2~3 h协助翻身1次,同时叩击背部,促进痰液排出。③使用深呼吸运动器的患者,指导正确的使用方法,促进患者行最大的深吸气,使肺泡扩张,并能增加呼吸肌的力量。④痰液黏稠患者可用超声雾化吸入(生理盐水20 ml加α-糜蛋白酶5 mg),每天2~3次,每次15~20 min,使痰液稀薄,易咳出。⑤呼吸道分泌物较多,体弱不能有效咳嗽排痰者应给予导管吸痰,必要时可采用纤维支气管镜吸痰或气管切开吸痰。⑥吸氧,根据病情适当给氧,以提高动脉血氧分压。

3. 静脉补液 补充患者禁食期间所需的液体和电解质,若禁食时间较长,需提供肠外营养支持,以促进合成代谢。

4. 增进患者的舒适

(1) 疼痛:麻醉作用消失后,患者可出现疼痛。术后24 h内疼痛最为剧烈,2~3 d后逐渐缓解。若疼痛呈持续性或减轻后又加剧,需警惕切口感染的可能。疼痛除造成患者痛苦外,还可影响各器官的生理功能。首先,妥善固定各类引流管,防止其移动所致切口牵拉痛;其次,指导患者在翻身、深呼吸或咳嗽时,用手按压伤口部位,减少因切口张力增加或震动引起的疼痛;指导患者利用非药物措施,如听音乐、数数字等分散注意力的方法减轻疼痛;医护人员在进行可使疼痛加剧的操作时,如较大创面的换药前,适量应用止痛剂,以增强患者对疼痛的耐受性。小手术后口服止痛片对皮肤和肌性疼痛有较好的效果。大手术后 1~2 d 内,常需哌替啶肌内或皮下注射(婴儿禁用),必要时可 4~6 h 重复使用或术后使用镇痛泵。使用止痛泵应注意:①使用前向患者说明止痛泵的目的,和按钮的正确使用,以便患者按照自己的意愿注药镇痛;②根据镇痛效果调整预定的单次剂量和锁定时间;③保持管道通畅,及时处理报警;④观察镇痛泵应用中患者的反应。

(2) 发热:手术后患者的体温可略升高,幅度在 0.5~1.0℃,一般<38.5℃,临床称为外科手术热。若术后 3~6 d 持续发热,则提示存在感染或其他不良反应。术后留置导尿管容易并发尿路感染,若持续高热,应警惕是否存在严重的并发症,如腹腔残余脓肿等。高热者宜给予物理降温,如冰袋降温、乙醇擦浴等;必要时可应用解热镇痛药物;保证患者有足够的液体摄入;及时更换潮湿的床单位或衣裤。

(3) 恶心、呕吐:常见原因是麻醉反应,待麻醉作用消失后可自然停止。腹部手术后胃扩张或肠梗阻可以发生不同程度的恶心、呕吐,其他引起恶心、呕吐的原因为颅内压升高、糖尿病酮症酸中毒、尿毒症、低钾和低钠血症等。护士应观察患者出现恶心、呕吐的时间及呕吐物的量、色、质并做好记录,以利诊断和鉴别诊断。遵医嘱使用镇静、镇吐药物,如阿托品、奋乃静或氯丙嗪等。

(4) 腹胀:随着胃肠蠕动功能恢复、肛门排气后,症状可自行缓解。若术后数日仍未排气,且伴严重腹胀、肠鸣音消失,可能为腹腔内炎症或其他原因所致的肠麻痹;若腹胀伴阵发性绞痛,肠鸣音亢进,甚至有气过水音或金属音,应警惕机械性肠梗阻。严重腹胀可使膈肌抬高影响呼吸功能,使下腔静脉受压血液回流受阻,影响胃肠吻合口和腹壁切口的愈合,故需及时处理。处理方法:①应用持续性胃肠减压、放置肛管等;②鼓励患者早期下床活动;③乳糖不耐受者,不宜进食含乳糖的奶制品;④非胃肠道手术者,使用促进肠蠕动的药物,直至肛门排气;⑤已确诊为机械性肠梗阻者,在严密观察下经非手术治疗未缓解者,完善术前准备后再次手术治疗。

(5) 呃逆:手术后早期发生者,可经压迫眶上缘、抽吸胃内积气和积液、给予镇静或解痉药物等措施得以缓解。如上腹部手术后出现顽固性呃逆,应警惕吻合口或十二指肠残端漏,继发膈下感染。一旦明确诊断,需要及时处理。

(6) 尿潴留:若患者术后 6~8 h 尚未排尿,或虽有排尿,但尿量甚少,次数频繁,耻骨上区叩诊有浊音区,基本可确诊为尿潴留,应及时处理:①稳定患者的情绪;若无禁忌者可协助其坐于床沿或站立排尿。②帮助患者建立排尿反射,如听流水声、下腹部热敷、轻柔按摩。③用镇静止痛药解除切口疼痛,或用氨甲酸等胆碱药,有利于患者自行排尿。④上述措施均无效时,在严格无菌技术下导尿,第 1 次导尿量>500 ml 者,应留置导尿管 1~2 d,有利于膀胱逼尿肌收缩功能的恢复。有器质性病变,如骶前神经损伤、前列腺增生者也需留置导尿管。

5. 切口及引流管护理

(1) 切口护理：观察切口有无出血、渗血、渗液、敷料脱落及局部红、肿、热、痛等征象。若切口有渗血、渗液或敷料被大小便污染，应及时更换，以防切口感染；若腹壁切口裂开，应先用无菌纱布或无菌巾覆盖；四肢切口大出血者，先用止血带止血，然后再通知医师进行紧急处理。

切口的愈合分为 3 级：①甲级愈合，切口愈合优良，无不良反应；②乙级愈合，切口处有炎症反应，如红肿、硬结、血肿、积液等，但未化脓；③丙级愈合，切口化脓需做切开引流处理。

缝线拆除时间依据患者年龄、切口部位、局部血液供应情况而决定。一般头、面、颈部手术后 4～5 d 拆线；胸部、上腹部、背部、臀部为 7～9 d 拆线；下腹部、会阴部为 6～7 d 拆线；四肢为 10～12 d 拆线（近关节处可适当延长）；减张缝线为 14 d，必要时可间隔拆线。青少年患者因新陈代谢旺盛，愈合快，可缩短拆线时间；年老体弱、营养不良、糖尿病者则宜酌情延迟拆线时间。

(2) 引流管护理：引流的种类较多，分别置于切口、体腔（如胸、腹腔等）和空腔器官内（如胃肠减压管、导尿管等）。定期观察引流是否有效，引流管是否通畅，有无阻塞、扭曲、折叠和脱落，并记录观察引流物的量、色、质。乳胶引流片一般于术后 1～2 d 拔除；单腔或双腔橡皮引流管多用于渗液较多、脓液稠厚者，大多要 2～3 d 才能拔除；胃肠减压管一般在胃肠道功能恢复、肛门排气后，即可拔除。

6. 心理护理　对于手术后仍有心理障碍的患者，应根据其社会背景、个性及手术类型的不同，对每个患者提供个体化的心理支持，包括及时反馈手术情况、正确处理术后疼痛、帮助患者克服消极情绪及做好出院的心理准备。

7. 健康教育

(1) 饮食：

1) 非腹部手术：视手术大小、麻醉方法和患者的反应决定开始饮食的时间。局部麻醉下实施的手术、体表或肢体的手术、全身反应较轻者，术后即可进饮食；手术范围较大、全身反应显著者，需待 2～3 d 后方可进食；蛛网膜下隙阻滞麻醉和硬脊膜外腔阻滞麻醉者，术后 3～6 h 即可进饮食；全身麻醉者，应待麻醉清醒，恶心、呕吐反应消失后方可进食。

2) 腹部手术：择期胃肠道手术，待肠道蠕动恢复（需 2～3 d），可开始饮水，进少量流质饮食，继而逐步增加至全量流质饮食、半流质，第 7～9 天可以恢复普通饮食。目前，较多采用液状肠内营养制剂以替代普通的流质饮食，前者富含各种营养成分。禁食及少量流质饮食期间，应经静脉输液供给水、电解质和营养制剂。如禁食时间较长，还需通过静脉补充肠外营养。出院时，指导患者合理进食包括有足够能量、蛋白质和丰富维生素的均衡饮食。胃切除术后患者宜少量多餐。

(2) 活动：早期活动有利于增加肺活量，减少肺部并发症，改善全身血液循环，促进切口愈合，减少因静脉血流缓慢导致深静脉血栓形成的发生率。有休克、心力衰竭、严重感染、出血、极度衰弱等状况者，以及施行过有特殊固定、制动要求的手术患者，则不宜早期活动,应根据患者的耐受程度,逐步增加活动范围及活动量。当患者清醒、麻醉作用消失后,应鼓励其在床上活动,如深呼吸、四肢主动活动及间歇性翻身等。足趾和踝关节伸屈活动、下肢肌松弛和收缩的交替运动,有利于促进静脉回流。痰多者应定时咳痰,如坐在床沿上做深呼吸和咳嗽。术后2～3 d开始,如病情许可,鼓励和协助患者离床活动,并逐渐增加离床活动次数、时间和范围。下床前应将各种引流管固定好,虚弱患者离床活动时,需有两人协助进行。每次活动以不使患者过度疲劳为原则。

(3)服药和治疗:肿瘤患者术后继续药物治疗常是手术治疗的延续过程,患者应遵医嘱按时、按量服用。为避免和延迟肿瘤复发、延长生存期,肿瘤患者应坚持定期的化疗和放疗。

(4)切口护理:①闭合性切口。拆线后用无菌纱布覆盖1～2 d。②开放性切口。遵医嘱定期到医院复查,更换敷料。

(5)就诊和随访:患者出院后若出现体温＞38℃、伤口引流物有异味、切口红肿或有异常腹痛、腹胀、肛门停止排便和排气等症状与体征时,应及时就诊。一般患者于手术后l～3个月到门诊随访1次,通过系统体检,了解机体的康复程度及切口愈合情况。肿瘤患者应于术后2～4周到门诊随访,以制订继续治疗方案。

【护理评价】　通过治疗和护理,患者是否:①有效清理呼吸道,保持呼吸道通畅。②体液平衡得到维持,生命体征平稳。③不舒适感减轻或消失。④发生感染,手术切口愈合情况。⑤掌握有关术后饮食、活动、切口护理、导管护理的相关知识。

学习效果评价·思考题 ………………………………………………

1. 手术前对患者的护理评估包括哪些?
2. 各类手术备皮范围及注意事项有哪些?
3. 手术后如何保持呼吸道通畅?
4. 术后健康教育重点包括哪些?

(屈波　冀蓁　皮红英)

第七章 手术室管理和护理工作

学习目标

1. 识记外科洗手操作流程及注意事项。
2. 识记穿无菌手术衣方法及注意事项；无接触戴手套方法及注意事项。
3. 理解手术中的无菌操作原则；患者手术仰卧体位的安置方法。
4. 学会应用手术室的管理要点。

项目一 概 述

一、手术室的设置、布局和配置

洁净手术室是一个多专业、多功能的综合整体，其功能性质要求建筑设计符合《医院洁净手术部建设标准》，应以空气洁净、环境安静、远离污染源为原则。

（一）洁净手术室的设置

1. 洁净手术部的位置 距离手术科室、重症监护病房（ICU）、药房、血库、病理科、放射科、消毒供应中心等路径短捷，最好有直接的通道（物流传输），远离锅炉房、修造室、污水污物处理站等。手术部不宜放在首层和顶层，可设于设备层的下一层。手术间应尽量避免阳光直接照射，必须进行防水、防震、隔音处理。

2. 手术间的数量与面积 洁净手术部规模（手术间数量）的确定，一般经验数量是按每50张病床或每25张外科病床设一间手术间，每间手术间平均手术2～3例。手术间面积的确定取决于手术的复杂程度及使用仪器的多少，其平均参考规模为：①特大型手术间，最小净面积40～50 m²，参考尺寸7.5 m×5.7 m，参考容纳人数12人以下。②大型手术间，最小净面积30～35 m²，参考尺寸5.7 m×5.4 m，参考容纳人数<10人。③中型手术间，最小净面积25～30 m²，参考尺寸5.4 m×4.8 m，参考容纳人数<8人。④小型手术间，最小净面积20～25 m²，参考尺寸4.8 m×4.2 m，参考容纳人数<6人。

3. 洁净手术室的净高 宜为2.8～3.0 m。

4. 洁净手术室的门 净宽不宜<1.4 m，并宜采用电动悬挂式自动推拉门，应设有

自动延时关闭装置。

(二)洁净手术室的布局

(1)洁净手术部的内部平面和通道形式应符合便于疏散、功能流程短捷和洁污分明的原则,根据医院具体平面,在尽端布置、中心布置、侧向布置及环状布置等形式中选取洁净手术部的适宜布局;在单通道、双通道(图7-1)和多通道等形式中按以下原则选取合适的通道形式:①单通道布置应具备污物可就地消毒和包装的条件;②多通道布置应具备对人和物均可分流的条件;③洁、污双通道布置可不受上述条件的限制;④中间通道宜为洁净走廊,外廊宜为清洁走廊。

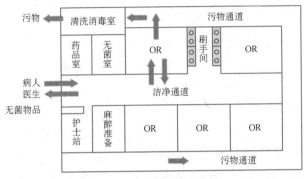

图7-1 双通道形式示意图

(2)洁净手术室分区:洁净手术室分为3个区,即洁净区、准洁净区和非洁净区。

1)洁净区包括:手术间、洗手间、手术间内走廊、无菌物品间、药品室、预麻醉室等。

2)准洁净区包括:器械室、敷料室、洗涤室、消毒室、手术间外走廊、恢复室等。

3)非洁净区包括:办公室、会议室、实验室、标本室、污物室、资料室、电视教学室、值班室、更衣室、更鞋室、医护人员休息室、手术患者家属等候室。

(三)洁净手术室的配置

1. 无影灯 根据手术室大小和手术要求进行配置,宜采用多头型;调平板的位置应在送风面之上,距离送风面不应<5 cm。

2. 手术台 长向应沿手术室长轴布置,台面中心点宜与手术室地面中心对应。

3. 手术室计时器 宜采用麻醉计时、手术计时和一般时钟计时兼有的计时器,手术室计时器应有时、分、秒的清楚标识,并配置计时控制器;停电时能自动接通自备电池,自备电池供电时间不应<10 h。计时器宜设在患者不易看到的墙面上方,距地高度2 m。

4. 医用气源装置 墙壁式和塔吊式中心供应系统2~3套。系统包括中心吸引、中心供氧、压缩空气、麻醉气体、供电系统。医用气源装置应分别设置在手术台患者头右侧顶棚和近麻醉机的墙面下部,距地高度1.0~1.2 m;麻醉气体排放装置也应设置在手术台患者头侧。

5. 观片灯 联数可按手术室大小类型配置,应设置在术者对面的墙上。

6. 嵌入式壁柜 放置无菌器械、敷料、输液液体、手术用物、药品。宜嵌入患者脚侧墙内方便的位置,麻醉柜应嵌入患者头侧墙内。

7. 输液导轨　应位于手术台上方顶棚上,与手术台长边平行,长度应>2.5 m,轨道间距离为1.2 m。

8. 防逆吸引瓶　收集冲洗液及痰液等。

9. 污物桶　盛污水、医用垃圾。

10. 纱布清点架　放置使用过的纱布和纱垫。

11. 治疗桌　放置手术所需要碘酒、乙醇、镊子罐等物。

12. 转凳　供坐势手术。

13. 脚凳　供手术人员深部手术时用,分高、中、低3种。

14. 麻醉机　供手术监测及吸入性麻醉用。内有麻醉记录单、表麻药、记录笔、各种监测导线及电极。

15. 高频电刀　供手术切割和凝血(分单极、双极、氩气)。

16. 墙壁折叠式书写台　放置手术清点单、收费单、护理记录单、记录笔及杂用盒等物,并有照明供护士书写与记录用。

17. 托盘　手术时放置无菌器械。

18. 总控面板　由新风空调系统操作面板、无影灯、照明开关、手术间免提电话、消毒排风机、麻醉气体排放泵的控制及房间压差显示组成。

19. 其他　手术间闭路电视系统;手术区设有背景音乐装置、报警装置;骨科手术间有铅板X线装置。

洁净手术室基本装备及其最少配置数量为:①无影灯(1套/间);②手术台(1台/间);③计时器(1只/间);④医用气源装置(2套/间);⑤麻醉气体排放装置(1套/间);⑥免提对讲电话(1部/间);⑦药品柜(嵌入式)(1个/间);⑧器械柜(嵌入式)(1个/间);⑨麻醉柜(嵌入式)(1个/间);⑩观片灯(3联/小型间、4联/中型间、6联/大型间);⑪记录板(1块/间);⑫输液天轨(含吊钩4个)(1套/间)。

二、手术室的管理

(一) 环境管理

(1) 严格人流、物流管理,严格控制人员进出并限制参观人数,除参加手术的医护麻醉人员及有关人员外,其他人一概不准入内,手术过程中关闭手术间前后门,尽量减少人员走动。

(2) 严格着装管理,要求所有进入手术室人员必须更换手术室专用的洗手衣、裤、口罩、帽子、鞋等。贴身内衣袖、头发不得外露,口罩应遮住口鼻。

(3) 保持手术室相对密闭状态,患者、工作人员入口出门应随时关闭,保持室内空气洁净度。手术期间手术室的门应关闭,减少外出,保持室内正压。手术结束后污物由污物通道送出。

(4) 无菌物品密闭运送至手术室,去掉外包装后从洁净走廊进入无菌物品储存室;一次性物品、药品拆除外包装后从洁净走廊入库;手术器械用后放入密闭回收箱内,从外走廊密闭运送至污染电梯,由消毒供应中心回收处理;手术敷料用后,直接装入污衣袋,从外走廊通过污衣气动物流传输通道运送到洗衣房。

（5）根据手术室净化级别的不同，安排不同级别的手术。如关节置换手术、器官移植手术及脑外科、心脏外科、眼科等手术中的无菌手术安排于Ⅰ级特别洁净手术室；胸外科、整形外科、泌尿外科、肝胆胰外科、骨外科及卵移植手术和普通外科中的一类无菌手术安排于Ⅱ级标准洁净手术室；普通外科、妇产科等二类手术安排于Ⅲ级一般洁净手术室；肛肠外科及污染类等手术安排于Ⅳ级准洁净手术室。

（二）清洁管理

（1）洁净手术室清洁工作应在手术室净化空调系统运行中进行。

（2）每日开始手术前、连台手术之间、当天手术全部完毕后，应当对手术间及时进行清洁消毒处理。

（3）洁净手术室的一切清洁工作必须采用湿式打扫，所使用的清洁工具一般选用不掉纤维织物材料制作。手术间无影灯、手术床、器械桌、壁柜、物品表面、地面等在每天手术前、手术后均用消毒液、清水各擦拭1次。为防止交叉感染，不同级别的手术室的清扫工具不得混用。垃圾应装入防尘袋后拿走，使用过的清扫工具要浸以药水消毒。清洁工作完成后，手术室净化空调系统应继续运行，直到恢复规定的洁净级别为止，一般不少于该房间自净时间，然后开启空调箱内紫外线灯，对空调箱内部进行灭菌。

（4）所有进入手术室的非无菌用品应进行清洁管理。需进入手术室的小物品，先要在准洁净室内擦拭清尘，消毒后再带入。较大物品搬进手术室时，首先在一般环境中用吸尘器初步吸尘净化，然后在准洁净室内进一步做擦拭消毒处理，最后方可搬入，在洁净系统停止运行期间，不允许将大件物品搬入手术室。

（5）手术室内的仪器、物品摆放时不应将回风遮挡，以免造成手术室的回风不畅，使手术室的气流构成，从而影响手术室的洁净度。

（三）运行管理

（1）建立设备运行、维修和保养的规章制度，定期检测，确保洁净手术室的综合性能全面达标。

（2）洁净层流空调系统初次使用必须连续运行24 h，空气细菌培养两次合格方可使用，为了保证空气净化质量，手术间前后门必须关闭，保证一定正压，以确保空气洁净度。

（3）手术前1 h运转净化空调系统，手术间温度控制在20～25℃；相对湿度为40%～60%。

（4）洁净手术室空调系统的日常维护，由专业技术人员进行维护洁净空调的保洁，每日观察净化自控系统监控机组运行状态并做好相关记录，做到发现问题及时解决：①洁净手术室内的回风纱网每周清洗1次，清洁时应对回风口进行擦拭消毒，回风过滤器每半年更换1次；②洁净手术室内的排风过滤器每4个月更换1次；③洁净走廊和功能房内的回风口应每半个月清洁保养1次；④新风机组内的铝网初效过滤器每周清洗1次，维护保养工作每月清洁、消毒1次；⑤洁净空调机组内的清洁、消毒最少保证3个月1次；⑥新风机内的初、中效过滤器请每月更换1次（北京地区的平均更换时间），亚高效过滤器应每4个月更换1次；⑦洁净空调机组内的初中效过滤器请每年更换1次；洁净空调机组内的紫外线杀菌灯应在有效期内使用。

（四）安全管理

（1）手术室做好人员安全培训及考核；定期进行人员的应急演练。安全员应每月检查1次洁净区中的安全防火设施是否完好无损，发现问题及时向上级主管领导报告。

（2）加强对消防器材和安全设施的使用管理，指定安全员定期进行巡视检查，始终保持手术室的消防器械、安全门、防火墙等设施完好无损，安全通道有醒目的指示，工作人员熟悉它们的位置及使用方法；安全门保证随时可以开启，安全通道不堆放杂物或派它用；防火墙墙下不摆放物品，定期检查试运行。必要时放下防火墙隔离火焰。

（3）手术室发生火灾时，立即发出警报，停止洁净空调系统运转，切断电源及易燃气体通路，组织灭火及人员疏散。

（董　薪　皮红英）

项目二　物品准备及无菌处理

一、围术期物品的准备

围术期物品准备包括：手术器械、手术敷料、手术耗材、仪器设备、急救药品、专科体位垫等。物品准备应在完成术前访视后，根据病情、手术计划准备物品。特殊手术或新开展手术，手术护士应参加术前讨论，详细了解患者病情、手术计划，并与术者沟通，全面评估患者，制定围术期护理计划，根据常见护理诊断/合作性问题制定相应护理措施。

（一）手术器械

术前1 d病房提交手术申请，手术室根据专科手术间分布完成手术安排，器械供应部门根据手术通知单准备器械、手术敷料，选择高压消毒、环氧乙烷、低温等离子等不同消毒方式，消毒合格后送入手术间。或联系商业供应公司，提供器械、敷料菜单并确认数量。

1. 手术器械分类　根据专科手术可将器械分为普外科、肝胆外科、泌尿外科、骨科、耳鼻喉科、眼科、心外科、血管外科、小儿科、口腔科、整形外科等专科。再根据亚专科器械分为乳腺切除术、胃切除术等。

2. 内镜微创器械分类

（1）随着微创手术的发展，内镜技术在外科应用越来越广泛。内镜器械精密、价值昂贵，专科性强。按专科可分为腹腔镜、胸腔镜、脑室镜、各种关节镜、宫腔镜、椎间盘镜、蝶窦镜、鼻内镜等。镜子按尺寸大小可分为成人、儿童。不同品牌内镜配备不同光纤、摄像线，既有分体镜也有一体镜。根据不同原理可分为光学镜、电子镜，同时不同像素可分为标清、高清，需要配备不同的机器。

（2）目前，临床上新推广使用的 Da Vinci 机器人、3D 腹腔镜等也属于内镜类器械，但视野更清晰，器械更精密。

（3）内镜类器械还包括超声刀、百克钳、百克剪、镜下氩气刀、结扎束等电外科类器械。

3. 精密器械分类　按专科可分为内眼器械、内耳器械、神经外科显微器械、心血管显微器械等。

4. 电外科类器械分类　可分为电刀、氩气刀、超声刀、结扎束、百克钳、百克剪等。型号一般可分为开放手术下使用、内镜下使用。电刀分为单级、双极，单级需在患者肌肉丰厚处帖上负极板才可使用。氩气刀需配备氩气。

5. 动力类器械分类

（1）主要分为电动类、气动类。电动类分为电池动力、电源动力（电池需提前充好电才可消毒），可有线或无线。气动类动力需要瓶装或中心氮气供能。

（2）钻头一般分为金刚钻、花篮钻、塔钻等，用于开颅、四肢等不同部位。

（3）电锯分为普通电锯、二次开胸锯等，锯片分为直形、扇形各种角度，微型各种形状，用于纵劈胸骨、四肢、下颌骨、颅骨（铣刀）。

常用手术器械如图 7 - 2 所示。

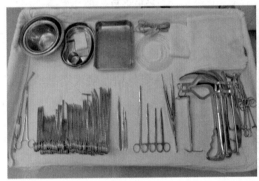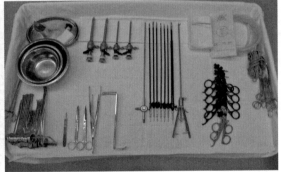

图 7 - 2　器械准备

（二）手术敷料

（1）分为布类、一次性无纺布类，按尺寸分为治疗巾、中单、大单、桌巾、各种孔巾。隔离手术使用一次性敷料，用后直接销毁。一次性敷料具有脱絮率低的优点，利于手术室净化系统管理。

（2）一次性敷料还包括术中止血用纱布、纱垫、覆盖伤口棉垫、棉片等。

（3）手术衣应使用后背遮幅式，防止术中污染。

（三）手术耗材

1. 高值耗材　有切割缝合类（吻合器、直线切割缝合器等）、止血类、防粘连类、人造血管、人工瓣膜、人工关节、人工晶体、内固定类、手术缝线等。有的高值耗材材料特殊，如可吸收内固定类钢板、螺钉、生物瓣膜等，需要特殊储存。高值耗材使用中应在护理记录单做好型号、数量等记录,植入类填写专用表格,用于术后追溯。

2. 普通耗材 有一次性手套、皮管、显微镜套、负极板、注射器等,术中使用数量大,金额低(图7-3)。

(四)仪器设备

专科手术间一般配备专用仪器设备(图7-4),而且固定在吊塔可节省空间,如腹腔镜、胸腔镜、电锯、电钻、除颤器、电刀等。术前应检查仪器设备功能,充好电,有专人定期负责维护,每次使用后登记使用情况。

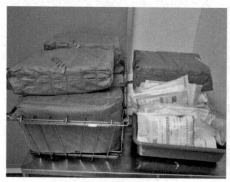
图7-3 常用耗材

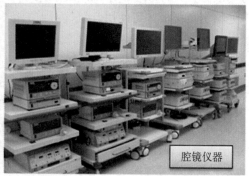
图7-4 仪器设备

(五)急救药品

检查急救药品,备齐抗休克血管活性药;强心剂和抗心律失常药;中枢兴奋药;周围血管扩张药;止血药、抗凝血药及利尿药;调节水、电解质、酸碱平衡药和血浆代用品等。

(六)体位垫

术前了解术中摆放何种体位,根据需求准备凝胶垫、海绵垫、专用侧卧位、俯卧位体位架等。体位垫用后使用消毒剂一用一消,不能使用消毒剂的可使用外套,防止交叉感染。

二、物品的无菌处理

物品在无菌处理前必须秉承尽快清洗、彻底清洗原则,处理全程按标准防护执行,做好个人职业安全防护。灭菌方式有压力蒸气灭菌、环氧乙烷灭菌法、戊二醛灭菌法、过氧化氢等离子体低温灭菌、过氧乙酸低温灭菌等方式。首选压力蒸汽灭菌。无菌处理程序如下。

1. 回收 器械使用后先去除大块血块、组织,保湿处理后密闭储存,尽快回收清洗。外来器械做好交接、登记。

2. 清洗 重复处理物品一定先遵循清洁原则。物品回收时有条件可预清洗再回收。初步冲洗时热水会加速蛋白在器械上的附着,不利于器械的下一步处理。不论机器或人工清洗均应将物品拆至最小化。

(1)机械清洗:适用于耐水、耐热材料、重复使用器械的清洗消毒。按机器使用说明设置程序,物品摆放避免影响机器喷淋。内镜类管道较长物品需要专用清洗架,并确认进水管道连接畅通。清洗机可自动完成清洗、烘干、上油程序。

（2）手工清洗:适用于污染的初步处理、复杂精密器械处理、生锈器械、严重污染器械处理、不耐热器械、不能长期浸泡于水中的器械、经过机械清洗方法处理后仍有污渍需要重新刷洗的器械。经酶剂浸泡、使用专用各式器械刷、气枪、水枪等工具,经初洗、冲洗、洗涤、漂洗、终末漂洗、烘干、上油程序。

（3）超声波清洗:适用于精密器械、金属器械、玻璃器皿等硬质材质的器械。在手工清洗或初步去污后使用,主要去除物品小的碎屑。

3. 包装　包装前检查无菌物品完整性、功能是否齐全。包装材料有硬质容器盒、无纺布包装、皱纹纸包装、纺布类包装,器械包不宜>7 kg,敷料包不宜>5 kg,大小不宜>30 cm×30 cm×50 cm(脉动预真空压力蒸汽灭菌)。小包装物品指示卡放置在中央,大包装硬质容器盒指示卡放置在对角,多层容器盒应每层放置。小包装物品也可用纸塑袋或纸袋包装,封口机每日要测试参数的准确性和密闭完好性。

4. 灭菌

（1）压力蒸汽灭菌:包括下排气式和预真空压力蒸汽灭菌法,临床主要使用预真空法,作用温度为 132~134℃,所需时间为 4 min,压力 205.8 kpa。每日灭菌前需空载做 B-D试验,灭菌物品做好灭菌器编号、灭菌批次、灭菌日期、失效日期登记,用于追溯。目前监测手段有物理监测法、化学监测法(化学指示卡)、生物监测法、批量监测(PCD)、B-D试验等。

（2）环氧乙烷灭菌:可达到灭菌,适用于不耐高温精密类仪器设备,浓度 450~1 200 mg/L,作用温度 37~63℃,消毒时间 1~6 h。需要专用的排气系统,远离火源,足够时间进行灭菌后通风换气。

（3）过氧化氢等离子体低温灭菌:过氧化氢作用浓度应>6 mg/L,作用温度 45~65℃,消毒时间为 28~75 min。需要专用包装材料和容器,需排除纸、海绵、棉布、木质类、油类、粉剂类,管腔过细过长均会影响消毒效果。

（4）戊二醛灭菌法:在无菌容器内配制 2%戊二醛溶液,用于怕热、耐湿的精密仪器及金属器械的消毒灭菌。杀灭芽胞作用时间>10 h,一般繁殖体作用时间>30 min。可广泛用于器械、导管、内镜的灭菌处理,它对金属器械的腐蚀作用小,对碳钢、铝制品有一定的损害。

5. 储存　无菌物品应存放在净化区域,湿度<70%,存放离地面高度为 20~25 cm,离墙 5~10 cm,距天花板 50 cm。硬质容器盒、无纺布、皱纹纸、一次性纸塑包装有效期为 6 个月,纺布类包装有效期为 14 d。

6. 发放　无菌物品发放遵循先进先出原则,发放前确认无菌物品有效期,发放记录具有可追溯性。植入类物品需生物监测合格方可放行。生物监测不合格时,应停止使用无菌物品,并召回上次监测合格以来未使用的所有灭菌物品,并报相关部门召回原因。

（许多朵　皮红英）

项目三 手术室人员的准备

一、一般准备(更衣)

(1) 手术人员进入手术室,首先在手术室入口处换上手术室专用鞋。

(2) 进入更衣室更衣,穿上专用洗手衣裤,除去身上所有饰物,上手术人员须将上衣扎入裤中。

(3) 戴好专用手术帽和口罩,要求遮盖住头发、口鼻。

二、外科洗手

(一)用物

用物包括挂表、指甲剪、洗手液、外科手消毒液、擦手纸。

(二)操作步骤

1. 着装要求 着装整洁,修剪指甲,摘除饰物,不得涂指甲油。洗手衣扎入裤内,袖口卷起(衣袖不得低于上臂上1/3处)仪表端庄衣容整洁,以饱满的精神进入工作状态。

2. 操作流程(图7-5)

(1) 清洁:取适量洗手液,揉搓(或用刷子刷洗)双手及双臂(时间2 min),流动水冲洗干净。揉搓顺序如下:指尖→指腹→手心→手背→各手指→关节→手腕至肘上10 cm。

(2) 擦干:取灭菌纸巾(至少3张)擦干双手及双臂。第1张:双手手掌、手背;第2张:左手腕至肘上10 cm;第3张:右手腕至肘上10 cm。

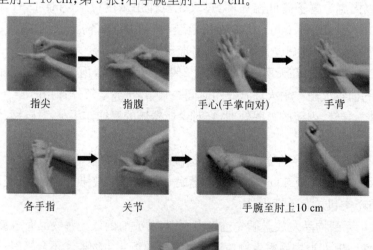

| 指尖 | 指腹 | 手心(手掌向对) | 手背 |

| 各手指 | 关节 | 手腕至肘上10 cm |

擦干

图7-5 外科洗手步骤

（3）消毒：取适量外科手消毒液，按"清洁"步骤中的顺序仔细揉搓双手及双臂（时间 3 min），直至消毒液干燥。

（三）注意事项

（1）清洁双手时，应注意清洁指甲下的污垢和手部皮肤的皱褶处。

（2）操作时应保持双手位于胸前并高于肘部，使水由手部流向肘部。

（3）消毒后，手臂应保持在胸前，高不过肩，低不过腰。

三、穿无菌手术衣和戴手套方法

（一）穿无菌手术衣

1. 用物准备　无菌手术衣、无菌持物钳。

2. 操作步骤（图 7 - 6）

（1）刷手护士手臂灭菌后取无菌手术衣，面向无菌手术台远隔 1 步（50 cm），双手提起衣领两端，抖开手术衣（检查手术衣有无破洞），有破口的无菌手术衣应更换。将手术衣向空中轻抛，两手伸入衣袖内。

（2）两手臂平举胸前，高不过肩，低不过腰。

（3）供应护士协助穿手术衣，不能碰刷过手的手臂，系好手术衣颈部、腰部内侧带子。

（4）未戴手套的手，不能触摸手术衣的任何部位，以免污染。

（5）戴无菌手套后，解开腰间布带，右手将腰带（腰带上的纸卡片的一端）递予供应护士。

（6）供应护士持无菌钳（卡片），将腰带绕过背后，使手术衣的外片遮盖内片，将腰带再递回给洗手护士（取下纸卡片）。

（7）刷手手护士系好腰带穿衣完毕。

（8）手术衣污染需更换者，自行将前腰带解开后，再由巡回护士将颈后、腰后腰带解开，将手术衣从前方拉下，不得污染刷手护士手臂。

（9）脱手术衣后按外科无接触原则脱去手套。

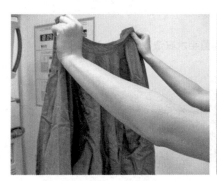
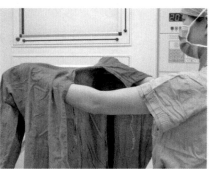

(1)　　　　　　　　　(2)

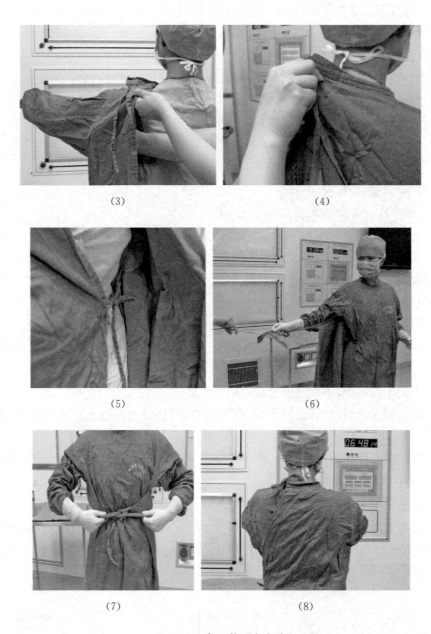

图7-6　穿无菌手术衣法

3. 注意事项

(1) 刷手护士取无菌手术衣时应注意消毒指示卡是否合格,消毒指示卡不合格则不得使用。

(2) 刷手护士系手术衣腰带时腰带不得下垂。

(二) 戴手套

1. 用物准备　无菌手术衣、无菌手套。

2. 操作步骤(图7-7)

(1) 刷手护士穿无菌手术衣,双手伸入袖口处,手不出袖口。

(2) 待巡回护士系好手术衣领口及内侧腰带后,刷手护士隔着衣袖右手取左手的无菌手套,扣于左手袖口上,手套的手指方向向胸口,各手指相对。

(3) 放上手套的手隔着衣袖将手套的一侧翻折边抓住;另一只手隔着衣袖拿另一侧翻折边,将手套翻套于袖口上,手迅速伸入手套内。

(4) 再用已戴好手套的手同法戴另一只手套。

(5) 双手合十,检查手套有无破口。

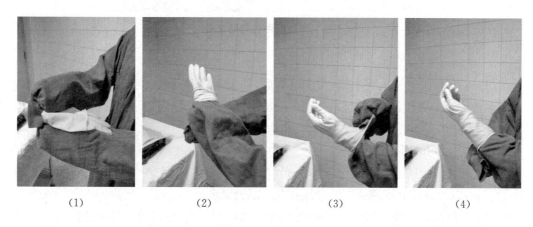

| (1) | (2) | (3) | (4) |

图7-7　戴手套步骤

3. 注意事项

(1) 刷手护士穿衣时,未戴手套的手不得伸于袖口外。

(2) 不得用未戴手套的手接触手套。

(3) 戴好手套后双手位置高不过肩,低不过腰,不可交叉放于腋下。

(何丽　皮红英)

项目四　患者的准备

任务一　常用手术体位的安置

(一) 仰卧位

【物品准备】　枕头或头圈、肩垫、足跟保护垫、束腿带(图7-8)。

【摆放方法】

1. 术前准备　手术床铺置中单,注意平整。

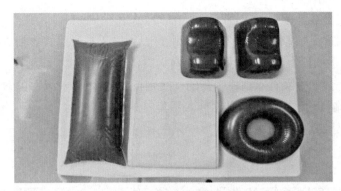

图 7-8　仰卧位物品准备

2. 摆放步骤

（1）平车推患者进入手术间，安全核对后，协助患者移至手术床上平卧，注意保暖，用约束带固定。要点：约束带过紧会造成肢体血液循环受阻，固定时应松紧适度，以能插入一手掌为宜。

（2）在头部垫头圈。

（3）患者双上肢自然平放于身体两侧，并置于中单内固定；中单过肘关节上 1/2 的位置。要点：患者皮肤应避免接触金属物品，以防灼伤。

（4）在腘窝处垫凝胶肩垫，呈屈膝状[图 7-9（1）]。要点：维持生理功能位。

（5）在双侧跟腱处垫足跟保护垫[图 7-9（2）]。要点：在跟腱处垫足跟保护垫时注意勿使外踝骨突处受压，应使足跟悬空。

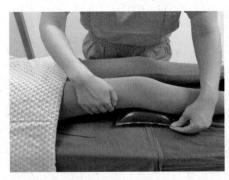
（1）

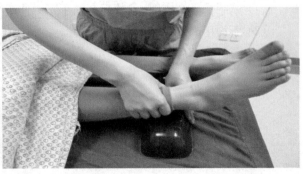
（2）

图 7-9　仰卧位摆放步骤

（二）垫高位

【物品准备】　肩垫、细长沙袋、海绵垫、绷带、足跟保护垫、束腿带（图 7-10）。

【摆放方法】

（1）患者进入手术间，三方核对后协助患者移至手术床上，安全带固定，头部垫软枕。

（2）麻醉后，在患侧固定头架。要点：头架放置位置适当，安装牢固，保证患者安全。

（3）在患侧腰部纵向放置肩垫,使手术部位充分暴露(图7-11),对侧放置细长沙袋防止患者坠床。

（4）将健侧手臂包裹于中单内固定。

（5）将患侧手臂用海绵垫包裹好后用绷带固定在头架上。如果患者有骨折或者肢体障碍应与主刀医生沟通放置支臂板(图7-11)。要点:注意皮肤勿接触金属,抬手不可过高、过展,保持功能位,注意松紧,不可过紧,为了防止压迫血液循环,一般以能容纳1个手指为适,术中注意观察末梢循环。

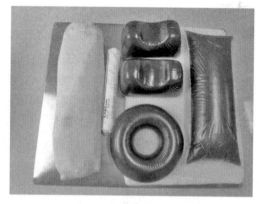

图7-10 垫高位物品准备

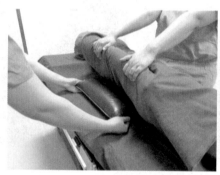

（1）

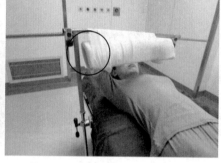

（2）

图7-11 垫高位摆放方法

（6）在腘窝、足跟处垫保护垫,贴负极板,盖被子,固定束腿带。要点:维持生理功能位。

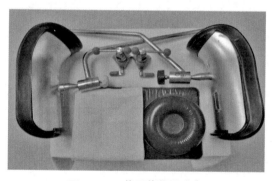

图7-12 截石位物品准备

（三）截石位

【物品准备】 头圈、截石位圆弧形腿托1套、厚海绵垫或压力缓解保护凝胶腿垫、束腿带、肩托(图7-12)。

【摆放方法】

（1）术前准备:将一横向对折中单铺置在手术床上,齐边对准床沿边缘,安装一侧支腿架。

（2）患者进入手术间,三方核对后协助患者移至手术床上,安全带固定,平卧头部垫软枕。

（3）待患者上床后将另一侧支腿架安装好,准备海绵垫或压力缓释凝胶垫。要点:

注意固定牢靠。

(4) 实施全身麻醉后,医护人员 4 人(麻醉医师 1 名,保护头部;医生 2 名,于患者身体两侧;护士 1 名,于患者两腿之间)共同向下抬移患者,使其臀部置于突出手术床边缘至少 10 cm 的位置(图 7-13)。要点:注意患者管路的保护。

(5) 将患者双上肢用中单包裹,自然固定于身体两侧。要点:不可过紧,防止压迫血液循环。放置时防止双侧大腿根部对手指挤压,注意包裹严密不可接触金属架,防止皮肤灼伤。

(6) 医生协助将患者双腿放置于截石位架上,在生理限度内两腿尽量外展并贴近身体,充分暴露会阴部,调节腿托使之与患者小腿完全服贴,并将下肢用束腿带固定。要点:将双下肢放置时动作要轻柔,避免腓总神经及肌肉韧带的损伤;束腿带松紧应适宜,勿过紧,以免影响下肢血液循环(图 7-13)。

(7) 同法将另一侧腿摆放好。

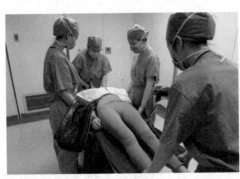 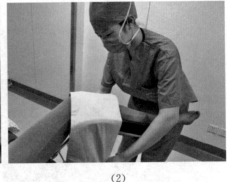

(1)   (2)

图 7-13　截石位摆放方法

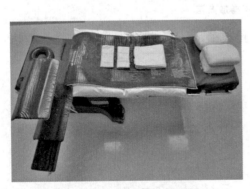

图 7-14　侧卧位物品准备

(四) 侧卧位

【物品准备】　头圈、塑形体位垫、凝胶垫、手板、支臂板、海绵垫、束手带、束腿带(图 7-14)。

【摆放方法】

1. 术前准备

(1) 将塑形体位垫摆放成"U"形置于手术台上。将塑形垫的抽气管接于吸引器上,并少量抽气,使垫内颗粒不移动。要点:顶部颗粒要多,两侧的颗粒要均匀。

(2) 塑形体位垫上放凝胶垫。要点:凝胶垫要将塑性垫顶端完全包裹,防止腋窝损伤。

(3) 在塑形垫和凝胶垫上平铺一中单。

(4) 摆放下层支手架。

(5) 摆放上层支臂架。

2. 摆放方法

（1）协助患者上手术床，塑性垫顶端与肩平齐，注意保暖，束腿带固定。要点：患者平卧时要在头圈下垫枕头，防止头过仰。

（2）麻醉后，先将患者的手臂放在支臂板上。

（3）麻醉后，巡回护士应站在患者右侧，与手术医生、麻醉医生一同将患者侧卧于塑形垫上（图7－15）。要点：摆放时巡回护士要站在患者的右侧，与医生共同摆放。翻身前要再次与医生核对一下手术侧。

（4）放置头圈，防麻醉管道弯曲，耳朵勿受压（同泌尿外科侧卧位）。

（5）固定患者，将塑性垫放气。

（6）按手术所需体位初步成型，用胳膊顶住塑性垫，再次抽气至塑形体位垫变硬成形（图7－15）。

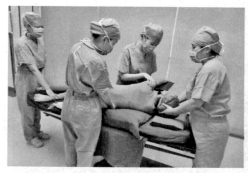 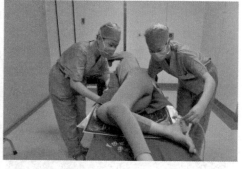

（1）　　　　　　　　　　　　　　（2）

图7－15　侧卧位摆放方法

（7）两人协作将中单填塞于床垫下。

（8）两人协作先摆放腿的位置：上腿伸直，下腿弯曲，两膝之间、下腿膝下及双踝下垫薄海绵垫（同泌尿外科侧卧位）。要点：摆放下肢时要注意将两腿之间垫以海绵垫，勿悬空。

（9）贴负极板，盖被，固定束腿带。要点：束腿带要系在患者髋部，固定牢靠。

（10）摆放手的位置：患者两臂自然前伸，放于手板及支臂架上，垫以海绵垫，用束手带固定（同泌尿外科侧卧位）。要点：摆放上肢时要注意上臂位置不宜过高，皮肤勿接触支臂架。摆放完要再次检查腋窝，避免损伤。

（11）固定头架。要点：摆放头架时要略倾斜，便于医生操作。

（12）摆放托盘。

（五）俯卧位

【物品准备】　头圈、支臂板、海绵垫、凝胶垫、束手带、束腿带（图7－16）。

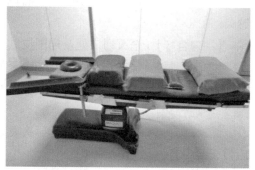

图7－16　俯卧位物品准备

【摆放方法】

(1) 麻醉后,巡回护士与麻醉医生、手术医生同时将患者从平车俯卧于手术床上。麻醉医生站在患者头部,保护患者,医生站两侧,由一人发出口令,同时进行翻身(图7-17)。要点:检查平车是否固定、液体、管道的固定。

(2) 调整大海绵的位置,使腹部悬空。注意女患者保护胸部,男患者保护会阴,注意尿管的位置(图7-17)。

(3) 调整好支臂板,将患者手臂放与支臂板上,垫以海绵垫,并系好束手带,避免过度外展。

(4) 调整下肢的位置,使膝盖悬空、足尖悬空。

(5) 贴负极板,盖被,并系好束腿带。要点:束腿带固定在膝关节处,松紧适度。

(6) 放置托盘。

(7) 将两个输液架分别放于床头,备铺单使用。

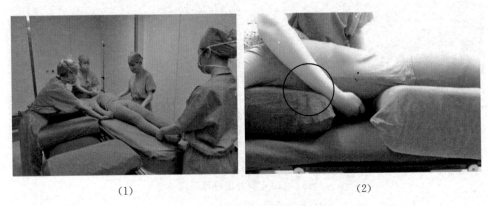

(1)   (2)

图7-17　俯卧位摆放方法

任务二　手术区皮肤消毒

手术野皮肤消毒(定义)是杀灭暂居菌,最大限度杀灭或减少长居菌,避免术后切口感染。

【护理目标】　杀灭切口处及周围皮肤上的微生物。

【护理评估】　包括:①消毒前需检查消毒区是否清洁。②皮肤有破口或疖肿者应择期手术。③根据手术部位,选择相应的消毒液。

【护理计划】

1. 人员准备　着装整洁,帽不漏头发,口罩不漏鼻。注意指甲不可过长,外科刷手后戴无菌手套。

2. 用物准备

(1) 消毒纱球、无菌海绵钳、弯盘。

(2) 消毒液:2.5%碘酒、75%乙醇、Ⅰ型或Ⅲ型安尔碘、1∶1 000 在硫柳汞酊、碘伏。

3. 环境准备 洁净手术间、表面卫生符合规范、合理控制人员流动。

【护理措施】

(1) 消毒海绵钳 1 把,弯盘内放纱球 3 个,一个蘸 2.5%碘酒;另一个蘸 75%乙醇,或用Ⅰ型安尔碘。

(2) 自手术切口处向外消毒至切口周围 15~20 cm 以上的范围,碘酒消毒后要等 1~2 min,再用 75%乙醇脱碘。消毒中碘酒不要过多,以免烧伤皮肤。

(3) 面部、口腔及小儿皮肤,用 1∶1 000 在硫柳汞酊和 75%乙醇消毒,也可用 0.5% 的碘伏消毒,内耳手术用 1%碘酒和 75%乙醇消毒。消毒过程中若有污染,必须听从手术室护士的安排重新消毒。消毒后用过的海绵钳交巡回护士收取。消毒范围包括切口四周 15~20 cm 的区域。

1) 头部手术皮肤消毒范围:头及前额如图 7 - 18 所示。

2) 口唇部手术皮肤消毒范围:面唇、颈及上胸部如图 7 - 19 所示。

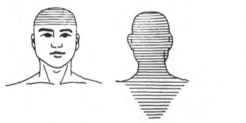

图 7 - 18 **头部手术皮肤消毒范围** 图 7 - 19 **口唇部手术皮肤消毒范围**

3) 颈部手术匍匐消毒范围:上至下唇,下至乳头,两侧至斜方肌前缘(图 7 - 20)。

4) 锁骨部手术皮肤消毒范围:上至颈部上缘,下至上臂上 1/3 处和乳头上缘,两侧过腋中线(图 7 - 21)。

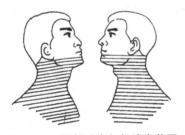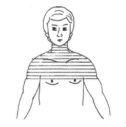

图 7 - 20 **颈部手术匍匐消毒范围** 图 7 - 21 **锁骨部手术皮肤消毒范围**

5) 胸部手术皮肤消毒范围:(侧卧位)前后过中线,上至锁骨及上臂上 1/3 处,下过肋缘(图 7 - 22)。

6) 乳腺手术皮肤消毒范围:前至对侧锁骨中线,后至腋后线,上过锁骨及上臂,下过肚脐平行线(图 7 - 23)。

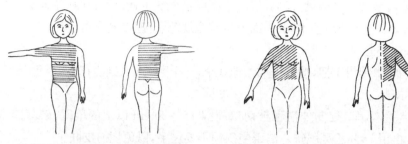

图7-22　胸部手术皮肤消毒范围　　　　图7-23　乳腺手术皮肤消毒范围

7）上腹部手术皮肤消毒范围：上至乳头、下至耻骨联合，两侧至腋中线（图7-24）。

8）下腹部手术皮肤消毒范围：上至剑突，下至大腿上1/3处，两侧至腋中线（图7-25）。

9）腹股沟及阴囊部手术皮肤消毒范围：上至肚脐线，下至大腿上1/3处，两侧至腋中线（图7-26）。

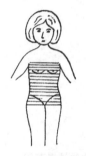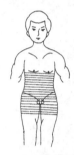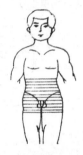

图7-24　上腹部手术皮肤　　　图7-25　下腹部手术皮肤　　　图7-26　腹股沟及阴囊部手术
　　　　　消毒范围　　　　　　　　　　消毒范围　　　　　　　　　　皮肤消毒范围

10）颈椎后路手术皮肤消毒范围：上至颅顶，下至两腋窝两线（图7-27）。

11）胸椎手术皮肤消毒范围：上至肩、下至髂嵴连线，两侧至腋中线（图7-28）。

12）腰椎手术皮肤消毒范围：上至两腋窝连线、下过臀区，两侧至腋中线（图7-29）。

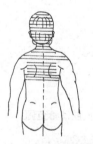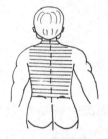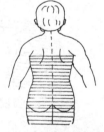

图7-27　颈椎后路手术　　　图7-28　胸椎手术皮肤　　　图7-29　腰椎手术皮肤
　　　　　皮肤消毒范围　　　　　　　　消毒范围　　　　　　　　　消毒范围

13）肾脏手术皮肤消毒范围：前后过中线，上至腋窝，下至腹股沟（图7-30）。

14）会阴部手术皮肤消毒范围：耻骨联合、肛门周围及臀、大腿上1/3内侧（图7-31）。

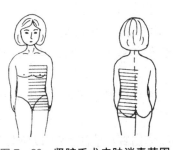 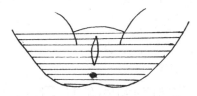

图7-30　肾脏手术皮肤消毒范围　　图7-31　会阴部手术皮肤消毒范围

15）四肢手术皮肤消毒范围：周圈消毒，上下各超过1个关节（图7-32）。

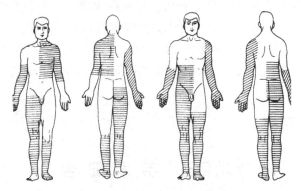

图7-32　四肢手术皮肤消毒范围

【护理评价】　按要求消毒手术野，消毒区域无遗漏。

【注意事项】

（1）严格无菌操作原则。

（2）认真核查无菌物品的日期及包装的完整性。

（3）皮肤消毒应由手术切口开始向四周涂擦，感染伤口或肛门会阴部消毒则应由外向内涂擦。

任务三　手术区铺单法

手术区消毒后，铺无菌单的目的是建立无菌安全区，显露手术切口所必需的皮肤区域，遮盖切口周围，以避免和减少手术中的污染。铺置无菌单的原则如下。

（1）手术切口四周及手术托盘上应铺置4层以上，其他部位应至少2层以上，无菌单下垂应超过桌面下35 cm。

（2）护士传递治疗巾或中单时，手持两端向内翻转遮住双手，医生接时可避免接触护士的手。

（3）打开无菌中单时，无菌单不可触及腰以下的无菌手术衣。

(4) 铺手术野治疗巾的顺序时:先下后上,再对侧,最后铺近侧。已铺置的无菌巾不可随意移动。如铺置不准确,只能向切口外移动,不能向切口内移动。

(5) 铺第1层治疗巾可用手巾钳固定或用皮肤保护膜覆盖,其他层次固定不得用手巾钳,可用组织钳。

(6) 铺置第1层无菌单后,医生手臂应再次消毒并穿无菌手术衣,戴无菌手套后铺其他层的无菌单。

(7) 铺置大的无菌单,在铺展开时,要手持单角,向内翻转遮住手背,以免双手被污染。以腹部无菌单的铺置为例,步骤如下。

1. 递治疗巾4块　以切口为中心,依次为下方—对侧—头侧—近侧。

2. 递大单3块　依次从上至下齐切口至头侧大单、齐切口至托盘1块,托盘上1块,注意单子齐边要对着切口。要点:第2块大单要在托盘前沿压实,勿悬空。

3. 最后递中单4块　切口两侧各1块中单,托盘上1块,头架横拉1块单层中单。要点:如切口下缘距离托盘>30 cm,就在切口下缘至托盘加铺中单1块。

(李　冉　皮红英)

项目五　手　术　配　合

一、器械护士的职责

(1) 履行《护士条例》中规定的权利、义务和法律责任。了解患者病情及预施手术步骤,必要时参加病例讨论,以便主动配合。检查手术所需物品、器械、仪器的灭菌有效期,准备备用物品,铺无菌台。做好各项准备后,提前20 min刷手。

(2) 按规定整理无菌台,核对器械,检查性能是否良好,请术者检查关键的器械和物品是否备齐适用,如有不当或有疑问应及时查询补充。

(3) 负责手术物品清点。体腔内或深部手术时,在手术开始前、关闭体腔前、关闭体腔后、皮肤完全缝合后4个时间点,与巡回护士共同清点器械、纱布、纱垫、缝针、线轴等数目。对正在使用的纱布、纱垫、缝针、线轴等做到心中有数,用后及时收回,严防遗留在体腔或组织内。发现物品失落或污染立即通知巡回护士。

(4) 配合医生消毒手术野,铺无菌单,监督医生消毒范围和无菌操作,如有不当应立即纠正。协助医生穿手术衣,戴手套。

(5) 密切观察手术步骤及需要,迅速准确地传递手术器械。传递尖锐器械时,应放在器械传递盘中,防止误伤。主动灵活处理各种紧急情况,并及时将手术进展和特殊情况通知巡回护士和麻醉师。

(6) 严格无菌操作技术,保持手术区和器械台清洁整齐干燥。吸引器在使用中,应间断吸入无菌生理盐水,以保持通畅;备用器械应用无菌巾遮盖。

（7）做好手术台上的污染隔离工作，切除脏器的手术或污染手术要备特殊容器并严格分区，以便存放切下的组织和被污染的器械。

（8）负责妥善保管留取的手术标本，防止遗失。

（9）负责术后器械整理，锐利及精细器械物品应单独放置，以免碰撞损坏，并酌情做好终末处理。特殊器械设备应当面交接记录。

（10）负责标记不好用的器械，并即时通报供应部，及时更换。

（11）负责按实施手术更改手术通知单或准确登记手术。

二、巡回护士的职责

（1）履行《护士条例》中规定的权利、义务和法律责任。了解患者病情及预施手术步骤，必要时参加病例讨论，进行术前访视及术后随访。准备手术所需物品、器械、仪器和各种设备，做到心中有数、充分准备、主动配合。

（2）认真查对，并检查患者及病室的术前准备情况（按手术安全核对表执行），如有异常及时通报。协助患者转床，同时做好心理护理，与患者建立有效的沟通，认真回答患者有关手术的问题。及时处理任何会影响患者的声音、气味或来自视觉方面的问题，提高患者安全感和满意度。

（3）建立静脉通道，协助麻醉医生工作，迅速准确执行术中各项医嘱（按查对制度）。

（4）负责安置患者的手术体位，杜绝对其进行不必要的身体其他部位的暴露。

（5）负责手术间人员的工作安排及秩序管理，如安排各类人员就位，控制参观人员人数，并监督无菌技术。合理安放各种手术所需的仪器设备，并按使用要求正确连接。

（6）坚守岗位，随时供给术中所需一切物品。负责手术间物理环境达标，包括温度、湿度、音响、照明，如有不当应及时调整。

（7）做好护理观察，包括患者病情变化、手术体位、患者保暖状况，以及用药、输液、输血情况和反应；观察手术间各种仪器和设备的正常运转情况，发现异常及时处理，确保手术安全进行。

（8）负责手术物品的清点。在手术开始前、关闭体腔前和体腔后、皮肤完全缝合后4个时间点，与刷手护士共同清点器械、纱布、纱垫、缝针、线轴等数目，并即时记录。台上掉下来的物品应集中放于固定位置，以便清点。

（9）负责保管病理标本。

（10）协助医生包扎创口，并与主管医生共同检查受压部位皮肤情况。必要时护送患者回病房，并向病室值班人员做好交接。

（11）清洁、整理、补充手术间内一切物品，定位归原。如为污染手术，按手术污染源情况做好终末处理。

（12）术中调换巡回护士，须现场详细交接班，交接内容为：患者病情、医嘱执行情况、输液情况、物品清点情况、药品、体位、电刀、止血带、出入液量、热水袋、术中皮肤护理情况等。必要时通知术者。

（13）认真填写各种护理文书，按实施手术更改手术通知单或准确登记统计手术，并收费。

三、手术中的无菌原则

(一) 无菌台铺置的原则

(1) 无菌包必须在灭菌有效期内,外包装上化学灭菌指示胶带及包内的灭菌指示卡显示符合灭菌要求,方可使用。

(2) 操作时操作者距无菌台始终保持一定距离。

(3) 敷料包第1层,直接用手按无菌技术要求打开,第2层用无菌持物钳打开(或穿手术衣戴无菌手套后打开)。

(4) 无菌台(桌)应铺置4层以上,台上的夹层包布向四周下垂>30 cm。

(5) 刷手护士整理无菌台(桌)上物品应在刷完手、穿上无菌手术衣并戴好无菌手套后进行。

(6) 手臂不可越过无菌区操作。无菌器具、敷料摆放在无菌台以内。湿纱布、敷料应放于无菌弯盘内。

(7) 手术开始后,无菌台上一切物品只能用于此台手术。

(二) 无菌台推移的原则

刷手护士移动无菌台时,应将双手平放于无菌桌内侧,缓慢平移,防止水盆中的液体溅出。巡回护士移动无菌台时,应手握车腿,避开下垂包布的无菌面。

(三) 无菌台上物品保持无菌的原则

(1) 已铺置未用的无菌台保留时间为4 h。

(2) 无菌台上物品一旦被污染,或怀疑被污染时应立即更换。

(3) 无菌巾单被污染或被无菌液倾倒浸湿,应立即以4层以上的无菌巾遮盖或更换。

(4) 潮湿的无菌器械应放于无菌台上的水盆或弯盘内,或加铺4层以上的无菌巾上。

(四) 刷手护士应遵守的无菌技术原则

(1) 避开术野,在医生胸前传递器械,隔人传递时在主刀手臂下传递。

(2) 术中及时擦净回台器械上的血迹。

(3) 掉落到手术台平面以下的器械、物品即视为污染。

(4) 同侧手术人员调换位置时,先退后一步转身,背靠背或面对面换至另一位置。

(5) 手术中如手套破损或触及有菌区,应更换手套。衣袖触及有菌区则套无菌袖套或更换手术衣。

(6) 无菌区被浸湿,应加铺4层以上无菌单。

(7) 切开污染脏器前,用纱垫保护周围组织,以防污染。

(8) 皮肤切开及缝合前、后,要用消毒液涂擦切口皮肤1次。

(9) 接触有腔器官的器械与物品均视为污染。

（10）污染及非污染的器械、敷料应分别放置。

（五）巡回护士应遵守的无菌技术原则

（1）患者进入手术间后即关闭手术间的正门，以减少外走廊污染空气流入。

（2）手术前物品准备齐全，手术中减少不必要的走动，减少或避免巾单及敷料的抖动。

（3）给手术人员擦汗时，请术者将头转向侧方远离手术野，用湿毛巾擦拭。

（4）控制参观人员数量，督促其与术者保持一定距离，并减少室内走动。

（5）随时监督手术人员的无菌操作。

学习效果评价·思考题 ···

1. 外科洗手的操作流程有哪些？
2. 无接触戴手套时应注意什么？
3. 无菌台上物品保持无菌的原则有哪些？
4. 刷手护士应遵守的无菌技术原则有哪些？
5. 无菌台铺置的原则有哪些？

（高建萍　皮红英）

第八章 外科感染患者的护理

项目一 概 述

外科感染(Surgical infection)是指需要外科治疗的感染,常发生在创伤、手术、器械检查或留置导管后。外科感染的特点为:①常为多种细菌引起的混合感染;②大部分感染患者有明显的局部症状和体征,严重时可有全身表现;③感染常集中于局部,发展后可导致化脓、坏死,常需外科处理。

【病理生理】 局部组织对损伤所呈现的反应称为炎症反应(inflammation),血管反应是炎症过程的中心环节,是机体对于刺激的一种防御反应,表现为红、肿、热、痛和功能障碍。炎症可以是感染引起的感染性炎症,也可以不是由于感染引起的非感染性炎症。

1. 炎症分类

(1)根据发生的急缓、发展过程和持续时间长短分为超急性炎症、急性炎症和亚急性炎症及慢性炎症。

(2)根据炎症的主要组织变化可分为:①变质性炎症,是以脏器实质细胞发生严重的变质性改变为主,而渗出及增殖比较轻微。变质性炎常见于肝、肾、心肌、脑等器官。多由传染或中毒所致,如病毒性肝炎。②渗出性炎症,此类炎症极为多见,其特征是渗出占优势。按渗出物成分可分为浆液性炎、纤维素性炎、化脓性炎、出血性炎、坏死性炎、卡他性炎等。③增生性炎症,此类炎症的特点是组织成分的增殖占优势,而变质与渗出均较轻微。④特异性炎症是指结核、梅毒、麻风、淋巴肉芽肿等。

2. 炎症原因

(1) 生物性因子:细菌、病毒、立克次体、支原体、真菌、螺旋体和寄生虫等为炎症最常见的原因。由生物病原体引起的炎症又称感染(infection)。

(2) 物理性因子:高温、低温、放射性物质及紫外线等和机械损伤。

(3) 化学性因子:外源性化学物质,如强酸、强碱及松节油、芥子气等;内源性毒性物质,如坏死组织的分解产物;在某些病理条件下堆积于体内的代谢产物,如尿素等。

(4) 异物:通过各种途径进入人体的异物,如各种金属、木材碎屑、尘埃颗粒及手术缝线等,由于其抗原性不同,可引起不同程度的炎症反应。

(5) 坏死组织:缺血或缺氧等原因可引起组织坏死。组织坏死是潜在的致炎因子。在新鲜梗死灶边缘所出现的充血、出血带和炎性细胞的浸润都是炎症反应的表现。

(6) 变态反应:当机体免疫反应状态异常时,可引起不适当或过度的免疫反应,造成组织和细胞损伤而导致炎症。免疫反应所造成的组织损伤最常见于各种类型的超敏反应,如过敏性鼻炎、荨麻疹、肾小球肾炎、结核、伤寒等。

3. 病理变化 炎症的基本病理变化通常概括为局部组织的变质、渗出和增生。

(1) 变质:炎症局部组织所发生的变性和坏死称为变质(alteration)。变质是致炎因子引起的损伤过程,是局部细胞和组织代谢、理化性质改变的形态所见。变质既可发生在实质细胞,也可见于间质细胞。实质细胞发生的变质常表现为细胞水肿、脂肪变性、细胞凝固性坏死及液化性坏死等。间质发生的变质常表现为黏液样变性,结缔组织玻璃样变性及纤维样坏死等。

(2) 渗出:炎症局部组织血管内的液体和细胞成分通过血管壁进入组织间质、体腔、黏膜表面和体表的过程称为渗出(exudation)。所渗出的液体和细胞总称为渗出物或渗出液(exudate)。炎症时渗出物内含有较高的蛋白质和较多的细胞成分,以及他们的崩解产物,这些渗出的成分在炎症反应中具有重要的防御作用,对消除病原因子和有害物质起着积极作用。以血管反应为中心的渗出病变是炎症最具特征性的变化。此过程中血管反应主要表现为血流动力学的改变(炎性充血)、血管通透性增加(炎性渗出)、液体渗出和细胞渗出(炎性浸润)。

(3) 增生:在致炎因子、组织崩解产物或某些理化因素的刺激下,炎症局部细胞的再生和增殖称为增生(proliferation)。增生的细胞包括实质细胞和间质细胞。实质细胞的增生,如慢性肝炎中的肝细胞增生,鼻息肉时鼻黏膜上皮细胞和腺体的增生。间质细胞的增生包括巨噬细胞、淋巴细胞、血管内皮细胞和成纤维细胞。增生反应一般在炎症后期或慢性炎症时比较显著。炎症增生是一种重要的防御反应,具有限制炎症的扩散和弥漫,使受损组织得以再生修复的作用。但过度的组织增生又对机体不利,如肉芽组织过度增生,使原有的实质细胞遭受损害而影响器官功能,如病毒性肝炎后的肝硬化、心肌炎后的心肌硬化等。

4. 炎症表现

(1) 局部表现:以体表炎症时最为显著,常表现为红、肿、热、痛和功能障碍。

1) 红:由于炎症病灶内充血所致,炎症初期由于动脉性充血,局部氧合血红蛋白增多,呈鲜红色。随着炎症的发展,血流缓慢、淤血和停滞,局部组织含还原血红蛋白增多,呈暗红色。

2) 肿:主要是由于渗出物,特别是炎性水肿所致。慢性炎症时,组织和细胞的增生也可引起局部肿胀。

3) 热:由于动脉性充血及代谢增强所致,白细胞产生的白细胞介素 1(IL - 1)、肿瘤坏死因子(TNF)及前列腺素 E(PGE)等均可引起发热。

4) 痛:引起炎症局部疼痛的因素与多种因素有关。局部炎症病灶内 K^+、H^+ 的积聚,尤其是炎症介质,如前列腺素、5 -羟色胺、缓激肽等的刺激是引起疼痛的主要原因。炎症病灶内渗出物造成组织肿胀,张力增高,压迫神经末梢可引起疼痛。

5) 功能障碍:如炎症灶内实质细胞变性、坏死、代谢功能异常,炎性渗出物造成的机械性阻塞、压迫等,都可能引起发炎器官的功能障碍。疼痛也可影响肢体的活动功能。

(2) 全身反应:炎症病变主要在局部,但局部病变与整体又互为影响。在比较严重的炎症性疾病,特别是病原微生物在体内蔓延扩散时,常出现明显的全身性反应,如发热、白细胞增多、单核-巨噬细胞系统的细胞增生、实质性器官的病变等。

【病因】 外科感染的发展主要取决于病原微生物的致病性和机体的易感因素。

1. 病原微生物致病性

(1) 病菌黏附因子:病菌产生的黏附因子有利于其附着于组织细胞并入侵。有些病菌有荚膜或微荚膜,能抗拒吞噬细胞的吞噬或杀菌作用。

(2) 病菌毒素:致病菌释放的胞外酶、外毒素、内毒素等可侵蚀组织和细胞,使感染容易扩散,导致机体发热、白细胞增多或减少、休克等全身反应。

(3) 病菌数量与增殖速度:侵入人体组织的病菌数量越多,增殖速度越快,导致感染的概率越高。在健康个体,创口污染的病菌数如 $>1 \times 10^5$,常引起感染,低于此数量则较少发生感染。

2. 机体的易感因素 局部和全身因素导致机体防御机制受损时,可能引起感染。

(1) 局部屏障受损:①皮肤黏膜的病变或缺损,如开放性创伤、烧伤、胃肠穿孔、手术、组织穿刺等使屏障破坏,病菌易于入侵。②体腔内异物,留置于血管或体腔内的导管处理不当,为病菌侵入开放了通道。③管腔阻塞,使内容物淤积,细菌繁殖,侵袭组织,如乳腺导管阻塞和乳汁淤积后发生的急性乳腺炎、尿路梗阻等。④局部组织缺血或血流障碍,降低了组织防御和修复的能力,如闭塞性脉管炎、下肢静脉曲张等,均可继发感染。⑤皮肤或黏膜的其他病变,如癣、口腔溃疡等,可继发淋巴结炎。

(2) 全身抗感染能力降低:①严重创伤或休克、糖尿病、尿毒症、肝功能障碍等;②长期使用肾上腺皮质激素、抗肿瘤的化学药物和放射治疗;③严重营养不良、低蛋白血症、白血病或白细胞过少等;④先天性或获得性免疫缺陷综合征。

【分类】

1. 按致病菌种类和病变性质分类

(1) 非特异性感染(nonspecific infection)：又称化脓性或一般性感染,占外科感染的大多数。其特点是：①一种致病菌可以引起不同的化脓性感染；②不同的致病菌也可引起同一种感染；③各种疾病具有共同的病理变化,通常先有急性炎症反应,继而进展为局部化脓。常见疾病有疖、痈、丹毒、急性淋巴结炎、急性乳腺炎、急性阑尾炎、急性腹膜炎等,手术后感染多属此类。常见致病菌有金黄色葡萄球菌、大肠埃希菌、乙型溶血性链球菌、变形杆菌和铜绿假单胞菌等。

(2) 特异性感染(specific infection)：是指由一些特殊的病菌、真菌等引起的感染。其特点是：①一种致病菌只能引起特定的感染；②感染的病程演变和防治措施各有特点。可引起特异性感染的致病菌包括结核分枝杆菌、破伤风梭菌、产气荚膜梭菌、炭疽杆菌、白假丝酵母(又称白色念珠菌)、新型隐球菌等。

2. 按病变进程分类

(1) 急性感染：病变以急性炎症为主,病程多在3周以内。

(2) 慢性感染：病程持续>2个月的感染。

(3) 亚急性感染：病程介于急性与慢性感染之间。

3. 其他分类

(1) 按病原微生物的来源分类：病原菌来自环境或他人为外源性感染；病原菌来自人体本身,通过破损的皮肤或黏膜侵入人体为内源性感染。

(2) 按感染发生的条件分类：分为机会性感染、二重感染和医院内感染等。

(3) 按病菌入侵时间分类：伤口直接污染造成的感染为原发性感染；伤口愈合过程中发生的感染为继发性感染。

【发病机制】

1. 炎症反应　致病菌侵入组织并繁殖,产生多种酶与毒素,可以激活凝血、补体、激肽系统,以及血小板和巨噬细胞等,导致炎症介质的生成,引起血管扩张与通透性增加,白细胞和吞噬细胞进入感染部位发挥吞噬作用,单核-巨噬细胞通过释放促炎症细胞因子协助炎症及吞噬过程。炎症反应的作用是使入侵微生物局限化并最终被清除,局部出现红、肿、热、痛等炎症的特征性表现。部分炎症介质、细胞因子和病菌毒素等还可进入血液循环,引起全身反应。

2. 感染的转归　病程的演变和结局受致病菌的种类、数量、毒性及人体抵抗力、感染的部位、治疗措施等诸多因素的影响。

(1) 炎症消退和局限：当人体抵抗力占优势、治疗及时或有效,炎症即被局限、吸收或局部化脓。若局部形成小脓肿,可自行吸收,较大的脓肿可破溃或经手术切开排脓后,转为修复过程,感染部位逐渐长出肉芽组织,形成瘢痕而痊愈。

(2) 炎症扩散：致病菌毒性大、数量多或(和)宿主抵抗力低下时,感染迅速扩散,导致全身性感染,严重者可危及生命。

(3) 转为慢性感染：当人体抵抗力与致病菌毒性相当时,组织炎症持续存在,感染病灶可被局限。局部由于中性粒细胞浸润减少、成纤维细胞增加而被瘢痕组织包围,形成慢性感染。一旦人体抵抗力降低,病菌可再次繁殖,慢性感染又再次急性发作。

【临床表现】

1. 局部表现　急性感染一般有红、肿、热、痛和功能障碍的典型表现。体表与浅处的化脓性感染均有局部疼痛和触痛,皮肤肿胀、色红、温度增高,还可发现肿块或硬结;慢性感染可有局部肿胀或硬结,但疼痛大多不明显;脓肿形成时,触诊可有波动感。如病变的位置深,则局部症状不显著。

2. 全身表现　因感染轻重等因素而表现不一。轻者可无全身表现,较重感染者可有发热、呼吸急促、脉搏加快、头痛乏力、全身不适、食欲减退等症状。严重感染者可出现代谢紊乱、营养不良、贫血,甚至并发感染性休克等。

3. 器官与系统功能障碍　感染直接侵及某一器官时,该器官功能可发生异常或障碍。严重感染导致脓毒血症时,因有大量毒素、炎症介质、细胞因子等进入血液循环,可引起肺、肝、肾、脑、心等器官的功能障碍。

4. 特异性表现　特异性感染的患者,可因致病菌不同而出现各自特殊的症状和体征。如破伤风患者表现为肌肉强直性痉挛;气性坏疽和其他产气菌引起的感染可出现皮下捻发音。

【实验室及辅助检查】

1. 实验室检查

(1) 血常规检查:白细胞计数、中性粒细胞比例增加,当白细胞计数$>12\times10^9/L$或$<4\times10^9/L$,或出现未成熟白细胞时,提示为重症感染。

(2) 生化检查:营养状态欠佳者需检查血清蛋白、肝功能等;疑有泌尿系统感染者需检查尿常规、血肌酐、尿素氮等;疑有免疫功能缺陷者需检查细胞和体液免疫系统,如淋巴细胞分类和免疫球蛋白等。

(3) 细菌培养:表浅的感染灶可取脓液或病灶渗出液行细菌培养以鉴定致病菌。较深的感染灶,可经穿刺取得脓液。全身性感染时,可取血、尿或痰进行细菌培养和药敏试验,必要时重复进行。

2. 影像学检查　包括:①B超检查,适用于探测肝、胆、胰、肾、阑尾、乳腺等病变,以及胸腔、腹腔、关节腔内有无积液。②X线检查,适用于检测胸、腹部或骨关节病变,如肺部感染、胸腹腔积液或积脓等。③CT和MRI检查,有助于诊断实质性脏器的病变,如肝脓肿等。

【处理原则】　局部治疗与全身性治疗并重,消除感染因素和毒性物质(如脓液、坏死组织),积极控制感染,促进和提高机体抗感染和组织修复的能力。局部处理方法如下。

(1) 保护感染部位:局部制动,避免受压,以免感染范围扩大。

(2) 物理治疗:炎症早期给予局部热敷、超短波或红外线照射等物理治疗,以改善血液循环、促进炎症消退或局限。

(3) 局部用药:浅表的急性感染在未形成脓肿时可选用中西药结合进行积极治疗,

如鱼石脂软膏、金黄散等外敷，或50％硫酸镁溶液湿热敷；已感染的伤口、创面则需每天换药处理。

（4）手术治疗：脓肿形成后应及时切开引流使脓液排出。部分感染尚未形成的脓肿，若局部炎症严重、全身中毒症状明显者也应给予局部切开减压，引流渗出物以减轻局部和全身症状，避免感染扩散。深部脓肿可在超声、CT引导下穿刺引流；脏器感染或已发展为全身性感染时应积极处理感染病灶，或切除感染器官。

（5）全身治疗：

1）应用抗菌药物：小范围或较轻的局部感染，可不用或仅口服抗生素；较重或有扩散趋势的感染，需全身用药。早期可根据感染部位、临床表现及脓液性状估计病原菌的种类；获得细菌学检查及药敏试验结果后，选用敏感性抗生素。

2）支持治疗：充分休息与睡眠；加强营养支持；维持体液平衡；明显摄入不足者，可提供肠内或肠外营养支持；严重贫血、低蛋白血症或白细胞减少者，予以适当成分输血。

3）对症治疗：全身中毒症状严重者，可考虑短期使用糖皮质激素，以减轻中毒症状；体温过高时，可用物理降温或药物降温；体温过低时应注意保暖；疼痛剧烈者，适当应用止痛剂；合并糖尿病者，给予降糖药物。

项目二　浅部软组织急性化脓性感染患者的护理

案例导入

某男性患者，28岁，鼻部疖1周，3 d前不慎挤压患处，病情加重。检查：T 38℃，P 90次/分，两眼四周均红肿，鼻部疖附近红肿更明显，局部不压时不痛。患者神志清楚，配合治疗良好。血白细胞计数为 $12×10^9$/L。

请问：患者可能出现了什么并发症？目前的护理措施有哪些？

浅部软组织化脓性感染是指发生于皮肤、皮下组织、淋巴管、淋巴结、肌间隙及周围疏松结缔组织处，由化脓性致病菌引起的各种感染。常见的有疖、痈、急性蜂窝织炎、丹毒、急性淋巴管炎、脓肿。

任务一　疖

疖是单个毛囊及其周围组织的急性化脓性感染。多个疖同时或反复发生在身体各部称为疖病。疖好发于毛囊及皮脂腺丰富的部位,如头面部、颈项、背部、腋窝及腹股沟等处。

【病因及发病机制】 疖的致病菌以金黄色葡萄球菌为主,常与皮肤不洁、局部擦伤、环境温度及机体抵抗力降低有关,抵抗力较低的小儿或糖尿病患者更易发生。也可由局部化脓性感染直接扩散或经淋巴、血液传播而来。

【临床表现】 初起时,局部皮肤出现红、肿、痛的小硬结,逐渐增大,呈锥形隆起。数日后,结节中央组织化脓、坏死,红、肿、痛的范围扩大,触之稍有波动,中心可见黄白色脓栓。脓栓脱落、脓液排出后,炎症可消退而愈合。疖一般无全身表现,但是若发生于血液丰富的部位,或全身抵抗力减弱时,可有全身不适、畏寒、发热、头痛和厌食等毒血症症状。在鼻、上唇及其周围的"危险三角区"的疖被挤压时,致病菌可经内眦静脉、眼静脉进入颅内,引起化脓性海绵状静脉窦炎,眼部及其周围出现进行性肿胀,患者可有寒战、发热、头痛,甚至昏迷等症状,可危及生命。

【治疗要点】 根据临床表现一般可明确诊断。主要处理是促进炎症消退,早期化脓时及早排出脓液,并及时消除全身炎症反应。

1. 促进炎症消退 红肿阶段可选用热敷、超短波、红外等理疗措施,也可敷帖加油,调成糊状的中药金黄散、玉露散或鱼石脂软膏。

2. 局部化脓时及早排脓 疖顶部有脓点或有波动感时可以用石碳酸点涂脓点,或用针头、刀尖将脓栓剔出,禁忌挤压。

3. 抗菌治疗 对于有发热、头痛、全身不适等症状的患者,可选用青霉素或复方磺胺甲恶唑等抗生素。有糖尿病者给予降糖药或胰岛素等相应治疗措施。

【常见护理诊断/合作性问题】

1. 急性疼痛 与感染有关。

2. 潜在并发症 颅内化脓性感染。

【护理措施】

1. 健康教育 指导患者注意保持疖周围皮肤的清洁干燥,以防感染扩散;避免挤压未成熟的疖,尤其是危险三角区的疖,以免引起颅内化脓性感染。

2. 换药 疖的局部化脓切开后,应注意更换敷料,促进创口愈合。

任务二 痈

痈(carbuncle)是指邻近的多个毛囊及其周围组织的急性化脓性感染,也可由多个疖融合而成,中医称为"疽"。好发于颈部、背部等皮肤厚韧的部位。颈后痈俗称为"对口疮",背部痈为"搭背"。

【病因及发病机制】 痈的发生与皮肤不洁净、擦伤、人体抵抗力低下等有关。主要致病菌为金黄色葡萄球菌。多见于免疫力弱的老年人和糖尿病患者。常发生在皮肤较厚的背部和颈部。感染一般从一个毛囊底部开始,由于皮肤厚,感染只能从阻力较弱的皮下脂肪柱蔓延至皮下组织、沿着深筋膜扩散至周围，并侵及周围相邻的脂肪柱，再向上侵入毛囊群而导致具有多个脓头的痈。

【临床表现】 早期为小片皮肤肿硬、色暗红，界限不清，其中可有多个脓点，疼痛较轻。随着病情进展，皮肤硬、肿范围增大，脓点增大增多，中心处破溃流脓，破溃处呈"火山口"状，其内含坏死组织和脓液。病灶可向周围和深部组织浸润，伴区域淋巴结肿痛。患者多伴有全身症状，包括寒战、发热、食欲减退和全身不适等症状。唇痈易引起颅内化脓性海绵状静脉窦炎。实验室检查可出现白细胞计数增高和中心粒细胞比例增高。

【治疗要点】

1. 局部处理 有红肿时可用 50% 的硫酸镁湿敷，用鱼石脂软膏、金黄散等敷贴，也可以用碘伏稀释 10 倍后涂抹 3 次。范围大和中心坏死组织较多的痈及时行切开排脓手术，清除坏死组织，伤口内填塞碘仿纱布止血，并每日更换敷料，促进肉芽生长。较大创面者需行植皮术。

2. 全身治疗 及时给予足量和有效的广谱抗生素以控制脓毒血症，保证休息，加强营养。

【常见护理诊断/合作性问题】

1. 急性疼痛 与感染有关。

2. 潜在并发症 全身化脓性感染。

【护理措施】

1. 健康指导 包括：①告知患者保持周围皮肤清洁，出现疖、痈避免挤压，防止感染扩散；②伴有全身反应的患者需注意休息，加强营养，摄入富含高蛋白质、高维生素及高能量的饮食，以提高机体抵抗力，尤其是老年人和糖尿病患者；③注意个人卫生，勤洗澡、勤洗头等。

2. 脓肿切开引流术围术期护理 术后及时更换敷料，严格无菌操作，促进切口愈合。

任务三 急性蜂窝织炎

急性蜂窝织炎（acute cellulitis）是指皮下、筋膜下、肌间隙或深部疏松结缔组织的急性弥漫性化脓性感染。常见致病菌是溶血性链球菌和金黄色葡萄球菌。

【病因及发病机制】 急性蜂窝织炎常因皮肤或皮下疏松结缔组织受感染引起。由于致病菌释放毒性较强的溶血素、透明质酸和链激酶等，加之受侵组织较疏松，病变发展迅速，不易局限，与周围组织无明显界限，常累及附近淋巴结，可导致毒血症。

【临床表现】

1. 一般性皮下蜂窝织炎 局部皮肤和组织红肿、疼痛，边界不清，并向四周蔓延，中央部位常出现缺血性坏死；深部感染者，皮肤红肿不明显，但有局部组织肿胀和深压痛，全身症状明显。

2. 产气性皮下蜂窝织炎　致病菌以厌氧菌为主。病变进展快,局部可触及皮下捻发音,蜂窝组织和筋膜出现坏死,伴进行性皮肤坏死,脓液恶臭,全身症状严重。

3. 颌下蜂窝织炎　发生在口底、颌下、颈部等处的蜂窝织炎可致喉头水肿而压迫气管,引起呼吸困难,甚至窒息。

【治疗要点】

1. 全身治疗　注意休息,加强营养,必要时给予止痛退热药物。应用磺胺药或广谱抗生素。合并厌氧菌感染者加用甲硝唑。

2. 局部治疗　早期一般性蜂窝织炎,可给予50%硫酸镁湿敷,或用金黄散、鱼石脂软膏等外敷;若形成脓肿需要及时切开引流;颌下蜂窝织炎,应及时切开减压,以防止喉头水肿,压迫气管,对产气性皮下蜂窝织炎,伤口可以用3%过氧化氢溶液冲洗和湿敷。

【常见护理诊断/合作性问题】

1. 体温过高　与感染有关。

2. 急性疼痛　与炎症刺激有关。

3. 潜在并发症　窒息。

【护理措施】

1. 预防窒息　应注意观察口底、颌下、颈部的蜂窝织炎患者有无呼吸费力、呼吸困难、窒息等症状,并给予及时处理,警惕突发性喉痉挛,床旁备有气管切开包,做好急救准备工作。

2. 健康教育　重视皮肤日常清洁卫生,防止损伤。受伤后及早医治。

任务四　急性淋巴管炎和淋巴结炎

急性淋巴管炎(acute lymphangitis)是指致病菌经破损的皮肤、黏膜或其他感染灶入侵淋巴管,引起淋巴管及其周围组织的急性炎症。浅部急性淋巴管炎在皮下结缔组织内,沿集合淋巴管蔓延,很少发生局部组织坏死或者化脓。炎症波及淋巴管所属的淋巴结时,即急性淋巴结炎(acute lymphadenitis)。浅部急性淋巴结炎好发于颈部、腋窝和腹股沟,致病菌主要是乙型溶血性链球菌、金黄色葡萄球菌。浅部急性淋巴结炎可以化脓或形成脓肿。

【病因及发病机制】　致病菌可来源于口咽部炎症、足癣、皮肤损伤及各种化脓性感染灶。淋巴管炎可引起管内淋巴管回流障碍,并使感染向周围组织扩散。淋巴结炎为急性化脓性炎症,病情加重可以向周围组织扩散,其毒性代谢产物可引起全身性炎症反应。若大量组织细胞崩解液化,可集聚成为脓肿。

【临床表现】

1. 急性淋巴管炎　分为网状淋巴管炎和管状淋巴管炎。

(1) 网状淋巴管炎:又称丹毒(erysipelas),是皮肤网状淋巴管的急性非化脓性感染,好发于下肢与面部。起病急,开始即有畏寒、发热、头痛、全身不适等。局部表现为片状红疹,微隆起、颜色鲜红、中间稍淡、边界较清楚。局部有烧灼样疼痛,有的可起水疱,按压可褪色。附近淋巴结常肿大、有触痛。下肢丹毒反复发作会导致淋巴水肿、肢体肿胀,甚至发展成"象皮肿"。

(2) 管状淋巴管炎:多见于四肢,以下肢更常见,常因足癣而致。以皮下浅筋膜为界可分为浅、深两种。浅层急性淋巴管炎,在病灶表面出现一条或多条"红线",触之硬而有压痛;深层急性淋巴管炎,无表面"红线",但患肢肿胀,有压痛。患者常有寒战、发热、头痛、乏力和食欲减退等全身症状。

2. 急性淋巴结炎　初期局部淋巴结肿大、疼痛和触痛,与周围软组织分界清楚,表面皮肤正常。感染加重时多个淋巴结融合会形成肿块,表现为疼痛加剧、触痛加重,表面皮肤发红、发热,脓肿形成时有波动感,少数可破溃流脓。

【治疗要点】　主要是对原发病灶的处理。应用抗菌药物、休息和抬高患肢均有利于早期愈合。形成脓肿时应切开引流。

任务五　脓　　肿

脓肿(abscess)是指急性感染后,病灶局部组织发生坏死、液化而形成的脓液积聚,周围有一完整的脓腔壁将其包绕。

【病因及发病机制】　脓肿常继发于各种化脓性感染,如急性蜂窝织炎、急性淋巴结炎、疖、痈等,但也可由远处原发感染灶经血液循环或淋巴管转移而来。致病菌常为金黄色葡萄球菌。

【临床表现】

1. 局部表现　浅部脓肿,局部隆起,有红、肿、热、痛的典型症状,与正常组织界限清楚,压之剧痛,可有波动感。深部脓肿,局部常无波动感,红、肿多不明显,在病变区可出现凹陷性水肿。

2. 全身表现　小而浅表的脓肿,多不引起全身反应,大而深的脓肿,由于局部炎症反应和毒素吸收,可有明显的全身症状,如发热、头痛、食欲减退、乏力、白细胞计数增高等。

【治疗要点】　一旦出现脓肿,在压痛或波动明显处,常规消毒后用粗针穿刺,抽出脓液,即可确诊。治疗原则是及时消除感染病因,去除脓液、坏死组织,加强全身支持疗法,增强机体的抗感染和修复能力。

1. 局部治疗　较轻或范围较小的浅部感染可局部用药、热敷、理疗;脓肿形成后应及时行脓肿切开引流术,并注意在波动明显处切开,切口应有足够的长度,宜选择在低位,以便引流,切口方向一般要与皮纹平行,避免做经关节的纵行切口。可多切口引流,放置引流物。

2. 全身治疗　脓肿较大、较重的患者应给予有效抗生素;有贫血、低蛋白血症或全身消耗性疾病时,应给予输血。

【常见护理诊断/合作性问题】

1. 体温过高　与感染有关。

2. 营养不良:低于机体需要　与消耗增加有关。

3. 潜在并发症　坠积性肺炎、血栓性静脉炎、全身性感染。

【护理措施】

1. 病情观察　注意观察患者的局部和全身状况,监测生命体征,特别是体温的变化,及早发现颅内感染等并发症的发生。当体温>38.5℃时,应采取物理降温,同时鼓励患者多饮水,必要时可经静脉输液,补充机体所需的液体量和热量,纠正水、电解质和酸碱失衡,监测 24 h 出入水量。

2. 脓肿切开引流患者的护理　包括:①全麻患者术前做好饮食准备,做药敏试验,遵医嘱预防性使用抗生素;②术后 3 d 配合医生换药,此后根据病灶情况决定换药时间,注意无菌操作;③术后保持引流通畅,观察并记录引流液情况;④脓肿发生在肢体,注意抬高患肢制动,保持切口低位,利于引流;⑤术后早期活动,预防肺炎和肺不张。

项目三　手部急性化脓性感染患者的护理

案例导入

　　某男性患者,30 岁。因右手中指末节肿胀、疼痛 1 d 就诊。李先生自述 2 d 前右手中指末节被竹刺所伤,当时伤口有少量出血。拔除后,未做任何处理,昨日开始出现右手中指末节局部肿胀逐渐加重,皮肤苍白,有搏动性跳痛,夜间疼痛难忍。入院查体:T 38.0℃,白细胞计数 $16×10^9$/L。

　　请问:李先生出现了什么状况? 发病的主要原因有哪些? 如不及时处理可引发什么后果? 如何对李先生进行健康指导?

　　临床上常见的手部急性化脓性感染有甲沟炎、脓性指头炎、急性化脓性腱鞘炎、滑囊炎和掌深间隙感染等。手部的解剖特点决定了手部感染的特殊性。如手掌皮肤厚且角化明显,造成掌面皮下感染化脓后不易向掌面穿破,而易向手背蔓延形成"哑铃状"脓肿;手的掌面真皮层内有致密的垂直纤维束,将皮下组织分隔成多个相对封闭的腔隙,发生感染时不易向周围扩散,而向深部蔓延,引起骨髓炎、腱鞘炎、滑囊炎及掌深间隙感染等。另外,手指的感觉神经末梢丰富,使手部感染后局部组织内张力较高,神经末梢受压,疼痛剧烈。手部健鞘与滑液囊、掌深间隙相通,感染时可蔓延全手,甚至累及前臂。

任务一　甲　沟　炎

指甲根部与皮肤连接紧密,皮肤沿指甲两侧形成甲沟。甲沟炎是指甲沟及其周围组织的感染。

【病因及发病机制】　主要致病菌为金黄色葡萄球菌。甲沟炎腱鞘多因轻微创伤引起,如刺伤、剪指甲过深、逆剥倒刺等。

【临床表现】　甲沟炎常先发生在一侧甲沟皮下,出现红、肿、热、痛,可以自行或经过治疗后消退,也可迅速化脓。若病变进展,脓液自甲沟可蔓延至甲根处或对侧甲沟,形成半环形脓肿。若未及时排脓,感染向深层蔓延可形成指头炎或指甲下脓肿,此时可见甲下有黄白色脓液,甲与甲床分离。若处理不当,可发展成为慢性甲沟炎或指骨骨髓炎。一般全身症状不明显。

【治疗要点】　早期局部热敷、理疗,外敷鱼石脂软膏、金黄散等,应用磺胺类药物或抗生素。有脓液时需要切开引流。如甲床下已积脓,应将指甲拔去,或将脓腔上的指甲剪去。拔甲时,注意避免损伤甲床。

任务二　脓性指头炎

脓性指头炎是指手指末节掌面的皮下化脓性感染。

【病因及发病机制】　可由甲沟炎扩散、蔓延所致,也可由于手指末节刺伤或者其他皮肤损伤引起。

【临床表现】　早期表现为指头发红、轻度肿胀、针刺样疼痛,继而肿胀严重,疼痛剧烈。当指动脉受压时,出现搏动性跳痛,患指下垂时加重,夜间尤甚,可有发热、全身不适等。后期因神经末梢受压,指头疼痛反而减轻;若不及时处理,可发生末节指骨坏死和骨髓炎,形成慢性骨髓炎时,伤口可经久不愈。

【治疗要点】　脓性指头炎初发时,应悬吊前臂使患手平直,避免下垂以减轻疼痛。给予青霉素等抗菌药物,患指外敷金黄散等。一旦出现跳痛、明显肿胀,即使没有出现波动感,也应及时切开减压和引流,以免发生指骨坏死和骨髓炎。

【常见护理诊断/合作性问题】

1. 体温过高　与细菌感染有关。

2. 疼痛　与炎症刺激、局部组织肿胀、压迫神经纤维有关。

3. 潜在并发症　指骨坏死等。

【护理措施】

1. 缓解疼痛　患处制动,抬高患肢,以缓解疼痛;疼痛严重者,给予止痛药。

2. 病情观察　密切观察患手的局部肿胀、疼痛和肤色。警惕腱鞘组织坏死或感染扩散的发生。脓性指头炎时,应密切观察有无指骨坏死或骨髓炎等并发症。

3. **控制感染** 遵医嘱给予理疗、热敷、外用药物、全身应用抗生素等,严格无菌操作。拔甲或切开引流后,应观察伤口渗出情况和引流液的量、性状,及时更换敷料,保持敷料清洁干燥。

4. **心理护理** 手部感染可出现难以忍受的患指疼痛,应向患者及家属耐心解释疼痛的原因及缓解疼痛的方法;理解、关心、体贴患者,消除患者的焦虑。

5. **健康指导** 包括:①宣传教育。剪指甲不宜过短,如手指有微小创口,应及时处理。②康复指导。炎症开始消退时,指导患者活动患处附近的关节,以尽早恢复手部功能。亦可同时理疗,以免手部固定过久而影响关节功能。

项目四　全身性感染患者的护理

案例导入

某女性患者,22 岁。因左侧鼻部红肿 1 周、左眼球突出半天入院。入院前 1 天曾行"左侧鼻疖脓肿切开引流"治疗,引流术后局部仍外敷鱼石脂软膏。患者自述左眼突出、眼部红肿、胀痛、视物模糊,并伴有头痛、头晕、喷射性呕吐、畏寒发热。查体:T 39.3℃,P 120 次/分,R 30 次/分,BP 80/60 mmHg。左鼻背部红肿,切排伤口可见少许脓液。实验室检查:血常规白细胞计数,21.1×10⁹/L,中性粒细胞百分比 0.90,淋巴细胞 0.10,肝、肾功能良好,血培养分离出金黄色葡萄球菌。初步诊断:左眼眶蜂窝织炎;左鼻疖脓肿切开引流术后;颅内感染伴颅内高压症;菌血症。

请问:患者为什么会出现目前的表现? 几个主要诊断的依据是什么? 目前主要的护理问题有哪些? 该如何护理?

全身性感染是指致病菌侵入人体血液循环,并在体内生长繁殖或产生毒素而引起的严重的全身性感染或中毒症状,通常是指脓毒血症和菌血症。脓毒血症是指因病原菌因素引起的全身性炎症反应,如体温、循环、呼吸等明显改变的外科感染的统称。细菌侵入血液循环,血培养检出致病菌者,称为菌血症。

【病因及发病机制】 在致病菌毒力较强而人体抵抗力低下的情况下,感染可能会发展成为全身性感染。因此,引发脓毒血症的危险因素有:①人体抵抗力的削弱,如营养不良、代谢性疾病、恶性肿瘤、获得性免疫缺陷综合征(艾滋病)患者及婴幼儿、老年人等;②免疫力低下,如长期使用糖皮质激素、免疫抑制剂、抗癌药等;③局部病灶处理不当,如脓肿未及时引流、清创不彻底、伤口存有异物、无效腔(死腔)、引流不畅等;④体腔内异物,如长期留置静脉导管等;⑤使用广谱抗生素,抗生素改变原有的共生菌状态,非致病菌或条件致病菌得以大量繁殖,转为致病菌引发感染。

全身性感染常继发于严重创伤后的感染或各种化脓性感染,如大面积创伤的创面感染、开放性骨折合并感染、急性弥漫性腹膜炎、急性梗阻性化脓性胆管炎等。常见致病菌包括:革兰阴性杆菌、革兰阳性球菌、无芽胞厌氧菌和真菌。

全身性感染时,机体可出现多器官和功能的改变,如周围血管阻力下降、微循环障碍、组织低灌注和肺循环阻力增高,心率增快;肺组织炎症和通透性增加;肾脏持续性缺血、肾小球滤过率降低,急性肾衰竭;肝功能障碍,胃肠道变化等。

【临床表现】 临床表现除原发感染病灶的表现外,主要有全身炎症反应和器官灌注不足。表现为:①突发寒战、高热,可达 40~41℃或体温不升;②心率加快、脉搏细速、呼吸急促,甚至困难;头痛、头晕、恶心、呕吐、腹胀、面色苍白或潮红、出冷汗、神志淡漠或烦躁、谵妄,甚至昏迷;肝、脾大,可出现黄疸或皮下出血、瘀斑等。

【治疗要点】

1. 及时处理原发灶 寻找和处理原发感染灶,包括清除坏死组织和异物、消灭无效腔、充分引流脓液等;尽早消除与感染相关的因素,如血液循环障碍、梗阻等。原发感染灶不甚明确者,应全面检查。若疑有静脉导管感染,应尽快拔除导管并做细菌或真菌培养。

2. 控制感染 在未获得细菌培养和药物敏感试验结果前,根据原发感染灶的性质,及早、联合应用足够剂量的抗生素;再根据细菌培养和药敏试验结果予以调整;对于真菌引起的脓毒血症,应停用广谱抗生素,改用抗真菌药物。

3. 全身支持疗法 补充血容量,输注新鲜血,纠正低蛋白血症;控制高热,纠正电解质紊乱和维持酸碱平衡等。

【护理评估】

1. 现病史 了解患者是否有寒战、高热、头痛、头晕等全身性表现,根据呼吸系统、循环系统等方面的表现判断病情。

2. 健康史 了解患者是否有严重创伤、局部感染史,感染发生的时间、经过及发病后的治疗情况等;患者有无静脉内留置导管及留置的时间等;患者有无免疫缺陷、营养不良、糖尿病等全身性疾病;有无长期应用广谱抗生素、免疫抑制剂、糖皮质激素或抗肿瘤药物等。

3. 辅助检查 白细胞计数一般明显升高或降低,中性粒细胞核左移、幼稚型粒细胞增多,并出现中毒颗粒。血生化检查可能出现一定的电解质酸碱平衡失调、肝肾功能受损的表现。注意在寒战时进行细菌培养,可提高检出率。

4. 心理-社会状况 多数全身性感染患者起病急、病情重、发展快,患者和家属常有焦虑等表现。应评估患者和家属的心理状态,以及对疾病、拟采取的治疗方案和预后的认知程度。

【常见护理诊断/合作性问题】

1. 体温过高 与感染有关。

2. 营养失调:低于机体需要量 与机体分解代谢升高有关。

3. 潜在并发症 感染性休克,水、电解质紊乱等。

【护理目标】 包括:①体温恢复正常。②营养状况得到改善。③避免感染性休克和水、电解质紊乱的发生。

【护理措施】

1. 控制感染，维持正常体温　包括：①病情观察。严密观察患者的面色和神志，监测生命体征等，及时发现病情变化；在患者寒战、高热发作时，采集标本，做细菌或真菌培养，以确定致病菌。②遵医嘱及时、准确地执行静脉输液和药物治疗，以维持正常血压、心输出量及控制感染，并观察疗效和不良反应。③对症护理。对于高热患者，给予物理或药物降温，及时补充液体。

2. 营养支持　鼓励患者进食高蛋白质、高热量、含丰富维生素、高碳水化合物的低脂肪饮食，对无法进食的患者可通过肠内或肠外途径提供足够的营养。

3. 并发症的观察与预防

(1) 感染性休克：密切观察患者的意识和生命体征，判断是否有休克的出现，及时配合医生进行救治。

(2) 水、电解质紊乱：观察患者的皮肤色泽、温度、弹性、尿量，定时监测血电解质变化，发现异常及时报告医师，配合处理。

4. 健康指导　注意个人日常卫生，保持皮肤清洁；加强饮食卫生，避免肠源性感染；发现身体局部感染灶应及早就诊，以免延误治疗。

【护理评价】　通过治疗和护理，患者是否：①体温恢复正常。②营养状况得到改善。③未发生感染性休克和水、电解质平衡紊乱等并发症，或发生后及时得到发现和处理。

项目五　特异性感染患者的护理

案例导入

某女性患者，50岁，于10多天前被生锈铁盆割伤右手无名指，创口小，未经处理后伤口愈合。入院查体：苦笑面容，颈项强直，各方向活动受限，张口困难，言语困难，牙关紧闭。于入院第2天突然出现咀嚼肌强直，口吐白沫，口唇发绀，角弓反张，P 160次/分，R 23次/分，BP 97/57 mmHg，后渐出现呼吸暂停，发绀加重。

请问：患者出现了什么状况？这些状况的主要原因是什么？该如何处理？

任务一　破　伤　风

破伤风是指破伤风梭菌经皮肤或黏膜伤口侵入人体，在缺氧环境下生长繁殖，产生毒素而引起的一种特异性感染。常继发于各种创伤后，亦可发生于不洁条件下分娩的产妇和新生儿。

【病因及发病机制】 致病菌是破伤风梭菌,为革兰染色阳性厌氧芽胞杆菌,平时存在于人畜的肠道,随粪便排出体外,广泛分布于自然界,尤以土壤中常见。一旦人体出现开放性损伤,破伤风梭菌可直接侵入人体造成感染。缺氧环境是发病的主要因素,伤口窄而深、局部缺血、异物存留、组织坏死、引流不畅都可造成破伤风梭菌生长繁殖需要的缺氧环境。新生儿脐带处理不当,不洁的人工流产或分娩也可导致破伤风。

在缺氧环境中,破伤风梭菌的芽胞发育为增殖体,迅速繁殖并产生大量外毒素,即痉挛毒素和溶血毒素,是导致破伤风病理生理改变的原因。痉挛毒素可经血液循环和淋巴系统至脊髓、脑干等处,抑制突触释放抑制性传递介质;运动神经元因失去中枢抑制而兴奋性增强,导致随意肌紧张与痉挛;还可阻断脊髓对交感神经的抑制,致使交感神经过度兴奋,引起血压升高、心率增快、体温升高、出汗等。溶血毒素可引起局部组织坏死和心肌损害。

【临床表现】

1. 潜伏期 通常为7～8 d,约90％的患者在伤后2周内发病,但也可短至24 h或长达数月、数年。潜伏期越短者预后越差。新生儿破伤风一般在断脐后7 d发生,故常称"七日风"。

2. 前驱期 全身乏力、头晕、头痛、失眠、多汗、烦躁不安、打呵欠、咀嚼无力、局部肌肉发紧等。前驱症状一般持续1～2 d。

3. 发作期 典型表现是在肌肉持续性收缩即出现肌强直、发硬的基础上出现。通常最先受累的肌肉是咀嚼肌,其次顺序为面部表情肌、颈、背、腹、四肢肌,最后为膈肌。开始时患者自感咀嚼不便,甚至张口困难、牙关紧闭。继而影响到面部表情肌痉挛,会出现"苦笑面容"。进一步影响到颈部肌肉和背、腹肌,会出现颈项强直、角弓反张。四肢肌收缩,肢体可出现屈膝、弯肘、半握拳等痉挛姿态。在肌肉紧张性收缩的基础上,任何轻微的刺激,如光、声、接触、饮水等均可诱发全身性的阵发性痉挛。发作时患者神志清楚,表情痛苦,每次发作时间由数秒至数分钟不等,间歇时间长短不一。发作时患者呼吸急促、口唇发绀、口吐白沫、手足抽搐、头频频后仰、全身大汗。强烈的肌肉痉挛可引起骨折、关节脱位、舌咬伤等。膈肌受影响后,患者出现呼吸困难、呼吸暂停,甚至窒息。呼吸道分泌物淤积、误吸可导致肺炎、肺不张。膀胱括约肌痉挛时可引起尿潴留。缺氧中毒时间过长,可引起心力衰竭,甚至心脏骤停。

【治疗要点】

1. 清除毒素来源 在良好麻醉、控制痉挛的基础上,进行彻底的清创术。清除坏死组织和异物后,敞开伤口,充分引流,局部可用3％过氧化氢溶液冲洗。

2. 中和游离毒素 破伤风抗毒素(TAT)与破伤风免疫球蛋白(TIG)可中和血中的游离毒素,而不中和已与神经组织结合的毒素,故应早期使用。TAT常规用量为2万～5万U。5万U加入5％葡萄糖溶液500～1 000 ml,静脉缓慢滴注,剂量不宜过大,用药前应做过敏试验,以免引起过敏反应。TIG用法为3 000～6 000 U,肌内注射,一般只用1次。

3. 控制和解除痉挛 根据病情可交替使用镇静及解痉药物,以减少患者的痉挛和痛苦。病情轻者可使用地西泮 10 mg,肌内注射或静脉注射,2～3 次/天;苯巴比妥钠 0.1～0.2 g,肌内注射;也可用 10％水合氯醛 20～40 ml,口服或灌肠。病情较重者,可用冬眠 1 号合剂(氯丙嗪、异丙嗪各 50 mg,派替啶 100 mg 加入 5％葡萄糖溶液 250 ml 配成),缓慢静脉滴注,但低血容量时忌用。抽搐发作频繁不易控制者,可静脉注射硫喷妥钠 0.1～0.25 g,使用时需警惕喉头痉挛,维持呼吸道通畅。

4. 防治并发症 并发症主要发生在呼吸道,如窒息、肺不张、肺部感染。对抽搐频繁、药物不易控制的严重患者,应尽早进行气管切开,以改善通气,清除呼吸道分泌物,必要时行人工辅助呼吸。选用合适的抗生素,预防其他继发感染,如肺炎。补充水和电解质以纠正因消耗、出汗及不能进食等导致水和电解质失衡。

【护理评估】

1. 现病史 评估患者的前驱症状、肌肉收缩和痉挛症状发作的持续时间、间隔时间、严重程度等;观察患者是否有呼吸困难、窒息或者肺部感染等并发症。

2. 健康史 了解患者有无火器伤、开放性骨折、深部软组织开放性损伤、烧伤、生锈铁钉刺伤等外伤史。

3. 辅助检查 了解伤口渗液涂片检查结果;根据实验室检查结果,评估患者是否有脏器功能障碍和肺不张。

4. 心理-社会状况 破伤风患者因痉挛的反复发作和接受隔离治疗,常会产生焦虑、紧张、恐惧和孤独的感觉,应了解患者紧张、焦虑和恐惧的程度;了解患者及家属对本病的认识程度和心理承受能力。

【常见护理诊断/合作性问题】

1. 有窒息的危险 与持续性喉头痉挛及气道堵塞有关。

2. 有受伤害的危险 与强烈肌肉痉挛有关。

3. 有体液不足的危险 与反复肌痉挛消耗、大量出汗有关。

4. 潜在并发症 肺不张、肺部感染、尿潴留、心力衰竭等。

【护理目标】 包括:①呼吸道通畅,呼吸平稳。②未发生坠床、舌咬伤及骨折等意外伤害。③体液平衡得以维持。④潜在并发症得到有效预防或及时发现和处理。

【护理措施】

1. 保持呼吸道通畅

(1) 配合医生急救:病室内备气管切开包及氧气吸入装置,急救药品和物品准备齐全。对抽搐频繁、持续时间长、药物不易控制的严重患者,应配合医生尽早行气管切开。气管切开患者应注意做好呼吸道管理,包括气道雾化、湿化、冲洗等护理。

(2) 协助排痰:在痉挛发作控制后,协助患者翻身、叩背,以利排痰,必要时吸痰,防止痰液堵塞;痰液黏稠时,给予雾化吸入。

(3) 避免误吸:患者进食时避免呛咳、误吸;频繁抽搐者,禁止经口进食。

2. 病情观察 每 4 h 测量体温、脉搏、呼吸 1 次,根据需要测量血压。观察并记录痉挛、抽搐发作的次数,持续时间及有无伴随症状,发现异常及时报告医生,并协助处理。

3. 控制痉挛的护理

（1）用药护理：遵医嘱使用镇静、解痉药物；在每次发作后检查静脉通路，防止因抽搐使静脉通路堵塞、脱落而影响治疗。

（2）减少外界刺激：医护人员要做到走路轻，语声低，操作稳，避免光、声、寒冷及精神刺激；使用器具无噪声；护理治疗安排集中有序，可在使用镇静剂 30 min 内进行，减少探视，尽量不要搬动患者。

4. 保护患者，防止受伤　使用带护栏的病床，必要时加用约束带，防止痉挛发作时患者坠床和自我伤害；应用合适的牙垫，以防舌咬伤；剧烈抽搐时勿强行按压肢体，关节部位放置软垫，以防肌腱断裂、骨折及关节脱位；床上置治疗气垫，防止压疮。

5. 防止交叉感染

（1）环境要求：将患者置于单人隔离病室，室内遮光、安静、温湿度适宜。

（2）严格隔离消毒：破伤风梭菌具有传染性，应严格执行消毒隔离制度；设专人护理，医护人员入病房需穿隔离衣，戴口罩、帽子、手套，身体有伤口者不能参与护理；患者用过的物品和排泄物应严格消毒后处理，伤口处更换的敷料必须焚烧。尽可能使用一次性物品，室内的物品未经处理不得带出隔离间。病室内空气、地面、用物等需定时消毒。

6. 心理护理　安慰患者及家属，稳定情绪，减轻焦虑。解释病情发展情况、主要的治疗和护理措施，鼓励患者及家属积极配合各项治疗和护理工作。

7. 健康指导　防止木刺伤、锈钉刺伤及其他可能引起破伤风的损伤。要正确处理深部感染如化脓性中耳炎等；避免不洁接产，以防止新生儿破伤风及产妇产后破伤风等。

【护理评价】　通过治疗和护理，患者是否：①呼吸道通畅，无呼吸困难。②未发生舌咬伤、坠床或骨折等意外伤害。③体液维持平衡。④未发生并发症，或发生时被及时发现和处理。

任务二　气性坏疽患者的护理

气性坏疽（gas gangrene）通常是指由梭状芽胞杆菌所致的一种以肌坏死或肌炎为特征的急性特异性感染。病情往往发展急剧，预后严重。

【病因及发病机制】　梭状芽胞杆菌为革兰染色阳性的厌氧芽胞杆菌，其芽胞抵抗力非常强。已知梭状芽胞杆菌有多种，引起本病的主要是产气荚膜梭菌、水肿杆菌、腐败杆菌和溶组织杆菌等，常为多种细菌的混合感染。

致病因素主要与其产生的外毒素及酶有关。细菌可能通过脱氮、脱氨、发酵作用而产生大量不溶性气体，如硫化氢等，积聚在组织间；有些酶能溶解组织蛋白，引起组织细胞坏死、渗出而产生恶性水肿。组织内因气、水夹杂而急剧膨胀，局部张力迅速增高，皮肤表面变硬如"木板样"；筋膜下张力急剧增加，压迫微血管而加重组织的缺血、缺氧，甚至失活，更有利于细菌生长繁殖，形成恶性循环。溶血与组织损伤：卵磷脂酶、透明质酸酶等产生溶血与组织损伤，使细菌易于穿透组织间隙，加速扩散。感染一旦发生，即可沿肌束或肌群向上下扩展。病变肌肉为砖红色,外观如熟肉,失去弹性。大量组织坏死和外毒素吸收,可引起严重的脓毒症,并侵犯内脏脏器。

【临床表现】

1. 潜伏期 发病一般在伤后 1~4 d,最短 6~8 h,最长可达 5~6 d。

2. 发作期

(1)症状:①疼痛。患部出现"胀裂样"剧痛,且止痛剂无效。②肿胀。患处肿胀明显,肿胀与创伤所能引起的程度不成比例,并迅速向上下蔓延。③全身症状。可发生溶血性贫血、黄疸、血红蛋白尿、高热、脉速、呼吸急促、出冷汗等中毒症状,全身情况可在12~24 h 全面恶化。

(2)体征:伤口中有恶臭的浆液性或血性渗出物,可见气泡从伤口中冒出。伤口内肌肉坏死,呈红砖色,失去弹性,切面可不出血;伤口周围皮肤表现为水肿、发亮,很快变为紫红、紫黑,并出现大小不等的水疱。皮下组织积气,可有捻发音。

【治疗要点】 预防的关键是尽早彻底清创,减少组织的坏死或截肢率,挽救患者的生命。包括清除失活、坏死的组织,去除异物特别是非金属异物。对深而不规则的伤口充分敞开引流,避免死腔存在,对疑有气性坏疽的伤口,用 3% 过氧化氢或 1∶1 000 高锰酸钾等溶液冲洗、湿敷。

1. 急症清创 术前静脉滴注大剂量青霉素、输血等,准备时间应尽量缩短。清创范围应达正常肌组织,切口敞开、不予缝合。如整个肢体已广泛感染,应果断进行截肢,以挽救生命。如感染已部分超过关节截肢平面,其上的筋膜腔应充分敞开,术后用氧化剂冲洗、湿敷,经常更换敷料,必要时需再次清创。

2. 应用抗生素 首选青霉素,常见产气荚膜梭菌对青霉素大多敏感,但剂量需大,每日应>1 000 万单位。大环内酯类和硝唑类也有一定疗效。

3. 高压氧治疗 提高组织间的含氧量,形成不适合细菌生长繁殖的环境,可提高治愈率,减轻伤残率。

4. 全身支持疗法 包括输血,纠正水、电解质失衡,营养支持与对症处理等。

【护理评估】

1. 现病史 评估患者的受伤部位,疼痛、肿胀的位置和程度,是否有全身症状等。

2. 健康史 了解患者有开放性损伤伴血管损伤、挤压伤伴深部肌肉损伤、长时间使用止血带、石膏包扎过紧等情况。

3. 辅助检查 了解细菌学、血常规检查的结果,以及 X 线、CT 等检查是否显示伤口肌群有气体。

4. 心理-社会状况 了解患者紧张、焦虑和恐惧的程度;以及患者及家属对本病的认识程度和心理承受能力。

【常见护理诊断/合作性问题】

1. 急性疼痛 与创伤、感染和局部肿胀有关。

2. 组织完整性受损 与组织感染坏死有关。

3. 自我形象紊乱 与失去部分组织和肢体致形态改变有关。

【护理目标】　包括：①疼痛缓解或得到控制。②患处组织的感染坏死得到处理。③能逐渐接受失去部分组织和肢体形态改变。

【护理措施】

1. 疼痛护理　疼痛剧烈者,遵医嘱给予麻醉镇痛剂或采用自控镇痛泵。对截肢后出现患肢疼痛者,应给予耐心解释,解除其忧虑和恐惧。

2. 监测病情变化　对严重创伤患者,尤其是伤口肿胀明显,应严密观察伤口肿痛情况,特别是突然发作的伤口胀裂样剧痛;准确记录疼痛的性质、特点及与发作相关的情况;对高热、烦躁、昏迷患者应密切观察生命体征变化,警惕感染性休克的发生。如已发生感染性休克,按休克护理。

3. 伤口护理　对开放或截肢后敞开的伤口,应用3%过氧化氢溶液冲洗、湿敷,及时更换伤口敷料。

4. 防止交叉感染　参见破伤风患者的护理。

5. 心理护理　对需要截肢的患者,向患者及家属解释手术的必要性和可能出现的并发症,使患者及家属能够接受截肢的现实;截肢术后耐心倾听患者诉说,安慰并鼓励患者正视现实;介绍一些已经截肢的患者与之交谈,使其逐渐适应自身形体变化和日常活动。

6. 健康指导　指导患者对患肢进行自我按摩及功能锻炼,以便尽快恢复患肢的功能。对伤残者,指导其正确使用假肢和适当训练。帮助其制订出院后的康复计划,使之逐渐恢复自理能力。

【护理评价】　通过治疗和护理,患者是否：①疼痛缓解或得到控制。②患处组织的感染坏死得到处理。③能逐渐接受失去部分组织和肢体形态改变。

学习效果评价·思考题

1. 简述外科感染的特点。

2. 浅表化脓性感染常见致病菌有哪些？从其好发人群总结预防的要点。

3. 脓毒血症和菌血症的主要临床表现有哪些？菌血症患者何时做血培养阳性率最高？

4. 全身性感染在外科常发生于哪些疾病或情况？

5. 破伤风患者的病房要求有哪些？如何注射破伤风抗毒素？

（史　岩　周兰姝　胡　琛）

第九章 营养支持患者的护理

项目一 概 述

案例导入

某女性患者,50 岁,患 Crohn 病,身高 1.68 m,体重 50 kg。近 1 周内腹泻加重,每天＞10 次。入院检查发现:血清白蛋白 28 g/L,转铁蛋白 1.9 g/L,血清[Na$^+$] 126 mmol/L,血清[K$^+$] 3.3 mmol/L。

请问:该患者入院后床位护士应从哪些方面对患者进行营养评估? 患者是否存在营养不良? 可通过何种方式实施营养支持? 在患者实施营养支持期间应该如何护理?

营养支持(nutritional support,NS)是指在饮食摄入不足或不能进食的情况下,通过肠内或肠外途径补充或提供维持人体必需的营养素。临床营养支持的方式包括肠内营养(enteral nutrition,EN)和肠外营养(parenteral nutrition,PN)。早期的临床营养支持多侧重于对能量和多种基本营养素的补充,当今的营养支持已不仅仅限于满足患者能量和氮源的需要,而是要维持细胞的正常代谢,保持组织器官的结构与功能,进而调控免疫与内分泌等功能并修复组织,促使患者康复。营养支持方式的选择也由"金标准",即当患者需要营养时,首选腔静脉置管输注肠外营养制剂改为全营养支持,首选肠内营养,必要时肠内与肠外营养联合应用。

一、手术、创伤、严重感染后 3 大营养素的代谢改变

体内的能量来源包括糖、蛋白质和脂肪。糖原的贮备有限,在饥饿状态下仅能供应 12 h;蛋白质为体内各器官、组织的重要组成部分,一旦消耗将影响脏器功能,故不能视作能量贮备物;只有脂肪是饥饿时的主要能量来源。创伤、手术或感染应激后的神经-内分泌变化,使体内 3 大营养素处于分解代谢增强而合成降低的状态。

1. 糖代谢　手术、创伤或感染早期,中枢神经系统对葡萄糖的消耗基本维持在约 120 g/d。肝糖原分解增强时空腹血糖升高,其水平与应激程度平行;葡萄糖生成基本正常或仅轻度增加,虽然此时胰岛素水平正常或升高,但却存在高糖血症现象,提示机体处理葡萄糖的能力受到影响及对胰岛素敏感性减弱,即出现了胰岛素抵抗。

2. 蛋白质　较大的手术、创伤或严重感染后,骨骼肌群进行性分解,大量氮自尿中排出,源自氨基酸的糖异生增强。氮的丢失除与手术创伤大小和感染严重性相关外,也取决于患者原先的营养状况与年龄等因素。

3. 脂肪　手术创伤或感染后,由于儿茶酚胺的作用,体内脂肪被动用,氧化利用率增加。此时,即使提供外源性脂肪,也难以完全抑制体内脂肪分解,该现象与交感神经系统受到持续刺激有关。

二、营养状况的评价

营养评价是指由专门人员通过病史、人体测量、实验室检查及体格检查等营养评定方法,来评估人体的营养状况,从而确定营养不良的类型及程度,评估营养不良所致后果的危险性,同时监测营养支持的疗效。

(一) 病史

处于慢性消耗性疾病、手术创伤、感染等应激状态的患者,往往较长时间不能正常饮食或消耗、丢失明显。

(二) 人体测量

1. 体重　是临床上最简单、直接和常用的营养评价指标,能较好地反映一定时期内的营养状况和疾病的严重程度及预后。体重过度降低或增加均可视为营养不良,其评判标准为在 6 个月内因非主观原因比平时体重降低或增加 10% 左右,或比过去 1 个月的体重降低或增加 5%,或体重为理想体重的 ±20%。疾病情况下可反映机体合成代谢与分解代谢的状态,但会受机体水分多少的影响,如水潴留、脱水等。测体重前应注意测量的一致性,应排除水肿、腹水、利尿剂使用、巨大肿瘤等影响体重的因素。

2. 体重指数(BMI)　是评价肥胖和消瘦的良好指标,也是反映蛋白质能量营养不良或肥胖症的可靠指标。体重指数=体重/身高^2(kg/m^2)。中国成人 BMI 的评价标准:理想值为 $18.5 \sim 23.9$ kg/m^2;< 18.5 kg/m^2 为偏瘦;$\geqslant 24$ kg/m^2 为超重。

3. 三头肌皮褶厚度(skin-fold thickness,TSF)　可间接判断体内脂肪量。测量方法:患者坐位,臂自然下垂。患者也可平卧,臂在胸前交叉。用一种特制的夹子以一定的

夹力($10\ g/mm^2$)捏住肩峰与尺骨鹰嘴连线中点处的上臂伸侧皮肤,测定其厚度。正常参考值:男性 $11.3\sim13.7\ mm$;女性 $14.9\sim18.1\ mm$。

4. 上臂围与上臂肌围

(1) 上臂围(arm circumference,AC):测量方法为患者采取前述测 TSF 的姿势,用卷尺测定上臂中点处的周长。

(2) 上臂肌围(arm muscle circumference,AMC):AMC $=$ AC(cm)$-3.14\times$ TSF(cm),用于判断骨骼肌或体内瘦肉体组织群量。正常参考值:男性 $22.8\sim27.8\ cm$;女性 $20.9\sim25.5\ cm$。

(三)实验室检查

1. 血浆蛋白

(1) 血清白蛋白:持续的低白蛋白血症被认为是判定营养不良的可靠指标。

(2) 血清前白蛋白:与白蛋白相比,前白蛋白的生物半衰期短,血清含量少,故能反映短期营养状态变化,是营养不良早期诊断和评价营养支持效果的敏感指标。

(3) 血清转铁蛋白:能反映营养治疗后的营养状态和免疫功能的恢复率,且改变较敏感,可用于贫血的诊断和对治疗的监测。

2. 氮平衡(nitrogen balance,NB) 是评价机体蛋白质营养状况最可靠与最常用的指标之一,常用于营养治疗过程中观察患者的营养摄入是否足够和了解分解代谢的演变。氮平衡和热量的摄入密切相关,负氮平衡既可由氮摄入不足引起,也可因热量摄入不足造成。方法:收集患者 24 h 尿液测定尿素氮,公式如下:

$$24\ h\ 尿内尿素氮(g) = 尿素氮(g)\times24\ h\ 尿量(L)$$
$$24\ h\ 总氮丧失量(g) = 24\ h\ 尿内尿素氮(g) +$$
$$3.5\ g(代表从粪、肺、皮肤等损失的非尿内尿素氮)$$
$$24\ h\ 摄入氮量 = 蛋白质摄入量(g)/6.25$$
$$氮平衡 = 24\ h\ 摄入氮量 - 24\ h\ 总氮丧失量$$

氮平衡是指摄入氮和排出氮相等,提示人体代谢平衡;正氮平衡是摄入氮大于排出氮,适用于生长期的儿童;负氮平衡是摄入氮小于排出氮,常提示饥饿或消耗性疾病。

3. 肌酐身高指数(creatinine height index,CHI) 是衡量机体蛋白质水平的灵敏指标。在蛋白质营养不良、消耗性疾病和肌肉消耗时,肌酐生成量较少,尿肌酐含量也随之降低,公式如下:

$$肌酐身高指数 = 24\ h\ 实际排出的尿肌酐量(mmol/L)/\ 相同性别及身高的$$
$$健康人\ 24\ h\ 尿肌酐排出量(mmol/L)\times100\%$$

4. 免疫功能评定 是临床上用于评价组织蛋白存储的指标,可间接评定机体营养状况。常用总淋巴细胞计数和皮肤迟发性超敏反映来评定细胞免疫功能。

(四)体格检查

通过体格检查来发现营养素缺乏的体征。体格检查的重点在于发现:①恶液质;

②肌肉萎缩；③毛发脱落；④肝大；⑤水肿或腹水；⑥皮肤改变；⑦维生素、必需脂肪酸及常量和微量元素缺乏体征等。

根据上述各项指标的检测结果，并结合病情可基本判断患者是否存在营养不良及其程度。

三、营养不良的分类

营养不良是因能量、蛋白质及其他营养素缺乏或过度消耗，导致营养不良，影响机体功能。根据全面营养评定的结果，可以了解患者是否存在营养不良及判断营养不良的类型。临床根据蛋白质或能量缺乏种类分为 3 种类型。

1. 消瘦型营养不良(marasmus)　由于蛋白质和能量摄入不足，皮下脂肪被消耗，为能量缺乏型。表现为人体测量指标值下降，体重下降，但血清蛋白水平可基本正常。

2. 低蛋白型营养不良(kwashiorkor)　又称水肿型或恶性营养不良。因疾病应激状态下分解代谢增加，而营养摄入不足，为蛋白质缺乏型。主要表现为血清蛋白水平降低和组织水肿、细胞免疫功能下降，但人体测量指标值基本正常。

3. 混合型营养不良(marasmic kwashiorkor)　兼有上述两种类型的特征，属蛋白质-能量缺乏型，是一种严重的营养不良，可伴有脏器功能障碍，预后较差。

四、营养支持的适应证

当患者出现以下情况时，应给予营养支持：①近期体重下降大于正常体重的 10%；②血清白蛋白＜30 g/L；③连续 7 d 以上不能进食者；④已明确为营养不良者；⑤NRS2002评估所得总分≥3 分或可能发生手术并发症的高危患者。

▌项目二　肠　内　营　养

肠内营养(EN)是指经口或鼻饲途径提供人体代谢所需营养素的一种方法。

EN 的优点：①营养物质经肝门静脉系统吸收输送到肝内，有利于合成内脏蛋白与代谢调节；②营养肠道本身，促进肠蠕动，增加肠血流，保证营养的吸收和利用；③可以改善和维持肠道黏膜细胞结构的完整性，维持肠道的屏障功能，有防止肠源性感染；④严重并发症少，使用方便，易于临床管理，费用仅为全静脉营养的 1/10。目前"只要胃肠道有功能，就利用它"已成为共识。

一、适应证

凡有营养支持指征，胃肠道有功能并可利用的患者都是肠内营养支持的适应证。

1. 胃肠功能正常　包括：①不能正常经口进食者，如意识障碍、吞咽困难及口腔、咽喉、食管疾病；②处于高分解状态者，如严重感染、大面积烧伤、复杂大手术后、危重患者；③慢性消耗状态者，如肿瘤、结核等；④肝肾肺功能不全及糖不耐受者。

2. 胃肠功能障碍　如消化道瘘、短肠综合征、急性坏死性胰腺炎等经肠外营养至病情稳定时,可逐步增加或过渡至肠内营养。

二、禁忌证

禁忌证包括:①肠梗阻;②消化道活动性出血;③腹腔或肠道感染;④严重腹泻或吸收不良;⑤休克。

三、肠内营养制剂

肠内营养制剂不同于通常意义的食品,前者已经加工预消化,更易消化吸收或无需消化即能吸收。目前,种类繁多的肠内营养制剂可以满足不同患者的特殊需求。当前,根据各种产品的组成,将肠内营养制剂分为 3 类:①整蛋白制剂(非要素膳);②短肽或氨基酸为主的制剂(要素膳);③膳食纤维。选择时应考虑患者的年龄、疾病种类、消化吸收功能、喂养途径及耐受力等,必要时根据实际情况进行动态调整。

四、肠内营养的方法

(一)肠内营养的途径

肠内营养的途径是根据患者的疾病状况、胃肠动力情况、营养支持时间的长短,以及实施营养支持风险等决定。主要包括经口、鼻、皮等途径,置管时远端到达部位包括胃、十二指肠或空肠。

1. 经口途径　提供普通饮食或热量、蛋白质增加的饮食。

2. 经鼻途径

(1)经鼻胃管途径:胃管尖端经鼻腔进入到达胃内,通常人工盲插放置。置管末端的位置必须经 3 种方法证实其不在肺或气管内:①能抽取>10 ml 胃液;②注入空气听诊有气过水声;③胃管末端放入水中无气泡溢出。

(2)经鼻十二指肠管途径:一般在手术中放置或由内镜、荧光镜引导下借助胃动力帮助导管进入十二指肠。

(3)经鼻空肠管途径:在胃镜引导或 X 线监视下,将带有金属导丝的营养管自鼻腔经胃、十二指肠置入空肠,拔出导丝,注入造影剂,确认营养管前端已进入屈氏韧带后30 cm 以远的空肠部位。

3. 经皮造瘘途径

(1)经皮内镜下胃造口术(percutaneous endoscopic gastrostomy,PEG):在内镜引导下,确定造口部位后经腹壁、胃壁穿刺后放置胃造瘘管以达到营养支持目的。PEG 操作简便,可在患者清醒状态下,在内镜中心或床旁实施,无需外科手术,能够较好地避免普通胃管营养支持带来的反流误吸,已成为长期肠内营养支持的首选方法。

(2)经皮内镜下空肠造口术(percutaneous endoscopic jejunostomy,PEJ):对于不能适应经 PEG 直接胃内营养供给的患者,PEJ 是一种代替 PEG 的有效营养供给方法。其具体方法有两种:①直接法。基本方法与 PEG 技术相似,不同点是造口位置位于小肠内。适用于食管或胃切除术后、胃恶性肿瘤及胃动力障碍者。②间接法。在完成 PEG 后,由 PEG 管外口插入 PEJ 管,在胃镜下利用活检钳夹住其头端,逐渐将 PEJ 管送入至空肠上段,随后用 X 线确定 PEJ 管在空肠的位置。

(二) 肠内营养的投给方式

1. 一次投给　将配好的营养液抽置于注射器中,于 5～10 min 内缓缓地注入鼻饲喂养管内,一般每次给予 200 ml,间隔时间＞2 h,主要根据患者胃排空情况和耐受程度决定。其优点是不受连续输注的约束,类似于正常饮食的间隔。

2. 间歇重力滴注　将配制的营养液置于塑料输注袋或吊瓶内,经输注管路接喂养管,每次 250～500 ml,4～6 次/天,每次持续 30～60 min,缓缓滴注(30 ml/min)。如患者胃肠道正常或病情不严重时,多数患者可以耐受。此种间歇滴注方式有助于恢复胃液正常酸碱平衡并维持正常的上消化道菌群,且较连续输注有更多的活动时间。

3. 连续输注　运用输注泵持续 16～24 h 输注营养液,使营养液缓慢匀速地进入消化道,可促进各种营养成分缓慢均匀的吸收。适用于危重、十二指肠、空肠造口喂养的患者。

五、肠内营养患者的护理

1. 喂养管护理

(1) 妥善固定喂养管:①注意观察喂养管在体外的标记及刻度;②经鼻胃管喂养时,应将鼻胃管妥善固定于面颊部,经造口置管时可采用缝线固定于腹壁;患者翻身、床上活动等时防止管道牵拉脱出,或扭曲打折等;③输注前确定喂养管末端的位置是否在位:如胃管需双人经 3 种方法证明胃管在胃内;也可用 pH 试纸测定回抽液的酸碱度,必要时可借助 X 线透视等确定管道末端的位置。

(2) 保持喂养管通畅:营养液黏稠、管道冲洗不彻底、管腔狭窄等均容易引起管道堵塞。每次输注前后、连续输注过程中每隔 4 h,以及特殊用药前后,均应该用温开水 30 ml 冲洗胃管,以避免营养制剂残留堵塞管腔。

2. 避免黏膜和皮肤损伤　经鼻置管常引起患者鼻咽部不适,可采用质地软、口径细的喂养管,操作过程中动作应轻柔,遇有阻力应查明原因,不可贸然强行插入;改善固定方式,避免胶布粘贴过紧,每日用油膏涂拭鼻腔黏膜可起润滑作用,防止鼻咽部黏膜长期受压而产生溃疡;经胃、空肠造口者,应保持造口周围皮肤干燥、清洁,防止周围皮肤损伤。通过面罩式雾化吸入或蒸汽吸入以减轻鼻咽部和食管黏膜的水肿,促进炎症消散。

3. 预防误吸

(1) 取合适体位:无病情禁忌时,经鼻胃管或胃造口途径给予肠内营养时应取半卧位,床头抬高 30°～40°,以防止营养制剂反流和误吸;经鼻肠管或空肠造口途径者可取随意卧位。

(2) 及时评估胃内残余量:每次输注营养制剂前及连续输注过程中,每隔 4 h 应抽吸胃残余量,若＞100～150 ml,应减慢或暂停输注,必要时遵医嘱给予胃动力药物,以防胃潴留引起的反流和误吸。

（3）其他：气管插管的患者鼻饲前要吸净气道内痰液，并注意吸痰动作宜轻柔，尽量减少刺激，注食前将气囊充气至 2~5 ml，鼻饲后 1 h 尽量不吸痰；昏迷患者注食后，1 h 内尽量少翻动患者，如需搬动动作宜轻、稳，以防食物反流误入气管。若患者突然出现呛咳、呼吸急促、咳出或鼻腔溢出类似营养制剂时，疑有误吸可能。一旦发现患者有胃内容物误吸时，应立即停止输注营养液，迅速利用负压吸尽患者口鼻腔、气道内液体，必要时经口鼻腔吸引或气管镜清除误吸物，并密切观察患者呼吸、血氧饱和度的变化。

4. 提高胃肠道耐受力

（1）严格无菌操作：营养液配制、输入过程中应严格执行无菌操作，现配现用，暂不用时可置于 4℃ 冰箱内保存，24 h 内用完；每日更换专用泵管。

（2）加强观察与评估：倾听患者主诉，评估有无腹泻、腹胀、恶心、呕吐等不适症状；对无腹部感觉的患者，听诊肠蠕动情况，必要时监测腹内压的情况。针对出现的症状查明原因并采取相应措施，如减慢输注速度或降低浓度；若对乳糖不耐受，应改用无乳糖配方营养制剂。

（3）输注期间的调控：输注时遵守循序渐进的原则，注意营养制剂的浓度、速度和温度，包括：①经胃管给予。开始即可用全浓度（20%~24%），滴速约 50 ml/h，每日给予 500~1 000 ml，3~4 d 内逐渐增加滴速至 100 ml/h，达到 1 d 所需总量 2 000 ml。②经空肠管给予。先用 1/4~1/2 全浓度（即等渗液），滴速宜慢（25~50 ml/h），从 500~1 000 ml/d 开始，逐日增加滴速、浓度，5~7 d 达到患者能耐受和需要的最大输入量。用肠内营养专用输注泵控制滴速为佳，并且输注时应使用恒温加热器以保持适宜温度（38~40℃）。

（4）支持治疗：伴有低蛋白血症者，遵医嘱给予白蛋白或血浆等，以减轻肠黏膜组织水肿导致的腹泻。

5. 代谢及效果监测　当输注的营养制剂中含有过多的蛋白质或葡萄糖则容易造成体内高渗状态，造成代谢功能紊乱，出现包括高糖血症、水电解质、微量元素平衡失调等并发症。每日需记录患者液体出入量，并定期检测患者电解质、血脂、肝肾功能等生化指标，以评估患者营养状况，如有异常需及时告知医生，必要时暂停肠内营养。

6. 健康教育　包括：①告知患者及家属留置喂养管的目的、肠内营养的重要性和鼻饲喂养期间的注意事项；②告知患者术后恢复经口饮食是循序渐进的过程，指导患者及家属保持均衡饮食；③指导携带喂养管出院的患者及家属掌握居家喂养和自我护理的方法，告知患者如有不适及时就诊。

▌项目三　肠 外 营 养

肠外营养是指通过静脉途径提供人体代谢所需的营养素。当患者被禁食，所需营养素均经静脉途径提供时，称为全胃肠外营养（total parenteral nutrition，TPN）。

一、适应证

凡不能或不宜经口摄食＞5～7 d 的患者均是肠外营养的适应证：①不能从胃肠道进食者，如高流量消化道瘘、食管胃肠道先天性畸形、短肠综合征、急性坏死性胰腺炎等；②消化道需要休息或消化不良者，如肠道炎性疾病、长期腹泻者等；③高分解代谢状态者，如严重感染、大面积烧伤、复杂手术特别是腹部大手术后患者；④需要改善营养状况者，如营养不良者的术前应用，放射治疗或化学治疗期间胃肠道反应重者，肝、肾衰竭者。

二、禁忌证

禁忌证包括：①严重水、电解质、酸碱平衡失调；②凝血功能异常；③休克。

三、肠外营养制剂

肠外营养制剂主要包括能量物质（糖类和脂类）制剂、氨基酸制剂、维生素、微量元素和电解质等。

四、肠外营养的方法

（一）肠外营养的输注途径

肠外营养输注途径可分为经周围静脉或中心静脉。选择的依据包括营养液的组成、总量、浓度、以往静脉置管病史、静脉解剖走向、凝血功能及预计肠外营养持续时间等。

1. 经周围静脉肠外营养支持（peripheral parenteral nurition，PPN）　留置外周静脉导管，操作简单、方便、并发症少，适用于输注时间＜2 周、部分营养支持或中心静脉置管困难的患者。

2. 经中心静脉肠外营养支持（central parenteral nurition，CPN）　可以采用中心静脉置管（central venous catheters，CVC）输注，但是 CVC 置管技术要求高，置管风险较大，并且随着置管时间延长发生导管相关性感染等并发症会增加。因此，保留时间一般在 1 周左右。近年来，越来越多的患者采用经周围静脉的中心静脉置管（peripherally inserted central catheters，PICC）为患者实施营养支持。PICC 可适用于长期静脉输液、营养支持、肿瘤化疗及家庭护理的治疗。以往实施 PICC 需有较粗的贵要静脉、头静脉或正中静脉，但目前对于静脉外观不清的患者可以采用红外线仪器或静脉超声仪配合实施穿刺置管。PICC 适用于输注时间＞10 d，营养支持需要量较多及营养液渗透压较高（＞900 mmol/L）的患者。

（二）肠外营养的输注方法

1. 全营养混合液（total nutrients admixture，TNA）　即将每天所需要的营养物质在无菌环境（层流室和层流台）按次序混入由聚合材料制成的输液袋再输注。TNA 又称全合一（all in one，AIO）营养液，强调同时提供完全的营养物质。其优点是：①以较佳的氮热比和多种营养素同时进入体内，增加节氮效果；②简化输液过程，节省护理时间；

③降低代谢性并发症的发生率；④减少污染机会。

目前，已有采用批量化生产办法制造的 3 L 的双腔袋或三腔袋，分别盛有含微量元素和维生素的碳水化合物溶液、氨基酸和脂肪乳剂，中间有隔膜，互不接触，使用时只要稍加挤压，即可推开隔膜而混合成"全合一"营养液，即全营养混合液。

2. 单瓶　在不具备以 TNA 方式输注条件时，可采用单瓶输注方式。但由于各营养素非同步输入，不利于所供营养素的有效利用。此外，若单瓶输注高渗性葡萄糖或脂肪乳剂，可因单位时间内进入体内的葡萄糖或脂肪酸量较多而增加代谢负荷，甚至并发与之相关的代谢性并发症，如高糖血症或高脂血症。单瓶输注时氨基酸宜与非蛋白质能量溶液合理间隔输注。

五、肠外营养患者的护理

（一）心理护理

向患者解释 TPN 支持对其在治疗上的重要性，耐心解答患者提出的问题，消除顾虑与恐惧，使其对治疗有一初步认识并取得其配合。

（二）合理输液，维持患者体液平衡

1. 合理安排输液种类和顺序　对已有缺水者，为避免体液不足应先补充平衡盐溶液；而对于电解质紊乱者，应先予以纠正。

2. 控制输液速度　输注速度应 24 h 匀速输注，如果输注速度过快或过慢都可引起患者血糖的波动，不利于营养物质的吸收和利用，甚至发生高渗非酮症性昏迷或低血糖反应及其他严重的代谢并发症。

3. 加强观察和记录　观察患者输注过程中有无不是主诉与症状，并予以记录。根据患者 24 h 液体出入量，合理补液，维持水电解质、酸碱平衡。

（三）并发症的观察与护理

应用肠外营养支持引起的并发症轻则影响肠外营养疗程的完成，重则危及患者的生命。

1. 静脉置管相关并发症

（1）空气栓塞：可发生在置管、输液及拔管过程中。如有气栓发生，应立即将患者置左侧卧位，头低脚高，必要时可行右心室穿刺抽吸术或做紧急剖胸术。预防主要从以下 3 个环节着手。

1）置管时的预防：①穿刺时置患者于头低脚高位，使上腔静脉压增高；②穿刺静脉时，令患者屏气；③卸下注射器时注意防止空气进入；④改进器材，采取密封的置管方法。

2）输注中的预防：①液体输完时及时换瓶；②做好输液管道各连接部的加固工作，如有脱落应立即闭塞管道，嘱患者不可大声呼叫；③采用重力输液时，使输液管最低点低于患者的心脏平面 10 cm；④应用 3 L 输液袋；⑤应用带有报警装置的输液泵。

3）拔管时的预防：嘱患者在拔管时安静、配合，操作者在拔除导管后应紧压入口处

窦道 3～5 min。

(2) 导管栓子形成:导管栓子通常停留在右心房或右心室,也可进入肺动脉及其分支,可无症状,或仅有一过性杂音,但它可导致血栓形成、心律不齐及感染。如有导管栓子发生应考虑取出。

(3) 导管尖端异位:为防止置管错位所引起的并发症,在导管放置后,需检查其位置是否正常,可经导管抽回血,观察导管是否通畅或拍摄胸片,观察导管的位置,如果导管位置不当应即行纠正。

(4) 大血管、心脏壁穿破、胸腔、纵隔积液、心包填塞:大血管、心脏壁的急性穿破比较少见,但一旦插管后数天内出现呼吸窘迫或心包填塞症状,就应高度怀疑有此并发症可能。预防方法:①选用质地软的硅胶导管;②根据患者的身高、年龄,选择置管的途径与导管置入的长度;③有效地固定导管,确认并维持导管尖端在腔静脉水平。

(5) 静脉炎、血栓形成、栓塞:一旦导管周围血栓形成或栓塞的诊断成立,应立即拔除导管。预防血栓形成的方法:①要确认导管尖端的位置是否正确;②少量应用抗凝药物。

(6) 气胸、血胸和血气胸:一旦确诊应予以停止穿刺或拔除导管。如气胸严重,应考虑行胸腔置管引流。

(7) 其他:包括穿刺部位的血管、淋巴管(胸导管)、神经损伤、皮下气肿等。

2. 感染性并发症

(1) 导管感染:预防导管感染的关键是严格执行无菌原则。及时观察穿刺点有无红、肿,有无发热、寒战等。当怀疑出现导管相关性感染时,应留取血培养,更换输液管路装置,观察 8 h 后仍不退热者,拔出中心静脉置管,导管尖端做培养,24 h 后仍不退热者,遵医嘱用抗生素,并根据药敏结果及时调整抗生素。

(2) 肠源性感染:长期的 TPN 可导致肠黏膜萎缩、屏障功能减退及肠道细菌移位,如果在营养液中加入谷氨酰胺,可增强肠黏膜的屏障功能,防止肠源性败血症的发生。当患者肠道功能恢复时,尽早开始肠内营养。

(3) 营养液污染:配置 TPN 时严格执行规定流程,由专门人员在层流环境,严格遵守无菌技术要求,遵医嘱准确配置。

3. 代谢性并发症

(1) 高糖血症:短时间内大量输入葡萄糖,可发生高糖血症。这是由于营养液内葡萄糖浓度高,输注快,耐受差所致,如老年、儿童、外科应激患者及糖尿病患者。高糖血症常导致渗透性利尿并可诱发脱水,若不及时处理,严重时会发生高渗性非酮性昏迷。因此,需要降低葡萄糖的输注速度,输注期间定时监测血糖的波动;对高糖血症者,应在肠外营养液中增加胰岛素补充,并及时监测血糖变化。对重症者应立即停用含糖溶液或肠外营养,同时输入胰岛素(10～20 U/h),促使糖进入细胞内,降低血糖水平。需注意常同时存在的低钾血症,亦应予以纠正。对于一些糖尿病、胰腺炎、胰腺手术、全身感染、肝病及使用皮质激素的患者应特别注意,防止发生高糖血症及高渗性非酮性昏迷。

(2) 低血糖症:低血糖是由于外源性胰岛素用量过大或突然停止输注高浓度葡萄糖

溶液（内含胰岛素）所致。促使机体持续释放胰岛素，在使用 TNA 过程中，若突然停止使用，血糖浓度会降低而诱发低血糖。因此，使用 TPN 期间应持续匀速滴入，定时监测血糖的变化，当停输高渗糖时应继续补充 5% 葡萄糖溶液或 10% 葡萄糖溶液，2～3 h 后停输。

4. 胆汁淤积及肝功能异常　在 TPN 过程中，肠道缺少食物刺激、体内谷氨酰胺大量消耗，以及肠道黏膜屏障功能降低等，表现为转氨酶、碱性磷酸酶、胆红素水平升高，胆囊增大，胆泥形成，可出现肝功能异常、胆囊炎症和结石，多数患者这些变化是暂时的，终止 TPN 后多能好转。

5. 电解质及微量元素的缺乏　患者主要依靠 TPN 补充电解质、微量元素，内环境比较脆弱。同时高糖血症可导致水电解质排出增加，钾转移入细胞内。因此，TPN 治疗时容易发生水、电解质平衡紊乱，其中低钾血症是最常见的类型。在 TPN 输注过程中，应定期监测血电解质变化。

（四）健康教育

长期摄入不足或因慢性消耗性疾病致营养不良的患者，应及时到医院检查和治疗，以防严重营养不良和免疫防御能力下降。

患者出院时，若营养不良尚未完全纠正，应继续增加饮食摄入，并定期到医院复查。

学习效果评价·思考题 ···

1. 营养不良分为哪 3 类？各有什么特点？
2. 肠内与肠外营养支持的适应证、禁忌证和输注方法分别有哪些？
3. 肠内营养支持期间的护理要点有哪些？
4. 肠外营养制剂由哪些营养素组成？
5. 肠外营养支持期间可能出现哪些并发症？如何预防与护理？
6. 如何对实施营养支持的患者进行健康教育？

（韩文军　彭琳）

第十章 颈部疾病患者的护理

▌项目一　基础知识回顾

颈部组织器官较多,其疾病包括颈部的损伤、颈部急性化脓性感染、颈部淋巴结结核、颈部肿块及甲状腺和甲状旁腺疾病等。本章重点介绍甲状腺疾病。

【基本解剖】

1. 解剖位置　甲状腺位于颈部喉前方,分左、右两叶分别贴于喉和气管颈段两侧,峡部横位于第 2~4 气管软骨的前方。甲状腺重:成人 25~30 g;婴幼儿,老年人 10~15 g。

2. 血供情况　甲状腺有 3 条动脉供血,分别为甲状腺上动脉、甲状腺下动脉、甲状腺最下动脉。

3. 淋巴　甲状腺的淋巴液汇合流入沿颈内静脉排列的颈深淋巴结。

4. 神经　喉上神经起自迷走神经,分内、外两支。内支为感觉支支配喉黏膜,外支为运动支支配环甲肌使声带紧张。喉返神经分前支支配声带肌肉内收,后支支配声带肌内外展。

【生理功能】

(1) 合成、贮存、分泌甲状腺激素。

(2) 合成、分泌降钙素。

(3) 调节甲状腺素在体内的水平,即"下丘脑—垂体前叶—甲状腺"轴反馈系统。

(4) 甲状腺激素的作用:①促进分解代谢,加速细胞的氧化;②提高人体的代谢,增加热量的产生;③促进蛋白质、碳水化合物和脂肪的分解;④促进生长发育。

项目二　甲状腺功能亢进

案例导入

　　某女性患者,44 岁,主诉"多食、多汗、易怒 1 年,劳累后心慌气短 2 个月"。1 年前无明显诱因自感心慌、易饥,食量由原来的每天 5 两增至 1 斤,同时怕热、多汗、话多易怒、失眠,并逐渐出现双眼突出,梳头困难,蹲下站起时困难。经医院门诊检查,诊断为甲状腺功能亢进,给予口服甲巯咪唑(他巴唑)10 mg,3 次/天,连续 3 个月,达到手术前准备,要求收治入院,待行手术治疗。入院诊断:甲状腺功能亢进症。

　　请问:患者发病时多食、易饥、体重减轻,入院后应如何对其进行饮食指导? 甲状腺危象发生时有哪些临床表现? 一旦发生如何治疗?

【病理生理】

　　1. 甲状旁腺功能亢进　可导致甲状旁腺素分泌增多,从而抑制肾小管对磷的重吸收,加强对钙的重吸收,使血磷降低,血钙增高;促进破骨细胞的脱钙,提高血钙与血磷的浓度;通过维生素 D_3 增进小肠黏膜对钙的吸收。临床上多见于 25～65 岁,女性多于男性。可分为继发性甲状旁腺功能亢进与原发性甲状旁腺功能亢进两种类型。

　　2. 单纯性甲状腺肿　包括:①甲状腺素原料(碘)的缺乏,多发生于高原、山区,故又称地方性甲状腺肿。②甲状腺需要量的激增,如青春期、妊娠或哺乳期。③甲状腺素生物合成和分泌障碍,由药物、食物、先天性缺陷引起。

　　【病因及发病机制】　该病为自身免疫性疾病。80%～95% 的患者血清中可检测出甲状腺特异性抗体,即 TSH 受体抗体,包括甲状腺刺激性抗体(TSAb)和甲状腺刺激阻断抗体(TSBAb)。TSAb 可作用于 TSH 受体,模仿 TSH 样的作用,使 T3、T4 合成和分泌增加,从而导致甲状腺功能亢进。

　　【临床表现】　临床表现并不限于甲状腺,而是一种多系统的综合征,包括高代谢症群、弥漫性甲状腺肿、眼征、皮损和甲状腺肢端病。由于多数患者同时有高代谢症和甲状腺肿大,故称为毒性弥漫性甲状腺肿,又称 Graves 病。

　　(1) 高代谢症群:基础代谢率增高,TH 分泌过多,促进物质代谢,产热和散热增多。患者基础代谢率明显增高,表现为乏力、怕热、多汗、低热;蛋白质分解加速致负氮平衡,可有消瘦、尿肌酸排出增多;糖、脂肪分解加速可致糖耐量异常、血总胆固醇降低。

　　(2) 甲状腺方面:患者甲状腺多呈程度不等的弥漫性、对称性肿大,质软,可随吞咽动作上下移动。少数患者的甲状腺肿大不对称,或肿大不明显。一般不引起压迫症状。由于腺体的血管扩张和血流加速,扪诊时可有震颤,听诊时可有杂音,尤其在甲状腺上动脉进入上极处更为明显。为本病的重要体征。

（3）眼征：典型的是双侧眼球突出、眼裂增宽和瞳孔散大。个别患者突眼严重，上下眼睑闭合困难，甚至不能盖住角膜；患者视力减退，怕光，复视，眼部胀痛、流泪。但突眼的严重程度与甲状腺功能亢进的严重程度无关。

（4）神经系统：表现为交感神经功能过度兴奋，尤其在原发性甲状腺功能亢进更为显著。患者多言多动，性情急躁，易激动，失眠紧张。双手常有细速的颤动；在严重病例，舌和足亦有颤动。患者常有热感，容易出汗，皮肤常较温暖，这都说明血管舒缩功能的异常兴奋。

（5）心血管系统：由于代谢亢进和交感神经的过度兴奋，使心率增速，脉率常＞100 次/分，在睡眠时亦然。心输出量增多，血液循环加快，脉压差加大。多数患者述说心悸、胸闷、气促，活动后加重，可出现各种期前收缩及房颤等。

除上述的主要症状外，有时还可出现停经、阳痿、内分泌紊乱、腹泻及肠蠕动增加等症状。个别患者伴有钾代谢障碍周期性肌麻痹，极个别患者伴有局限性胫前黏液性水肿，常与严重突眼同时或先后发生。

【治疗要点】

1. 内科治疗

（1）抗甲状腺药物：丙基硫氧嘧啶 $200\sim400$ mg/d，甲巯咪唑（他巴唑）或甲状腺功能亢进平 $20\sim40$ mg/d。

（2）放射性碘治疗：一般应用在不宜手术的患者，如术后复发，年龄＞40 岁的原发性甲状腺功能亢进。

2. 手术治疗

（1）手术适应证：①原发性甲状腺功能亢进内科治疗效果欠佳者；②继发性甲状腺功能亢进；③高功能腺瘤；④甲状腺功能亢进性心脏病者；⑤甲状腺功能亢进可疑恶变者。下列情况不宜手术：①青少年患者。②症状较轻者。③老年患者或有严重器质性疾病者。

（2）手术方式：双侧甲状腺次全切除术，包括切除 $80\%\sim90\%$ 甲状腺及峡部，保留双侧甲状腺如拇指末节大小，务必保留甲状腺背面的完整，以防损伤喉返神经与甲状旁腺。

知识链接　围术期观察及护理

（1）严密观察血钙、血磷的变化，及时调整，可通过多饮水，进食低钙、高磷食物降低血钙。

（2）急性重症甲状旁腺功能亢进又称甲状旁腺中毒或甲状旁腺危象，患者症状加重，出现昏迷、呕吐、多尿、失水等高钙血症综合征，血钙＞4.0 mmol/L。应紧急采取大量补充生理盐水，静滴磷酸盐、呋塞米、血液透析，以降低血钙。

（3）腺瘤切除 $1\sim3$ d 内，腺瘤引起的正常甲状旁腺的失用性萎缩，正常甲状旁腺的功能不足或由于脱钙的骨骼大量地再吸收血钙，致血钙含量降至正常值以下，发生口唇麻木和手足抽搐，多见于肾型或肾骨型。可给予静脉补充 10%氯化钙、口服维生素 D_3。$4\sim6$ 周后血钙仍低，可给予口服二氢速固醇。

（4）观察尿量，防止因甲状旁腺素下降致少尿或无尿，注意补充液体量。

【护理评估】

1. 病史、身体评估 甲状腺功能亢进大多起病缓慢。病史询问中应注意患者有无自觉乏力、多食、消瘦、怕热、多汗、急躁易怒及排便次数增多等异常改变。体检甲状腺多呈弥漫性肿大,可有震颤或血管杂音。伴有眼征者眼球可向前突出。病情严重变化时可出现甲状腺功能亢进危象。

2. 实验室检查 甲状腺功能检查异常,大多患者血中可测得甲状腺刺激抗体(TSAb)或称甲状腺刺激免疫球蛋白(TSⅠ)、甲状腺刺激阻断抗体(TSBAb)或称 TSH 结合抑制免疫球蛋白(TBⅡ)。

3. 心理社会资料 作为甲状腺功能亢进临床症状的一部分,情绪改变几乎见于所有患者。表现为敏感、急躁易怒、焦虑,处理日常生活事件能力下降,家庭人际关系紧张。患者也可因甲状腺功能亢进所致突眼、甲状腺肿大等外形改变,产生自卑心理。部分老年患者可表现为抑郁、淡漠,重者可有自杀行为。

【常见护理诊断/合作性问题】

1. 个人应对无效 与甲状腺功能亢进所致精神神经系统兴奋性增高,性格与情绪改变不能自控有关。

2. 营养失调:低于机体需要量 与基础代谢率增高,蛋白质分解加速有关。

3. 感知改变有视觉丧失的危险 与甲状腺功能亢进所致浸润性突眼有关。

4. 并发症甲状腺功能亢进危象 包括:①手术准备不充分;②手术应激反应;③手术操作时挤压甲状腺使大量甲状腺素进入血液。

【护理目标】 包括:①情绪稳定,焦虑减轻。②控制基础代谢率。③并发症得到及时发现和处理,或无并发症发生。

【护理措施】 按普外科疾病一般护理。

1. 术前准备

(1) 完善术前检查:①心电图检查,以了解心脏情况。②颈部 B 超检查,以了解甲状腺的大小、有无气管、食管等受累,有无胸骨后甲状腺肿等。③喉镜检查,以确定声带功能及气管状况。④测定 BMR、T_3、T_4,可了解甲状腺功能亢进准备情况。⑤测定血清钙、磷,以了解甲状旁腺功能情况。

(2) 对症护理:

1) 突眼:夜间使用金霉素眼药膏,白天滴 0.25% 氯霉素眼药水,出门戴墨镜,预防外伤引起角膜的损伤。

2) 镇静:苯巴比妥(鲁米那)、地西泮(安定)等,保证足够的睡眠。

3) 饮食:高热量、高维生素,以满足机体需要。

(3) 药物准备:内科服丙基硫氧嘧啶或甲巯咪唑(他巴唑)3 个月,达到手术前准备要求后,外科继服复方碘溶液或普萘洛尔。

2. 术前护理

(1) 练习咳嗽动作,以防术后发生肺部感染。

(2) 练习手术时的头、颈过伸体位,以充分暴露手术视野,有利于手术的顺利进行,减少并发症的发生。

（3）指导患者掌握术后头部转动的方法，人的头、颈及躯体一起转动，防止过度活动颈部，造成结扎线脱落而引起出血。

（4）介绍手术一般所需时间及手术经过等。

（5）术中可能放置引流管，防止术后牵拉脱出。一般术后卧床休息2 d，待拔除引流管后可起床活动。

（6）术后第1天即可进流质饮食。

3. 术晨特殊准备

（1）禁用阿托品，以防心率加快，影响心功能。

（2）备负压吸引装置，以便清除血肿及呼吸道分泌物之用。

（3）备沙袋，术后固定颈部用。

（4）备气管切开盘，以备血肿压迫气管引起呼吸困难，甚至窒息需紧急拆除缝线，清除血肿及气管切开之用。

4. 术后护理

（1）半卧位有利于呼吸及引流。

（2）颈旁两侧置沙袋制动，以防颈部活动引起出血。

（3）保持引流管通畅，引流管放置时间为48～72 h。

（4）全麻者术后3 d每天给予蒸汽吸入，以减轻咽喉部的水肿。

（5）拆线：术后3～5 d拆线。由于颈部血运丰富，愈合快，早期拆线可减少瘢痕形成。

（6）主要并发症的观察及护理：

1）出血：发生在术后24 h内。原因：①止血不彻底；②结扎线脱落、咳嗽、过多活动、呕吐、血压过高等。表现：伤口或颈部有血。如果出血造成血肿压迫，可引起呼吸困难。出血内渗可导致颈胸部片状淤血。处理：①立即报告医生给予及时处理；②出血少者可观察，局部加压包扎，应用止血药物。出血多或影响呼吸者，应拆除缝线再次手术止血。内渗者，24 h后可行理疗，促进吸收与消散。

2）后呼吸困难和窒息：常发生在术后48 h内。术后呼吸困难和窒息的常见原因及处理原则如表10-1所示。

表 10-1　术后呼吸困难和窒息常见原因及处理

原　　因	处　　理
出血导致血肿压迫气管	拆除缝线止血
手术操作或气管插管致喉头水肿	雾化吸入2次/天，必要时气管切开
气管软化造成气管塌陷	气管插管
术前呼吸道准备不充分致痰液阻塞	拍背、祛痰，雾化吸入，吸痰，必要时行气管切开
手术操作致双侧喉返神经损伤	气管切开，吸痰

3) 喉返神经损伤:术中钳夹、牵拉、血肿压迫神经可导致暂时性的喉返神经损伤,如神经断离可造成永久性的喉返神经损伤。表现为声音嘶哑甚至失音,若损伤双侧喉返神经的后支,可出现呼吸困难甚至窒息。处理:①安慰患者,如暂时性损伤,一般在 3～6 个月内恢复,可行理疗;永久性损伤单侧可望在 6 个月内发音好转。②如双侧喉返神经损伤引起呼吸困难者应行气管切开。③神经重建手术。④神经营养药的应用。⑤针灸、理疗。

4) 喉上神经损伤:为手术中离断或钳夹、牵拉喉上神经。表现:①损伤内支,喉部黏膜感觉丧失,进食水时呛咳、误咽。②损伤外支,使环甲肌瘫痪,声带松弛,音调降低。处理:①理疗;②呛咳者应给予半卧位或坐位进食,宜进半固体食物,以增强对咽喉部黏膜的刺激,关闭会厌,减少呛咳。

5) 手足抽搐:一般发生在术后 1～3 d。原因可能是损伤甲状旁腺或其血液供应发生障碍。表现为手足抽搐,神经肌肉兴奋性增高。手部表现为大拇指内收,呈鸡爪状。处理:①补充钙剂,包括葡萄糖酸钙、氯化钙等。②控制高磷食物,如蛋白、鱼子、牛奶、瘦肉等。③严重者补充维生素 D_3,促进钙在肠道中吸收及在组织中蓄积。二氢速固醇(A. T. 10)可迅速提高血钙,降低神经肌肉的兴奋性,但应注意防止尿钙过高而引起结石。④罗钙全对提高血钙效果显著。⑤镇静药物的使用:如苯巴比妥、溴化物等。

6) 甲状腺危象:一般在术后 12～36 h 内发生。原因:①术前准备不充分。②手术应激反应,儿茶酚胺大量释放。③手术操作时大量甲状腺素进入血液。表现为:①高热,体温＞38.5℃。②脉搏,＞100 次/分。③脉压差增大。④呕吐、腹泻。⑤烦躁、大汗、谵妄、昏迷。处理:①镇静。苯巴比妥 0.1 g 肌内注射或地西泮(安定)10 mg 肌注,必要时地西泮 10 mg 加入 500 ml 液体中静脉滴注。②降温。可用化学降温法或物理降温法,对症处理。③吸氧。④补液。⑤碘剂应用。口服卢戈氏液,首次 3～5 ml,紧急时 10％碘化钠 10～20 ml 加入生理盐水 500 ml 中静滴。⑥普萘洛尔 5 mg 加入 5％葡萄糖溶液 100 ml,静滴或口服,40～80 mg,每 6 h1 次。⑦丙基硫氧嘧啶。首剂600 mg。⑧血压高者。用利舍平 2 mg 肌内注射,或利舍平 1 mg 加入液体中静滴,注意控制滴速,根据血压及时进行调节。⑨激素。氢化可的松 200～400 mg、地塞米松 10 mg 等。⑩密切观察生命体征变。

【护理评价】 通过治疗和护理,患者是否:①病情得到控制。②情绪稳定,了解疾病相关知识,积极配合医务人员的诊治和护理。③未发生出血、甲状腺危象等并发症或发生后及时得到发现和处理。

项目三 甲状腺肿瘤

案例导入

某女性患者,44 岁,已婚,汉族。患者 2 个月前体检发现右颈部无痛性肿块,大小为 2.0 cm×1.5 cm,随吞咽上下活动,无吞咽不适、疼痛、发热、多汗、多食、易饥、体重下降、声嘶、饮水呛咳等症状,来医院就诊。颈部 B 超检查提示:右侧甲状腺实性团块伴钙化,性质待定。为行手术治疗,门诊收住入院。入院诊断:右甲状腺肿块。

　　请问:手术床位准备时需在床旁备气管切开包,这是为什么? 术后护士要严密观察患者颈部伤口有无渗血,一旦发现,该如何处理?

任务一　甲状腺腺瘤

　　甲状腺腺瘤起源于甲状腺滤泡细胞的良性肿瘤,是甲状腺最常见的良性肿瘤,好发于甲状腺功能的活动期。临床分为滤泡状和乳头状实性腺瘤两种,前者多见。常为甲状腺囊内单个边界清楚的结节,有完整的包膜,大小为 1～10 cm。此病在全国散发性存在,于地方性甲状腺肿流行区稍多见。

　　【病因及发病机制】　甲状腺腺瘤的病因未明,可能与性别、遗传因素、射线照射、TSH 过度刺激、地方性甲状腺肿疾病有关。

　　【临床表现】　患者多为女性,年龄常<40 岁,一般均为甲状腺体内的单发结节。病程缓慢,多数在数月至数年,甚至更长时间。患者因稍有不适而发现或无任何症状发现颈部肿物。多数为单发,呈圆形或椭圆形,表面光滑,边界清楚,质地韧实,与周围组织无粘连,无压痛,可随吞咽上下移动。

　　【治疗要点】　根据临床表现和患者意愿进行治疗,可选择密切观察或手术治疗,甲状腺大部或部分(腺瘤小)切除。

知识链接　甲状腺腺瘤的治疗

　　因甲状腺瘤有引起甲状腺功能亢进(发生率约为 20%)和恶变(发生率约为 10%)的可能,故应早期行腺瘤患侧、甲状腺大部或部分(腺瘤小)切除。切除标本必须立即行冰冻切片检查,以判定有无恶变。

　　甲状腺腺瘤有癌变的可能,并可引起甲状腺功能亢进症,故应早期手术切除。手术是最有效的治疗方法,无论肿瘤大小,目前多主张做患侧腺叶切除或腺叶次全切除,而不宜行腺瘤摘除术。其原因是临床上甲状腺腺瘤和某些甲状腺癌,特别是早期甲状腺癌难以区别。另外约 25% 的甲状腺腺瘤为多发,临床上往往仅能查到较大的腺瘤,单纯腺瘤摘除会遗留小的腺瘤,日后造成复发。

【护理评估】

　　1. 局部　肿块的大小、形状、质地和活动度;有无吞咽困难、声音嘶哑和气管压迫症状。

2. 全身　有无骨和肺转移征象;有无腹泻、心悸、脸面潮红等症状;有无颈部淋巴结肿大。

【常见护理诊断/合作性问题】

1. 焦虑　与颈部肿块性质不明、环境改变、担心手术及预后有关。

2. 知识缺乏　与缺乏甲状腺腺瘤及手术相关治疗知识有关。

3. 自我形象紊乱　与颈部增粗或颈前肿块有关。

4. 活动无耐力　与手术创伤有关。

5. 舒适的改变　与术后疼痛、术后不适当的体位改变有关。

6. 潜在并发症　呼吸困难窒息、喉返神经损伤、喉上神经损伤、手足抽搐等。

【护理目标】　包括:①情绪稳定,焦虑情绪减轻。②能够叙述相关疾病及护理知识。③对疾病带来身体变化能够适应和接受。④活动能力逐渐增强,能够满足自我生理需求和日常需求得到满足。⑤无不适主诉。⑥发生病情变化能及时被发现并得到处理。

【护理措施】

1. 术前护理　术前常规护理和指导患者练习头颈过伸位。

2. 术后护理

(1) 病情观察:密切监测患者生命体征的变化。观察伤口渗血情况,注意引流液的量和颜色,及时更换浸湿的辅料,估计并记录出血量。了解患者的发音和吞咽情况,判断有无声音嘶哑或音调降低、误咽或呛咳。

(2) 体位和引流:患者血压平稳或全麻清醒后取半坐卧位,以利于呼吸和引流切口内积血。

(3) 活动和咳痰:指导患者在床上变换体位,起身活动时用手置于颈后以支撑头部。指导患者深呼吸、有效咳嗽,并用手固定颈部以减少震动。亦可行雾化吸入帮助患者及时排出痰液,保持呼吸道通畅,预防肺部并发症。

(4) 饮食:先给予患者少量温或凉水,若无呛咳、误咽等不适,可给予便于吞咽的微温流质饮食,过热可使手术部位血管扩张,加重渗血。以后逐步过渡到半流质饮食和软食。

【护理评价】　通过治疗和护理,患者是否:①情绪平稳,能够积极配合治疗。②对疾病相关知识有一定的了解。③住院期间未诉不适。④能够按指导进行功能锻炼。⑤术后生命体征平稳,无呼吸困难、窒息、喉返及喉上神经损伤、手足抽搐等并发症出现,防治措施恰当,术后恢复顺利。⑥能够有效咳嗽、及时清理呼吸道分泌物,保持呼吸道通畅。

任务二　甲状腺癌

好发于中老年女性,发病率是男性的 2～4 倍。甲状腺癌愈后较好,甚至已有转移的甲状腺癌患者还可带癌生存 10 年以上。常见的甲状腺癌有 4 种类型:甲状腺乳头状癌,好发于年轻女性;甲状腺滤泡状癌,好发于中年男性;甲状腺髓样癌,好发于中年人;甲状腺未分化癌,好发于老年男性。

【病因及发病机制】　甲状腺恶性肿瘤的发病机制尚不明确,但是其相关因素包括许多方面,主要有以下几类。

1. 癌基因及生长因子　近代研究表明,许多动物及人类肿瘤的发生与原癌基因序列的过度表达、突变或缺失有关。

2. 电离辐射　目前已查明,头颈部的外放射是甲状腺的重要致癌因素。

3. 遗传因素　部分甲状腺髓样癌是常染色体显性遗传病;在一些甲状腺癌患者中,常可询及家族史。

4. 缺碘　早在20世纪初,即已有人提出有关缺碘可导致甲状腺肿瘤的观点。

5. 雌激素　近些年的研究提示,雌激素可影响甲状腺的生长,主要是通过促使垂体释放TSH而作用于甲状腺,因为当血浆中雌激素水平升高时,TSH水平也升高。至于雌激素是否直接作用甲状腺,尚不明确。

【临床表现】

1. 症状　早期无症状,晚期侵犯或压迫附近器官时出现相应的症状,压迫喉返神经、气管或食管者可发生声嘶、呼吸困难或吞咽困难。压迫颈交感神经节链可产生Horner综合征(即同侧瞳孔缩小、上眼睑下垂、眼球内陷、同侧头面部无汗等)。有的以转移癌为突出表现。

2. 体征　甲状腺孤立性肿块,质地坚硬,边界不清,表面高低不平,活动差,可触及同侧颈部转移肿大的淋巴结。未分化癌时双侧甲状腺可弥漫性肿大,质地坚硬。早期易血路转移。

3. 辅助检查　ECT提示为冷结节。B超检查显示实质性占位,密度不均,无包膜,颈部可探及转移性肿大淋巴结。

【治疗要点】　一般行手术治疗,对乳头状及髓样癌行患侧甲状腺全部切除、对侧甲状腺次全切除加峡部切除术,有淋巴结转移者做颈部淋巴结清扫术。甲状腺滤泡状癌行双侧甲状腺应全部切除术。甲状腺未分化癌一般行放射治疗并辅助化疗。

【护理评估】

1. 术前评估　包括:①健康史和相关因素;②身体状况;③心理和社会支持状况。

2. 术后评估　包括:①一般资料;②呼吸和发音;③并发症。

【常见护理诊断/合作性问题】

1. 恐惧、焦虑　与担心手术预后有关。

2. 潜在并发症　呼吸困难及窒息、喉返神经及喉上神经损伤、手足抽搐等。

3. 舒适的改变　与肿块压迫和手术创伤有关。

4. 清理呼吸道无效　与手术刺激、分泌物增多及切口疼痛有关。

【护理目标】　包括:①焦虑、恐惧感消除。②有效预防和处理并发症。③疼痛感减轻或消失,患者能在床上自如活动;能习惯在床上大小便;能自行掌握放松技术。④患者术后能进行有效咳嗽,能及时清理呼吸道分泌物。⑤患者术后未出现营养缺乏、体重下降等症状。

【护理措施】

(1) 按普外科疾病一般护理。

(2) 术晨特殊准备及术前卫生宣教同甲状腺功能亢进症术前护理。

(3) 强调心理护理。每个人对"癌"均具有恐惧心理,担忧、悲观、失望等接踵而来,护士应对患者作正面疏导,用借鉴、例证等方法减轻或消除患者的心理问题,以最佳的状态接受治疗。

(4) 术后护理除甲状腺危象外,同甲状腺功能亢进症术后护理。

(5) 行放疗者,应做好放疗患者的护理。

【护理评价】 通过治疗和护理,患者是否:①焦虑、恐惧情绪得到有效控制,睡眠情况得到好转。②术后生命体征平稳,有呼吸困难、出血、手足抽搐、喉返及喉上神经损伤等并发症。③能正确掌握放松技术,疼痛得到有效缓解,能在床上自由活动及床上大小便。④术后能有效咳嗽,呼吸道通畅。⑤术后能正常进食,营养状态良好。

学习效果评价·思考题 ……………………………………

1. 甲状腺术后为什么要强调观察出血情况?应如何观察?

2. 甲状腺术后出现声音嘶哑是损伤了什么神经?出现呛咳是损伤了什么神经?

3. 甲状腺术后患者出现呼吸困难,是由哪些原因造成的?作为一名护士应如何处理?

4. 甲状腺功能亢进症分为哪几类?临床表现是什么?

5. 碘剂准备方法的意义及注意事项是什么?

6. 如何对甲状腺术后的患者进行指导?

（钱火红）

第十一章　乳房疾病患者的护理

学习目标

1. 识记急性乳腺炎和乳腺癌患者的临床表现和护理要点。
2. 识记乳腺引流管的护理要点。
3. 理解急性乳腺炎的发病原因,以及急性乳腺炎和乳腺癌的治疗和处理原则。
4. 理解乳腺良性肿瘤患者的病因、临床表现和护理。
5. 学会应用乳腺癌常用的辅助检查方法及临床分期。

▌项目一　基础知识回顾

【基本解剖】　成年女性的乳房是两个半球形的性器官。乳腺位于胸大肌浅表,约在第 2 和第 6 肋骨水平浅筋膜的浅、深层之间;外上方形成乳腺腋尾部伸向腋窝。乳头位于乳房中央,周围皮肤色素沉着区为乳晕。

　　乳腺有 15～20 个腺叶,每个腺叶分成很多腺小叶,腺小叶由小乳管和腺泡组成,是乳腺的基本单位。每一腺叶有各自汇总的导管(大乳管),呈放射状开口于乳头。大乳管近开口的 1/3 段略为膨大,是乳腺内乳头状瘤的好发部位。腺叶间有许多于皮肤垂直的纤维束,上连皮肤及筋膜浅层,下连浅筋膜深层,称 Cooper 韧带(乳房悬韧带),起支持、固定乳房的作用(图 11-1)。

　　乳房的淋巴网甚为丰富,其淋巴输出主要通过 4 个途径(图 11-2)。

　　(1) 大部分淋巴液经胸大肌外缘淋巴管流至腋窝淋巴结,再流向锁骨下淋巴

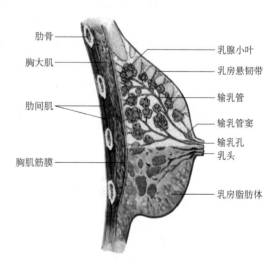

图 11-1　乳房和胸壁矢状切面图
引自:www.tooopen.com,素材公社

肋骨
胸大肌
肋间肌
胸肌筋膜

乳腺小叶
乳房悬韧带
输乳管
输乳管窦
输乳孔
乳头
乳房脂肪体

结,继之到锁骨上淋巴结。

(2) 部分乳房内侧的淋巴结通过肋间淋巴管流向胸骨旁淋巴结。

(3) 两侧乳房间皮下有交通淋巴网,一侧乳房淋巴液可流向对侧乳房。

(4) 乳房深部淋巴网可沿腹直肌鞘和肝镰状韧带的淋巴管流向肝。

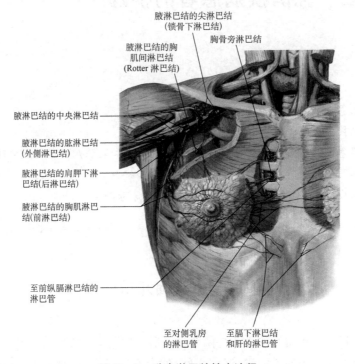

图 11 - 2　乳房淋巴结输出途径

引自:王怀经译. Frank H, Netter. 奈特人体解剖彩色图谱. 北京:人民卫生
出版社,2005,117 - 118.

【生理功能】　正常乳腺的生理活动受腺垂体、卵巢及肾上腺皮质等激素的影响。雌激素对乳房的生理作用是刺激导管上皮增生,乳头、乳晕着色;孕激素则协助乳腺小叶和腺泡的发育。在月经周期的不同阶段,乳腺的生理状态受激素的影响呈周期性变化,月经来潮前乳房稍变大、胀痛、有硬结感,行经后即可恢复。妊娠和哺乳时乳腺明显增生,腺管伸长、腺泡分泌乳汁。哺乳期后,乳腺处于相对静止状态。绝经后乳腺逐渐萎缩,由脂肪组织替代。

项目二　急 性 乳 腺 炎

案例导入

　　某女性患者,28 岁,2 个月前初产下 1 名健康男婴,目前哺乳中。近几日出现左侧乳房胀痛、红肿,有硬结,伴寒战、高热,患者主述感到焦虑。查体:患者一般情况可;左乳潮红;触诊发现局部皮温较高,触痛阳性,左侧腋窝可触及散在淋巴结;挤压乳头见浓稠液体自乳头流出。血常规检查:白细胞 13×10⁹/L,诊断为"急性乳腺炎"收入院进一步治疗。

　　请问:该患者的主要病因是什么?入院后床位护士应从哪些方面对患者进行评估?针对其疼痛和焦虑可以给予哪些方面的护理干预措施?患者目前存在的主要护理问题是什么?如何为该患者做好护理?

　　急性乳腺炎是指乳腺的急性化脓性感染。多发生在产后哺乳期妇女,以初产妇最为常见,好发于产后 3~4 周。致病菌主要为金黄色葡萄球菌,少数为溶血性链球菌。

　　【病因及发病机制】 除因患者产后抵抗力下降外,还与下列因素有关。

　　1. 乳汁淤积 引起乳汁淤积的主要原因有:①乳头发育不良(过小或凹陷),妨碍正常哺乳。②乳汁过多或婴儿吸乳过少,以至于不能完全排空乳汁。③乳腺管不通畅,影响乳汁排出。

　　2. 细菌入侵 乳头破损或皲裂是使细菌沿淋巴管入侵感染的主要原因。6 个月以后的婴儿已长牙,易致乳头破损;婴儿患口腔炎或含乳头睡眠易致细菌直接侵入乳腺管,上行至腺小叶而致感染。

　　【病理生理】 急性乳腺炎局部可出现炎性肿块,一般在数天后可形成脓肿。脓肿可以是单房或多房性。表浅脓肿可向外破溃或破入乳管自乳头流出;深部脓肿除可缓慢向外破溃外,也可向深部穿至乳腺与胸肌间的疏松组织中,形成乳腺后脓肿。感染严重者可并发脓毒血症(图 11-3)。

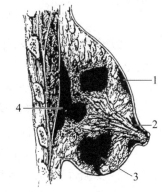

图 11-3　乳房脓肿的不同部位

1. 表浅脓肿;2. 乳晕下脓肿;
3. 深部脓肿;4. 乳房后脓肿

引自:吴孟超,吴在德,吴肇汉等.外科学. 8 版. 北京:人民卫生出版社,2006,179-191.

　　【临床表现】

　　1. 局部 患侧乳房胀痛,局部红、肿、热,并有压痛性肿块;常伴患侧腋窝淋巴结肿大和触痛。

　　2. 全身 随炎症发展,患者可有寒战、高热和脉搏加快。

　　【治疗要点】 控制感染、排空乳汁。脓肿形成前,主要以抗菌药等治疗为主;脓肿形成后,则需及时行脓肿切开引流。

　　1. 非手术治疗

　　(1)局部处理:①患乳停止哺乳,排空乳汁;②热敷、药物外敷或理疗,以促进炎症的消散;外敷药可用金黄散或鱼石脂软膏;局部皮肤水肿明显者,可用 25%硫酸镁溶液热敷。

　　(2)抗感染:

　　1)抗菌药:原则为早期、足量应用抗菌药。首选青霉素类抗菌药,或根据脓液的细菌培养和药物敏感试验结果选用。由于抗菌药可被分泌至乳汁,故应避免对婴儿有不良影响的抗菌药,如四环素、氨基糖苷类、磺胺类和甲硝唑等。

2) 中药治疗:服用清热解毒类中药。

3) 中止乳汁分泌:感染严重、脓肿引流后并发乳瘘者应中止乳汁分泌。常用方法:①口服溴隐亭 1.25 mg,每天 2 次,服用 7～14 d;或己烯雌酚 1～2 mg,每日 3 次,共 2～3 d。②肌内注射苯甲酸雌二醇,每次 2 mg,每天 1 次至乳汁分泌停止。③中药炒麦芽,每天 60 mg 水煎,分 2 次服用,共 2～3 d。

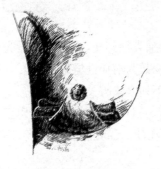

图 11-4 乳房脓肿对口引流

引自:吴孟超,吴在德,吴肇汉等.外科学.8 版.北京:人民卫生出版社,2006.179-191.

2. **手术治疗** 脓肿形成后,应及时做脓肿切开引流。脓肿切开引流时应注意:切口呈放射状,以避免损伤乳腺管发生乳瘘;乳晕部脓肿可沿乳晕边缘做弧形切口;乳房深部或乳房后脓肿可在乳房下缘做弓形切口;分离多房脓肿的房间隔膜以利引流;为保证引流通畅,引流条应放在脓腔最低部位,必要时另外加切口作对口引流(图 11-4)。

【护理评估】

1. 现病史

(1) 局部:有无乳房肿块、红、肿、热、胀痛,乳房疼痛的部位及有无脓液流出;乳房疼痛与乳头形态、哺乳时间、婴儿吸吮方法等的关系。

(2) 全身:有无寒战、体温升高、脉搏加速等感染征象。

2. 健康史

(1) 一般资料:性别、年龄、生育史、哺乳史等。

(2) 既往史:既往有无乳汁淤积、乳腺管堵塞、乳腺炎等类似发病史,有无过敏史。

3. 实验室及辅助检查

(1) 实验室检查:血常规检查显示,血白细胞计数及中性粒细胞比例升高。

(2) 诊断性穿刺:在乳房肿块波动最明显的部位,或压痛最明显的区域穿刺,抽到脓液表示脓肿已形成,脓液应做细菌培养及药敏试验。

4. 心理社会因素 包括心理承受能力、对疾病的认知程度及社会支持系统等。

【常见护理诊断/合作性问题】

1. 疼痛 与乳房炎症、肿胀、乳汁淤积有关。

2. 体温过高 与乳房炎症有关。

3. 焦虑 与初次妊娠、暂停哺乳有关。

【护理目标】 包括:①患者自述疼痛、肿胀缓解或减轻。②体温恢复正常值。③脓液引流通畅,脓肿得到控制。

【护理措施】

1. 缓解疼痛

(1) 防止乳汁淤积:患乳暂停哺乳,定时用吸乳器吸净或挤净乳汁。

(2) 局部托起:用宽松的胸罩托起乳房,以减轻疼痛和减轻肿胀。

（3）局部热敷、药物外敷或理疗：以促进局部血液循环和炎症的消散；局部皮肤水肿明显者，可用 25% 硫酸镁溶液湿热敷。

2. 控制体温和感染

（1）控制感染：遵医嘱早期应该抗菌药。

（2）病情观察：定时测量体温、脉搏、呼吸，监测血白细胞计数及分类变化，必要时做血培养及药物敏感试验。

（3）采取降温措施：高热者予以物理降温，必要时遵医嘱应用解热镇痛药物。

（4）脓肿切开引流后的护理：保持引流通畅，定时更换切口敷料。

3. 健康教育

（1）保持乳头和乳晕清洁：在孕期经常用肥皂及温水清洗两侧乳头，妊娠后期每天清洗 1 次；产后每次哺乳前、后均需清洗乳头，保持局部清洁和干燥。

（2）纠正乳头内陷：乳头内陷者于妊娠期经常挤捏、提拉乳头。

（3）养成良好的哺乳习惯：定时哺乳，每次哺乳时应将乳汁吸净，如有乳汁淤积，应及时用吸乳器或手法按摩排空乳汁。养成婴儿不含乳头睡眠的良好习惯。

（4）保持婴儿口腔卫生，及时治疗婴儿口腔炎。

（5）及时处理乳头破损：乳头、乳晕破损或皲裂时暂停哺乳，用吸乳器吸出乳汁哺乳婴儿；局部用温水清洗后涂以抗菌药软膏，待愈合后再行哺乳；症状严重时应及时治疗。

【护理评价】　通过治疗和护理，患者是否：①乳腺疼痛、肿胀缓解或得到控制。②体温恢复正常值。③脓液引流通畅，脓肿得到控制。④情绪稳定，了解疾病相关知识，积极配合医务人员的诊治和护理。

项目三　乳　腺　癌

案例导入

某女性患者，41 岁，自觉右侧乳房肿块近 1 个月，于门诊就诊。体格检查提示：患者神志清晰，对答切题，食欲正常，两便正常，体重无明显减轻。专科体检发现：右乳外上象限 2:00 位置有 15 mm×20 mm 肿块，质地偏硬，表面欠光滑、边界不清，肿块无触痛，无乳头溢液。乳腺超声检查显示，右乳有一 15 mm×18 mm 肿块，形态不规则，边缘可见毛刺，拟诊为 US-BI-RADS 4C。为进一步明确诊断及治疗，医师拟"右乳癌待查"收治入院，并进一步完善检查，做乳腺磁共振、乳腺 X 线摄片检查和肿块穿刺活检，以明确诊断。

请问：该患者入院后责任护士应从哪些方面对其进行评估？针对患者将行的辅助检查可以给予哪些方面的护理干预措施？患者目前存在的主要护理问题有哪些？

乳腺癌是女性最常见的恶性肿瘤。我国近年来乳腺癌的发病率有持续上升趋势,尤以部分沿海大城市更为显著。部分大城市报告乳腺癌占女性恶性肿瘤的首位。尽管乳腺癌发病率呈上升趋势,但由于早期诊断和治疗方式的改进和创新,Ⅰ、Ⅱ期乳腺癌患者5年生存率分别>95%和85%。乳腺癌好发年龄为40~60岁,其中以更年期和绝经前后的妇女尤为多见,男性乳腺癌少见,约占全部乳腺癌的1%。

【病因及发病机制】 乳腺癌的病因至今尚不明确,但研究发现下列因素与乳腺癌的发生有关。

1. 雌酮与雌二醇 20岁前本病少见,20岁后发病率上升,45~50岁较高,绝经后发病率继续上升,可能与年老者体内雌酮水平升高相关。

2. 乳腺癌家族史 有研究发现,家族中一级亲属患有乳腺癌病史者,发病危险性是普通人群的2~3倍。

3. 乳腺疾病史 某些乳腺良性疾病,如乳腺病、乳腺炎、乳腺导管扩张、乳腺囊肿及乳腺纤维腺瘤等与乳腺癌的发生有一定的关系。

4. 饮食习惯 营养过剩、肥胖、高脂肪饮食、饮食中雌激素含量高等可增加乳腺癌的发病机会。

5. 环境因素和生活方式 北美、北欧地区乳腺癌发病率约为亚洲、非洲、拉丁美洲等地区的4倍。工作压力大、家庭不和睦、长期心情压抑、夫妻生活不和谐、人工流产多、吸烟和喝酒,也可能增加乳腺癌的发病率。

6. 其他因素 月经初潮早、绝经年龄晚、不孕和未哺乳;长期接触放射线、应用致癌药物等与乳腺癌的发生呈正相关。

【病理生理】

1. 病理分型

(1)非浸润性癌:包括导管内癌、小叶原位癌、乳头湿疹样乳腺癌。此型属早期,预后较好。

(2)早期浸润性癌:包括早期浸润性导管癌、早期浸润性小叶癌。此期仍属早期,预后较好。

(3)浸润性特殊癌:包括乳头状癌、髓样癌、小管癌、腺样囊性癌、黏液腺癌、大汗腺样癌、鳞状细胞癌等。此型一般分化较高,预后尚好。

(4)浸润性非特殊癌:包括浸润性小叶癌、浸润性导管癌、硬癌等。此型一般分化较低,预后较上述类型差,且是乳腺癌中最常见的类型,占70%~80%。

2. 临床分期 国际抗癌联盟(UICC)制定的 TNM 分期是目前常用的临床分期方法。T代表原发肿瘤的分期;N代表局部淋巴结分期;M代表原发肿瘤发生远处转移。

3. 转移途径

(1)局部浸润:癌细胞沿导管或筋膜间隙蔓延,继而浸润皮肤、胸肌、胸膜等周围组织。

(2)淋巴转移:①癌细胞经胸大肌外侧淋巴管进入同侧腋窝淋巴结,进一步侵入锁骨下淋巴结、锁骨上淋巴结,进入血循环发生远处转移。②癌细胞沿内侧淋巴管到达胸骨旁淋巴结,继而到达锁骨上淋巴结,进入血循环而发生远处转移。③经皮下淋巴管转移到对侧乳房。④沿腹直肌前鞘和镰状韧带转移至肝脏。

(3)血运转移:癌细胞可经淋巴途径进入静脉,也可直接侵入血循环而致远处转移。早期乳腺癌也亦发生血运转移。最常见的远处转移部位依次为肺、骨和肝。

【临床表现】

1. 常见乳腺癌的临床表现

(1)乳房肿块:

1)早期:表现为患侧乳房无痛性、单发小肿块,患者多在无意中(洗澡、更衣)发现。肿块多位于乳房外上象限,质硬、表面不光滑,与周围组织分界不清,尚可推动。

2)晚期:①肿块固定,癌肿侵入胸膜和胸肌时,固定于胸壁而不易推动。②卫星结节、铠甲胸,癌细胞侵犯大片乳房皮肤是皮肤表面出现多个坚硬小结节或条索,呈卫星样围绕原发灶。结节彼此融合、弥漫成片,可延伸至背部及对侧胸壁,至胸壁紧缩呈铠甲状,呼吸受限。

(2)乳房外形改变:乳房肿瘤增大可致乳房局部隆起。若肿瘤累及乳房 Cooper 韧带,可使其缩短而致肿瘤表面皮肤凹陷,即所谓"酒窝"样改变。邻近乳头或乳晕区的癌肿因侵犯乳管使之缩短,将乳头牵向癌肿一侧,可使乳头扁平、回缩、内陷。若皮下淋巴管被癌细胞堵塞,可引起淋巴回流障碍,出现真皮水肿,乳房皮肤呈"橘皮"样改变。

(3)转移征象:

1)淋巴转移:最初多见于患侧腋下。肿大淋巴结先是少数散在,质硬、无痛、可被推动,继而数目增多并融合成团,甚至与皮肤或深部组织粘连。

2)血运转移:乳腺癌转移至肺、骨、肝时,可出现相应受累器官的症状。肺转移者可出现胸痛、气急,骨转移者可出现局部骨痛,肝转移者可出现肝大或黄疸。

2. 特殊类型乳腺癌的临床表现

(1)炎性乳腺癌:多见于年轻女性。表现为患侧乳房皮肤红、肿、热且硬,似急性乳腺炎,但无明显肿块。癌肿迅速浸润整个乳房;常可累计对侧乳房。该类型恶性程度高,早期即发生转移,预后极差。

(2)乳头湿疹样乳腺癌(Paget's 病):乳头有瘙痒、烧灼感,之后出现乳头和乳晕区皮肤发红、糜烂、潮湿,如同湿疹样,进而形成溃疡;有时覆盖黄褐色鳞屑样痂皮。该类型乳腺癌恶性程度低,发展慢,腋下淋巴结转移晚。

【治疗要点】　以手术治疗为主,辅以化学药物、放射、内分泌、生物等综合治疗措施。

1. 手术治疗　是最根本的治疗方法。手术适应证为 TNM 分期的 0、Ⅰ、Ⅱ期及部分Ⅲ期患者。已有远处转移、全身情况差、主要脏器有严重疾病及不能耐受手术者属于手术禁忌范围。

(1)乳腺癌改良根治术:①保留胸大肌、切除胸小肌;②保留胸大、小肌。该术式适用于Ⅰ、Ⅱ期乳腺癌患者。

(2)乳腺癌保乳术:完整切除肿块及肿块周围 1 cm 的组织,并行腋下淋巴结清扫。

术后须辅以放疗、化疗。适用于Ⅰ、Ⅱ期乳腺癌患者。

(3) 单纯乳房切除术:切除整个乳房,包括腋尾部及胸大肌筋膜。适宜于原位癌、微小癌及年迈体弱不宜做根治术或晚期乳腺癌尚能局部切除者。

(4) 乳腺癌手术后的乳房重建术:又称为乳房再造术,是指利用自体组织移植或乳房假体重建因患乳腺疾病行乳腺切除术后的胸壁畸形和乳房缺损。乳房重建术,根据重建乳房的时间不同又可分为:一期重建术,是指在实施乳腺癌根治手术的同时进行乳房重建;二期重建术,是指患者乳腺癌手术切除后1～2年,已完成术后放疗且无复发迹象者进行的乳房重建术。乳房再造的方法有假体植入、自体肌皮瓣再造乳房,或两者结合进行重建。

(5) 前哨淋巴结活检术:前哨淋巴结是指原发肿瘤发生淋巴结转移所必经的第1个淋巴结,乳腺癌淋巴结转移首先转移至前哨淋巴结,再进一步转移至远端淋巴结。通过前哨淋巴结活检,可以预测腋下淋巴结有无转移的准确性已达95%～98%。目前,多采用注射染料和放射性核素作为前哨淋巴结活检的两种示踪剂。若前哨淋巴结活检阴性,则可避免不必要的腋下淋巴结清扫,进一步减少腋淋巴结清扫术所致的并发症和上肢功能障碍。

2. 化学药物治疗 是重要的全身性辅助治疗,可以提高患者的生存率。一般主张术后早期使用,治疗期为6个月,能达到杀灭亚临床转移灶的目的。常用化疗药物有环磷酰胺、表柔比星、紫杉醇类等。

术前化疗(新辅助化疗)目前多用于Ⅲ期病例,可探测肿瘤对化疗药物的敏感性,并使肿瘤缩小,降低临床分期。

3. 内分泌治疗

(1) 他莫昔芬:是最常用的内分泌药物之一,可降低乳腺癌术后复发及转移,同时可减少对侧乳腺癌的发生率,适用于雌激素受体(ER)、孕酮受体(PR)阳性的绝经前妇女。

(2) 芳香化酶抑制剂(如来曲唑等):能抑制肾上腺分泌的雄激素转变为雌激素过程中的芳香化环节,从而降低雌二醇水平,达到治疗乳腺癌的目的。适用于激素受体阳性的绝经后妇女。

(3) 卵巢去势治疗:包括药物、手术或放射去势。

4. 放射治疗 属于局部治疗手段。可降低Ⅱ期以上患者的局部复发率。放疗特征如下。

(1) 病理证实有腋中或腋上组淋巴结转移者。

(2) 阳性淋巴结占淋巴总数的1/2以上,或≥4个淋巴结阳性者。

(3) 病理证实胸骨旁淋巴结阳性者。

(4) 原位癌灶位于乳房中央或内侧并作根治术后,尤其是腋下淋巴结阳性者。

5. 生物治疗 近年临床上推广应用的曲妥珠单克隆抗体注射液,系通过转基因技术,对C-erb-2过度表达的乳腺癌患者有一定效果。

【护理评估】

1. 术前评估

(1) 健康史及相关因素:患者的月经史、孕育史、哺乳情况、饮食习惯、生活环境等;

既往有无患乳房良性肿瘤;有无乳房癌家族史。

（2）身体状况:

1）局部:①乳房外形和外表,如两侧乳房的形状、大小是否对称,乳头是否在同一水平,近期有无出现一侧乳头内陷的现象;乳房浅表静脉是否扩张;乳房皮肤有无红、肿及橘皮样改变,乳头和乳晕有无糜烂。②乳房肿块,了解有无乳房肿块,肿块大小、质地和活动度,肿块与深度组织的关系,表面是否光滑、边界是否清楚;有无局限性隆起或凹陷的改变情况。

2）全身:①有无癌症远处转移的征象,如锁骨上、腋下淋巴结和其他部位有无肿大淋巴结,淋巴结的位置、大小、数目、质地及活动性;有无肺、骨、肝转移的迹象。②全身的营养状况及心、肺、肝、肾等重要器官的功能状态。

3）辅助检查:包括特殊检查及与手术耐受性有关的检查结果。

（3）心理和社会支持状况:患者面对恶性肿瘤对生命的威胁、不确定的疾病预后、乳房缺失致外形受损、各种复杂而痛苦的治疗（手术、化疗、放疗、内分泌治疗等）、婚姻生活可能受影响等问题所产生的心理反应,如焦虑、恐惧程度,能否很好地应对;患者对拟采取的手术方式及手术后康复锻炼知识的了解和掌握程度;家属尤其是配偶对本病及其治疗,疾病预后的认知程度及心理承受能力。

2. 术后评估　皮瓣和切口愈合情况,有无皮下积液;患侧上肢有无水肿,肢端血循环情况,患肢功能锻炼计划的实施情况及肢体功能恢复情况;患者对康复期保健和疾病相关知识的了解和掌握程度。

【常见护理诊断/合作性问题】

1. 疼痛　与手术后皮瓣下放置引流管、患肢肿胀有关。

2. 有组织完整性受损的危险　与留置引流管、患侧上肢淋巴引流不畅、头静脉被结扎、腋静脉栓塞或感染有关。

3. 自我形象紊乱　与手术前担心乳房缺失,术后担心乳房切除影响自我形象与婚姻质量有关。

4. 知识缺乏　缺乏有关术后患肢功能锻炼知识。

【护理目标】　包括:①手术创面愈合良好、疼痛感减轻,患侧上肢肿胀减轻或消失。②患者能够主动应对自我形象的变化。③患者能复述患肢功能锻炼的知识,且能正确进行功能锻炼。

【护理措施】

1. 促进伤口愈合,预防术后并发症

（1）术前严格备皮:对手术范围大,需要植皮的患者,除常规备皮外,同时做好供皮区（如腹部或同侧大腿区）的皮肤准备。乳房皮肤溃疡者,术前每天换药至创面好转,乳头凹陷者应清洁局部皮肤。

（2）体位:术后麻痹清醒、血压平稳后取半卧位,以利呼吸和引流。

（3）加强病情观察:术后严密观察生命体征的变化,观察切口敷料渗血、渗液情况,并予以记录。若出现胸闷、呼吸困难,应检查胸带包扎是否过紧,胸骨旁淋巴结清扫者还应注意有无气胸的发生。

（4）加强伤口护理：

1）保持皮瓣血供良好：①手术部位用弹性绷带加压包扎，使皮瓣紧贴胸壁，防止积液、积气。包扎松紧度以能容纳一手指、能维持正常血运、不影响患者呼吸为宜。②观察皮瓣颜色及创面愈合情况，正常皮瓣的温度较健侧略低，颜色红润，并以胸壁紧贴；若皮瓣颜色暗红，则提示血循环欠佳，有可能坏死，应报告医生及时处理。③观察患侧上肢远端血液循环情况，若出现手指发麻、皮肤发绀、皮温下降、动脉搏动不能扪及，提示腋下血管受压，应及时调整绷带松紧度。④绷带加压包扎一般维持 7～10 d，包扎期间告知患者不能自行松解绷带，瘙痒时不能将手指伸入敷料下抓搔。若绷带松脱，应及时重新加压包扎。

2）维持有效引流：乳腺癌根治术后，皮瓣下常规放置引流管并接负压吸引，以便及时、有效地吸出残腔内的积液、积血，并使皮肤紧贴胸膛，从而有利于皮瓣愈合。护理时应注意妥善固定引流管，保持引流通畅，观察并记录引流液的颜色、性状，以及有无活动性出血。术后 1～2 d 每天引流量为 50～100 ml，以后逐渐减少；术后 3～4 d，引流量少于 10～15 ml，皮下无积液，皮瓣与胸壁紧贴时即可拔管。

（5）术后并发症护理：

1）皮下积液：可由术后引流不畅、包扎不妥引起。应保持伤口敷料干燥、引流通畅，胸带松弛或脱落后及时报告医师重新包扎。发现局部积液者，应延迟拔管时间；已拔管者，可用无菌注射器穿刺抽液，然后加压包扎。

2）皮瓣坏死：与皮瓣过薄、缝合张力太大、术后胸带包扎过紧有关，发生率为 10%～30%。术后注意观察胸带松紧度，防止包扎过紧，及时处理皮下积液。

3）患侧上肢水肿：主要由患侧腋下淋巴结被清扫后上肢淋巴液回流不畅，或头静脉被结扎所致。预防措施为术后抬高患肢，避免在患肢输液、抽血、监测血压等，指导协助患者自远端向近端按摩患肢、进行适当的握拳和屈肘运动，避免长时间下垂等。肢体肿胀严重时，可用弹力绷带包扎，有助于淋巴循环，减轻淋巴水肿。

2. 指导患者做患肢功能锻炼

（1）术后 24 h 内：活动手指及腕部，可作伸指、握拳、屈腕等锻炼。

（2）术后 1～3 d：进行上肢肌肉的等长收缩，利用肌肉泵作用促进血液、淋巴回流；可用健侧上肢或他人协助患肢进行屈肘、伸臂等锻炼，但建议在拔除引流管前先不做肩关节的锻炼，以免引起引流液的增多。

（3）术后 4～7 d：鼓励患者用患侧手洗脸、刷牙、进食等。

（4）术后 1～2 周：待引流管拔除后、无皮下积液，可开始作肩关节活动，以肩关节为中心，前后摆臂，循序渐进地做抬高患肢、手指爬墙、梳头、患侧手触摸对侧肩部及同侧耳朵、扪对侧耳朵等的锻炼。

3. 正确对待手术引起的自我形象改变　做好患者的心理护理：护理人员应有针对性地进行心理护理，多了解和关心患者，向患者和家属耐心解释手术的必要性和重要性，鼓励患者表述手术创伤对自己今后角色的影响，介绍患者与曾经接受过类似手术且已经愈的妇女联系,使其相信一侧乳房切除术后将不影响正常的家庭生活、工作和社交;告知患者今后行乳房重建的可能,以良好的心态面对疾病和治疗。

4. 健康教育

(1) 活动:术后近期避免用患侧上肢搬动、提取重物,继续行功能锻炼。

(2) 避孕:术后 5 年内应避免妊娠,以免促使乳腺癌复发。

(3) 放疗或化疗:放疗期间应注意保护皮肤,出现放射性皮炎时及时就诊。化疗期间应定期检查肝、肾功能,每次化疗前 1 d 或当天检查血白细胞计数,化疗后 5～7 d 复查血白细胞计数,若白细胞数<$3×10^9$/L,需及时就诊。放疗、化疗期间因抵抗力低,应少到公共场所,以减少感染机会;加强营养、多食蛋白质、高维生素、高能量、低脂肪的食物,以增强机体的抵抗力。

(4) 义乳或假体:提供患者改善自我形象的方法:①介绍假体的作用和应用;②出院时暂佩戴无重量的义乳,乳房硕大者,为保持体态均匀,待伤口一期愈合后即可佩戴有重量的义乳。③避免衣着过度紧身。

(5) 乳房自我检查:年龄>20 岁的女性应每月自查乳房 1 次,宜在月经干净后 5～7 d进行;绝经后妇女宜在每月固定时间定期到医院检查。年龄>40 岁的妇女、乳腺癌术后患者每年行钼靶 X 线摄片检查,以便早期发现乳腺癌或乳腺癌复发征象。乳腺癌患者的姐妹和女儿属发生乳腺癌的高危人群,更要高度警惕。乳腺癌自查方法如下。

1) 视诊:站在镜前以各种姿势(两臂放松垂于身体两侧、向前弯腰或双手上举置于头后),观察双侧乳房的大小和外形是否对称;有无局限性隆起、凹陷或皮肤橘皮样改变;有无乳头回缩或抬高。

2) 触诊:仰卧位,肩下垫软薄枕,被查侧的手臂枕于头下,使乳房完全平铺于胸壁。对侧手指并拢平放于乳房,从乳房外上象限开始检查,依次为外上、外下、内下、内上象限,然后检查乳头、乳晕,最后检查腋窝注意有无肿块,乳头有无溢液。若发现肿块和乳头溢液,应及时到医院做进一步检查。

【护理评价】　通过治疗和护理,患者是否:①疼痛缓解,舒适度有所提高。②置引流管期间出现感染征象,创面愈合良好,患侧肢体出现肿胀,功能障碍。③掌握患肢功能锻炼的方法。

▌项目四　乳腺良性肿瘤

案例导入

　　某女性患者,32 岁,2 个月前自己发现右乳肿物,大小约 2.5 cm,并主诉双乳周期性胀痛。专科体检:肿块活动度好,无压痛,无乳房局部皮肤破溃、红肿,皮肤无变薄,皮下未见扩张静脉,乳头皮肤无湿疹样改变;无乳头溢液。双乳 B 超检查显示:右侧乳腺可见多个低回声,之一位于约 1:00 方向,为 27 mm×18 mm 大小,双侧乳腺小叶增生,右侧乳腺实质性结节性病灶。拟诊 US-BI-RADS 3-4A 类。为行进一步诊治,诊断"双乳肿块"收治入院。

请问:入院后责任护士应从哪些方面对患者进行评估? 患者还需做哪些术前检查? 针对其疼痛和焦虑可以给予哪些方面的护理干预措施? 患者目前存在的主要护理问题是什么?

任务一　乳腺囊性增生

乳腺囊性增生是女性多发病,常见于中年妇女,是乳腺组织的良性增生。可发生于腺管周围并伴有大小不等的囊肿形成;也可以发生于腺管内,表现为不同程度的乳头状增生伴乳管囊性扩张,也有发生在小叶实质者,主要为乳管及腺泡上皮增生。

【病因】　本病的发生与内分泌失调有关:①体内雌、孕激素比例失调,孕酮分泌减少,雌激素量增多导致乳腺实质增生过度和复旧不全;②部分乳腺实质中女性雌激素受体的质与量的异常,致乳腺各部分发生不同程度的增生。

【临床表现】　主要表现为周期性乳房肿痛和肿块。

1. 乳房疼痛　特点是胀痛,具有周期性,表现为月经来潮前疼痛加重,月经结束后减轻或消失,有时整个月经周期都有疼痛。

2. 乳房肿块　一侧或双侧乳腺有弥漫性增厚,可呈局限性改变,多位于乳房外上象限,伴有轻度触痛;也可以分散于整个乳腺。肿块呈结节状或片状,大小不一,质韧而不硬,增厚区与周围乳腺组织分界不明显。

3. 乳头溢液　少数患者可有乳头溢液,呈黄绿色或血性,偶为无色浆液。

【辅助检查】　钼靶 X 线摄片、B 超或活组织病理学检查等均有助于本病的诊断。

【处理原则】

1. 非手术治疗　主要是观察和药物治疗。观察期间可用中医中药调理,或口服乳康片、乳康宁等;抗雌激素治疗仅在临床症状严重时采用,可口服他莫昔芬。由于本病可发生病变,应嘱患者每隔 2~3 个月到医院复查,有对侧乳腺癌或有乳腺癌家族史者应密切随访。

2. 手术治疗　若肿块周围乳腺组织局灶性增生较为明显,形成孤立肿块或 B 超、钼靶 X 线摄片发现局部有沙粒样钙化灶者,应尽早手术切除肿块,并做病理学检查。

【常见护理诊断/合作性问题】

1. 疼痛　与内分泌失调致乳腺实质过度增生有关。

2. 相关知识缺乏　缺乏乳腺囊性增生诊治的相关知识。

【护理目标】　包括:①疼痛有所缓解。②患者能了解乳腺定期检查的重要性,并定期随访。

【护理措施】

1. 减轻疼痛

(1) 心理护理：解释疼痛发生的原因，消除患者的思想顾虑，保持心情舒畅。

(2) 用宽松乳罩托起乳房。

(3) 按医嘱服用中药调理或其他对症治疗药物。

2. 定期检查　定期乳房自我检查及经行乳腺临床体检、乳腺超声检查、乳腺钼靶 X 线检查，以便及时发现恶性病变。

【护理评价】　通过治疗和护理，患者是否：①乳房疼痛缓解。②定期乳腺自我检查与随访。

任务二　乳房纤维腺瘤

乳房纤维腺瘤是女性常见的乳房良性肿瘤，好发年龄为 20～25 岁。

【病因】　本病的发生与雌激素的作用活跃密切相关。

【临床表现】　主要为乳房肿块。肿块多发生于乳房外上象限，约 75％为单发，少数为多发。肿块增大缓慢，质似硬橡皮球的弹性感，表面光滑，易于推动。月经周期对肿块大小的影响不大。患者常无自觉症状，多为偶然扪及。

【治疗要点】　乳房纤维腺瘤虽属良性，癌变可能性很小，但有肉瘤变可能，故手术切除是唯一有效的治疗方法。由于妊娠可使纤维瘤增大，所以妊娠前后发现的乳房纤维腺瘤一般应手术切除。手术切除的肿块必须常规做病理学检查。

【常见护理诊断/合作性问题】　相关知识缺乏：缺乏乳房纤维腺瘤诊治的相关知识。

【护理目标】　使患者了解乳腺纤维腺瘤诊治的相关知识。

【护理措施】　提供疾病的相关知识。

(1) 告知患者乳房纤维腺瘤的病因及治疗方法。

(2) 行肿瘤切除术后，嘱患者保持切口敷料清洁干燥。

(3) 暂不手术者应密切观察肿块的变化，明显增大者应及时到医院诊治。

【护理评价】　通过治疗和护理，患者是否能够掌握并复述出乳腺纤维腺瘤的相关知识。

任务三　乳管内乳头状瘤

乳管内乳头状瘤多见于 40～50 岁妇女。75％发生在大乳腺管近乳头的壶腹部，瘤体很小，且有很多壁薄的血管，容易出血。乳腺管内乳头状瘤属良性，但有恶变的可能，恶变率为 6％～8％。

【临床表现】　乳头溢血性液体为主要临床表现。因瘤体小，常不能触及；偶可在乳晕区扪及质软、可推动的小肿块,轻压此肿块,常可见乳头溢出血性液。

【辅助检查】 乳腺导管造影可明确乳管内肿瘤的大小和部位;也可行乳管内镜检查,即将一根内径<1 mm 的光导管自乳头的溢液管口插入,通过内镜成像技术观察乳腺导管内的情况。

【治疗要点】 诊断明确者以手术治疗为主,行乳腺区段切除并做病理学检查,若有恶变应施行根治性手术。

【常见护理诊断/合作性问题】 焦虑:与乳头溢液、缺乏乳腺管内乳头状瘤诊治的相关知识有关。

【护理目标】 减轻患者的焦虑。

【护理措施】 提供疾病的相关知识,减轻患者的焦虑。

(1)告知患者乳头溢液的病因、手术治疗的必要性,解除患者的思想顾虑。

(2)术后保持切口敷料清洁干燥,按时回院换药。

(3)定期回院复查。

【护理评价】 通过治疗和护理,患者的焦虑是否减轻,是否掌握乳腺管内乳头状瘤的相关知识。

学习效果评价·思考题

1. 急性乳腺炎的发病原因有哪些?临床表现及治疗方法有哪些?护理措施有哪些?

2. 行脓肿切开引流的注意事项有哪些?

3. 如何对急性乳腺炎患者进行健康指导?

4. 乳腺癌的临床表现有哪些?治疗方法有哪些?术后护理措施有哪些?

5. 如何对乳腺癌术后患者进行健康指导?

6. 常见的乳腺良性肿瘤有哪些?护理措施有哪些?

7. 乳房纤维腺瘤和乳腺管内乳头状瘤有哪些区别?

(陈东英　方　琼)

第十二章　胃、肠疾病患者的护理

学习目标

1. 识记胃、十二指肠溃疡及胃癌的临床表现及护理要点。
2. 识记胃癌术后化疗期间药物的不良反应及护理方法。
3. 识记急性阑尾炎的临床表现和护理要点，以及术后并发症的观察及护理。
4. 识记单纯性肠梗阻和绞窄性肠梗阻的不同临床特点。
5. 识记肠梗阻的临床表现及手术后护理要点。
6. 识记腹外疝病因、分类及腹股沟斜疝与直疝的区别。
7. 识记腹股沟疝的护理要点及健康指导。
8. 理解胃、十二指肠溃疡合并出血、穿孔、幽门梗阻的病因及处理原则。
9. 理解胃癌的病因及治疗方法；病理及化疗方案。
10. 理解胃、十二指肠溃疡及胃癌的术后并发症观察及预防。
11. 理解急性阑尾炎的病因及病理类型；术前评估的相关内容。
12. 理解特殊类型阑尾炎的临床特点。
13. 理解肠梗阻的病因及分类；病理生理变化；非手术治疗及护理的处理原则。
14. 理解不同类型腹股沟斜疝的临床表现特点，以及腹股沟疝的治疗方法。
15. 学会运用腹股沟疝辅助检查方法；股疝的临床表现及处理原则。

项目一　基础知识回顾

【基本解剖】　胃大部分位于腹腔的左上方。胃有两个开口，上端与食管相连，称为贲门；下端与十二指肠相连，称为幽门。胃分上、下两缘：上缘偏右，凹而短称胃小弯；下缘偏左，凸而长称胃大弯。临床上将胃分为 3 个部分：①胃底部。贲门平面以上，向左上方膨出的部分。②胃体部。介于胃底部与胃窦部之间，是胃的最大部分。③胃窦部。胃小弯下部有一凹入的刻痕，称为胃角切迹，自此向右为胃窦部(图 12 - 1)。

十二指肠位于幽门和空肠之间，呈"C"形，环抱胰头，长约 25 cm，是小肠中最粗、最短和最固定的。十二指肠分为 4 部分，分别为球部、降部、水平部和升部。

【病理生理】　胃是储存食物和消化食物的重要脏器，具有运动和分泌的两大功能。

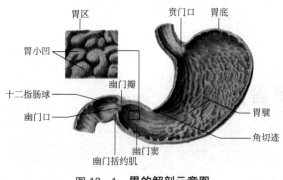

胃区
胃小凹
十二指肠球
幽门口
幽门括约肌
幽门窦
贲门口
胃底
幽门瓣
胃襞
角切迹

图 12-1 胃的解剖示意图

胃的运动方式有两种：①紧张性收缩，又称"慢缩"。这种收缩使胃经常处于部分紧张状态。胃通过这种状态调节胃内的压力变化，使进食时胃内压力不致过高，空腹时胃内压力不致过低。②蠕动，食物进入胃内5 min开始蠕动，从胃底部开始向幽门方向进行。在禁食情况下，胃有短暂的节律性收缩，在一定的时间内，胃底部出现较强烈的收缩，称为"饥饿性收缩"。进食后胃蠕动增强，发挥搅拌、研磨的作用。

胃液是一种无色的酸性液，正常成人每日胃液分泌量为 1 500～2 500 ml。胃液中除含有水分外主要成分包括无机物（如 HCl、Na^+、K^+、Cl^- 等）和有机物（如黏蛋白、胃蛋白酶、内因子等）。胃液的酸度取决于 H^+ 和 Na^+ 的比例，并于胃液分泌速度及胃黏膜血流速度有关。胃液分泌分为基础分泌（消化间期分泌）和餐后分泌（消化期分泌）。基础分泌是指不受食物刺激时的自然胃液分泌，其量较少。餐后胃液分泌明显增加，餐后胃液分泌为 3 个时相，即脑相、胃相和肠相。

胃液的生理功能有：①消化功能；②灭菌作用；③保护胃黏膜作用；④血液再生作用；⑤钙和铁的吸收作用。

项目二　胃、十二指肠溃疡并发症

案例导入

某男性患者，41 岁，间断上腹部痛 5 年，呕吐 3 d。患者 5 年前开始反复出现上腹痛，曾在医院就诊，自服庆大霉素及法莫替丁后症状缓解，但上述症状于秋、冬季节反复发作，未接受正规治疗。近 3 d 来上腹部胀痛，反复呕吐，呕吐大量宿食，呕吐后症状缓解。发病以来，食欲减退，有排气，但排便量少，体重略减轻。查体：T 36.5℃，P 70 次/分，BP 120/80 mmHg。浅表淋巴结未触及，巩膜无黄染，双肺查体无异常，腹软，未见胃肠型及蠕动波，上腹压痛（＋），无反跳痛，肝脾未触及，振水音阳性。双下肢无水肿。

请问：该患者入院后责任护士应从哪些方面对其进行评估？针对患者出现的疼痛应给予哪些方面的护理干预措施？患者目前存在的主要护理问题是什么？如何为该患者做好术前术后护理？

任务一　胃、十二指肠溃疡

【病因及发病机制】　胃、十二指肠溃疡是多因素综合作用的结果。其中最为重要的是胃酸分泌异常、幽门螺杆菌(HP)感染和黏膜防御机制的破坏。

1. **幽门螺杆菌(HP)感染**　与消化性溃疡的发病密切相关。95％以上的十二指肠溃疡与近 80％的胃溃疡检出 HP 感染,有 1/6 左右的 HP 感染者发展为消化性溃疡。HP 感染破坏胃黏膜上皮细胞,影响碳酸盐分泌、胃血流、分泌胃泌素和生长抑素的细胞的功能,损害胃酸分泌调节机制,从而降低为十二指肠黏膜屏障的完整性,最终导致为十二指肠溃疡。

2. **胃酸分泌过多**　溃疡只发生在经常与胃酸接触的黏膜处。胃酸过多的情况下,激活胃蛋白酶原,可使胃、十二指肠黏膜发生自身消化。另外,十二指肠溃疡与壁细胞数增多及壁细胞对胃泌素、组胺、迷走神经刺激的敏感性增高有关。

3. **胃黏膜屏障受损**　非甾体抗炎药(NSAID)、肾上腺皮质激素、胆汁酸盐、乙醇等均可破坏胃黏膜屏障,引起胃黏膜水肿、出血、糜烂,甚至溃疡。长期使用 NSAID 者胃溃疡的发生率显著增高。

4. **其他因素**　包括遗传、吸烟、心理压力等。

【病理生理】　本病为慢性溃疡,多为单发。胃溃疡多发生于胃小弯,以胃角多见,胃窦部与胃体也可见,胃大弯、胃底少见(图 12－2)。十二指肠溃疡主要发生在壶腹部,球部以下的溃疡称球后溃疡。典型的胃、十二指肠溃疡可深达到黏膜肌层。若溃疡向深层侵蚀,可引起出血或穿孔。幽门处较大溃疡愈合后形成瘢痕可导致胃出口狭窄。

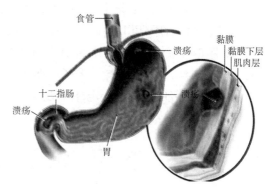

图 12－2　胃、十二指肠溃疡好发部位

【临床表现】

1. **主要症状**　为慢性病程和周期性发作的节律性腹痛,其临床特点如下。

(1) 十二指肠溃疡:多见于中青年男性。表现为餐后延迟痛(餐后 3～4 h)饥饿痛或夜间痛,进餐后腹痛可暂时缓解,服用抗酸药物能止痛。疼痛多为烧灼痛或钝痛。腹痛呈周期性发作,秋冬春季好发。十二指肠溃疡每次发作时,症状持续数周后缓解,间歇1～2月再发。若缓解期缩短,发作期延长,腹痛程度加重,提示溃疡病变加重。

(2) 胃溃疡:腹痛多于进餐后 0.5～1 h 开始,持续 1～2 h 后消失。进食后疼痛不能缓解,有时反而加重,服用抗酸药物疗效不明显。腹痛的节律性不如十二指肠溃疡明显。胃溃疡经抗酸治疗后容易复发。除易发生大出血、急性穿孔等严重并发症外,约有 5％的胃溃疡可发生恶变。

2. 体征 溃疡活动时,腹部剑突下或偏右侧有一固定的局限性轻压痛,缓解期无明显体征。

【辅助检查】

1. 内镜检查 是确诊胃、十二指肠溃疡的首选方法,可明确溃疡的部位,在直视下取活检做幽门螺杆菌检测及病理学检查,若有溃疡出血者可在胃镜下止血治疗。

2. X线钡餐检查 可在胃、十二指肠溃疡部位显示一周围光滑、整齐的龛影或见十二指肠壶腹部变形。上消化道大出血的时不宜行钡餐检查。

3. 胃酸测定 胃酸测定前必须停用抗酸药物。

【治疗原则】

1. 非手术治疗

(1) 一般治疗:生活规律、进餐定时、劳逸结合、避免过劳和精神紧张。

(2) 药物治疗:包括根除幽门螺杆菌、应用抑制胃酸分泌和保护胃黏膜的药物。

2. 手术治疗 治愈溃疡,消除症状,防止复发。

(1) 手术适应证:①内科治疗无效的顽固性溃疡;②胃、十二指肠溃疡急性穿孔;③胃、十二指肠大出血;④胃、十二指肠溃疡瘢痕性幽门梗阻;⑤胃溃疡疑有恶变者。

(2) 手术方法:包括胃大部切除术和迷走神经切断术。

1) 胃大部切除术:是胃溃疡手术治疗首选术式。根据胃肠道重建方式,手术分为胃、十二指肠吻合术(Billroth Ⅰ式)和胃空肠吻合术(Billroth Ⅱ式)。

2) 迷走神经切断术:国内目前应用较少,按迷走神经切断部位的不同分为以下4类:①迷走神经干切断术;②选择性迷走神经切断术;③超选择性迷走神经切断术;④保留交感神经的壁细胞迷走神经切断术。

任务二 胃、十二指肠溃疡急性穿孔

【病因和病理】 溃疡穿孔是活动期胃、十二指肠向深部侵蚀、穿破浆膜的结果。90%的十二指肠溃疡穿孔发生在壶腹部前壁,而胃溃疡穿孔60%发生在胃小弯。溃疡发生穿孔后,具有强烈刺激性的胃酸、胆汁、胰液等消化液和食物进入腹腔引起化学性腹膜炎,导致腹部剧烈疼痛及腹腔内大量液体渗出,6～8 h后细菌开始生长繁殖并逐渐转变为细菌性腹膜炎。病原菌多为大肠埃希菌。

【临床表现】 患者多有溃疡病史,部分患者有服用阿司匹林等非甾体抗炎药或皮质激素病史,在穿孔发生前常有溃疡症状加重或有过度疲劳、精神紧张等诱发因素。患者可突发上腹部剧痛,呈"刀割样",腹痛迅速波及全腹;可出现面色苍白、出冷汗,伴有恶心、呕吐,严重时伴有血压下降。临床表现与穿孔的大小、时间、部位,是否空腹及年龄和全身状况密切相关。

体检可见患者表情痛苦,取屈曲体位,不敢移动。腹式呼吸减弱或消失,全腹均有压痛,但以穿孔处最显著。腹肌紧张呈"板状腹",反跳痛明显。肠鸣音减弱或消失。叩诊肝浊音界缩小或消失,可闻及移动性浊音。

【辅助检查】

1. X 线检查 80%可见到膈下有游离气体。

2. 血常规检查 血白细胞计数及中性粒细胞比例增高。

3. 腹腔诊断性穿刺 穿刺抽出液可含胆汁或食物残渣等。

【治疗原则】

1. 非手术治疗

(1) 适应证:①一般情况良好,症状及体征较轻的空腹状态下溃疡穿孔;②穿孔>24 h,腹膜炎已局限;③胃、十二指肠造影证实穿孔已封闭;④无出血、幽门梗阻及恶变等并发症者。

(2) 治疗措施:①禁食、胃肠减压。②输液和营养支持:静脉输液,维持水、电解质平衡;同时给予营养支持,保证能量的供给。③控制感染:全身性应用抗菌药,以控制感染。④给予 H_2 受体阻断剂或质子泵拮抗剂等制酸药物。⑤严格观察病情变化:经非手术治疗 6~8 h 后病情不见好转而加重者,应立即改为手术治疗。

2. 手术治疗

(1) 穿孔修补术:简便易行、耗时少、创伤轻、安全性高。适用于:①穿孔时间>8 h,腹腔内感染及炎症水肿严重者;②以往无溃疡病史或有溃疡病史未经正规的内科治疗,无出血、梗阻并发症者;③有其他系统器质性疾病不能耐受急诊状态下彻底性溃疡切除手术者。穿孔修补术方法有两种:①开腹修补;②经腹腔镜修补。

(2) 根治性手术:患者情况较好,有幽门梗阻或出血史,穿孔在 8 h 以内、腹腔污染不严重和胃、十二指肠壁水肿较轻者可行根治性手术。

任务三 胃、十二指肠溃疡瘢痕性幽门梗阻

胃、十二指肠溃疡患者因幽门管、幽门溃疡或十二指肠球部溃疡反复发作形成瘢痕性狭窄,合并幽门痉挛水肿可以造成幽门梗阻。

【病因和病理】 瘢痕性幽门梗阻见于十二指肠球部溃疡与Ⅱ、Ⅲ型胃溃疡。溃疡引起幽门梗阻的机制有痉挛、炎症水肿和瘢痕 3 种。前两种是暂时的、可逆的,在炎症消退、痉挛缓解后幽门恢复通畅,瘢痕造成的梗阻是永久的,需要手术方能治愈。瘢痕性幽门梗阻是由于溃疡愈合过程中瘢痕的收缩所致,最初是部分性梗阻,由于同时存在痉挛或是水肿使部分性梗阻渐趋于完全性。

【临床表现】 主要表现为腹痛与反复发作的呕吐,患者最初有上腹部的膨胀不适并出现阵发性胃收缩痛,伴嗳气、恶心欲呕吐。呕吐多发生在下午或晚间,呕吐量大,一次可达 1 000~2 000 ml,呕吐物含大量宿食有腐败酸臭味,不含胆汁。体检患者有营养不良、消瘦、皮肤干燥、弹性消失。上腹部隆起可见胃型,有时有自左向右的胃蠕动波,可闻及振水音。

【治疗原则】 瘢痕性幽门梗阻必须经过手术治疗解除梗阻。术前持续性胃肠减压

和温生理盐水洗胃以减轻胃黏膜组织水肿,同时注意改善患者的营养状态,纠正脱水,低氯、低钾性碱中毒。手术方式包括:①胃大部切除术;②迷走神经切断加胃窦部切除术;③胃-空肠吻合术。

任务四　胃、十二指肠溃疡出血

【病因及病理】　胃、十二指肠溃疡出血是因为溃疡基底部血管被侵蚀破裂所引起。多数为动脉出血。20%～30%的溃疡病患者会发生不同程度的出血。大出血是指有明显的胃肠道出血症状,即大量呕血和便血,血红蛋白降低,血压下降,甚至出现休克。引起大出血的溃疡一般都位于胃小弯或十二指肠球部后壁。

【临床表现】　主要取决于失出血量和出血速度。一般来说,患者的主要症状为呕血和黑便(出血量达 50～80 ml 即可出现黑便),多数患者只有黑便而无呕血。当短期内出血>400 ml 时,可有循环系统代偿的现象;出血量>800 ml 时,即可出现休克的表现。腹部检查上腹部有压痛,听诊肠鸣音亢进等。

【辅助检查】

1. 胃镜　可明确出血的原因和部位,出血 24 h 内胃镜检查的阳性率达 70%～80%,>48 h 则阳性率下降。

2. 血管造影　选择性腹腔动脉,或肠系膜 X 线造影可明确病因与出血部位,并可采取栓塞治疗或动脉注射垂体升压素等介入止血治疗。

3. 血常规检查　大量出血早期,由于血液浓缩,血常规初始变化不大,之后红细胞计数、血红蛋白值、红细胞比容均进行性下降。

【治疗原则】　以非手术治疗为主。

1. 迅速补充血容量　快速建立 1～2 条静脉通道,选择大号针头,案例血管宜避开关节及不易滑动,必要时可行中心静脉穿刺置管,以利快速补液、输血。遵医嘱立即为患者做血型鉴定和交叉配血试验,并做好输血准备。同时监测中心静脉压、尿量、红细胞比容;吸氧以改善组织缺血、缺氧,适当应用镇静剂,以免因患者紧张,引起更大量的出血。

2. 积极止血　根据医嘱应用止血药或采取有效的止血措施:①如胃、十二指肠溃疡大出血,采取的止血措施是胃内灌注冷生理盐水,收缩胃血管,减少胃黏膜血液量。采用灌注和吸出同时进行的方法,不但能协助止血,还能观察出血是否停止。②胃内灌注经稀释的去甲肾上腺素,作用于胃壁小血管的 α 受体,使其收缩达到止血的目的。③应用 H_2 受体拮抗剂和生长抑素。

任务五　胃、十二指肠溃疡患者的护理

【护理评估】

1. 现病史

(1) 局部情况:有无上消化道症状,有无腹痛、腹胀等情况,腹痛与进餐有否关系;有

无压痛、反跳痛及肌紧张等腹部体征。

(2) 全身情况:①溃疡并发穿孔的患者生命体征,有无感染或休克发生;②对急性大出血的患者评估呕血、黑便的情况、生命体征、血象的变化,根据临床表现判断失血量;③瘢痕性幽门梗阻患者有无水、电解质失衡及营养障碍。

2. 健康史

(1) 一般资料:性别、年龄、职业、性格特征、饮食习惯及服药史等。

(2) 既往史:有无上消化道溃疡史及出血史。

3. 心理社会因素 包括心理承受能力、对疾病的认知程度及社会支持系统等。

【常见护理诊断/合作性问题】

1. 恐惧 与疾病发生的突发状况有关。

2. 疼痛 与胃、十二指肠黏膜受侵袭,穿孔后胃内容物对腹膜的刺激及手术切口有关。

3. 营养失调 与摄入不足、消耗增加有关。

4. 有体液不足的危险 与急性穿孔后禁食、腹膜大量渗出、发热丢失有关,幽门梗阻患者呕吐导致水、电解质丢失有关。

5. 潜在并发症 出血、感染、十二指肠残端破裂、吻合口瘘、消化道梗阻、倾倒综合征、胃潴留、胃小弯坏死和穿孔、腹泻、残胃癌等。

【护理目标】 包括:①恐惧感减轻。②疼痛缓解或减轻。③营养状况得到改善,体重增加,血生化指标正常。④水、电解质维持平衡。⑤并发症得到预防、及时发现和处理。

【护理措施】

1. 术前护理

(1) 心理护理:理解和关心患者,告知疾病的有关治疗,以及手术前后的注意事项,解答患者的各种疑问,使患者能积极配合疾病的治疗和护理。

(2) 饮食和营养:指导患者少量多餐,宜半流或软食,给予高热量、高蛋白、富含维生素易消化饮食,避免冷热及刺激性食物。

(3) 缓解疼痛,按时给药:按时应用减少胃酸分泌、解痉及抗酸的药物,并观察疗效。

(4) 急性穿孔患者的护理:禁食、禁饮、胃肠减压;严密观察病情包括生命体征、腹痛、腹膜刺激征、肠鸣音的变化;输液营养支持及抗感染治疗,预防休克的发生,并做好急诊手术准备。

(5) 合并出血的患者护理:观察呕血及黑便的情况并做好记录;定时监测生命体征、中心静脉压;观察患者有无口渴、四肢发冷、尿少等循环血量不足的表现;取平卧位,情绪紧张者可给予镇静剂,输液、输血补充血容量,按时应用止血药物。若出血不止并加重者应做好急诊手术的准备。

(6) 瘢痕性幽门梗阻护理:禁食,如为不完全性梗阻可给予少量流质饮食,术前 3 d 给予禁食、补液,留置胃管者可应用 300~500 ml 温生理盐水洗胃,以减轻胃黏膜水肿和炎症,有利于术后吻合口愈合。

2. 术后护理

(1) 休息与活动:术后平卧 6 h,待麻醉清醒后可采取半卧位,有利于漏出的消化液积聚于盆腔最低位和引流,同时减少毒素的吸收。指导患者每 2 h 翻身 1 次;术后第 1 天可坐起进行轻微活动,第 2 天协助患者下床或床边活动;第 3 天病室内活动。根据患者对活动的耐受程度调节活动量。

(2) 饮食护理:置胃管期间应禁食,待肠蠕动恢复,拔除胃管后可给少量饮水或米汤,每次 4~5 汤匙,1~2 h1 次;如无反应,第 2 天可给半量流汁,每次 50~80 ml,每 2 h 1 次;第 3 天可进全量流汁,每次 100~150 ml;第 4 天可进半流质;2 周后可进软饭。食物以温、软、易消化、少量多餐为宜。忌太热、太冷、辛辣、刺激性的食物。

(3) 胃肠减压护理:

1) 胃管妥善固定,防止折叠、扭曲、受压。

2) 保持胃管负压装置引流通畅,如手术当日胃管引流量少,或无应考虑是否发生导管堵塞的征象,必须立即通知医生。

3) 严密观察引流液的色、质、量,并正确记录。如引流液暗红色或血性且 >200 ml/h,提示有活动性出血的可能,必须立即通知医生采取积极的措施。

4) 患者禁食期间应加强口腔护理,雾化吸入每天 2 次,以减轻咽喉部疼痛及痰液的排除。

5) 胃管放置 3~4 d 后,胃液量减少,肛门有排气排便、肠蠕动恢复可考虑拔除胃管。

(4) 病情观察:定时监测生命体征、中心静脉压变化及血生化指标,同时观察患者神志、尿量、切口渗血、渗液等情况。

(5) 疼痛护理:及时评估并了解患者疼痛的程度,根据患者主诉合理使用止痛药物;对应用自控镇痛泵者应注意预防可能出现的并发症,如腹胀、尿潴留、恶心、呕吐等,一旦发生应向患者做好解释工作,以解除其紧张情绪。

(6) 输液及抗生素的使用:禁食期间静脉营养治疗,维持水、电解质平衡;合理使用抗生素预防感染的发生;详细记录 24 h 出入液量,必要时给予肠外高营养、输血浆或全血,以改善营养状况及贫血,促进切口及吻合口的愈合。

(7) 并发症的观察及护理:

1) 出血:手术后 24 h 内从胃管内流出少量暗红色或咖啡色胃液,属于术后正常现象,但短时间从胃管引流出大量鲜血,若引流管或胃管内引流量 >200 ml/h,提示有活动性出血的可能,甚至出现呕血、黑便,需警惕休克的发生。

2) 十二指肠残端破裂:发生在术后 3~6 d,表现为右上腹突发剧痛和局部明显压痛、腹肌紧张症状,需立即手术治疗。

3) 胃肠吻合口破裂或瘘:发生在术后 5~7 d,多发生于腹腔脓肿、腹膜炎,甚至形成外瘘,可给予禁食、胃肠减压、营养支持,加强引流、保护外瘘漏口皮肤,对瘘口经久不闭合或引起严重腹膜炎时,需再次手术治疗。

4) 术后梗阻:包括吻合口梗阻和输入襻、输出襻梗阻。应积极排查梗阻原因,大都是胃肠动力不足、炎症粘连、吻合口水肿过小等造成,后两者见于毕 II 式胃大部切除术后,其共同症状是大量呕吐,不能进食。处理包括禁食、胃肠减压,静脉补充营养,纠正低蛋白血症,维持水、电解质和酸碱平衡,应用促胃动力的药物。

5)早期倾倒综合征:多发生在术后 7～14 d,患者进食后半小时内,与高渗性食物快速进入肠道引起肠道内分泌细胞大量分泌肠源性血管活性物质有关,加上渗透作用细胞外液大量移入肠腔,患者感到心悸、脉快、出汗、无力、面色苍白等一过性血容量不足的表现,并有恶心、呕吐、腹部绞痛、肠鸣音增加、腹泻消化道症状等。预防措施主要是调节饮食结构,应少食多餐,避免过甜、过咸、过浓食物,进食后平卧 20～30 min,可有效预防倾倒综合征的发生。一旦发生,应立即平卧、给氧,必要时建立静脉通道补液,报告医师给予后续处理。

6)晚期倾倒综合征(又称低血糖综合征):在餐后 2～4 h 出现症状,主要表现为头昏、苍白、出冷汗、脉细,甚至晕厥等。由于胃排空过快,含糖食物快速进入小肠,刺激胰岛素大量分泌,继而出现低血糖综合征症状。调整饮食,减少碳水化合物、增加蛋白质比例、食物中添加果胶延缓碳水化合物吸收等措施可缓解症状。严重者可给予生长抑素奥曲肽 0.1 mg 皮下注射,每日 3 次,以改善症状。

7)碱性反流性胃炎:多在胃切除术后,由于幽门括约肌被切除后缺失关闭作用,或迷走神经切断后发生,碱性胆汁、胰液、肠液反流入胃中,破坏胃黏膜屏障,导致胃黏膜充血、水肿、糜烂等改变。临床上发生在手术后数月至数年,表现为上腹或胸骨后烧灼痛、呕吐出苦涩的胆汁样液,并常伴有体重减轻。

【健康教育】

(1)告之患者及家属有关胃、十二指肠溃疡的知识,使之能更好地配合术后长期治疗和自我护理。

(2)指导患者自我调节情绪,保持乐观的心态。

(3)劝导患者避免工作过于劳累,不熬夜,注意劳逸结合。

(4)吸烟、喝酒有损胃黏膜和身体健康,劝告患者戒烟、酒。

(5)与患者讨论并计划其治疗性饮食。胃大部切除术后 1 年内胃容量受限,饮食宜少量多餐、营养丰富、定时定量,少食盐腌和烟熏食品,避免过冷、过烫、过辣及油煎、炸食物。

(6)指导药物的服用时间、方式、剂量,说明药物不良反应。避免服用对胃黏膜有损害性的药物,如阿司匹林、吲哚美辛、皮质类固醇等。

(7)定期门诊随访,若有不适及时就诊。

项目三 胃 癌

案例导入

某男性患者,58 岁,主诉近日来有持续柏油样大便,食欲缺乏、上腹部隐痛、乏力、消瘦、贫血,疼痛无节律,口服抑酸药后不能缓解。X 线检查显示:边缘不整齐,充盈缺损,胃壁僵硬,胃蠕动消失,黏膜皱襞中断、消失。胃镜检查显示:黏膜下有一肿物,为 2.3 cm×1.8 cm×2 cm,质硬,灰白色。血液检查 CA199 为 76.02。查体可见贫血貌,腹部包块,左锁骨上淋巴结肿大。

请问:该患者入院后责任护士应从哪些方面对其进行评估? 患者目前存在的主要护理问题有哪些? 针对护理问题应采取哪些护理干预措施? 如何为该患者做好术前术后护理?

胃癌在我国各种恶性肿瘤中居首位,好发年龄＞50 岁,男、女发病率之比为 2∶1。

【病因及发病机制】

1. 地域环境及饮食生活因素 胃癌发病有明显的地域性差别,在我国的西北与东部沿海地区胃癌发病率比南方地区明显为高。长期食用熏烤、盐腌食品的人群中胃远端癌发病率高,与食品中亚硝酸盐、真菌毒素、多环芳烃化合物等致癌物或前致癌物含量高有关;吸烟者的胃癌发病危险较不吸烟者高 50%。

2. 幽门螺旋杆菌(Hp)的感染 我国胃癌高发区成人 Hp 感染率＞60%。幽门螺杆菌能促使硝酸盐转化成亚硝酸盐及亚硝胺而致癌;Hp 感染引起胃黏膜慢性炎症加上环境致病因素加速黏膜上皮细胞的过度增殖,导致畸变致癌;幽门螺杆菌的毒性产物 CagA、VacA 可能具有促癌作用,胃癌患者中抗 CagA 抗体检出率较一般人群明显为高。

3. 癌前病变 胃疾病包括胃息肉、慢性萎缩性胃炎及胃部分切除后的残胃,这些病变都可能伴有不同程度的慢性炎症过程、胃黏膜肠上皮化生或非典型增生,有可能转变为癌。

4. 遗传和基因 遗传与分子生物学研究表明,胃癌患者有血缘关系的亲属其胃癌发病率较对照组高 4 倍。胃癌的癌变是一个多因素、多步骤、多阶段发展过程,涉及癌基因、抑癌基因、凋亡相关基因与转移相关基因等的改变,而基因改变的形式也是多种多样的。

【病理生理】

1. 肿瘤位置 胃癌好发于胃窦部(占 48.8%～52.5%),其次是贲门部占(16.1%～20.6%);胃体部和累及全胃者相对较少(占 7.0%～16.6%)。

2. 大体类型 按照胃癌侵犯胃壁的深浅,可分为早期胃癌与进展期胃癌。

(1) 早期胃癌:是指病变局限于胃黏膜或黏膜下层的胃癌,不论其有无淋巴结转移。它的最大直径一般在 5 cm 以下,直径＜1 cm 称小胃癌,＜0.5 cm 者称微小胃癌。原位癌是指未突破固有膜的癌肿也属早期胃癌,但难于识别。

知识链接

1. 早期胃癌 分为 3 型:①Ⅰ型,隆起型。②Ⅱ型,表浅型,包括 3 个亚型(Ⅱa型:表浅隆起型,Ⅱb型:表浅平坦型和Ⅱc型:表浅凹陷型)。③Ⅲ型,凹陷型。

2. 进展期胃癌 是指肿瘤组织已超过黏膜下层。按 Borrmann 分型法分为 4 型:①Ⅰ型,息肉肿块型;②Ⅱ型,无浸润溃疡型,癌灶与正常胃界限清楚;③Ⅲ型,浸润溃疡型,癌灶与正常胃界限不清楚;④Ⅳ型,弥漫浸润型。

3. 组织类型　1990年，WHO按组织学分类将胃癌分为：①腺癌，包括乳头状腺癌、管状腺癌、低分化腺癌、黏液腺癌及印戒细胞癌；②腺鳞癌；③鳞状细胞癌；④未分化癌；⑤不能分类。

4. 扩散和转移途径

(1) 直接浸润：是胃癌的主要扩散方式之一。贲门胃底癌易侵及食管下端，胃窦癌可向十二指肠浸润。分化低浸润性生长的胃癌突破浆膜后，易扩散至网膜、结肠、肝、胰腺等邻近器官。

(2) 血行转移：发生在晚期，癌细胞进入门静脉或体循环向身体其他部位播散，形成转移灶。常见转移的器官有肝、肺、胰、骨骼等处，以肝转移最为常见。

(3) 种植转移：当胃癌组织浸润至浆膜外后，肿瘤细胞脱落并种植在腹膜、大网膜或其他脏器表面，形成转移结节。直肠前凹的转移癌，直肠指检可以发现。女性胃癌可发生卵巢转移性肿瘤。

(4) 淋巴转移：是胃癌的主要转移途径，进展期胃癌的淋巴转移率高达70%，早期胃癌淋巴转移率近20%。胃癌的淋巴结转移率和癌灶的浸润深度呈正相关；终末期胃癌可经胸导管向左锁骨上淋巴结转移，或经肝圆韧带转移至脐部。

5. 临床病理分期　国际抗癌联盟(UICC)1987年公布了胃癌的临床病理分期，目前仍采用TNM分期法。

(1) 肿瘤浸润深度：用T来表示，可分为以下几种情况：T1肿瘤侵及黏膜和黏膜肌或黏膜下层；T2：肿瘤侵及肌层或浆膜层；T3：肿瘤侵透浆膜；T4：肿瘤侵犯邻近结构或经腔内扩展至食管、十二指肠。

(2) 淋巴结转移：用N表示，N期由最少15个淋巴结中转移呈阳性的淋巴结的数目决定(N1为1~6个，N2为7~15个，N3为>15个)；N0表示无淋巴结转移。

(3) 远处转移：用M表示，M0表示无远处转移；M1表示有远处转移。

【临床表现】

1. 症状　早期患者无明显症状，以后逐渐出现上消化道症状，包括上腹部不适、进食后饱胀感。胃窦癌常引起十二指肠功能的改变，可出现类似十二指肠溃疡的症状，随着病情的进一步发展，患者可逐步出现上腹部疼痛加重、食欲减退、乏力消瘦等。若癌灶浸润胃周血管可引起消化道出血，根据患者出血速度的快慢和出血量的多少，可出现呕血或黑便；若幽门部分或完全梗阻则可致恶心与呕吐，呕吐物多为宿食和胃液；贲门癌和高位小弯癌可有进食哽噎感。

2. 体征　早期患者无明显体征，上腹部有深压痛是唯一的体征；如出现消瘦、贫血、上腹部肿块、左锁骨上淋巴结肿大、直肠指检在直肠前凹触到肿块、腹水等表现，此时患者癌症已属于晚期。

【辅助检查】

1. X线钡餐检查　数字化X线胃肠造影技术的应用目前仍为诊断胃癌的常用方法。早期胃癌的主要改变为黏膜相异常，进展期胃癌的形态与胃癌大体分型基本一致。

2. 纤维胃镜　可直接观察胃黏膜病变的部位和范围，并可获取病变组织作病理学检查,是诊断胃癌的最有效方法。

3. 腹部超声　在胃癌诊断中,腹部超声主要用于观察胃的邻近脏器(特别是肝、胰)受浸润及淋巴结转移的情况。

4. 螺旋CT与正电子发射成像检查　多排螺旋CT扫描结合三维立体重建和模拟内腔镜技术,是一种新型无创检查手段,有助于胃癌的诊断和术前临床分期。采用正电子发射成像技术(PET)可以判断淋巴结与远处转移病灶情况,准确性较高。

【治疗方法】

1. 手术治疗　是胃癌最有效的治疗方法之一,手术方法如下。

(1) 胃癌根治性手术:包括根治性远端或近端胃大部分切除术和全胃切除术。原则为整块切除包括癌灶和可能受浸润胃壁在内的胃的部分或全部,按临床分期标准整块清除胃周围的淋巴结,重建消化道。

(2) 扩大胃癌根治术:包括胰体、胰尾及脾在内的根治性胃大部分切除术。

(3) 姑息性手术:原发灶无法切除,为了减轻由于梗阻、穿孔、出血等并发症而做的手术,如胃-空肠吻合术、空肠造口、穿孔修补术等。

2. 化学治疗　用于根治性手术的术前、术中和术后,延长生存期。晚期胃癌患者采用适量化疗能减缓肿瘤的发展速度,改善症状,有一定的近期效果。早期胃癌根治术后原则上不必辅助化疗,有下列情况者应行辅助化疗:病理类型恶性程度高;癌灶面积>5 cm;多发癌灶;年龄<40岁。进展期胃癌根治术后、姑息手术后、根治术后复发者需要化疗。

(1) 常用的胃癌化疗给药途径有口服给药、静脉给药、腹腔给药、动脉插管区域灌注给药等。

(2) 常用的口服化疗药有替加氟、优福定、氟铁龙等。常用的静脉化疗药有氟尿嘧啶、丝裂霉素、顺铂、多柔比星、依托泊苷、甲酰四氢叶酸钙等。近年来,紫杉醇、草酸铂、拓扑酶抑制剂、希罗达等新的化疗药物用于胃癌的治疗,联合用药疗效更好。

3. 其他治疗　包括放疗、热疗、免疫治疗、中医中药治疗等。胃癌的免疫治疗包括非特异生物反应调节剂,如卡介苗、香菇多糖等;细胞因子,如白细胞介素、肿瘤坏死因子、干扰素等;过继性免疫治疗,如淋巴因子激活的杀伤细胞(IAK)、肿瘤浸润淋巴细胞(TIL)等的临床应用。抗血管形成基因是研究较多的基因治疗方法,可能在胃癌的治疗中发挥作用。

【护理评估】

1. 现病史

(1) 局部情况:有无持续消化道出血症状,表现为反复的呕血和黑便,有无食欲减退、乏力、消瘦等情况,是否呈节律性腹痛;有无淋巴结肿大、恶液质等表现。

(2) 全身情况：①对持续消化道出血的患者评估生命体征,有无贫血貌或恶病质;②对肿瘤大出血的患者评估呕血、黑便的情况、生命体征、血象的变化,根据临床表现判断失血量;③对幽门梗阻患者评估有无水、电解质失衡及营养障碍。

2. 健康史

(1) 一般资料:性别、年龄、职业、性格特征、饮食习惯及服药史等。

（2）既往史：有无上消化道溃疡史及出血史。

3. 心理社会因素　包括心理承受能力、对疾病的认知程度及社会支持系统等。

【护理问题】

1. 焦虑/恐惧　与患者对癌症的恐惧、担心治疗效果和预后有关。

2. 营养失调：低于机体需要量　与长期食欲减退、消化吸收不良及癌肿导致的消耗增加有关。

3. 潜在并发症　出血、十二指肠残端破裂、吻合口瘘、消化道梗阻、倾倒综合征、残胃癌等。

【护理目标】　包括：①焦虑、恐惧感减轻。②营养状况得到改善，体重增加，血生化指标正常。③并发症得到预防、及时发现和处理。

【护理措施】

1. 术前护理　术前注意患者的营养与进食情况：按病情给予高蛋白、高热量、高维生素少渣软食、半流汁或流汁。纠正水、电解质紊乱，准确记录出入液量，对重度营养不良、血浆蛋白低、贫血者，术前给予对症治疗，输血或补充白蛋白。有严重幽门梗阻者，应于术前 1～3 d 行胃肠减压，减轻水肿与胃内压力。

2. 术后护理

（1）术后严密观察生命体征：监测体温、脉搏、呼吸、血压及疼痛变化，严密观察有无出血征象。硬膜外麻醉 4～6 h 或全麻清醒后血压、脉搏平稳者可采取半坐卧位，有利于呼吸和腹腔引流。

（2）保持呼吸道通畅，鼓励患者深呼吸、咳痰、翻身及早期活动，预防肺部感染。

（3）腹腔引流管接引流袋或引流瓶，妥善固定，定期更换，以防逆行感染；加强巡视，保持引流管通畅预防扭曲与脱落，严密观察引流液的颜色、性质及量，并准确记录。一般 24 h 内引流量多，为血浆样渗出液，以后逐渐减少。如引流液为鲜红色，且＞200 ml/h 应考虑有活动性出血，应立即报告医师。

（4）持续胃肠减压：保持胃管通畅，以减少胃内容物对吻合口的刺激，预防吻合口水肿和吻合口瘘。一般术后早期不建议冲洗胃管，如果胃管内无引流液流出，则考虑有发生胃管堵塞的情况，这时可使用少量的生理盐水冲洗胃管，但必须注意冲洗量应＜20 ml，边冲边吸，压力不可过大，以免导致出血。严密观察胃液的颜色、性质及量，并准确记录。如有鲜血吸出，必须及时报告医生处理。胃管应妥善固定，不可随意移动，并注意观察有无脱落、折叠、扭曲、受压等。

（5）饮食指导：术后 3 d 禁食、禁水，静脉补液，每天 3 000 ml。当胃肠减压停止后，可饮少量水。胃大部切除术和全胃切除术的术后饮食要求有一定的区别，全胃切除术后禁食一般为 3～5 d，术后第 5 天拔除胃管后开始少量饮水，每天应＜200 ml，第 6～8 天全量流质，量由 50 毫升/次逐步增加至 150 毫升/次，6～8 次/天；第 9～19 天可食半流质，但量要比胃大部切除术患者要少，患者无特殊不适可改为软食。

（6）并发症观察及预防：同胃十二指肠溃疡章节，但要注意癌复发与再发的症状与体征。

3. 化疗期间的护理

(1) 舒适护理:创造良好的环境,保持病室内整洁安静,为患者营造舒适、轻松、温馨、优雅的环境,光线充足,空气新鲜,同时减少各种刺激因素,如药物、噪声、气味等。

(2) 饮食护理:给予高热量、高蛋白、高维生素,清淡饮食,多吃蔬菜、水果如油菜、菠菜、番茄、橙子、弥胡桃等,少量多餐,避免冷、热及刺激性食物,主食粗细搭配,以保证营养平衡。

(3) 观察化疗期间药物的不良反应:

1) 胃肠道反应:一般出现在化疗的第 2~3 天,严重者伴有肠黏膜坏死、脱落,甚至穿孔,化疗期间止吐剂的应用可预防或缓解恶心、呕吐等症状,让患者多饮水,以促进排泄减轻胃肠道反应,化疗前 2 h 不能进食,在化疗前在 15~30 min 给予止吐药,有明显的效果。呕吐严重者可在化疗后重复使用。

2) 骨髓抑制:化疗往往导致患者血液白细胞和血小板减少,故应定期检查血常规,当白细胞急剧下降到 $(2.0~3.0)\times10^9/L$,血小板 $<60\times10^9/L$ 时应停药,给予补血药物,加强营养,进行保护性隔离,密切观察患者有无出血征象,如皮肤、黏膜、牙龈等出血。减少活动,预防交叉感染,并按医嘱给予抗感染和升白细胞药物,如利血生、瑞白等,必要时输少量鲜血。

3) 口腔溃疡:化疗药物可使患者出现不同程度的口腔炎症及口腔黏膜溃疡,应常规做口腔护理,保持口腔清洁,每天检查并记录口腔情况,嘱患者饭前饭后用生理盐水漱口,给予流食或半流食,鼓励患者多饮水。口腔糜烂时,可用呋喃西林或氯己定(洗必泰)漱口,或用庆大霉素加地塞米松及少量丁卡因行口腔喷雾,以减轻疼痛及防止喉头水肿的发生。确诊为真菌感染时,饭前饭后用制霉菌素溶液漱口,也可使用溃疡药膜贴于溃疡面上,2 次/天。

4) 脱发:一般发生在化疗后 1~2 周,这时患者极度悲观,我们要做好细心地解释,说明脱发是暂时的,停药后新发会再生;介绍患者可买发套,消除其不良的心理反应。

【健康教育】

(1) 指导患者自我调节情绪,保持乐观的心态。

(2) 指导患者适当活动,注意劳逸结合。

(3) 劝告患者戒烟酒,指导患者饮食上应少量多餐,营养丰富、定时定量,少食盐腌和烟熏食品,避免过冷、过烫、过辣及油煎、炸食物等。根据营养状况调整饮食,及时补充营养素。

(4) 讲解化学治疗的必要性,告知如何防止化疗药物的不良反应,定期监测血象、肝功能等情况,注意预防感染。

(5) 定期门诊随访,如有不适及时就诊。

(施 娟 胡 敏)

项目四　阑　尾　炎

阑尾起自盲肠根部,3条结肠带汇合点,远端游离于右下腹腔,为一条细长的盲管,形似蚯蚓,长5～10 cm,位于右髂窝部。其体表投影在脐与右髂前上棘连线中外约1/3交界处,称为麦氏(Mc. Burney)点,是阑尾手术切口的标记点。

案例导入

某女性患者,28岁,因转移性右下腹痛10 h就诊。12 h前感上腹部疼痛,4 h前疼痛转移至右下腹,并感觉疼痛逐渐加剧,收治入院。

请问:该患者入院后应进行哪些评估? 当班护士应如何进行积极配合? 患者目前存在的主要护理问题是什么? 如果手术术前、术后应采取哪些护理措施?

任务一　急性阑尾炎

急性阑尾炎是最常见的外科急腹症之一,多发生于20～30岁的青壮年,约占40%;男性多于女性,比例约为3∶2。

【病因及发病机制】

1. 阑尾管腔阻塞　是急性阑尾炎最常见的病因。导致阑尾管腔阻塞的原因有:①淋巴滤泡增生(约占60%);②粪石阻塞(约占35%);③异物、食物残渣、蛔虫、肿瘤等;④阑尾解剖异常,如阑尾官腔细、开口狭小、系膜短,使阑尾卷曲。

2. 细菌入侵　致病菌多为肠道内各种革兰阴性杆菌和厌氧菌。

【病理生理】

1. 病理类型　根据急性阑尾炎的临床过程和病理解剖学变化,可分为4种类型。

(1) 急性单纯性阑尾炎:属轻型阑尾炎或病变早期,病变多局限于黏膜和黏膜下层。阑尾外观轻度肿胀,浆膜充血并失去正常光泽,表面有少量纤维素性渗出物。

(2) 急性化脓性阑尾炎:又称急性蜂窝织炎性阑尾炎。常由单纯性阑尾炎发展而来。阑尾肿胀明显,浆膜高度充血,表面覆有脓性渗出物。

(3) 坏疽性及穿孔性阑尾炎:是一种重型阑尾炎。阑尾管壁坏死或部分坏死,呈暗紫色或黑色。由于管腔梗阻或积脓,压力升高,加重阑尾管壁血运障碍,严重者发生穿孔,穿孔多发生在阑尾根部和近端的系膜缘对侧;若穿孔后局部未能被大网膜包裹,感染扩散,可引起急性弥漫性腹膜炎。

(4) 阑尾周围脓肿:急性阑尾炎化脓、坏疽或穿孔时,大网膜和邻近的肠管将阑尾包裹并形成黏连,即形成炎性肿块或阑尾周围脓肿。

2. 转归　急性阑尾炎的转归一方面取决于患者全身和局部的防御能力;另一方面取决于急性阑尾炎的病理类型等。急性阑尾炎的转归可有:①炎症消退。大部分转为慢性阑尾炎。②炎症局限。形成阑尾周围脓肿。常需大量抗生素或中药治疗,炎症可逐渐被吸收,但缓慢。③炎症扩散。阑尾炎症较重,发展快,未及时手术切除,又未能被大网膜包裹局限,炎症扩散,发展为弥漫性腹膜炎、化脓性门静脉炎或感染性休克等。

【临床表现】

1. 症状

(1) 转移性右下腹痛:典型的急性阑尾炎初期有中上腹或脐周疼痛,数小时后腹痛转移并固定于右下腹。早期阶段为一种内脏神经反射性疼痛,故中上腹和脐周疼痛范围较弥散,常不能确切定位。当炎症波及浆膜层和壁腹膜时,疼痛即固定于右下腹,原中上腹或脐周痛即减轻或消失,因此称为转移性右下腹痛。70%~80%的患者具有这种典型的转移性腹痛,也有部分病例发病开始即出现右下腹痛。腹痛一般呈持续性,病初较轻微,容易被患者忽视。不同类型的阑尾炎其腹痛也有差异性,如单纯性阑尾炎表现为轻度隐痛,化脓性阑尾炎呈阵发性胀痛和剧痛,坏疽性阑尾炎呈持续性剧痛,当持续剧痛波及中下腹或两侧下腹时,常提示阑尾坏疽穿孔的征象。有时阑尾坏疽穿孔时因阑尾腔压力骤减,腹痛可暂时缓解,但出现腹膜炎后,腹痛又会持续加剧。

(2) 胃肠道症状:单纯性阑尾炎的胃肠道症状并不突出。在早期可能由于反射性胃痉挛而有恶心、呕吐。盆腔位阑尾炎或阑尾坏疽穿孔可出现排便次数增多的症状。

(3) 发热:一般只有低热,无寒战,化脓性阑尾炎一般<38℃。高热多见于阑尾坏疽、穿孔或已并发弥漫性腹膜炎。伴有寒战和黄疸,则提示可能并发化脓性门静脉炎。

2. 体征

(1) 右下腹固定性压痛:是急性阑尾炎最常见和最重要的体征。常见压痛部位有麦氏点(即右髂前上棘与脐连线的中、外1/3交界处)。压痛的程度取决于病变的程度,也受患者的腹壁厚度、阑尾位置的深浅、对疼痛耐受能力的影响。在肥胖或盲肠后位阑尾炎的患者,压痛可能较轻,但有明显的反跳痛。

(2) 腹膜刺激征:有反跳痛(Blumberg sign)、腹肌紧张、肠鸣音减弱或消失,是壁腹膜受炎症刺激出现的防卫性反应。急性阑尾炎早期无腹膜刺激征;右下腹出现腹膜刺激征提示阑尾炎症加重,可能有化脓、坏疽或穿孔等病理改变。但是,小儿、老年人、孕妇、肥胖者或虚弱的患者腹膜刺激征象可不明显。

(3) 右下腹包块:查体时如在右下腹扪及压痛性包块,边界不清、固定,可考虑阑尾炎性脓肿或阑尾周围脓肿形成。

(4) 特殊体征:

1) 结肠充气试验(Rovsing sign):患者仰卧位,检查者一手压迫左下腹降结肠区;另一手按压近端结肠,结肠内气体可传至盲肠和阑尾,引起右下腹疼痛者为阳性。

2) 腰大肌试验(psoas sign):患者左侧卧位,右大腿向后过伸,引起右下腹疼痛者为阳性,常提示阑尾位于腰大肌前方,为盲肠后位或腹膜后位。

3) 闭孔内肌试验(obturator sign):患者仰卧位,右髋和右膝均屈曲90°,然后被动向内旋转,引起右下腹疼痛者为阳性,提示阑尾位置靠近闭孔内肌。

4) 直肠指诊:盆腔位阑尾炎常在直肠右前方有触痛。若阑尾穿孔,炎症波及盆腔时,直肠前壁有广泛触痛。若发生盆腔脓肿,可触及痛性肿块。

【辅助检查】

1. 实验室检查　多数急性阑尾炎患者白细胞计数和中性粒细胞增多,随着炎症加重,白细胞数随之增加,甚至可$>20\times10^9/L$。但年老体弱或免疫功能受抑制的患者,白细胞数不一定增多。但也有仅中性粒细胞明显增高,具有同样重要意义。

2. 影像学检查

(1) 腹部 X 线平片可见盲肠和回肠末端扩张和气液平面,偶见钙化的粪石和异物。

(2) B 超检查有时可发现肿大的阑尾或脓肿。

(3) CT 检查可获得与 B 超检查相似的结果,对阑尾周围脓肿更有帮助。

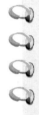

知识链接

　　腹腔镜检查是急性阑尾炎诊断手段中能得到最肯定结果的一种方法。因为通过下腹部插入腹腔镜可以直接观察阑尾有无炎症,也能分辨与阑尾炎有相似症状的邻近其他疾病,不但对确定诊断可起决定作用,并可同时进行治疗。

【治疗原则】　一旦确诊,绝大多数急性阑尾炎应早期手术治疗。

1. 手术治疗　根据急性阑尾炎的临床表现,选择不同手术方法。

(1) 急性单纯性阑尾炎:行阑尾切除术或腹腔镜阑尾切除术,切口一期愈合。

(2) 急性化脓性或坏疽性阑尾炎:行阑尾切除术,若腹腔已有脓液,应仔细清除,用湿纱布蘸净脓液后关闭腹膜。注意保护切口,一期缝合。

(3) 穿孔性阑尾炎:阑尾切除术,术中注意保护切口,清除腹腔脓液或腹腔冲洗,冲洗切口,一期缝合,根据情况放置腹腔引流管。

(4) 阑尾周围脓肿:病情稳定者,先行非手术治疗或在超声引导下穿刺抽脓或置管引流。3 个月后行阑尾切除术。脓肿扩大无局限趋势者,宜先行 B 超检查确定切口部位,再行手术切开引流,以引流为主。

2. 非手术治疗　适用于不同意手术的单纯性阑尾炎或急性阑尾炎诊断尚未确定、病程已$>72\,h$、炎性肿块和(或)阑尾周围脓肿已形成等有手术禁忌者。治疗措施主要选择有效的抗生素和补液等。

【护理评估】

1. 术前评估

(1) 健康史:

1) 一般情况:了解患者年龄、性别,女性患者月史经、生育史;评估饮食习惯,如有无不洁饮食史、有无经常进食高脂肪、高糖、少纤维食物等。

2) 现病史:有无腹痛,及其伴随症状。评估腹痛的特点、部位、程度、性质、疼痛持续时间及腹痛的诱因、有无缓解和加重的因素等。

3) 既往史:有无急性阑尾炎发作、胃及十二指肠溃疡穿孔、急性胆囊炎或妇科疾病史等。

(2) 身体状况评估:

1) 局部情况:评估腹部压痛的部位,麦氏点有无固定压痛,有无腹膜刺激征。

2) 全身情况:有无乏力、发热、恶心、呕吐等症状;有无腹泻、里急后重等。妊娠中后期急性阑尾炎患者可出现流产或早产征兆,注意观察其腹痛的性质有无改变,有无阴道流血。

3) 辅助检查:评估血白细胞计数和中性粒细胞比例;了解腹部立位 X 线检查是否提示盲肠扩张及 CT 或 B 超检查有无提示阑尾肿大或脓肿形成等。

(3) 社会-心理状况:了解患者及家属对急性腹痛和阑尾炎的认知程度、对手术的认知程度及心理承受能力;妊娠期患者及其家属对胎儿风险的认知、心理承受能力及其应对方式。

2. 术后评估　评估患者手术方式、术中情况、原发病变。若有留置引流管的患者,应了解引流管放置位置、是否通畅及其作用,评估引流液的色、量、性状等。评估术后切口愈合情况,是否发生并发症。

【常见护理诊断/合作性问题】

1. 急性疼痛　与阑尾炎症刺激壁腹膜或手术创伤有关。

2. 潜在并发症　腹腔脓肿、出血、切口感染、阑尾残端炎及粘连性肠梗阻、粪瘘等。

【护理目标】　包括:①疼痛能够减轻或缓解。②未发生并发症,或并发症被及时发现并有效处理。

【护理措施】

1. 非手术治疗的护理/术前护理

(1) 病情观察:定时监测生命体征,加强巡视,观察患者腹部症状和体征,尤其是腹痛的变化。在非手术治疗期间,出现右下腹痛加剧、发热、白细胞计数和中性粒细胞比例上升,应做好急诊手术的准备。

(2) 体位:协助患者安置舒适体位,如半卧位,可放松腹肌,减轻腹部张力,缓解腹痛。

(3) 避免肠内压力增高:非手术治疗期间予以禁食,必要时胃肠减压,给予肠外营养;禁服泻药及灌肠,以免肠蠕动加快,增加肠内压力,导致阑尾穿孔或炎症扩散。

(4) 控制感染:遵医嘱及时应用有效抗生素。

(5) 镇痛:已明确诊断或已决定手术的患者,疼痛剧烈时可予以镇痛剂缓解疼痛。

(6) 并发症的观察和护理:

1) 腹腔脓肿:以阑尾周围脓肿最常见,也可在盆腔、膈下或肠间隙等处形成脓肿。可采用 B 超引导下穿刺抽脓、冲洗或置管引流。必要时做好急诊手术的准备。

2)门静脉炎:少见。表现为寒战、高热、轻度黄疸、肝大、剑突下压痛等。若进一步加重可致全身感染,甚至发展为细菌性肝脓肿。

(7)急诊手术前准备:紧急做好皮试、备皮、输液等术前准备。

2．术后护理

(1)体位:待麻醉清醒,血压、脉搏平稳者改为半卧位,以降低腹壁张力,减轻切口疼痛,有利于呼吸和引流,并预防膈下脓肿。

(2)密切监测病情变化:定时监测生命体征并记录,加强巡视,注意倾听患者的主诉,观察腹部体征的变化,发现异常及时通知医生。

(3)腹腔引流管的护理:阑尾切除术后较少留置引流管,只有在局部有脓肿或阑尾残端处理困难时采用。妥善固定引流管;防止扭曲、受压,挤压引流管,保持通畅;观察并记录引流液的颜色、性状及量。一般在1周左右拔除。

(4)饮食:禁食期间予以静脉支持治疗;待肠蠕动恢复、肛门排气排便后可恢复饮食,从流质逐步过渡到普食。

(5)抗生素的应用:应用有效抗菌药物,控制感染,防止并发症。

(6)活动:术后早期在床上翻身、活动肢体,待麻醉反应消失后即可下床活动,以促进肠蠕动恢复。

(7)并发症的观察和护理:

1)出血:表现为腹痛、腹胀和失血性休克等。一旦发生出血,立即补液,必要时输血,紧急再次手术止血。

2)切口感染:是最常见的术后并发症,多发生于化脓性阑尾炎、坏疽性阑尾炎及合并穿孔者。表现为术后3 d左右体温升高,切口局部肿胀或跳痛,局部红肿、压痛明显,甚至波动感等。对于感染切口先行试穿抽出脓液,或在波动处拆除缝线敞开引流,排出脓液,定期换药。

3)粘连性肠梗阻:是阑尾切除术后较常见的远期并发症。术后左侧卧位、早期离床活动可预防此并发症。一般表现为不完全性肠梗阻者行胃肠减压、积极抗感染治疗及全身支持疗法,梗阻多可缓解。如不缓解发展为完全性肠梗阻时需手术治疗。

4)阑尾残端炎:表现为与阑尾炎相同症状,应行X线钡剂检查明确诊断。

5)粪瘘:较少见,经换药等非手术治疗后,多可自行闭合,少数需手术治疗。

【护理评价】　经过治疗和护理,患者是否:①疼痛减轻或缓解;②未发生并发症或并发症得到及时发现和处理。

【健康教育】

1．社区预防指导　指导健康人群改变不良的生活习惯,如改变高脂肪、高糖、低膳食纤维素的饮食习惯,注意饮食卫生。

2．疾病知识指导　提供阑尾炎护理及治疗知识。告知手术准备及术后康复方面的相关知识及配合要点。

3．出院后自我监测　阑尾周围脓肿未切除阑尾者出院时,告知3个月后再行阑尾切除术。

任务二　慢性阑尾炎

慢性阑尾炎多数由急性阑尾炎转变而来。主要病理改变是阑尾壁有不同程度的纤维化和慢性炎性细胞浸润。多数慢性阑尾炎由于阑尾腔内粪石、虫卵等异物或阑尾扭曲、粘连,淋巴滤泡过度增生,导致阑尾管腔变窄而发生慢性炎症变化。

【临床表现】　既往常有急性阑尾炎发作史,经常有右下腹疼痛,部分患者只有隐痛或不适,多数因剧烈活动或饮食不洁时急性发作。X线钡剂灌肠检查,可见阑尾不充盈或充盈不全,72 h后X线透视复查阑尾管腔内仍有钡剂残留,有助于鉴别诊断。

【治疗原则】　慢性阑尾炎确诊后,治疗原则上应手术,特别是有急性发作史的患者,更应及时手术。对诊断可疑的患者或有严重合并症的高龄患者,应暂行非手术治疗。

【护理】　参见本项目急性阑尾炎的护理。

项目五　肠　梗　阻

案例导入

某女性患者,58岁,因"腹痛,腹胀,肛门停止排气3 d"收治入院。查体:T 37.8℃,P 98次/分,R 18次/分,BP 126/80 mmHg。实验室检查:白细胞$11×10^9$/L,中性粒细胞0.83,腹部立卧位X线平片显示多个气液平面。诊断为肠梗阻。

请问:肠梗阻发病原因有哪些? 症状、体征包括哪些方面? 针对该患者目前症状应采取哪些治疗方案? 当班护士应采取哪些观察及护理?

任务一　肠　梗　阻

肠内容物由于各种原因不能正常运行、顺利通过肠道,称肠梗阻;是外科常见的急腹症之一。肠梗阻不但可引起肠管本身形态和功能的改变,还可导致全身性生理紊乱,临床表现复杂多变。

【病因与分类】

1. 按肠梗阻发生的基本原因分类

(1)机械性肠梗阻:最常见。各种原因导致的肠腔缩窄,肠内容物通过障碍。主要原因包括:①肠内因素,如蛔虫梗阻、异物、粪块或胆石堵塞等;②肠壁因素,如肠扭转、肠套叠、先天性畸形、粘连性肠梗阻、腹腔肿瘤压迫等;③肠外因素,如粘连及束带压迫、疝嵌顿、肿瘤压迫等。

(2) 动力性肠梗阻：是由于神经抑制或毒素刺激引起的肠壁肌肉运动紊乱，但无器质性肠腔狭窄。它可分为麻痹性肠梗阻和痉挛性肠梗阻两类。前者常见于急性弥漫性腹膜炎、低钾血症、细菌感染及麻醉药物、铅中毒等；后者少见，可继发于尿毒症、肠功能紊乱等。

(3) 血运性肠梗阻：由于肠系膜血栓或栓塞形成，使肠管血运障碍，肠失去蠕动能力，肠腔虽无阻塞，但肠内容物停止运行，可迅速继发为肠坏死。

2. 按肠壁有无血运障碍分类

(1) 单纯性肠梗阻：只有肠内容物通过受阻，无肠管血运障碍。

(2) 绞窄性肠梗阻：因肠系膜血管或肠壁小血管受压、血管腔栓塞或血栓形成而使相应肠段急性缺血，引起肠坏死、穿孔。

3. 其他　按梗阻的部位可分为高位肠梗阻和低位肠梗阻；按梗阻的程度又可分为完全性肠梗阻和不完全性肠梗阻；按梗阻发展快慢分为急性肠梗阻和慢性肠梗阻。

【病理生理】

1. 局部变化

(1) 单纯性机械性肠梗阻早期，一方面梗阻以上肠管蠕动增加，以克服肠内容物通过障碍；另一方面，肠腔内因液体和气体的堆积而膨胀。积液主要来自胃肠道分泌液，气体大部分是咽下的空气，部分是由血液弥散至肠腔内及细菌发酵后产生的气体。梗阻部位越低，时间越长，肠腔积气、积液引起的肠膨胀越明显。

(2) 急性完全性梗阻时，肠腔内压力迅速增加，肠壁静脉回流受阻，毛细血管及淋巴管淤积，肠壁充血、水肿、增厚，呈暗红色。由于组织缺氧，毛细血管通透性增加，肠壁上有出血点，并有血性渗出液渗入肠腔和腹腔。随着血运障碍的发展，继而出现动脉血运受阻，血栓形成，肠壁失去活力，肠管变成紫黑色。由于肠壁变薄、缺血和通透性增加，腹腔内出现带有粪臭的渗出液，可引起腹膜炎。最后，肠管可缺血坏死而破溃穿孔。

(3) 慢性不完全性肠梗阻，局部改变主要是由于长期肠蠕动增强，梗阻近端肠壁代偿性肥厚和肠腔膨胀，远端肠管则变细、肠壁变薄。痉挛性肠梗阻多为暂时性，肠管多无明显的病理变化。

2. 全身变化

(1) 水、电解质、酸碱失衡：肠梗阻时，吸收功能障碍，胃肠道分泌的液体不能被吸收返回全身循环而积存在肠腔，同时肠壁继续有液体向肠腔内渗出，导致体液在第3间隙的丢失。高位肠梗阻时由于早期频繁呕吐、不能进食，更易出现脱水；加之酸性胃液及大量 Cl^- 丢失产生代谢性碱中毒。低位肠梗阻时，因丢失大量的碱性消化液加之组织灌注不良，酸性代谢产物剧增，可引起严重的代谢性酸中毒。

(2) 感染和中毒：以低位肠梗阻表现显著。由于梗阻以上的肠腔内细菌数量显著增加，细菌繁殖产生大量毒素。由于肠壁血运障碍，通透性增加，细菌和毒素可以透过肠壁引起腹腔内感染，并经腹膜吸收引起全身性感染。

(3) 休克及多器官功能障碍：体液大量丧失、血液浓缩、电解质紊乱、酸碱平衡失调，以及细菌大量繁殖、毒素的释放等均可引起严重的休克。当肠坏死、穿孔,发生腹膜炎时,全身中毒症状尤为严重,最后可引起严重的低血容量性休克和中毒性休克。肠腔大量积气、积液引起腹内压升高,膈肌上抬,影响肺的通气及换气功能;同时腹内压增高阻碍了下腔静脉回流,从而导致呼吸、循环功能障碍。最后可因多器官功能障碍乃至衰竭而死亡。

【临床表现】

1. 症状

(1)腹痛:单纯性机械性肠梗阻由于梗阻部位以上肠管剧烈蠕动,患者表现为阵发性腹部绞痛。疼痛发作时,患者自觉腹内有"气块"窜动,并受阻于某一部位,即梗阻部位;随着病情进一步发展,可演变为绞窄性肠梗阻,表现为腹痛间歇期缩短,呈持续性剧烈腹痛。麻痹性肠梗阻患者腹痛的特点为全腹持续性胀痛或不适;肠扭转所致闭襻性肠梗阻多表现为突发腹部持续性绞痛并阵发性加剧;而肠蛔虫堵塞多位不完全性,以阵发性脐周腹痛为主。

(2)呕吐:与梗阻部位、类型有关。在肠梗阻早期,呕吐多为反射性,呕吐物以胃液及食物为主。高位肠梗阻早期便发生呕吐且频繁,呕吐物主要为胃及十二指肠内容物;低位肠梗阻呕吐出现较迟而少,呕吐物可呈粪样,若吐出蛔虫,多为蛔虫团引起的肠梗阻;麻痹性肠梗阻是呕吐呈溢出性;绞窄性肠梗阻呕吐物为血性或棕褐色液体。

(3)腹胀:其程度与梗阻部位有关,症状发生时间较腹痛、呕吐晚。高位肠梗阻由于呕吐频繁,腹胀较轻;低位肠梗阻腹胀明显。闭襻性肠梗阻腹胀多不对称;麻痹性肠梗阻表现为均匀性全腹胀;肠扭转时腹胀多不对称;绞窄性肠梗阻腹胀不均匀。

(4)排气、排便停止:完全性肠梗阻临床表现为停止排气排便;不完全性肠梗阻可有多次少量排便排气;绞窄性肠梗阻可排出血性黏液样便。

2. 体征

(1)局部:①腹部视诊,机械性肠梗阻可见肠型和蠕动波。②触诊,绞窄性肠梗阻可有固定压痛和腹膜刺激征。蛔虫性肠梗阻,常在腹中部触及条索状团块。肠套叠是可扪及腊肠样肿块。③叩诊,绞窄性肠梗阻性可有移动性浊音。④听诊,机械性肠梗阻时肠鸣音亢进,气过水音。麻痹性肠梗阻,肠鸣音减弱或消失。

(2)全身:梗阻晚期或绞窄性肠梗阻患者出现唇干舌燥、眼窝凹陷、皮肤弹性消失、尿少或无尿等明显脱水体征,还可出现脉搏细速、血压下降、面色苍白、四肢发冷等中毒和休克征象。

【辅助检查】

1. 实验室检查 若肠梗阻患者出现脱水、血液浓缩时可引起血红蛋白、红细胞比容、尿比重均升高。绞窄性肠梗阻多有白细胞计数和中性粒细胞比例显著升高。血气分析、血清电解质出现异常结果,则表示存在电解质、酸碱失衡或肾功能障碍。呕吐物和粪便检查有大量红细胞或潜血试验阳性,提示肠管有血运障碍。

2. X线检查 对诊断肠梗阻有很大价值。正常情况下,小肠内容物运行很快,气体和液体充分混合,故在腹部 X 线片上只显示胃和结肠内气体,小肠内气体不显示。肠梗阻时,小肠内容物停滞,气、液体分离,一般在梗阻 4～6 h 后,腹部立位或侧卧位透视或摄片可见多个气液平面及胀气肠襻；空肠梗阻时,空肠粘膜环状皱襞可显示"鱼肋骨刺"状改变。回肠扩张的肠襻多,可见阶梯状的液平面。蛔虫堵塞者可见肠腔内成团的蛔虫成虫体阴影。肠扭转时可见孤立、突出的胀大肠襻。麻痹性肠梗阻时,胃泡影增大,小肠、结肠全部胀气。

【治疗原则】

治疗原则是纠正肠梗阻引起的全身性生理紊乱和解除梗阻。具体治疗方法应根据肠梗阻的病因、性质、部位、病情严重程度及全身情况而决定。

1. 基础治疗　禁食、胃肠减压,纠正水、电解质及酸碱平衡失调,防治感染和中毒,酌情应用解痉剂、镇痛剂,但禁止灌肠、使用泻药及热敷等。

2. 解除梗阻

(1) 非手术治疗:适用于单纯性黏连性肠梗阻、麻痹性或痉挛性肠梗阻、蛔虫或粪块堵塞引起的肠梗阻、肠结核等炎症引起的不完全性肠梗阻等。具体措施除了上述基础治疗外还包括中医中药治疗、口服或胃肠道灌注生植物油、针刺疗法、腹部按摩等。

(2) 手术治疗:适用于各种类型的绞窄性肠梗阻及由肿瘤、先天性肠道畸形引起的肠梗阻,非手术治疗无效的患者。手术大体可归纳为以下 4 种:①单纯解除梗阻的手术,如粘连松解术、肠切开取异物术、肠扭转复位术等;②肠切除吻合术,如肠肿瘤、炎症性狭窄或局部肠襻已坏死;③肠短路吻合术,如晚期肿瘤已浸润固定,或肠黏连成团与周围组织黏连广泛者,则可将梗阻近端与远端肠襻行短路吻合术;④肠造口或肠外置术,一般情况极差或局部病变不能切除的低位梗阻患者,可行肠造口术,暂时解除梗阻。腹腔镜肠黏连松解术,具有创伤小、腹腔暴露机会少、脏腹膜干扰轻等特点,故造成新黏连的机会低,目前也已广泛应用于临床。

【护理评估】

1. 术前评估

(1) 健康史:了解一般情况,包括年龄、性别,发病前有无体位不当、饮食不当、饱餐后剧烈活动等诱因;既往有无腹部手术及外伤史,各种急、慢性肠道疾病史及个人卫生情况等。

(2) 身体状况:

1) 局部情况:评估腹痛,腹胀,呕吐,停止排气、排便等症状的程度,呕吐物、排泄物、胃肠减压抽出液的量及性状;有无腹膜刺激征及其范围。评估梗阻的类型,机械性还是绞窄性,完全性还是不完全性。

2) 全身情况:评估生命体征的变化、脱水程度及有无休克和中毒。

3) 辅助检查:实验室检查是否提示有水、电解质及酸碱失衡及其类型,腹部 X 线平片检查有无异常。

(3) 心理-社会状况:评估患者心理情况,有无过度焦虑或恐惧,是否了解围术期的相关知识;了解患者的家庭、社会支持情况,包括家属对肠梗阻相关知识的掌握程度,对患者心理和经济的支持情况等。

2. 术后评估

(1) 术中情况:了解患者采取的麻醉及手术方式、术中输血、输液情况。

（2）术后情况：评估患者回病房后的神志、生命体征及切口有无渗血等；评估腹腔引流情况及有无发生肠粘连、腹腔内感染或肠瘘等并发症，评估切口疼痛、腹胀、恶心、呕吐等不适，评估切口愈合及术后康复的情况。

【常见护理诊断/合作性问题】

1. **急性疼痛**　与肠蠕动增强或肠壁缺血有关。

2. **体液不足**　与频繁呕吐、腹腔及肠腔积液、胃肠减压等有关。

3. **潜在并发症**　术后肠粘连、腹腔感染、肠瘘。

【护理目标】　包括：①腹痛程度减轻。②体液能维持平衡，能维持重要器官、脏器的有效灌注量。③未发生并发症，或并发症得以及时发现和处理。

【护理措施】

1. **非手术治疗护理/术前护理**

（1）缓解疼痛、腹胀：

1）胃肠减压：保持通畅和有效的胃肠减压对单纯性肠梗阻和麻痹性肠梗阻可达到解除梗阻的目的。置胃管期间应保持减压管通畅和减压装置有效的负压，注意观察引流液的色、质、量并正确记录。如发现血性液体，应考虑肠绞窄的可能。胃肠减压可减少胃肠道积存的气体、液体，减轻肠腔膨胀，有利于肠壁血液循环的恢复，减轻肠壁水肿；胃肠减压还可以降低腹内压，改善因膈肌抬高而导致的呼吸与循环障碍。向减压管内注入生植物油或中药等，后夹管 1~2 h，可以润滑肠管或是刺激肠蠕动恢复。

2）安置体位：低半卧位，减轻腹肌紧张，有利于患者的呼吸。

3）应用解痉剂：确定无肠绞窄后，可用阿托品、654-2 等抗胆碱类药物，以解除胃肠道平滑肌的痉挛，抑制胃肠道腺体的分泌，缓解腹痛。

4）按摩或针刺疗法：顺时针轻柔按摩腹部，并遵医嘱配合应用针刺疗法，缓解疼痛。

（2）维持体液与营养平衡：

1）补液：补充液体的量与种类取决于病情，包括呕吐次数、量及呕吐物的性状等及皮肤弹性、尿量、尿比重、血液浓缩程度、电解质、血气分析结果等。应严密监测上述病情及实验室检查结果。

2）饮食与营养支持：需禁食，给予胃肠外营养。梗阻解除后逐步恢复饮食，忌食易产气的甜食和牛奶等。

（3）呕吐护理：呕吐时坐起或头偏向一侧。呕吐后给予漱口，保持口腔清洁。观察和记录呕吐物颜色、性状和量。

（4）严密观察，及早发现绞窄性肠梗阻：定时测量生命体征，以及腹痛、腹胀和呕吐等变化。若出现以下情况应警惕绞窄性肠梗阻发生的可能：①腹痛特点，持续性剧痛或伴阵发性加重。②呕吐特点，出现早、剧烈而频繁。③腹胀特点，不对称。④呕吐物、胃肠减压抽出液等为血性液体。⑤腹部有压痛包块、腹膜刺激征。⑥实验室检查异常，X线检查见孤立扩大的肠襻。⑦早期出现休克，抗休克治疗无效。⑧经积极非手术治疗而症状体征未见明显改善。此类患者病情危重，应在抗休克、抗感染的同时，积极做好术前准备。

（5）术前准备：慢性不完全性肠梗阻需做肠切除手术者应按要求进行肠道准备，急诊手术者紧急做好备皮、配血、输液等术前准备。

2. 术后护理

（1）体位：血压平稳后给予半卧位，头偏向一侧。

（2）饮食：术后暂禁食、静脉补液，待肠蠕动恢复后可逐步过渡恢复饮食，开始进少量流质；进食后若无不适，逐步过渡到半流质。

（3）术后并发症的观察和护理：

1）肠梗阻：鼓励患者术后早期活动，如病情平稳，术后 24 h 即可开始床上活动，3 d 后下床活动，以促进机体和胃肠道功能的恢复，防止肠黏连。一旦出现阵发性腹痛、腹胀、呕吐等，应积极采取非手术治疗措施，一般可缓解。

2）腹腔内感染及肠瘘：术后加强腹腔引流管的护理，更换引流管时注意无菌操作。若出现局部或弥漫性腹膜炎表现，腹腔引流管周围流出液体带粪臭味时，应警惕腹腔内感染及肠瘘的可能。感染者给予全身营养支持和抗感染治疗，局部双套管负压引流，必要时再次手术处理。

3. 健康教育

（1）饮食指导：少食刺激性强的辛辣食物等，宜进高蛋白、高维生素、易消化吸收的食物。避免暴饮暴食，饭后忌剧烈活动。

（2）保持排便通畅：老年便秘者应注意通过调整饮食、腹部按摩等方法保持大便通畅，无效者可适当给予缓泻剂，避免用力排便。

（3）自我监测：指导患者自我监测病情，若有肠梗阻症状，及时就诊。

【护理评价】　通过治疗和护理，患者是否：①腹痛程度减轻。②脱水得到纠正，电解质维持在正常范围。③发生肠粘连、腹腔内感染、肠瘘等术后并发症，若发生，需及时发现和处理。

（徐　蓓　胡　敏）

项目六　腹　外　疝

案例导入

某男性患者，53 岁。入院前 2 年无明显诱因下发现左腹股沟区肿块，肿块大小约 4 cm×3 cm×3 cm，平躺后肿块可自行回纳，患者主诉无压痛、反跳痛，无腹胀腹泻，无恶心呕吐，门诊 B 超提示左腹股沟区有一肿块。

请问：该患者入院后护士应如何对其进行入院评估？护士在术前应如何进行宣教？术后如何护理及观察？

任务一　基础知识回顾

腹外疝是由腹腔内某一器官或组织连同壁腹膜经腹壁薄弱点或孔隙向体表突出所形成的,是常见的外科疾病之一。

【**病理生理**】　典型的腹外疝由疝环、疝囊、疝内容物和疝外被盖组成。疝环又称疝门,是疝突向体表的门户,亦是腹壁薄弱区或缺损所在。临床各类疝多以疝环命名,如腹股沟疝、股疝、脐疝、切口疝等。疝囊是壁腹膜经疝环向外突出的囊状结构,是疝内容物的包囊,由囊颈、囊体和囊底3个部分组成。典型腹外疝的疝囊呈梨形、卵圆形或半球形,是一个完整的囊袋。疝囊颈是疝囊比较狭窄的部分。疝内容物是进入疝囊的腹内器官或组织,以小肠最为多见,大网膜次之;其他,如盲肠、阑尾、乙状结肠、横结肠、膀胱等亦可进入疝囊,但较少见。疝外被盖是指疝囊以外的各层组织,通常由筋膜、肌层、皮下组织和皮肤组成。

【**病因及发病机制**】　腹壁强度降低和腹内压力增高是腹外疝发病的主要原因。

1. **腹壁强度降低**　造成腹壁强度降低的原因有先天性结构缺陷或发育异常及后天性腹壁肌功能丧失或缺损。先天性原因包括,精索或子宫圆韧带穿过腹股沟管、股动、静脉穿过股管脐血管穿过脐环,以及腹白线发育不全。后天性原因包括,手术切口愈合不良、外伤、感染和老年或肥胖所致肌萎缩等。此外,尚有研究认为胶原纤维的代谢障碍影响筋膜、韧带和肌腱和弹性也可导致腹壁强度降低。

2. **腹内压力增高**　腹内压增高既可引起腹壁解剖结构的病理性变化,导致疝的形成,又可直接促进腹腔内器官经腹壁薄弱区或缺损处突出形成疝。慢性咳嗽、便秘、排尿困难(如前列腺增生症)、腹水、妊娠、举重、婴儿经常啼哭等,均是引起腹内压力增高的常见原因。

【**分类**】　根据疝的可复程度和血供情况,腹外疝可分为以下类型。

1. **易复性疝**　又称单纯性疝,最为常见。腹外疝在患者站立、行走、腹内压力增高时突出,疝的内容物与疝囊间无粘连,在平卧、休息或用手将其向腹腔推送时疝内容物很容易会纳入腹腔的,称易复性疝。

2. **难复性疝**　疝内容物不能或不能完全会纳入腹腔内但并不引起严重症状者,称难复性疝。常因疝内容物反复突出,致疝囊颈受摩擦损伤并与疝囊产生粘连所致,此类疝的内容物多数为大网膜。此外,腹壁后位的内脏器官,如盲肠、乙状结肠、膀胱,在疝的形成过程中随后腹膜而被下牵,滑经疝门,构成疝囊的一部分。此种疝称滑动性疝,也属于难复性疝。

3. **嵌顿性疝**　疝环较小而腹内压骤增时,疝内容物可强行扩张囊颈而进入疝囊,随后以囊颈的弹性回缩将内容物卡住,使其不能回纳,称嵌顿性疝。疝发生嵌顿后,疝内容物可发生静脉回流受阻,导致肠壁淤血和水肿,肠壁颜色由正常的淡红逐渐转为暗红,囊内可有淡黄色渗出液集聚;此时若能及时解除嵌顿,病变肠管可恢复正常,若嵌顿内容物为小肠,可造成嵌顿的肠襻的完全性梗阻,并发急性肠梗阻。

4. **绞窄性疝**　肠管嵌顿如不及时解除,肠壁及其系膜受压情况不断加重,可使动脉血流减少,最后导致完全阻断,即为绞窄性疝。此时肠系膜动脉搏动消失,肠壁逐渐失去其光泽、弹性和蠕动能力,最终变黑坏死。疝囊内渗液变为淡红色或暗红色,如继发感染,疝囊内的渗液则为脓性。感染严重时,可引起疝外被盖组织的蜂窝织炎。积脓的疝囊可自行穿破或误被切开引流而发生肠瘘。

任务二　腹股沟疝

发生在腹股沟区的腹外疝,统称为腹股沟疝。常见的腹股沟疝包括腹股沟斜疝和腹股沟直疝。疝囊经过腹壁下动脉外侧的腹股沟管深环突出,向内、向下、向前斜行经过腹股沟管再穿出腹股沟浅环,并可进入阴囊,称为腹股沟斜疝,约占腹股沟疝的90%,是最常见的腹外疝。男性多见,男、女发病率之比约为15∶1,以婴幼儿及老年人发病率最高。腹股沟直疝系指腹腔内器官经直疝三角区突出而形成的疝,以老年男性多见。

【病因及发病机制】

1. **先天性解剖异常**　胚胎早期,睾丸位于腹膜后第2～3腰椎旁,以后逐渐下降,同时在未来的腹股沟管内环处带动腹膜、腹横筋膜及各层肌肉径腹股沟管逐渐下移,并推动皮肤而形成阴囊。如果鞘状突下段闭锁而上段未闭,也可诱发斜疝;如两端闭锁而中段不闭,则在临床上表现为精索鞘膜积液。右侧睾丸下降比左侧略晚,鞘突闭锁也较迟。因此,右侧腹股沟疝较为多见。

2. **后天性腹壁薄弱或缺损**　任何腹外疝都存在腹横筋膜不同程度的薄弱及缺损。此外,腹横肌发育不全对发病也起着重要的作用。后天性斜疝较先天性者为多,其发病机理因腹膜鞘状突已经闭锁,而有另外新的疝囊形成,经腹股沟所引起。

【临床表现】　重要的临床表现是在腹股沟区有一个突出的肿块。但是有的患者开始时肿块较小,紧紧通过深环刚进入腹股沟管,疝环处仅有轻度坠胀感,对病情判断较为困难。

1. **易复性斜疝**　除腹股沟区有肿块和偶有胀痛外,并无其他症状。肿块多呈带蒂柄的梨形,可降至阴囊或大阴唇。肿块常在站立、行走、咳嗽或用力时出现,平卧休息或用手将肿块向腹腔推送,肿块可向腹腔回纳而消失。检查时,以手指通过阴囊皮肤伸入浅环,可感浅环扩大、腹壁软弱;此时嘱患者咳嗽,指尖有冲击感。用手指紧压腹股沟管深环,让患者起立并咳嗽,疝块并不出现;一旦移去手指则可见疝块由外上向内下突出。疝内容物若为肠襻,肿块柔软、光滑、叩之呈鼓音,并常在肠襻回纳入腹腔时发出咕噜声;若为大网膜,则肿块坚韧呈浊音,回纳缓慢。

2. **难复性斜疝**　主要特点是疝块不能完全回纳,同时可伴胀痛。滑动性斜疝除疝块不能完全回纳外,尚有消化不良和便秘等症状。

3. **嵌顿性疝**　多发生在斜疝、强体力劳动或用力排便等腹内压骤增是其主要原因。临床表现为疝块突然增大,伴有明显疼痛,平卧或用手推送不能使之回纳。肿块紧张、发硬,有明显触痛。嵌顿内容物若为肠襻,可伴有腹部绞痛、恶心、呕吐、便秘、腹胀等机械性肠梗阻的临床表现。

4. **绞窄性疝**　临床症状多较严重,但在肠襻坏死穿孔时,疼痛可因疝内压力骤降而暂时有所缓解。因此,疼痛减轻而肿块仍存在者,不可轻易认为是病情好转。绞窄时间较长者,可因疝内容物继发感染,侵及周围组织而引起疝外被盖的急性炎症;严重者可发生脓毒症。

5. 腹股沟直疝　患者站立时,在腹股沟内侧端、耻骨结节外上方出现一半球形肿块,并不伴有疼痛或其他症状。因疝囊颈宽大,平卧后肿块多能自行回纳腹腔而消失,故极少发生嵌顿。

腹股沟直疝与腹股沟斜疝的区别如表 12-1 所示。

表 12-1　腹股沟直疝与腹股沟斜疝的区别

临床表现	腹股沟斜疝	腹股沟直疝
发病年龄	多见于儿童及成年人	多见于老年
突出途径	经腹股沟管突出,可进入阴囊	经直疝三角突出,不进入阴囊
疝块外形	椭圆形或梨形、上部呈蒂柄状	半球形,基底较宽
回纳疝块后压迫深环	疝块不再突出	疝块仍可突出
精索与疝囊关系	精索在疝囊后方	精索在疝囊前外方
疝囊颈与腹壁下动脉关系	疝囊颈在腹壁下动脉外侧	疝囊颈在腹壁下动脉内侧
嵌顿机会	较多	极少

【辅助检查】

1. 透光试验　腹股沟斜疝透光试验阴性,此检查方法可与鞘膜积液鉴别。

2. 实验室检查　疝内容物继发感染时,血常规检查示白细胞计数和中性粒细胞比例升高;粪便检查显示隐血试验阳性或见白细胞。

3. X 线检查　疝嵌顿或绞窄疝时 X 线检查可见肠梗阻征象。

【处理原则】　腹股沟疝一般均应尽早施行手术治疗。

1. 非手术治疗　年龄<1 岁的婴幼儿可暂不手术,因为婴幼儿腹肌可随生长逐渐强壮,疝有自行消失的可能。可采用棉线束带或绷带压住腹股沟管深环,防止疝块突出。年老体弱或伴有其他严重疾病而禁忌手术,白天可在回纳疝块后,将医用疝带的软压垫顶住疝环,阻止疝块突出。若长期使用疝带,可使疝囊颈受到反复摩擦变得肥厚,从而增加疝嵌顿的发病率,甚至促使疝囊与疝内容物发生粘连。

2. 手术治疗　手术修补是治疗腹股沟疝的最有效方法。手术方法有以下几种。

(1) 传统疝修补术:

1) 疝囊高位结扎术:为单纯疝囊切除。包括疝囊颈部高位结扎、切去疝囊。仅适用于婴幼儿或小儿,以及绞窄性斜疝因肠坏死而局部有严重感染、暂不宜行疝修补术者。

2) 疝修补术:可加强或修补腹股沟管管壁,是最常用的治疗方法。成年腹股沟疝患者都存在程度不同的腹股沟管前壁的薄弱或缺损,单纯疝囊高位结扎不足以预防腹股沟疝的复发。

(2) 无张力疝修补术:现代疝手术强调在无张力的前提下进行缝合修补。常用的修补材料是合成纤维网。其最大的优点是易于获得,应用方便,无需在患者身上另做切口去自体组织作为修补材料,节省手术时间、术后手术部位疼痛减轻,在临床中已被广泛应用。但因嵌顿性疝行急诊手术或腹股沟管未发育完全的儿童不提倡使用人工补片技术。

（3）经腹腔镜疝修补术：基本原则是从腹腔内部用合成纤维网片加强腹壁缺损处或用钉（缝线）使内环缩小。近年来临床应用较多。

（4）嵌顿性疝和绞窄性疝的处理原则：嵌顿性疝具备下列情况者可先试行手法复位：①嵌顿时间在3～4 h内,局部压痛不明显,无腹部压痛或腹肌紧张等腹膜刺激征；②年老体弱或伴有其他较严重疾病而估计肠襻尚未绞窄坏死。手法复位后24 h内,必须严密观察腹部体征,一旦出现腹膜炎或肠梗阻的表现,应尽早行手术探查。

除上述情况外,嵌顿性疝原则上应紧急手术治疗,解除肠梗阻,以防疝内容物坏死。绞窄性疝的内容物已坏死,更需手术。术前应做好必要的准备,如有脱水和电解质紊乱者,应迅速补液加以纠正。

【护理评估】

1. 术前评估

（1）健康史及相关因素：包括患者一般情况、腹外疝的病因及诱发因素、发生情况与腹压的关系,有无伴随其他疾病等。

1）一般情况：患者的年龄、性别,婚姻、职业,女性患者生育史。

2）相关因素：有无慢性咳嗽、慢性便秘、排尿困难、妊娠、腹水、婴儿经常啼哭等腹内压增高的情况；有无腹部损伤或手术史,切口愈合情况,有无切口感染；有无因肥胖、久病导致肌肉萎缩等。

3）腹外疝发生情况：腹股沟区有无异常,有无腹部不适、疼痛或绞痛,有无恶心、呕吐和停止肛门排便排气。肿块是否在站立、行走、咳嗽、用力或婴儿哭闹时出现或更膨大,能否在休息平卧时用手回纳。

3）既往史：患者有无糖尿病或其他疾病史,有无用（服）药史、过敏史。

（2）身体状况：

1）局部情况：腹股沟区或外阴部有无隆起的肿块,疝块的部位、大小、形状、质地、有无压痛、能否回纳,有无肠梗阻或肠绞窄征象等。

2）全身状况：有无因疝发生嵌顿或绞窄引起肠梗阻而导致脱水或电解质紊乱的迹象,如皮肤弹性差、乏力；有无感染中毒症状,如发热、畏寒或血压下降。

3）心理和社会支持状况：患者因疝块反复突出影响工作和生活而感到焦虑不安。有些患者对手术存在顾虑。

2. 术后评估　评估有无阴囊水肿、切口感染等并发症,有无引起腹内压增高的因素及疝复发。

【常见护理诊断/合作性问题】

1. 知识缺乏　缺乏预防腹内压升高的有关知识。

2. 疼痛 与疝块突出、嵌顿或绞窄及术后切口张力大有关。

3. 体液不足 与嵌顿疝或绞窄性疝引起的机械性肠梗阻有关。

4. 潜在并发症 术后阴囊血肿、切口感染。

【护理目标】 包括：①患者能描述预防腹内压升高的有关知识。②自诉疼痛得到缓解或控制。③未发生水、电解质、酸碱代谢紊乱。④并发症能得到预防或被及时发现和处理。

【护理措施】

1. 术前护理

（1）提供预防腹内压增高的相关知识：①告知患者戒烟，防止受凉，多饮水，多吃蔬菜等粗纤维食物；巨大疝者，应劝其卧床休息，离床活动时，用手压住内环。②消除腹内压增高因素，如慢性咳嗽、便秘、排尿困难等。

（2）完善术前各项检查：对老年患者应先评估心、肺、肝、肾功能情况，以及有无慢性疾病，如糖尿病、前列腺炎等。

（3）减轻或缓解术前疼痛：

1）对疝块较大者嘱其减少活动，多卧床休息；离床活动时，使用疝带压住疝环口，避免腹腔内容物脱出而造成疝嵌顿。

2）严密观察腹部情况，患者若出现明显腹痛，伴疝块突然增大，紧张发硬且触痛明显，不能回纳腹腔，应高度警惕嵌顿疝发生的可能，需立即通知医生，及时处理。

（4）皮肤准备：阴囊及会阴部皮肤应仔细准备，不可损伤，以防感染；术前嘱其排空膀胱，以防术中误伤。

2. 术后护理

（1）体位与活动：取平卧位，膝下垫一软枕，使髋关节微屈，以松弛腹股沟切口的张力和减少腹腔内压力，利于切口愈合和减轻伤口疼痛。采用无张力修补术的患者可以早期离床活动。年老体弱、复发性疝、绞窄性疝、巨大疝患者可适当延迟下床活动时间。

（2）饮食：一般患者术后 6～12 h 无恶心、呕吐可进流质，次日可进软食或普食。行肠切除吻合术者术后应禁食，待肠道功能恢复后方可进流质饮食，再逐渐过渡为半流质、普食。

（3）预防腹内压增高：

1）防止剧烈咳嗽：术后剧烈咳嗽可引起腹内压升高，不利于愈合。因此，术后需注意保暖，防止受凉而引起咳嗽；指导患者在咳嗽时用手掌按压、保护切口，以免缝线撕脱造成手术失败。

2）保持排便通畅：给予便秘者通便药物，嘱患者避免用力排便。

3）积极处理尿潴留：手术后因麻醉或手术刺激引起尿潴留者，可肌内注射卡巴胆碱或针灸，以促进膀胱平滑肌的收缩，必要时导尿。

（4）维持体液平衡：若发生疝嵌顿或绞窄，应予禁食、胃肠减压、输液、纠正水、电解质及酸碱失衡，同时备血，做好紧急手术准备。行肠切除吻合术者术后禁食期间，应继续给予补液和支持治疗。

（5）并发症的预防和护理：

1）预防阴囊血肿：因阴囊比较松弛，位置较低，渗血、渗液易集聚于阴囊。为避免囊内积血、积液和促进淋巴回流，术后可用"丁"字带将阴囊托起，并密切观察阴囊肿胀情况。

2）预防切口感染：切口感染是疝复发的主要原因之一。在护理中应注意以下几点：①手术前应做好阴囊及会阴部的皮肤准备，避免损伤皮肤。②合理应用抗菌药。因绞窄性疝行肠切除、肠吻合术后患者，容易发生切口感染，故术后需应使用抗菌药物。③切口护理。保持切口敷料清洁干燥，避免大小便污染；若发现敷料污染或脱落，应及时更换。④加强观察：观察体温、脉搏的变化及切口有无红、肿、疼痛，一旦发现切口感染，应尽早处理。

（6）心理方面：稳定患者的情绪，向其讲解手术目的、方法、注意事项。

【护理评价】　通过治疗和护理，患者是否：①能正确描述预防腹内压升高的有关知识。②腹痛得以缓解。③体液代谢维持平衡，或已发生的代谢紊乱得到纠正。④发生阴囊水肿、切口感染，若发生，是否得到及时发现和处理。

【健康教育】

（1）饮食：嘱患者多吃营养丰富的食物；多吃粗纤维食物，如韭菜、芹菜、卷心菜、粗粮、豆类、竹笋、各种水果等，保持大便通畅。

（2）出院后注意休息，可适当活动及参加体育锻炼，如做保健操、打打太极拳、散步、慢跑等。养成良好的生活习惯，适当的运动不仅促进健康，改善患者的情绪。一般 3 个月内避免重体力劳动、骑车等。

（3）注意保暖，避免感冒和咳嗽，有排尿及排便困难者应及时治疗，防止腹内压增高诱发疝复发。

任务二　股　疝

腹内器官通过股环，经股管向股部卵圆窝突出形成的疝，称为股疝。股疝的发病率占腹外疝的 3%～5%，多见于年龄＞40 岁的妇女。

【病因】　女性骨盆较宽，韧带肌肉、血管等较男性为细，故股环明显大于男性，被认为是股疝好发的主要原因之一。此外，妊娠亦是引起股疝的重要原因之一。

【发病机制】　在股疝发生、发展的过程中，往往是腹膜外脂肪先行突出，发挥"开路者"的作用，随后腹膜突出，继之肠管或大网膜疝形成股疝。疝囊的被覆结构包括：皮肤、浅筋膜、筛筋膜、股鞘前壁和腹膜外组织。与腹股沟区其他疝不同，股环的防护因素甚少，除了附着至耻骨梳韧带的腹股沟镰可成为保护结构外，腹横筋膜对它也缺乏保护，这是因为腹横筋膜已向下参与构成股鞘的缘故，一旦股疝推开了腹股沟镰进入股管，疝囊颈将嵌入由陷窝韧带、腹股沟韧带、耻骨梳韧带和股鞘纤维隔所围成的环口（疝环）中。上述结构坚韧、缺乏伸缩性，因而容易引起嵌顿绞窄性股疝。

【临床表现】　疝块往往不大，呈半球形，位于腹股沟韧带下方卵圆窝处。平卧回纳内容物后,疝块有时不能完全消失,这是因为疝囊外有很多脂肪堆积的缘故。由于疝囊颈较小,咳嗽冲击感不明显。易复性股疝症状较轻微,常不为患者所注意,尤其是肥胖者更容易疏忽和遗漏。股疝约有 60％的病例可发生嵌顿,引起局部疼痛加剧,并伴有明显的急性肠梗阻的表现。

【处理原则】 股疝易嵌顿、绞窄,故应及时手术治疗,以封闭股管,阻断内脏向股管坠入通路。发生嵌顿是应采取紧急手术治疗。常见的手术方式有腹腔镜及开放式手术。

【护理】 参见本项目腹股沟疝的护理。

学习效果评价·思考题 ···

1. 十二指肠球部溃疡外科治疗最宜采取哪种手术方式? 为什么?

2. 胃大部分切除术后并发症有哪些? 如何预防?

3. 如何进行胃癌术后胃肠减压的护理及化疗护理。

4. 急性阑尾炎的临床表现有哪些?

5. 急性阑尾炎患者的术前准备有哪些? 术后护理常规有哪些?

6. 阑尾切除术后应如何预防并发症的发生?

7. 急性肠梗阻的临床表现有哪些?

8. 急性肠梗阻患者治疗方法包括哪些? 术前检查有哪些?

9. 如何对肠梗阻患者进行术后护理及健康指导?

10. 简述腹外疝发生的病因及分类;腹股沟斜疝与直疝的不同临床表现;腹股沟疝的手术方式。

11. 疝修补术后哪些措施可以预防腹内压增高?

（韩君芳　胡　敏）

第十三章 腹部疾病患者的护理

学习目标

1. 识记腹膜炎的概念及分类和继发性腹膜炎的常见病因。
2. 识记腹部损伤的分类、开放性损伤的现场急救方法、腹部损伤的辅助检查。
3. 理解急性化脓性腹膜炎的临床表现和处理原则；膈下脓肿和盆腔脓肿的临床特点。
4. 理解实质性腹部损伤与空腔脏器损伤临床表现的区别；各类腹部损伤的处理原则。
5. 学会预防和处理腹膜炎术后的并发症。
6. 学会腹部损伤患者的护理评估、护理诊断和围术期护理措施。

▌项目一 基础知识回顾

【基本解剖】 腹膜是一层很薄的光滑的浆膜，分为互相连续的壁层和脏层两个部分。壁层贴衬于腹壁的里面，脏层覆盖在脏器的表面，成为它们的浆膜层。腹腔是壁层和脏层之间的潜在间隙，是人体最大的浆膜腔，男性腹腔是封闭的，女性腹腔则经输卵管漏斗、子宫、阴道而与外界相通。正常腹膜腔内只有少量液体（50～100 ml 的黄色清亮液体），起着润滑作用。但在病理状态下，腹膜腔却可容纳数千毫升以上液体（如腹水、血液、脓液）（图 13-1）。腹腔分大腹腔、小腹腔两个部分，即腹腔和网膜囊，经由网膜孔相通。小腹腔位于小网膜、胃后壁和胃结肠韧带的后方，剩余部分包括盆腔在内均称为大腹腔。大网膜是腹膜的一部分，从横结肠垂下遮盖下腹腔的脏器，有丰富的血液供应和大量的脂肪组织，活动度大，能够移动到所能

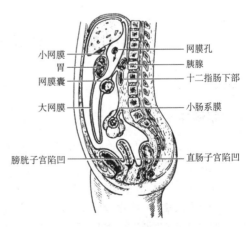

图 13-1 腹膜解剖模式

及的病灶处,有腹腔卫士之称。

腹膜的动脉来自肋间动脉和腹主动脉的分支,静脉血则回流到门静脉和下腔静脉。腹膜的淋巴液先引流入腹部淋巴结,再汇合于胸导管。壁层腹膜系由第6～12肋间神经及第1腰神经的分支所支配。此属于周围神经,对痛觉敏感,定位准确,尤其当壁层腹膜受刺激时,可使腹肌反射性收缩,引起反射性腹肌紧张;腹膜炎时的腹膜刺激征即由此产生。膈肌中心部分受到刺激,通过膈神经的反射作用,可引起肩部放射性痛。脏层腹膜系由交感神经及迷走神经分支支配,属于内脏神经,痛觉定位差,但对牵拉、压迫、膨胀等刺激敏感。通常表现为腹部钝痛,重刺激时可以引起心率变慢,血压下降和肠麻痹。

【生理功能】 腹膜的生理功能有:①滑润作用。腹膜是双相的半渗透性薄膜,经常渗出少量液体以滑润腹腔。②防御作用。腹膜是人体浆膜中抗感染最强的一部分,当细菌和异物侵入腹腔时,腹腔渗出液中的大量吞噬细胞将其吞噬包围和吸收,大网膜的防御作用尤为显著,可将感染局限,防止感染扩散。③吸收作用。腹腔的强大吸收能力不但能将腹腔内积液、血液、空气、微小颗粒和细菌、电解质、尿素等很快吸收,也可以吸收毒素以减轻对腹膜的刺激,但大量毒素被吸收时可导致中毒性休克。腹腔上部腹膜的吸收能力比盆腔腹膜的吸收能力要强。④渗出与修复作用。在腹膜炎时,腹膜可渗出大量液体,蛋白质和电解质,起到稀释毒素和减少对腹膜刺激的作用,但渗出量太大时可引起水与电解质失调。同时,当组织器官受损时,腹膜能将其损伤处包裹、填塞,使炎症局限,损伤修复。

【病理生理】 腹膜是双向的半透性膜,水、电解质、尿素及一些小分子能透过腹膜。在急性炎症时,腹膜分泌大量渗出液,以稀释毒素和减少刺激,渗出液中的巨噬细胞能吞噬细菌、异物和破碎组织,纤维蛋白沉积在病变周围,发生粘连,防止感染扩散并修复受损的组织,但也可因此造成腹内广泛的纤维性粘连。另外,腹膜有很强的吸收力,平卧时小腹腔之后上部及膈下位置低于大腹腔,因此化脓性腹膜炎时或手术后的患者均取半卧位,可避免大腹腔之感染液流存于膈下区或流存于小腹腔形成脓肿;而在髂窝和盆腔形成脓肿后全身中毒症状较轻,治疗上也较为简便。

项目二　急性化脓性腹膜炎的护理

案例导入

　　某女性患者,36岁,6 h前无明显诱因感脐周不适伴恶心,无呕吐,症状逐渐加重转为阵发性疼痛。2 h前疼痛呈持续性并固定于右下腹。患者自发病后排大便2次,色黄质稀,未见脓、血及黏液。查体:T 38℃,腹部右侧腹肌紧张,右上腹有轻压痛,右下腹触及广泛压痛、反跳痛,移动性浊音(-),肠鸣音2次/分;结肠充气试验(+);B超检查显示急性阑尾炎,右下腹腹腔穿刺引流出脓性液体;白细胞 15×10^9 L,中性粒细胞85.2%。入院诊断:急性化脓性阑尾炎、急性继发性局限性腹膜炎。患者主诉疼痛难以忍受、焦虑。

　　请问:该患者入院后责任护士应从哪些方面对她进行评估？针对其疼痛和焦虑可以给予哪些方面的护理干预措施？患者目前存在的主要护理问题是什么？如何为该患者做好术前、术后的护理？

任务一　急性化脓性腹膜炎

　　急性化脓性腹膜炎是指由化脓性细菌包括需氧菌和厌氧菌,或两者混合引起的腹膜急性炎症。此病有原发性和继发性之分,累及整个腹膜腔时称为急性弥漫性腹膜炎。临床所称的急性腹膜炎多数是指继发性化脓性腹膜炎,是一种常见的外科急腹症。

【病因及发病机制】

　　1. 继发性腹膜炎　　是最常见的腹膜炎。腹腔内器官穿孔、损伤是急性继发性化脓性腹膜炎的最常见致病原因,其中最常见的是急性阑尾炎坏疽穿孔,胃肠内容物流入腹腔引起化学性刺激,产生化学性腹膜炎,继发感染后成为化脓性腹膜炎。急性胆囊炎患者胆囊壁坏死穿孔可造成极为严重的胆汁性腹膜炎。另外,外伤造成肠管、膀胱破裂,腹壁伤口进入细菌也可很快形成腹膜炎。其次是腹腔脏器缺血及炎症扩散,如绞窄性疝、绞窄性肠梗阻及急性胰腺炎、女性生殖器官化脓性感染,主要是由于含有细菌的渗出液在腹腔内扩散而引起的腹膜炎。引起腹膜炎的主要致病菌是胃肠道内的常驻菌群,以大肠埃希菌多见,其次为厌氧杆菌、链球菌、变形杆菌等,一般都是混合感染,故病情严重。

　　2. 原发性腹膜炎　　又称自发性腹膜炎,腹腔内无原发性病灶。致病菌多为溶血性链球菌、肺炎双球菌或大肠埃希菌。原发性腹膜炎感染范围大,脓液的性质与细菌的种类有关,常见的以溶血性链球菌为主的脓液稀薄、无臭味。细菌进入腹腔的途径一般为:①血行播散。致病菌从呼吸道或泌尿系统的感染灶,通过血行播散至腹膜,婴儿和儿童的原发性腹膜炎大多为此类。②上行性感染。来自女性生殖道的细菌,通过输卵管直接向上扩散至腹腔,如淋病性腹膜炎。③直接扩散。如泌尿系统感染时,细菌可通过腹膜层直接扩散至腹膜腔。④透壁性感染。正常情况下,肠腔内细菌是不能通过肠壁的,但在某些情况下,如肝硬化腹水、肾病、猩红热或营养不良等机体抵抗力降低时,肠腔内细菌即有可能通过肠壁进入腹膜腔,引起腹膜炎。

【病理生理】　　患者全身和腹膜局部的防御能力及污染细菌的性质、数量和时间是决定腹膜炎转归的两大因素。

　　1. 炎症恶化　　细菌及其产物激活多种炎性介质导致全身性炎症反应;腹膜严重充血水肿并渗出大量液体引起水、电解质紊乱,血浆白蛋白降低和贫血;腹内脏器浸泡在脓液中,肠管麻痹,肠腔内大量积液,使血容量明显减少;细菌入侵、毒素吸收可致感染性休克;肠管扩张使膈肌上抬影响心肺功能,加重休克,甚至导致死亡。

2. 炎症局限和消散 年轻体壮、抗病能力强者,可使病菌毒力减弱,与邻近肠管、脏器及大网膜粘连,将病灶包围,使病变局限形成局限性腹膜炎;渗出物逐渐被吸收、炎症消散或局限部位化脓,形成局限性脓肿。

3. 肠梗阻形成 腹膜炎治愈后,腹腔内不同程度的粘连,部分肠管粘连后可扭曲或形成锐角发生粘连性肠梗阻。

【临床表现】 根据病因不同,症状可突然发生也可逐渐产生,主要的症状和体征有以下几种。

1. 腹痛 一般为持续性,剧烈难以忍受,深呼吸、咳嗽、转动身体时加剧,范围自原发病变部位开始随炎症扩散而延及全腹。

2. 恶心、呕吐 初始为腹膜受刺激而引起的反射性恶心、呕吐,为胃内容物;麻痹性肠梗阻时可为持续性呕吐,可有黄绿色胆汁,甚至为棕褐色粪样内容物。

3. 感染、中毒症状 寒战、高热、脉速、呼吸浅快、大汗及口干,甚至出现严重缺水、代谢性酸中毒及感染性休克等表现。

4. 体温、脉搏变化 多数患者脉搏随体温升高而加快,如脉搏快体温反而下降,是病情恶化的征象之一。

5. 视诊 腹胀明显,腹式呼吸运动减弱或消失;触诊腹膜刺激征(腹部压痛、反跳痛和腹肌紧张),以原发病灶处最为显著,胃肠、胆囊穿孔时腹肌可呈"木板样"强直;叩诊可有鼓音,腹腔内积液较多时,移动性浊音阳性;听诊可有肠鸣音减弱或消失。直肠指诊示直肠前窝饱满时,表示盆腔已有感染或形成盆腔脓肿。

【治疗要点】 治疗原则为积极处理原发病灶,消除引起腹膜炎的病因,控制炎症、清理或引流腹腔渗液,使渗出液局限,形成脓肿者予脓腔引流。

1. 非手术治疗

(1) 适应证:适用于病情较轻、病程>24 h,且腹部体征已减轻、严重心肺疾病无法耐受手术、原发性腹膜炎、需术前纠正营养不良或水、电解质紊乱者。

(2) 主要措施:取半卧位(休克患者取中凹卧位);禁食,胃肠减压,静脉输液以纠正水、电解质、酸碱紊乱;补充热量以提供营养支持;合理使用抗生素和其他镇静、止痛、吸氧等对症措施。

2. 手术治疗 绝大多数患者需采用手术治疗。

(1) 适应证:非手术治疗6~8 h后(<12 h)腹膜炎症状和体征不缓解反而加重、腹腔内原发病较严重,如胃肠道穿孔、胆囊穿孔、绞窄性肠梗阻、腹腔脏器损伤破裂或胃肠道术后短期内吻合口漏、腹膜炎症状重且有大量腹腔积液以致出现肠麻痹或中毒症状,尤其是有休克表现者及病因不明且无局限趋势的腹膜炎。

(2) 手术目的:腹腔探查以查明病因并处理原发灶、彻底清洁腹腔、充分引流以利于腹腔内残留液和继续产生的渗出液的排出。

(3) 手术方式:胃、十二指肠溃疡穿孔时间<12 h宜施行胃大部切除术;穿孔时间较长时腹腔内污染严重或患者全身状况不好时只能行穿孔修补术;坏疽性阑尾与胆囊应切

除;胆囊炎症严重或解剖层次不清、全身情况不能耐受手术时,适宜行胆囊造瘘术和腹腔引流术;坏死的肠管不能切除时应行坏死肠段造瘘术。

(4) 术后处理:继续禁食、胃肠减压、输液(对症处理、抗生素和肠外营养支持治疗)、保证引流通畅、密切观察病情以防治并发症的发生。

【护理评估】

(1) 了解患者的健康史,包括一般资料和既往史,尤其注意有无胃、十二指肠溃疡病史及慢性阑尾炎、胆囊炎发作史,有无腹腔内脏器疾病、外伤史和手术史。对于儿童应注意近期有无呼吸系统、泌尿系统感染,以及营养不良或其他导致抵抗力下降的情况。

(2) 身体状况:

1) 局部:腹痛发生的时间、部位、性质、程度、范围及伴随症状等;有无呕吐及呕吐物的形状;有无压痛、反跳痛、肌紧张及其部位、程度和范围;有无肠鸣音减弱或消失;有无移动性浊音。

2) 全身:患者的精神状态、生命体征的改变、饮食和活动情况的动态变化和趋势;有无感染性中毒反应,如寒战、高热、脉速、呼吸浅快、面色苍白或口唇发绀等;有无水、电解质及酸碱平衡失调;有无口干、肢端发冷、血压下降或神志恍惚等休克现象。

3) 实验室检查:了解血常规、腹部 X 线、B 超、CT 检查及诊断性腹腔穿刺术等的结果。

(3) 了解患者的心理-社会状况,有无焦虑、恐惧,评估患者对本病的认知程度和心理承受能力,了解家属及亲友的态度和经济承受能力等。

(4) 评估手术中的麻醉方式、手术类型、腹腔内炎症情况、原发病变的类型,了解腹腔引流管的置管情况和皮肤及切口的愈合情况。

【常见护理诊断/合作性问题】

1. 疼痛　与壁层腹膜受炎症刺激有关。

2. 体温过高　与腹膜炎毒素吸收有关。

3. 体液不足　与腹膜腔内大量渗出、高热或体液丢失过多有关。

4. 焦虑　与躯体不适、担心疾病有关。

5. 潜在并发症　腹腔脓肿、切口感染。

【护理目标】　包括:①疼痛减轻或缓解。②炎症得以控制、体温恢复正常。③水、电解质失调得以控制,未发生酸碱失调。④患者焦虑程度减轻,情绪稳定,能配合治疗和护理。⑤未发生并发症或并发症能被及时发现和处理。

【护理措施】

1. 非手术治疗护理或术前护理

(1) 减轻腹胀、腹痛:

1) 体位:取半卧位以减轻腹部张力,使腹腔内渗出液流向盆腔,也有利于局限炎症和引流,减轻中毒症状,使腹内脏器下移,减轻对呼吸和循环的影响。休克患者取中凹位。

2) 禁食、胃肠减压:胃肠道穿孔者需禁食并留置胃管以持续胃肠减压,可引流出胃肠道内胀气和内容物,减轻胃肠道胀气,减少消化道内容物继续流入腹腔使炎症趋于局限,也可改善胃肠壁的血运,促进肠蠕动恢复。

3) 对症处理、减轻不适:遵医嘱予镇静、止痛、吸氧处理,但对于诊断不明确或需进一步观察的患者,暂不用止痛剂,以免掩盖病情。

(2) 控制感染,加强营养支持:

1) 遵医嘱合理使用抗生素:可根据细菌培养出的菌种及药敏试验的结果合理使用抗生素,目前认为第3代头孢菌素足以杀死大肠埃希菌且无耐药性。

2) 降温:遵医嘱给予物理或药物降温。

3) 营养支持:遵医嘱给予肠外营养支持,补充高热量、氨基酸、脂肪乳剂及维生素、微量元素等提高机体的防御和修复能力。

(3) 维持体液平衡和生命体征平稳:

1) 静脉输液:迅速建立静脉通道,根据患者丢失的液体量和生理需要量补充液体和电解质等,纠正水、电解质及酸碱失衡,安排好输液的顺序,及时根据患者病情调整补液的成分、速度和补液量。

2) 维持有效循环血量:必要时需输血以调整低蛋白血症和贫血;有休克症状时给予抗休克治疗;遵医嘱给予激素减轻中毒症状;根据患者脉搏、血压和中心静脉压等,遵医嘱给予血管收缩剂或扩张剂(临床上以多巴胺较为安全)。

(4) 做好病情监测和记录,密切观察患者病情、生命体征变化,注意腹部症状和体征的动态变化,监测患者的出入量,必要时监测中心静脉压、血气分析、患者的循环、呼吸、肾功能等,维持患者尿量≥30~50 ml/h。

(5) 心理护理:做好患者及家属的沟通解释工作,稳定患者情绪减轻焦虑和恐惧。

2. 术后护理

(1) 体位:根据术中麻醉方式给予不同体位。

(2) 禁食、胃肠减压:术后继续予以禁食、胃肠减压,待肠蠕动恢复后拔除胃管逐步恢复饮食。禁食期间做好口腔护理。

(3) 密切观察病情变化:术后监测生命体征,观察并记录出入量,密切注意患者尿量变化,注意伤口及引流情况;危重患者注意循环、呼吸、肾功能的监测和维护;倾听患者主诉,观察有无膈下或盆腔脓肿的表现。

(4) 维持生命体征稳定和体液平衡:根据医嘱合理补充水、电解质,必要时输血,维持水、电解质、酸碱平衡和有效血容量。

(5) 营养支持治疗:根据患者营养状况、血浆白蛋白水平、肠蠕动恢复情况,及时给予肠内、肠外营养支持。

(6) 腹腔脓肿、切口感染等并发症的预防和护理:

1) 合理使用抗生素:根据脓液细菌培养和药敏试验结果,合理选择抗生素。

2) 保证有效引流:正确连接、固定腹腔引流管,防脱出、扭曲或受压,保持引流通畅,注意无菌操作;观察引流液色、质、量;一般引流<10 ml/d,且引流液非脓性、患者无发热、腹胀等情况时,可考虑拔管。

3)切口护理:观察切口敷料有无渗血、渗液,更换敷料时注意无菌操作,观察切口愈合情况,有感染时需及时处理。

3. 健康教育

(1)疾病知识指导:向患者讲解疾病的基本知识。

(2)饮食指导:讲解术后饮食从流质开始逐步过渡到半流质-软食-普食的知识,鼓励其循序渐进,少量多餐,进食富含蛋白质、能量和维生素的食物。

(3)运动指导:鼓励早期床上活动,防止术后肠粘连。

(4)随访指导:定期门诊随访,有腹胀、腹痛、恶心、呕吐等情况时立即就诊。

【护理评价】 通过治疗和护理,患者是否:①腹胀、腹痛情况得以缓解。②炎症得到控制,体温正常。③无水、电解质、酸碱失衡或休克的临床表现。④焦虑程度减轻,能配合治疗和护理。⑤未发生腹腔脓肿或切口感染,若发生,应及时发现和处理。

任务二 腹 腔 脓 肿

脓液在腹腔内积聚,由肠襻、内脏、肠壁、网膜或肠系膜等粘连包围,与游离腹腔隔离,形成腹腔脓肿(图 13-2),一般继发于急性腹膜炎或腹腔内术,原发性感染较少。腹腔脓肿可为一个或数个,可分为膈下脓肿、盆腔脓肿和肠间隙脓肿,以膈下脓肿和盆腔脓肿多见。

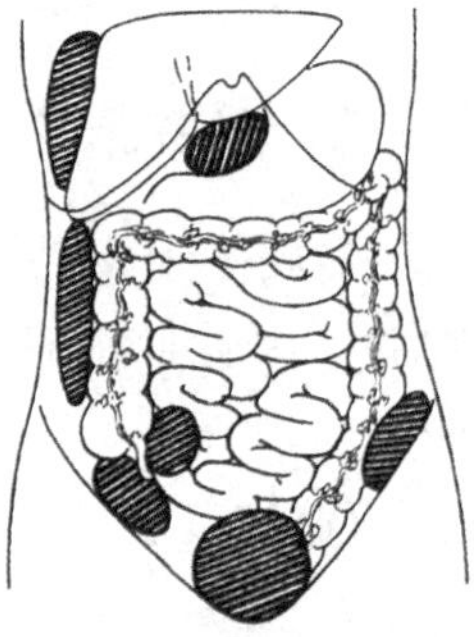

图 13-2 腹腔脓肿的好发部位

注:阴影部分为好发部位

一、膈下脓肿

脓液积聚在一侧或两侧膈肌下、横结肠及其系膜的间隙内者,通称为膈下脓肿,可发生在 1 个或 2 个以上的间隙。

【病理生理】 患者在平卧时,膈下部位最低,急性腹膜炎时,脓液易积聚在此。另外,细菌也可通过门静脉和淋巴系统到达膈下,形成膈下脓肿。约 30%的急性腹膜炎发生局限性脓肿。脓肿位置与原发病有关,如十二指肠溃疡穿孔、胆管化脓性疾病、阑尾炎穿孔时,脓液常发生在右膈下,而胃穿孔、脾切除术后发生感染时,脓肿常发生在左膈下。小的膈下脓肿常经非手术治疗可被吸收。大的膈下脓肿可因长期感染使身体消耗以致衰竭,死亡率甚高。膈下感染可引起反应性胸腔积液,或经淋巴途径蔓延到胸腔引起胸膜炎,亦可引起脓胸等。

【临床表现】

1. 症状

(1)全身症状:发热,初为弛张热,脓肿形成后出现持续高热,脉率增快,逐渐出现乏力、衰弱、盗汗、厌食、消瘦等全身症状。

（2）局部症状：肋缘下或剑突下可有持续钝痛，深呼吸时加重，可有肩、颈部牵涉痛。脓肿刺激膈肌可引起呃逆。可引起反应性胸腔积液、胸膜炎等导致咳嗽、胸痛、气促等表现。

2. 体征　季肋区叩痛，严重时出现局部皮肤凹陷性水肿，皮温升高；右膈下脓肿可使肝浊音界扩大；患侧胸部下方呼吸音减弱或消失。

【辅助检查】

1. 实验室检查　血常规示白细胞升高，中性粒细胞比例增高。

2. 影像学检查　胸部 X 线检查可见患侧膈肌升高，随呼吸活动受限而消失，肋膈角模糊、积液、膈下可见占位阴影。部分脓肿腔内有气体，可有液气平面。

【处理原则】

1. 经皮穿刺插管引流术　适用于较小、与体壁贴近、局限的单房脓肿。可由医师在局麻下，根据 B 超或 CT 检查所示脓肿位置进行穿刺引流，一般不污染腹腔，引流效果较好。80％的膈下脓肿可经此法治愈。

2. 切开引流术　适用于较大的膈下脓肿，术前常规 B 超或 CT 定位，可由前腹壁肋缘下切口或后腰部切口进入，术后放置多孔引流管或双套管并用负压吸引进行脓腔的清洗和引流。

【护理】　参见本项目任务一。

二、盆腔脓肿

盆腔位于腹腔最低位，腹内炎性渗出物或腹膜炎的脓液易积聚于此而形成盆腔脓肿。因盆腔腹膜面积小，吸收毒素能力低，故发生盆腔浓重时，全身中毒症状较轻。

【临床表现】

1. 症状　急性腹膜炎治疗过程中，阑尾穿孔或结直肠手术后，出现体温下降后又升高、典型的直肠或膀胱刺激征，如里急后重、大便频而量少、有黏液便、尿频、排尿困难等，应考虑是否发生盆腔脓肿。

2. 体征　腹部体征不明显。直肠指诊可发现肛管括约肌松弛，在直肠前壁触及直肠腔内膨出，有触痛、有波动感。

【辅助检查】　下腹部 B 超或直肠 B 超检查可明确脓肿的位置及大小。必要时可行 CT 检查。

【处理原则】　脓肿较小时，可采用非手术治疗，如应用抗生素、热水坐浴、温热盐水灌肠及物理透热疗法等。脓肿较大时需手术切开引流，可经肛门在直肠前壁波动处穿刺，抽出脓液后，切开脓腔，排除脓液，放置软橡皮管引流 3～4 d。已婚妇女也可通过阴道检查，进行后穹窿穿刺抽脓。

【护理】　参见本项目任务一。

项目三 腹部损伤患者的护理

案例导入

某男性患者,48岁,农民。患者入院前4 h中上腹部被钝性物击伤后出现持续性腹痛,初为中上腹痛,逐渐波及全腹,程度加重。呕吐1次,为胃内容物,无咖啡色样液或鲜血,无昏迷、咯血及既往史无特殊。未经治疗送来本医院。体检:T 38.8℃,P 110次/分,BP 103/75 mmHg。呻吟,痛苦面容,躯干呈屈曲被动位。头、颈及胸部无阳性发现。腹部微凹,腹式呼吸受限,全腹有触痛、反跳痛及肌紧张,肠鸣音消失。诊断:腹部闭合性损伤(空腔脏器损伤)。

请问:该患者须完善哪些检查才能明确诊断? 须进行哪些紧急处置?

任务一 腹部损伤

腹部损伤是指由各种原因所致的腹壁和(或)腹腔内器官损伤。多见于平时和战时,约占平时各种损伤的0.4%~1.8%;战争场合可高达50%左右。

【病因】 腹部损伤常于战争、交通事故、工伤意外、打架斗殴等暴力或意外事件时发生;损伤程度受暴力强度、角度、速度、硬度、着力部位的影响,同时与受损腹部脏器的解剖特点、功能状态、病理改变等因素有关。

【分类】

1. 根据腹部有无伤口和损伤的脏器不同

(1)开放性腹部损伤:多因刀刺、枪弹、弹片等各种锐器或火器伤所引起。根据腹膜是否破损,开放性损伤又可分为穿透伤和非穿透伤。

(2)闭合性腹部损伤:常因有撞击、打击、坠落、挤压、冲击等钝性暴力所致。损伤可仅累及腹壁,也可以累及腹腔内器官,但体表无伤口。

2. 根据损伤的腹内器官性质分类

(1)实质性脏器损伤:肝、脾、肾、胰等位置比较固定,组织结构脆弱、血供丰富,受到暴力打击后,比其他内脏器官更容易破裂。实质性腹内器官损伤的排序依次为脾、肾、肝和胰腺。

(2)空腔脏器损伤:上腹受到碰撞、挤压时,胃窦、十二指肠水平部等可被压在脊柱上而断裂;上段空肠、末端回肠因比较固定而易受伤;充盈的空腔脏器比排空时更易破裂。空腔脏器损伤的排序依次是:小肠、胃、结肠、膀胱等,直肠因位置较深而损伤的发生率较低。

【临床表现】 随致伤原因、受伤器官、损伤部位和程度不同而异。实质性脏器损伤以失血性休克为主要表现;空腔脏器损伤以弥漫性腹膜炎、感染性休克为主要表现。

1. 实质性脏器损伤

(1)症状：

1)腹痛：多呈持续性，一般不剧烈，如肝、胰破裂时，可因大量胆汁、胰液或血液进入腹腔，导致化学性、弥漫性腹膜炎，出现明显的腹痛和腹膜刺激征，还可因膈肌受到刺激而出现肩背部放射痛。

2)失血性休克：肝、脾、肾、胰等损伤时，以腹腔内(或腹膜后)出现症状为主，患者出现面色苍白、四肢湿冷、脉搏加快、血压下降、脉压变小、尿量减少等失血性休克的表现，肾脏损伤时可出现血尿。

(2)体征：腹膜刺激征相对空腔脏器损伤为轻，但有肝、胰破裂损伤时可出现明显的腹膜刺激征，腹胀明显，部分患者出现移动浊音。肝、脾被膜下破裂伴血肿时可触及腹部包块。

2. 空腔脏器损伤

(1)症状：肠、胃、胆囊、膀胱等破裂时主要表现为弥漫性腹膜炎，患者出现持续性剧烈腹痛，伴恶心、呕吐，稍后出现体温升高、脉快、呼吸急促等全身性感染的表现，严重者可发生感染性休克。空腔脏器损伤也可有不同程度的出血，胃、十二指肠损伤可有呕血，直肠损伤时出现鲜红色血便等。

(2)体征：有典型腹膜刺激征(如压痛、反跳痛、腹肌紧张)，其程度与空腔脏器内容物不同有关，通常是胃液、胆汁、胰液刺激性最强，肠液次之。腹腔内游离气体可致肝浊音界缩小，肠鸣音减弱或消失。腹腔内继发感染后患者出现腹胀。直肠损伤时直肠指检可发现直肠内出血，有时还可扪及直肠破裂口。

【辅助检查】

1. 实验室检查　包括血常规、尿常规、血清淀粉酶、生化指标、血气分析等测定。

(1)实质性脏器破裂时：血常规异常见红细胞、血红蛋白、红细胞比容等数值明显下降，白细胞计数可有不同程度升高。胰腺损伤时，血、尿和腹腔穿刺液中淀粉酶含量增高；淀粉酶值多有升高。

(2)空腔脏器破裂时：白细胞计数和中性粒细胞计数明显增高。尿常规检查若发现红细胞，常提示有泌尿系统损伤。

2. 影像学检查

(1)B超检查：主要用于诊断实质性脏器的损伤，能提示脏器损伤的部位和程度，确诊率达90%左右。若发现腹腔内积液和积气，则有助于空腔脏器破裂或穿孔的诊断。

(2)X线检查：最常用的是胸片及腹部平片，主要用于空腔脏器的损伤。可辨别有无气胸、膈下积气、腹腔内积液以及某些脏器的大小、形态和位置的改变；还可了解有无肋部肋骨骨折及肠腔有无胀气和液气平面等肠麻痹征象。胃肠道穿孔者，立位腹部X线平片可表现为膈下新月形阴影(游离气体)。

(3)CT和MRI检查：能清晰显示肝、脾、胰、肾等实质性脏器的包膜是否完整、大小及形态结构是否正常及有无出血或渗出。

3. 诊断性腹腔穿刺和腹腔灌洗术　诊断准确率可达90%以上。

4. 其他检查　诊断性腹腔镜检查主要用于临床难以确诊时，可直接观察损伤的部位、性质及程度，且创伤比剖腹探查小。

> **知识链接**　诊断性腹腔穿刺
>
> 　　穿刺点多选择脐和髂前上棘连线的中、外 1/3 交界处或经脐水平线与腋前线相交处，若抽到不凝血，提示有实质性器官破裂出血，因腹膜的脱纤维作用而使血液不凝；若抽出的血液迅速凝固，多为穿刺针误刺血管或血肿所致；若抽出混浊液体或胃肠内容物，提示空腔脏器破裂；若肉眼观察不能肯定液体的性质时，应做涂片检查。对疑有内脏器官损伤而腹腔穿刺阴性者，应继续观察病情变化，必要时重复做腹腔穿刺，或改行腹腔灌洗术。

　　【现场急救】　首先处理危及生命的因素，如窒息、心跳骤停、开放性气胸和大出血等。开放性腹部损伤的现场处理方法如下。

　　(1) 及时止血并用于干净的纱布、毛巾、被单等包扎腹部伤口并固定。

　　(2) 对已脱出的肠管，用消毒或清洁器皿或用温开水浸湿的干净纱布覆盖保护，适当包扎后送医院抢救。

　　(3) 切忌将脱出的内脏器官强行回纳腹腔，以免加重腹腔污染。

　　【治疗原则】

　　1. 非手术治疗　适用于：①暂时不能确定有无腹腔内器官损伤；②血流动力学稳定，收缩压＞90 mmHg、心率＜100 次/分；③无腹膜炎体征；④未发现其他内脏的合并伤；⑤已证实为轻度实质性脏器损伤，生命体征稳定者。

　　(1) 防治休克：输液、输血、扩充血容量，维持有效循环；止血药有效应用。

　　(2) 抗感染：联合应用广谱抗生素，预防或治疗可能存在的腹腔内感染。

　　(3) 禁食和胃肠减压：对未明确诊断前，疑有空腔脏器破裂或明显腹胀者予以禁食和胃肠减压，静脉补充能量和其他营养素。

　　(4) 镇痛：观察期间禁用吗啡类镇痛药物，禁忌灌肠；但对腹痛剧烈的患者，酌情应用镇痛剂治疗。

　　(5) 做好手术前准备：较严重腹部损伤在非手术治疗同时做好手术前准备。

　　2. 手术治疗　适用于：①已确诊为腹腔内脏器破裂；②有明显的腹膜刺激征或腹膜刺激征进行性加重及范围扩大；③出现烦躁、脉率增快、血压不稳或休克的临床表现；④膈下有游离气体或腹腔穿刺抽得不凝固血液、胆汁或胃肠内容物；⑤在非手术治疗期间病情加重。

　　手术方法主要为剖腹探查术，待明确损伤部位及器官后再做针对性的手术处理。剖腹探查手术包括探查、止血、修补、切除、清除腹腔内残留液和引流。

　　【护理评估】

　　1. 术前评估

　　(1) 健康史及相关因素：包括患者的一般情况、受伤史、既往史等。

1) 一般情况:患者的年龄、性别、婚姻、职业及饮食情况;女性患者月经史。

2) 受伤史:了解受伤的原因、时间、地点、部位、姿势、伤情,致伤物的性质及暴力的方向和强度,受伤至就诊之间的病情变化及就诊前采取的急救措施,效果如何;腹部损伤后有无腹痛、腹痛的部位、性质、程度和持续时间,有无放射痛和进行性加重。患者有无昏迷。

3) 既往史:患者有无结核病、糖尿病、冠心病、高血压等疾病史。有无酗酒和吸烟史;有无腹部手术及药物过敏史等。

(2) 身体状况:

1) 局部:有无腹部压痛、反跳痛和肌紧张,其程度和范围;肝浊音界是否缩小或消失;腹部有无移动性浊音;肠蠕动是否减弱或消失,直肠指检有无阳性发现。

2) 全身:评估患者是否清醒,有无昏迷或呼吸困难;有无面色苍白、出冷汗、脉搏细数、脉压减小等休克的早期征象;伤后是否很快出现体温升高、脉搏增快等全身中毒症状;是否伴有呕吐、呕血及便血、尿血。有无合并头部、胸部、躯干和四肢等损伤或骨折。

3) 辅助检查:血常规、尿常规及血清淀粉酶检查是否异常;腹腔穿刺或腹腔灌洗术有无阳性结果;影像学检查有无异常。

(3) 心理和社会支持状况:评估患者和家属对遭受损伤的心理承受能力及对与本次损伤相关的知识的了解程度。

2. 术后评估　有无腹腔脓肿和出血等并发症。

【常见护理诊断/合作性问题】

1. 体液不足　与损伤致腹腔内出血、严重腹膜炎症、呕吐及禁食有关。

2. 疼痛　与腹腔内器官破裂及消化液刺激腹膜有关。

3. 恐惧　与意外损伤的打击和担心预后等有关。

4. 潜在并发症　损伤器官的再出血或腹腔内感染、脓肿形成。

【护理目标】　包括:①体液平衡能得到维持,生命体征平稳。②自诉腹痛缓解或得到控制,舒适感增加。③恐惧程度缓解或减轻,情绪稳定。④未发生并发症或并发症能被及时发现和处理。

【护理措施】

1. 维持体液平衡

(1) 扩充血容量:对有休克早期症状或休克者,快速建立 2~3 条有效的静脉输液通路;根据医嘱快速输液和输入平衡盐溶液。进行血型鉴定及交叉配血试验,尽快输血或输入血清蛋白。

(2) 记录出入量:准确记录 24 h 的尿量、输液量、呕吐量及胃肠减压量等出入量。

(3) 定时监测中心静脉压,并结合血压的变化,调整输液的种类、速度和量。

(4) 观察脱水症状有无改善:观察并记录患者神志、皮肤黏膜的弹性及颜色;尿量、尿比重及颜色。

(5) 消除病因,及时做好急症手术前准备。

(6) 采取合适体位:休克患者头和躯干分别抬高 20°~30°,下肢抬高 15°~20°,可增加回心血量及改善脑血流量。

2. 有效缓解疼痛

（1）体位：绝对卧床休息，禁止随意搬动伤员，以免加重腹痛；协助患者采取舒适的体位，如患者腹部剧痛、面色苍白、恶心呕吐、出冷汗，应让其平卧屈膝，以使腹部肌肉松弛，减轻疼痛。

（2）禁食和禁灌肠：因腹部损伤患者可能有胃肠道穿孔或肠麻痹，故诊断未明确前应绝对禁食、禁水和禁灌肠，以防止肠内容物漏出增加而加重腹痛和病情，同时禁止腹部热敷，防止出血加剧及炎症扩散、蔓延而出现休克或加重休克。

（3）胃肠减压：对疑有空腔脏器损伤的患者，应尽早行胃肠减压，以减少胃肠内容物的漏出、减轻腹痛。

（4）观察：观察患者腹痛的性质、程度、时间、规律、伴随症状、诱发因素及疼痛与生命体征变化的关系。

（5）镇静、止痛：

1）非药物止痛：半卧位，双腿屈曲放松腹肌可减轻疼痛；注意交流与沟通，适当听听轻音乐等以分散注意力，或采用暗示疗法和安慰剂疗法等。加强评估疼痛，为镇痛提供依据。

2）药物止痛：对疼痛剧烈者，遵医嘱：①使用镇痛剂或患者自控镇痛（PCA）泵，以减轻损伤所致的不良刺激并防止发生神经源性休克；②使用抗菌药，预防和控制腹腔感染，可减轻疼痛。

3. 减轻恐惧心理　多数腹部损伤系在意外情况下突然发生，加之伤口及出血，患者多表现为紧张、焦虑或恐惧，不知如何应对并担忧预后。护士应做到以下几点。

（1）耐心解释病情：关心、安慰患者，加强与患者的交流和沟通，及时向患者解释腹部损伤的病情变化、可能出现的腹部症状与体征，使患者能正确认识疾病的发展过程。

（2）介绍治疗过程：介绍辅助检查的目的及手术治疗的必要性；做好各项检查前、术前和术后相关知识的指导，使患者消除对手术及愈后的恐惧感，积极配合各项辅助检查、治疗和手术。

（3）理解同情患者：在患者面前不谈论病情的严重性，鼓励患者说出心中感受并耐心倾听，对患者的恐惧和担心表示深切的理解和同情，并及时给予帮助。

（4）现身说教法：请病区内其他腹部损伤恢复期患者，讲解自己的经历和经验，帮助患者增强战胜疾病的信心和勇气，往往会取得事半功倍的效果。

4. 并发症的预防和护理　腹腔内器官损伤后的主要并发症是损伤部位的再出血和腹腔内感染或脓肿形成。需严格观察病情及各项辅助检查的动态变化，并加强预防和护理。

（1）内出血：

1）体位：多取平卧位，禁止随便搬动患者，以免诱发或加重内出血。

2）观察：定期观察和记录脉搏、呼吸、血压、体温、神志、面色和末梢循环情况，腹痛的性质与持续时间及辅助检查结果的变化。

若患者腹痛缓解后又突然加剧，同时出现烦躁、面色苍白、肢端温度下降、呼吸及脉搏增快、血压不稳或下降等表现;腹腔引流管间断或持续引流出鲜红血液;血常规检查提示红细胞计数、血红蛋白和红细胞比容等降低;如提示腹腔内有活动性出血,应立即通知医生并协助处理。

3)迅速扩充血容量及抗休克治疗:在输血、输液的同时做好腹部急症手术准备,必要时在抗休克的同时进行手术止血。

(2)腹腔脓肿:见本章项目二任务二。

【护理评价】 通过治疗和护理,患者是否:①体液维持平衡,生命体征稳定,有脱水征象。②腹痛缓解或减轻,舒适感增加;能运用某些非药物性的止痛措施。③恐惧程度得到缓解或减轻,情绪稳定,主动配合各项好治疗和护理。④发生损伤部位的再出血和腹腔脓肿,若发生,是否得到及时发现与处理。

【健康教育】

(1)加强对劳动保护、安全生产、安全行车、遵守交通规则知识的宣传,避免意外损伤的发生。

(2)了解和掌握各种急救知识,在发生意外事故时,能进行简单的急救或自救。

(3)发生腹部外伤后,一定要及时去医院进行全面检查,不能因为腹部无伤口、无出血而掉以轻心、延误诊治。

(4)出院后要适当休息,加强锻炼,增加营养,促进康复。若有腹痛、腹胀、肛门停止排气排便等不适,应及时到医院就诊。

任务二 脾 破 裂

脾脏是一个血供丰富而质脆的实质性器官,被与其包膜相连的诸韧带固定在左上腹的后方。同时也是腹部内脏中最容易发生损伤的器官之一,尽管有下胸壁、腹壁和膈肌的保护,但外伤暴力很容易使其破裂引起内出血,且破裂后不易止血、缝合、修补,严重者可迅速发生休克甚至死亡。有疟疾、黑热病、日本血吸虫病、伤寒的脾大患者更易受伤。

【病因分类】

1. 外伤性脾破裂 左上腹或左下胸部遭受挤压、撞击、刺穿、车祸等直接或间接暴力均可致脾破裂。临床最常见。

2. 自发性脾破裂 主要发生在有慢性病理改变(如伤寒、疟疾、血吸虫病、肝硬化等)的脾脏,在左上腹部受到轻微外伤或剧烈咳嗽、呕吐、振荡及喷嚏等,使腹内压突然增高情况下可使大而脆的脾脏破裂。临床少见。

【病理类型】 根据脾破裂的部位和程度不同,可分为3类。

1. 中央型破裂 脾实质深部破裂,形成局限性血肿。

2. 被膜下破裂 脾被膜下实质部分破裂出血,但被膜完整,血液积聚于被膜下,形成张力性血肿,暂时无内出血的临床表现。

3. 真性破裂 脾实质及被膜均破裂。较大的被膜下血肿,在某些微弱外力的作用下,可突然转为真性破裂,发生腹腔内大出血。临床所见脾破裂,约85%是真性破裂。脾破裂合并脾蒂撕裂时,出血量大,患者在短时间内即可发生失血性休克,甚至危及生命。

【临床表现】 以内出血及血液对腹膜引起的刺激为其特征,并常与出血量及出血速度密切相关。

1. 内出血 出血量大而速度快者很快就出现低血容量性休克症状;出血量少而慢者症状轻微,不易诊断。

2. 左上腹痛 血液刺激腹膜,压痛不明显、反跳痛强烈。

3. 左肩牵涉痛 血液刺激左侧膈肌,深呼吸时加重。

【治疗原则】 保命第一,保脾第二。在抗体克治疗的同时剖腹探查,切除脾脏。如血压在补液后较稳定,可暂密切观察采取保守治疗,输血、补液、应用止血药物和抗生素。如为被膜内脾破裂,可先给予保守治疗,并严密观察病情变化,如继发出血应立即手术。如为真性脾破裂,应根据失血情况,在补液或输血的同时施行手术。

知识链接 延迟性脾破裂

外伤后可发生脾包膜下血肿或由于周围组织包绕而形成局限性血肿,36～48 h后血肿冲破包膜才表现出典型的出血和腹膜刺激征,称为延迟性脾破裂。特点是伤后有间歇期,症状大部分缓解;再次破裂一般发生在2周以内,但也有迟至数月的。此种情况下脾脏应切除。

【护理】 参见本项目任务一。

任务三 其他常见脏器破裂

一、肝破裂

肝破裂常见于腹部创伤中,占各种腹部损伤的15%～20%,右肝破裂较左肝为多。肝位于右侧膈下和季肋深面,容易受到外来暴力或锐器刺伤而引起破裂出血。在肝脏因病变而肿大时,受外力作用时更易受伤。肝损伤后休克出现早且严重,因失血出现出血性休克,因胆汁漏入腹腔引起胆汁性腹膜炎而出现中毒性休克。

肝破裂的致伤因素、病理类型和临床表现与脾破裂极为相似。

肝破裂后可能有胆汁溢入腹腔,故腹痛和腹膜刺激征较为显著。肝破裂后,血液有时可能通过胆管进入十二指肠而出现黑粪或呕血(即胆道出血)。

肝破裂应及时诊断，早期手术治疗。手术治疗的基本要求是彻底清创、确切止血、消除胆汁溢漏和有效引流。

二、小肠破裂

各种外力的作用所致的小肠穿孔称为小肠破裂。大部分小肠位于腹前壁之下，相对表浅，损伤机会多，且常同时有多处破损。部分小肠位于腹膜后，受伤后容易漏诊。

临床上主要以腹膜炎表现为主，有剧烈腹痛及腹膜刺激征，可伴有休克。腹腔感染相对大肠穿孔感染为轻。小肠穿孔或断裂，需清创缝合；如短距离多个穿孔或肠壁广泛挫伤，肠系膜血肿致小肠血运障碍者，可做该段小肠切除吻合术。

由于小肠壁厚，血运丰富，故无论是穿孔修补或肠段切除吻合术，其成功率均较高，发生肠瘘的机会少。

三、结肠破裂

外力的作用致结肠穿孔称为结肠破裂。发病率较小肠为低，由于结肠壁薄，血液供应差，内容物液体成分少含菌量大，故腹膜炎出现得较晚，但较严重。

临床上主要表现为腹痛、腹胀及细菌性腹膜炎。结肠破裂的治疗不同于小肠破裂。除少数裂口小，腹腔污染轻，全身情况良好的患者，可以考虑一期修补或切除吻合（限于右半结肠）外；大部分患者均需先采用肠造口术或肠外置术处理，待一段时间患者情况好转时，再行二期手术将外置、造口结肠回纳腹腔。

学习效果评价·思考题

1. 腹膜的生理作用是什么？
2. 继发性腹膜炎的常见病因有哪些？
3. 急性化脓性腹膜炎的临床表现和处理原则是什么？
4. 比较膈下脓肿和盆腔脓肿的区别。
5. 对急性腹膜炎患者的护理措施有哪些？
6. 腹部损伤的分类有哪些？
7. 实质性腹部损伤与空腔脏器损伤的临床表现有哪些区别？
8. 开放性损伤现场急救的原则？
9. 腹部损伤患者的护理评估包括哪些内容？常见的护理问题和护理措施有哪些？

（杨　艳）

第十四章 结、直肠和肛管疾病患者的护理

学习目标

1. 识记痔、肛裂、直肠肛管周围脓肿、肛瘘、结肠癌、直肠癌的临床表现和护理要点。

2. 识记造口定位护理要点,以及造口术后护理要点。

3. 理解痔、肛裂及肛瘘的发病原因;痔、肛裂、直肠肛管周围脓肿、肛瘘的治疗和处理原则。

4. 理解结肠癌、直肠癌的发病原因、治疗和处理原则。

5. 学会应用肠道系统常用的检查方法。

▌项目一 基础知识回顾

结、直肠和肛管疾病包括良性疾病和恶性疾病,常见的良性疾病包括痔、肛裂、直肠肛管周围脓肿、肛瘘等疾病;常见的恶性疾病包括结肠癌、直肠癌。由于直肠和肛管的解剖和生理的特殊性,常见疾病会影响患者的排便功能,及生活质量。

【基本解剖】 大肠是消化道的下段,包括结肠和直肠。结肠包括盲肠、升结肠、横结肠、降结肠和乙状结肠(图14-1)。一般习惯上将结肠分为右半结肠和左半结肠,成人结肠直径在盲肠部最大,约7.5 cm,以后逐渐变细,至乙状结肠末端约2.5 cm。直肠上端与乙状结肠相连、下接肛管,长12～15 cm。直肠上端的肠腔似结肠,其下端扩大成直肠壶腹,是粪便排出前的暂存部位,最下端变细接肛管。大肠各段的组织结构基本相似,由黏膜层、黏膜下层、肌

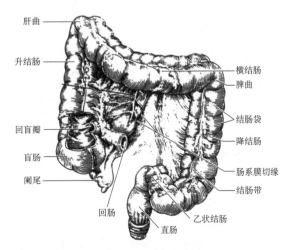

图14-1 结、直肠解剖

层和浆膜层组成。

结肠的血液供应很丰富,结肠的动脉由肠系膜上、下动脉供应。结肠的静脉汇合成肠系膜上、下静脉,最后入门静脉。因此,结肠癌易通过门静脉发生肝转移。

结肠肠壁有丰富的肠感受器,肠感受器很多是副交感神经,有牵张、触觉、化学和渗透压感受器。直肠壁有排便感受器。骨盆神经丛大部分由骶神经和部分腹下神经纤维组成,沿直肠两侧进入直肠和膀胱。直肠癌手术易牵拉或损伤骨盆神经丛,引起术后排尿困难。

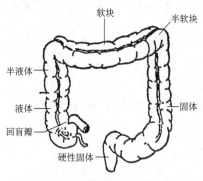

图 14-2　大肠的吸收及储存功能

【生理功能】　大肠的功能主要是吸收水分、电解质和储存粪便(图 14-2)。吸收作用以右半结肠为主,因其内容物为液体、半液体及软块状,主要吸收水分、无机盐、少量的糖和其他水溶性物质。

大肠黏膜的腺体能分泌大量的黏液,有保护黏膜和润滑粪便的作用。肠内容物进入大肠后,由于移动缓慢、环境呈中性或弱碱性,故细菌大量繁殖。由于结肠内缺氧,因此,细菌以厌氧菌为主。这些细菌能产生多种酶,使食物残渣和植物纤维分解,产生吲哚、胺类等有毒物质,也可合成维生素 B_1、维生素 B_2、维生素 B_{12}、烟酸及维生素 K。

肛管长约 3 cm,肛管、直肠周围间隙包括:①肛提肌以上间隙,如直肠后间隙、骨盆直肠间隙;②肛提肌以下间隙,如坐骨直肠间隙、肛门周围间隙。齿状线的解剖:齿线上、下在组织类型、动脉供应、静脉回流、神经支配及淋巴回流方面完全不同(表 14-1)。

表 14-1　齿状线上、下的区别

项　目	齿状线上	齿状线下
组织类型	黏膜	皮肤
动脉供应	直肠上动脉	直肠下动脉
静脉回流	直肠上静脉丛	直肠下静脉丛
神经支配	自主神经	躯体神经
淋巴回流	肠系膜淋巴结 髂内淋巴结	腹股沟淋巴结

【检查体位】　女性多用左侧卧位、截石位。体弱、重患者不用膝胸位。蹲位多用于直肠脱垂检查及痔脱垂。

【检查方法】

1. **视诊**　看有无血迹,有无分泌物,隆起等。

2. **直肠指诊**　右手戴手套,示指涂液状石蜡,轻轻按摩肛缘,使括约肌放松,先检查肛门括约肌的松紧度,然后再检查直肠,了解有无肿块,压痛,结束时观察指套有无血迹及黏液。

3. 肛门镜检查　齿线附近病变检查。

4. 硬式乙状结肠镜检查　可做活检，易穿孔。

5. 纤维结肠镜检查　是诊断大肠黏膜病变最好的方法，可取活组织检查

6. 钡灌肠与结肠双重造影　钡灌肠已少用，易漏诊，气钡双重造影检出率高。

项目二　直肠、肛管疾病

案例导入

　　某男性患者，56岁，自觉排便时肛门有脱出物，不能自行复位，需用手托回，托回后又脱出，影响患者日常生活，门诊拟"Ⅲ期内痔"收入院，准备行手术治疗。

　　请问：该患者入院后责任护士应从哪些方面对他进行评估？针对其痔核脱出可以给予哪些方面的护理干预措施？患者目前存在的主要护理问题是什么？如何为该患者做好术前术后护理？

任务一　痔

　　痔（Hemorrhoids）是肛垫病理性肥大，移位及肛周皮下血管丛血流瘀滞形成的团块。痔分为内痔、外痔、混合痔（图14-3）。内痔：位于齿状线上，是直肠上静脉丛曲张所致，直肠黏膜覆盖，常见于截石位、右前、右后、左侧（截石位3、7、11点），此3处称为母痔（图14-4），系几大分支静脉所在处（肛垫学说）。外痔：位于齿状线下，是直肠下静脉丛曲张所致，为肛门皮肤所覆盖，常见有血栓性外痔、结缔组织外痔（皮垂）、静脉曲张性外痔及炎性外痔。混合痔：位于齿状线附近，有内、外两种特性。

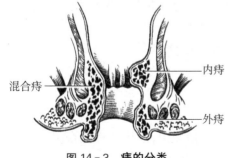

图14-3　痔的分类

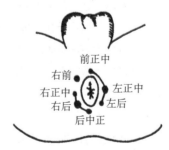

图14-4　截石位母痔的部位

【病因及发病机制】

1. 解剖因素　直肠上静脉丛属门静脉系统,门静脉及其属支无静脉瓣,易受肠壁痉挛和粪块的压迫,影响回流。

2. 腹压增高　长期从事体力劳动或久站、久坐、习惯性便秘、前列腺肥大、尿路结石及妊娠。

3. 感染因素　慢性炎症使静脉组织纤维化,弹性减退,引起回流障碍。

【临床表现】

1. 分期

(1) Ⅰ期:大便带血,痔核较小,不脱出肛门外。

(2) Ⅱ期:脱出肛门外,便后能自行回纳,有便血及肛门下坠感。

(3) Ⅲ期:大便时痔核脱出肛门外,不能自行复位,需用手托回,可无便血。

(4) Ⅳ期:脱出的痔核经肛门括约肌痉挛、收缩,防碍回纳,引起嵌顿,若血液回流障碍,则出现感染、坏死、绞窄、疼痛剧烈。

2. 内痔的主要症状

(1) 便血:表现为无痛性、间歇性、便后有鲜红色血(内痔及混合痔)。便秘、粪便干结、饮酒及刺激性食物是出血的诱因。

(2) 痔核脱出:Ⅱ、Ⅲ期内痔及混合痔均有不同程度的脱出。

(3) 疼痛:内痔一般无痛,局部损伤,炎症影响齿线下,可产生疼痛。

(4) 肛门部瘙痒及下坠感:由于痔核脱出,局部炎症及黏冻样物流出刺激引起。

【治疗要点】

1. 一般治疗　适用于Ⅰ、Ⅱ期内痔。

(1) 治疗便秘:采取"三多"疗法(多饮水、多运动、多吃粗纤维食物)。

(2) 坐浴:可选用0.9%盐水(温)、1∶5 000高锰酸钾溶液或温水坐浴。也可选用中药坐浴或熏洗。

(3) 纳肛:复方玉红栓每晚1枚。

(4) 湿敷:50%硫酸镁(嵌顿痔)。

2. 硬化剂注射法　适用于Ⅰ、Ⅱ期内痔出血者,用5%碳酸植物油或5%鱼肝油酸钠溶液注射于痔核,使之产生化学性炎性反应,促使纤维组织增生,使静脉闭塞。

3. 手术疗法　适用于Ⅱ、Ⅲ期内痔及混合痔。

(1) 外剥内扎术:把外痔剥离切除,内痔部分缝扎切除。

(2) 吻合器痔上黏膜环型切除术(PPH术)。

【护理评估】

1. 现病史

(1) 局部:出血与排便的关系,排便时有无痔脱出;脱出的痔能否用手送回,有无疼痛及嵌顿。肛周局部有无瘙痒。

(2) 全身:有无脉搏加速、血压下降等征象。

2. 健康史

(1) 一般资料：性别、年龄、家族史等。重点了解患者的职业、排便及卫生习惯。

(2) 既往史：既往有无便秘及不良饮食习惯。

3. 心理社会因素 包括心理承受能力、对疾病的认知程度及社会支持系统等。

【常见护理诊断/合作性问题】

1. 排便异常 便秘。

2. 疼痛 与痔疾病有关。

3. 舒适改变 肛周不适。

4. 潜在并发症 出血、尿潴留。

【护理目标】 包括：①自述疼痛缓解或减轻，并可以耐受。②便秘症状缓解。③并发症得到及时发现和处理或无并发症发生。

【护理措施】

1. 术前一般护理

(1) 鼓励患者多饮水，空腹饮水 1 000 ml，全天饮水 3 000 ml，多进蔬菜，摄取适量盐水，有利于通便。

(2) 告诉患者生活要有规律，避免有意识地抑制便意，养成定时排便的习惯。

(3) 口服缓泻剂或液状石蜡，多食蜂蜜和香蕉。

2. 手术前准备

(1) 术前宣教，使患者对痔手术有直观认识，消除患者心中的疑虑和恐惧。

(2) 术前行药物过敏试验。

(3) 术前 1 d 流质饮食，补液，术前 12 h 禁食，4～6 h 禁水。

(4) 皮肤准备：术前 2 h 内予以肛周皮肤清洁，动作应轻柔，以免皮肤破损影响手术。

(5) 肠道准备：复方聚己二醇电解质散，口感好，不影响电解质，现在临床上较多选用。观察排出粪水有无粪渣。

(6) 术前训练：有效咳嗽、床上排便等。

3. 术后护理

(1) 按硬膜外麻醉后护理常规。

(2) 手术后监测生命体征，密切观察伤口是否有渗血或出血。

(3) 疼痛评估：手术后常规给予静脉镇痛泵或硬膜外镇痛泵，评估＞5 分者应给予按压自控泵或报告医生给予药物镇痛；必要时拔除填塞过紧的敷料，改用较软的凡士林纱布。

(4) 坐浴：是直肠肛管疾病手术前后常用的辅助治疗方法，能增进血运，促进炎症吸收，缓解括约肌痉挛减轻疼痛，并能清除分泌物，起到良好的清洁作用。一般于排便后及淋浴后坐浴。可选用 0.9% 盐水(温)、1：5 000 高锰酸钾溶液或温水坐浴。也可选用中药坐浴或熏洗。

坐浴的具体方法:可用一只较深的盆具,最好放入专用的坐浴盆架中,倒入 40～60℃热水约 3 000 ml。将整个肛门会阴部浸泡于热水中,持续 15～20 min。0.9% 温盐水配制:每 1 000 ml 温水中加入 9 g 盐。1∶5 000 高锰酸钾溶液配置:每 1 000 ml 温水中加入高锰酸钾粉 0.2 g。中药坐浴按各种剂型要求配制。

(5) 局部理疗:频谱照射 2 次/天,30 分/次,注意保持距离,一般距皮肤 20～30 cm,皮肤发烫时及时移开频谱仪,防止烫伤。通过热疗作用达到解痉镇痛作用。

(6) 口服缓泻剂或液状石蜡:保持大便通畅,防止便秘,以减轻排便时的疼痛。

4. 健康教育

(1) 饮食指导:患者担心手术后排便疼痛和不方便,而有意控制饮食,使粪便在肠道内滞留时间过长而干结引起便秘。术后应鼓励患者正常进食。为防止便秘,应避免辛辣刺激性食物,多食叶类蔬菜、水果、蜂蜜等保持大便通畅。

(2) 保持内裤干净:勤换内裤,皮肤潮湿时清洗干净后扑爽身粉,保持皮肤干燥。

(3) 坐浴时注意事项:1∶5 000 高锰酸钾溶液配制时切忌浓度过高,以免引起皮肤黏膜烧伤。冬天中途适当加热水提温,年老体弱者,在坐浴结束时要搀扶起身,以防头晕。

【护理评价】 通过治疗和护理,患者是否:①疼痛缓解或得到控制。②情绪稳定,了解疾病相关知识,积极配合医务人员的诊治和护理。③未发生出血、尿潴留等并发症,或发生后及时得到诊断和处理。

任务二　肛　裂

肛裂是指肛管皮肤全层裂开,继发感染的慢性溃疡。85% 在后正中,常为单个,如有多个裂口,应考虑为特异性感染。

【病因及发病机制】

1. 解剖因素　包括:①后方肛尾韧带坚硬、弹性小。②排便时直肠会阴曲受压力大。

2. 外伤　大便干燥或排便过猛损伤。

3. 感染　齿状结附近的慢性炎症,如肛隐窝炎,组织失去弹性。

【临床表现】

1. 疼痛　排便时痛,排便后更痛(疼痛曲线)(图 14-5)。

2. 出血　血在大便表面或便时滴血。

3. 便秘　因排便痛,怕解大便。

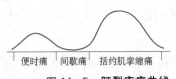

图 14-5　肛裂疼痛曲线

4. 检查　两拇指分开皮肤即见肛裂。

(1) 早期肛裂:溃疡边缘柔软、色红,易出血。

(2) 慢性肛裂:灰白,组织增生,前哨痔。

(3) 肛裂三联征(图14-6):肛乳头肥大、肛裂、前哨痔。

【治疗要点】 软化大便,保持大便通畅,制止疼痛,解除括约肌痉挛,中断恶性循环,促使创面愈合。

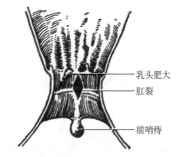

图14-6 **肛裂的病理改变(三联征)**

乳头肥大
肛裂
前哨痔

1. **非手术治疗** 多用于早期急性肛裂。

(1) 坐浴:可选用0.9%温盐水、1:5 000高锰酸钾溶液或温水坐浴。缓解括约肌痉挛,减轻疼痛。

(2) 保持大便通畅:口服缓泻剂或液状石蜡,使大便松软、润滑。增加粗纤维食物,如红薯、玉米等,改变大便习惯,逐步纠正便秘。

(3) 扩肛:对于急性肛裂及无"三联征"的慢性肛裂,在局麻下用手指肛管扩张。扩肛后肛裂创面扩大并开放,引流通畅,浅表创面能很快愈合。

2. **手术治疗**

(1) 肛裂切除术:优点是病变全部切除,创面宽大,引流通畅,便于肉芽组织从基底生长;缺点是留下创面较大,伤口愈合缓慢。

(2) 内括约肌切断术:适用于经久不愈的慢性肛裂,减轻因内括约肌痉挛和收缩引起的疼痛。

【护理】 参见本项目痔的护理。

任务三 肛管直肠周围脓肿

肛管直肠周围软组织或其周围间隙内发生急性脓性感染并形成脓肿称肛管直肠周围脓肿。

【病因及发病机制】 由肛窦炎或肛腺感染引起,炎症扩散引起脓肿。

【临床表现】

1. **肛周脓肿** 最常见,位置者浅、局部红、肿、热、痛明显。

2. **坐骨直肠窝脓肿** 患侧持续性疼痛,有发热、乏力、排尿困难。

3. **骨盆直肠窝脓肿** 有排尿困难,诊断靠穿刺抽脓。脓肿可向肠腔穿破。

4. **直肠后脓肿** 位置高而深,症状与骨盆直肠窝相似。肛门部有下坠感,骶尾部钝痛。直肠指诊示:直肠后壁有皱起、压痛和波动感。

【治疗要点】

(1) 少数发病初期局部热敷,理疗或坐浴,使炎症消散。

(2) 早期切开引流。

【护理】 参见本项目痔的护理。

任务四 肛 瘘

肛瘘是指肛管或直肠下段与肛门周围皮肤相通的慢性感染性管道。

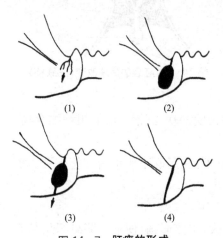

图 14-7 肛瘘的形成

(1)感染;(2)扩散;(3)破溃;(4)形成肛瘘

【病因及发病机制】 肛瘘是肛管直肠周围感染和脓肿的后遗症,脓肿破溃或经手术切开后,脓腔逐渐缩小,但粪便仍经常由原发感染灶进入脓腔,如引流不畅,脓腔周围的肉芽和纤维组织组成管壁形成管道,常有少量脓液流出(图 14-7)。多为化脓性感染,少数属异性感染,如结核、克罗恩病、溃疡性结肠炎。

1. 括约肌间肛瘘 多为肛管周围脓肿的后果,约占 70%,瘘管只穿过内括约肌,外口常只有 1 个。

2. 经括约肌肛瘘 多为坐骨肛门窝的后果,约占 25%,瘘管穿过内括约肌、外括约肌浅部和深部之间,外口常有数个。

3. 括约肌上肛瘘 为高位肛瘘,少见,占 5%,瘘管向上穿过肛提肌,然后向下至坐骨直肠窝穿透皮肤。

4. 括约肌外肛瘘 是骨盆直肠脓肿合并坐骨肛门窝脓肿的后果,常由克罗恩病、肠癌或外伤造成。临床最少见。

【临床表现】 常有肛管直肠周围感染或肛周脓肿切开引流病史,肛门周围不断有脓性分泌物排出,因引流不畅而出现的急性感染症状常可反复发作,较大的高位肛瘘,常有粪便或气体从外口排出。

【治疗要点】 将瘘管全部切开,必要时将瘘管周围瘢痕组织同时切除,使伤口自基底向上逐渐愈合。

1. 急性发作期 坐浴、抗感染、切开引流。

2. 挂线疗法 利用橡皮筋的机械作用,缓慢将瘘管切开。

3. 瘘管切开术 本法仅适用于低位直形或弯形肛瘘。

4. 瘘管切除术 本法仅适用于管道较纤维化的低位肛瘘。

【护理】 参见本项目痔的护理。

项目三　大　肠　癌

案例导入

　　某女性患者,57 岁,于 6 个月前无明显诱因出现便血,无恶心呕吐,肛门停止排气排便等不适。2 d 前患者发现便血量增多,于当地医院就诊,考虑直肠占位性病变。直肠指诊:肛管括约肌功能正常。直肠距肛缘 5 cm 处可及一肿物,占肠腔 1/2 周,表面凹凸不平,推之不动。指套退出有暗红色血迹。电子结肠镜检查:直肠距齿状线 2 cm 有一占肠腔 1/2 周的 4 cm×5 cm 大小溃疡型肿块,肿块糜烂、易出血、质脆。病理诊断:直肠腺癌。入院诊断:直肠癌。患者担心肛门保不住。

　　请问:该患者入院后责任护士应从哪些方面对他进行评估? 针对其便血和焦虑可以给予哪些方面的护理干预措施? 患者目前存在的主要护理问题是什么? 如何为该患者做好术前术后护理?

任务一　基础知识回顾

　　大肠癌包括结肠癌和直肠癌,是我国常见的恶性肿瘤之一,其发病率呈上升趋势,2002 年已超越胃癌跃居第 2 位,仅次于肺癌。大肠的重要生理功能之一是从粪流中吸收水和钠,并将钾和重碳酸盐排泄到残渣中去,这主要发生在右侧结肠。正常人每天从大肠吸收水分 500～800 ml,为 55～70 mmol 钠,28～34 mmol 氯,而随大便排出 100～150 ml 水、5 mmol 钠、4～9 mmol 钾、2 mmol 氯及 3 mmol 重碳酸基。大肠的运动有 4 种类型,即袋状往返运动、分节推进运动和多袋推进运动、大肠蠕动、集团推进运动。通过上述运动将食糜向下推动,粪便进入直肠后,由于牵张直肠壁和刺激直肠壁感受器,使冲动经盆神经和腹下神经中的传入纤维,传入脊髓腰骶段的初级排便中枢,同时上传到大脑皮质引起"便意"。大肠癌好发部位有直肠、乙状结肠、盲肠、升结肠、降结肠、横结肠。

　　1. 大体分型　肿块型其肿瘤向肠腔内生长,瘤体较大,呈半球形、菜花状或盘状隆起,瘤体中间有小溃疡,浸润性小,预后较好。浸润型其癌组织主要沿肠壁浸润生长,有较多的纤维组织反应,常致肠腔狭窄,易引起梗阻,转移出现早。溃疡型其特点是向肠壁深层生长并向周围浸润,早期即可有溃疡,且溃疡面积大,边缘隆起呈不规则且似"火山口"状,转移较早。

　　2. 组织学分型　腺癌其占大肠癌绝大多数,癌组织排列成腺管或腺泡状。黏膜癌其部分癌细胞分泌黏液,细胞核被黏液挤到一侧,间质内亦有黏液和纤维组织反应。未分化癌其癌细胞较小,呈圆形或不规则形,排列紊乱,浸润明显,易浸入小血管和淋巴管。

3. 病理分期

(1) Astler Dukes 分期:该分期的意义在于分期与预后的关系很密切,对判断预后有重要意义。不同分期 5 年生存率完全不同,A 期为 95%;B 期 75%;C_1 期仅为 42.8%;C_2 期则低达 22.4%;D 期则不到 10%。

A 期:肿瘤局限在黏膜下;B_1 期:肿瘤浸润肠壁肌层;B_2 期:肿瘤侵犯肠壁浆膜层;C_1 期:肿瘤未穿过浆膜,淋巴结转移;C_2 期:肿瘤穿过浆膜,淋巴结转移;D 期:局部广泛浸润,不能整块切除或远处转移。

(2) TNM 分期:准确详细地反映临床和病理情况,并强调肿瘤局部浸润深度淋巴结转移的数量和部位及是否有远处转移。

4. 扩散和转移

(1) 直接浸润:癌细胞常沿肠管呈环状浸润并向肠壁深层浸润发展,而向肠壁上下浸润甚慢,所以结肠癌一般不累及较长的一段肠管。癌细胞浸润浆膜层后可向邻近器官或腹膜后组织浸润。

(2) 淋巴管转移:是大肠癌的主要扩散途径,结肠淋巴结引流有 4 组 3 站,包括:①结肠上淋巴结组,在肠壁的脂肪垂内;②结肠旁淋巴结组,在结肠系膜内,邻近肠壁的血管弓旁;③中间淋巴结组,在结肠系膜中部动脉旁;④中央淋巴结组,在供应结肠的动脉根部。第 1 站为结肠旁淋巴结;第 2 站为中间淋巴结;第 3 站为中央淋巴结。

(3) 血行转移:癌细胞可侵入毛细血管和小静脉而转移至肝、肺等部位。

(4) 种植转移:分腹腔内种植、肠腔内种植、吻合口或切口种植 3 类。

5. 大肠多原发癌 大肠癌多为单发,但在不同的大肠部位可同时有 2 个或 2 个以上的原发癌,肿瘤互不连续,其间有正常黏膜,称为同时性多原发癌(synchronous carcinoma)。大肠内第 2 原发癌得出诊断距第 1 原发癌得出诊断 1 年以上,排除黏膜下播散转移,病理类型相同或不相同,称为异时性多原发癌(metachroous carcinoma)。

任务二 结 肠 癌

结肠癌是最常见的腹腔内恶性肿瘤,主要是腺癌,好发年龄为 60～69 岁,而且随着年龄的增长,发病率逐渐上升。男性患者多于女性,大多数结肠癌的发生于乙状结肠(50%),25% 发生于盲肠和升结肠,25% 发生在横结肠和降结肠、肝曲、脾曲。

【病因及发病机制】 结肠癌准确的发病原因尚不完全清楚,可能与遗传因素、环境因素等有关。

1. 环境因素 结肠癌发生与经济状况、饮食结构有明显的联系。经济发达地区、饮食中动物脂肪和蛋白质所占比例高、纤维素含量低的地域和群体发病率明显高。

2. 遗传因素 20%～30% 结肠癌的病因中,遗传因素占主要因素。

3. 癌前病变的存在 腺瘤是与结肠癌关系最密切的一种良性病变。当肿瘤局限于黏膜层时,2/3 病变显示腺瘤癌变;当肿瘤侵犯黏膜下层时,仅 20% 病变显示腺瘤癌变。

腺瘤发展为腺癌平均需要约 10 年。对高危人群采取规律性电子结肠镜检查和息肉切除可以预防腺瘤变肠癌。血吸虫性肠炎是吸血虫虫卵长期存积与肠黏膜上,慢性炎症、反复的溃疡形成和修复,导致黏膜的肉芽肿形成,继之发生癌变。慢性溃疡性结肠炎是一种非特异性炎症,病程慢而长,反复发作,病程越长,病变率越高,一般在发病 10 年后,每10 年增加 10％～20％的癌变率。病程达 30 年时,癌变率可达 40％。

【临床表现】　结肠癌的主要症状是排便习惯和粪便性状的改变、腹痛、腹部肿块、肠梗阻、便血和贫血。早期症状多不明显,可能有腹部隐痛、消化不良、排便习惯改变、粪便带血或有黏液血便,易误诊为痢疾、肠炎和痔等。晚期多有肠道刺激症状、溃疡形成、出血、继发感染或梗阻引起的并发症。

1. 右半结肠癌的临床特点　由于右半结肠癌的瘤体较大,易发生溃疡、出血及感染,常有肠道刺激症状,如腹部持续性隐痛、大便不规则、粪便带有黏液或黏液血便,血与大便相混合,常不引起患者注意,如果出血时间较长,量较多,部分患者会以贫血为首发症状而就诊。

2. 左半结肠癌的临床特点　左半结肠癌多为浸润型癌,虽瘤体较小,但因肿瘤常环绕肠壁生长,易致肠腔环形狭窄。另外,由于左半结肠肠腔相对较右半结肠小,故肠腔内成形的粪便易产生慢性肠梗阻症状。

【治疗要点】

1. 手术治疗　凡能切除的结肠癌均应手术切除,如已有少量远处转移,仍应争取切除原发癌,以解除梗阻、失血、感染等问题。

(1)适应证:已确诊结肠癌,无手术禁忌证,如患者全身情况不能耐受手术或已有广泛转移的晚期癌肿才不宜手术治疗。

(2)手术方式:右半结肠切除术、横结肠切除术、左半结肠切除术、乙状结肠癌根治术。

2. 非手术治疗　包括:化学疗法、靶向治疗、免疫治疗。

【护理评估】

1. 现病史

(1)局部:腹部是否平坦,是否见胃肠型及胃肠蠕动波,有无腹壁静脉曲张。腹部是否柔软,有无压痛、反跳痛,是否扣及腹腔内包块。肋下是否触及,脾脏肋下是否触及,Murphy 征是否阴性。是否膝胸位,肛门外观是否见异常。直肠指诊:肛管括约肌功能是否正常。直肠是否扣及肿物,指套退出有无暗红色血迹。

(2)全身:面色、体力、食欲如何;有无腹痛腹胀、肛门坠胀、里急后重、恶心、呕吐、肛门停止排气排便等不适;体重有无明显变化;血压、体温、脉搏、呼吸等是否正常。

2. 健康史

(1)一般资料:了解患者年龄、性别、饮食习惯;有无家族结肠癌病史;有无吸烟、饮酒史。

(2)既往史:了解既往健康状况;有无伤寒、结核、肝炎等传染病史;有无高血压、冠心病、糖尿病史;有无手术、外伤史;有无输血史及食物、药物过敏史。

3. 实验室及辅助检查

（1）实验室：血红蛋白 96 g/l；总蛋白 55 g/l；白蛋白 27 g/l；球蛋白 28 g/l。

（2）电子结肠镜检查：插镜至距离肛缘 60 cm，见有一菜花样肿块，表面有渗血，坏死，易出血，占肠腔 1 周。

（3）病理：（右半结肠）中分化腺癌。

4. 心理社会因素　包括心理承受能力、对疾病的认知程度及社会支持系统等。

【常见护理诊断/合作性问题】

1. 焦虑　与肿瘤患者担心预后等有关。

2. 营养缺乏　与便血有关。

3. 潜在并发症　吻合口瘘、腹腔感染。

知识链接　吻合口瘘

　　腹吻合口瘘是大肠癌手术后严重的并发症之一。一旦发生吻合口瘘可造成腹腔严重感染，增加患者的痛苦与经济负担，延长住院时间，降低术后生存率。吻合口瘘的诊断标准：①发热，体温＞38.5℃；②腹痛及腹膜炎体征；③从引流管流出肠内容物；④口服亚甲蓝可以从引流管或腹部切口流出；⑤剖腹探查可见吻合口裂开。治疗方法：发生吻合口瘘，一般以保守治疗为主，予以胃肠减压，禁食，加强静脉营养支持，保持腹腔或骶前引流管引流通畅等措施，对非手术治疗效果不佳或出现严重的并发症者行手术治疗如造口，二期缝合。

【护理目标】　包括：①情绪稳定，焦虑减轻。②加强营养，纠正贫血。③并发症得到及时发现和处理或无并发症发生。

【护理措施】

1. 术前护理

（1）心理护理：耐心倾听患者及家属的诉说，根据具体情况给予详细解释和指导，讲解有关疾病、手术的基础知识，给予患者心理支持和鼓励。

（2）饮食护理：给予流质饮食，以免诱发肠梗阻影响手术。选择高蛋白、高热量、高维生素的无渣食物。

2. 右半结肠切除术术前准备　包括：①术前宣教，使患者对右半结肠切除术有直观认识，消除患者心中的疑虑和恐惧。②术前行药敏试验。③血型鉴定、血型交叉、备血。④术晨禁食禁水。⑤肠道准备。⑥术前训练：有效咳嗽、床上排便等。⑦静脉输液。⑧皮肤准备：术前 2 h 内予以清洁脐部，操作时动作应轻柔，以免皮肤破损影响手术。

3. 右半结肠切除术术后护理

（1）全麻术后去枕平卧，头偏向一侧，待患者神志清醒、呼吸平稳、肌力恢复后予半卧位,严密观察生命体征和腹部体征。

(2)氧气低流量持续吸入。

(3)心电监护;每小时测1次血氧饱和度;每2h测1次血压、脉搏。腹腔引流管接负压吸引球;持续胃肠减压;留置导尿,保持引流管固定通畅,严密观察引流液的量、色、质,如在短时间负压吸引球内出血量>50 ml,警惕内出血的发生,及时汇报医生;若患者出现发热、腹胀和腹痛等腹膜炎表现,或负压吸引球引流液呈粪水样,常提示发生吻合口瘘,需及时报告医师并协助处理。

(4)术后当日给予抗感染补液治疗,维持水、电解质平衡。

(5)手术后禁食。待肠蠕动恢复肛门排气后,拔除胃肠减压,进流质、逐渐过渡至半流质和低渣饮食。

(6)中心静脉置管护理。

(7)全麻插管术后常感咽喉部不适,雾化吸入每天2次。

4. 健康教育

(1)指导患者合理饮食,3个月内高蛋白、高热量、高维生素的低渣饮食。少量多餐,避免暴饮暴食。忌油腻、粗纤维、大块状、糯米等食物。

(2)鼓励患者养成良好的生活习惯,避免劳累和精神高度紧张。

(3)其他治疗者,应遵医嘱坚持治疗,按时服药,定期复查。若出现腹痛、腹胀、呕吐、肛门停止排气排便等症状时,应立即到医院就诊。

【护理评价】 通过治疗和护理,患者是否:①贫血得到纠正。②情绪稳定,了解疾病相关知识,积极配合医务人员的诊治和护理。③未发生吻合口瘘、感染等并发症。

任务三 直 肠 癌

直肠癌是指齿状线以上至乙状结肠与直肠移行部之间的癌。由于直肠癌深处盆腔,转移方向多,手术难度大。下段直肠癌与肛管括约肌接近,不易保留肛门,以及手术时容易损伤盆神经丛,使部分患者术后性功能和排尿功能受到影响,生活质量下降。

【病因及发病机制】 参见结肠癌部分。

【临床表现】 直肠癌早期病变仅限于黏膜,多无明显症状。癌肿发展后中间部分破溃,继发感染,开始出现症状,其症状有以下3类。

1. 直肠刺激症状 便意频繁及有排便不尽感,腹泻,里急后重,晚期有腹痛。

2. 病变溃破感染症状 大便带有黏液和脓血及排便次数增多。

3. 肠腔狭窄梗阻症状 肿瘤不断增大,突向肠腔,造成肠腔狭窄,出现肠梗阻症状。开始出现便前腹痛,排便次数增多,但便量不多,排便困难,粪便变细。继之出现腹胀、阵发性腹痛,肠鸣音亢进等。直肠癌一般无疼痛,但肿瘤浸润至肛管和括约肌时,则疼痛显著。由于括约肌功能丧失,可出现肛门失禁,脓血便经常从肛门流出。如慢性不完全性梗阻逐渐加重,则转为停止排便、腹胀、腹痛等症状。

【治疗要点】

1. 手术治疗 手术根治性切除仍是直肠癌的主要治疗方法。根治性切除包括全部肿瘤、足够的两端肠段、周围可能被侵犯的组织,以及相关的肠系膜和淋巴结。

(1) 适应证:已确诊直肠癌,无手术禁忌证(如患者全身情况不能耐受麻醉和手术)。

(2) 手术方式:腹会阴联合直肠癌切除术,永久性乙状结肠造口术(Miles 手术、APR 手术);直肠前切除术(Dixon 手术),如肿瘤位置距肛门 5 cm 以下可加预防性回肠末端造口术;拖出式直肠癌切除术(Bacon 手术);Hartmann 手术。

2. 非手术治疗 包括放射治疗、化学疗法、靶向治疗、免疫治疗。

【护理评估】

1. 现病史 参见本项目任务二结肠癌。

2. 健康史 参见本项目任务二结肠癌。

3. 实验室及辅助检查

(1) 实验室:未见异常。

(2) 电子结肠镜检查:直肠距齿状线 2 cm 有一占肠腔 1/2 周的 4 cm×5 cm 大小溃疡型肿块,肿块糜烂、易出血、质脆。

(3) 冠状动脉 CT 增强造影:未见异常。

(4) 病理:(直肠)腺癌。

4. 心理社会因素 包括心理承受能力、对疾病的认知程度及社会支持系统等。

【常见护理诊断/合作性问题】

1. 焦虑 与是否保肛和肿瘤患者担心预后等有关。

2. 潜在并发症 造口并发症(出血、坏死、回缩、脱垂、旁疝)。

【护理目标】 包括:①情绪稳定,焦虑减轻。②并发症得到及时发现和处理或无并发症发生。

【护理措施】

1. 术前护理

(1) 心理护理:耐心倾听患者及家属的诉说,根据具体情况给予详细解释和指导,讲解有关疾病、手术的基础知识,给予患者心理支持和鼓励。

(2) 饮食护理:给予流质饮食,以免诱发肠梗阻影响手术。

2. 术前准备 以腹会阴联合直肠癌切除术,永久性乙状结肠造口术(Miles 手术)为例:①术前宣教,使患者对腹会阴联合直肠癌切除术、永久性乙状结肠造口术有直观认识,消除患者心中的疑虑和恐惧。②术前行药物过敏试验。③血型鉴定、血型交叉、备血。④术晨禁食、禁水。⑤肠道准备。⑥造口定位:评估患者自我护理能力,在两侧腹部选择脐到髂前上棘连线的内 1/3 为预计造口位置(图14-8),改变体位,观察腹部与造口的关系,

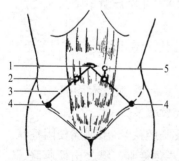

1. 脐 2. 连线中上 1/3 处
3. 连线中下 2/3 处 4. 髂前上棘
5. 上移造口

图 14-8 预计造口位置

调整造口位置,确保造口在腹直肌上,用手术记号笔标记,待第2天手术时采用。⑦术前训练:有效咳嗽、床上排便等。⑧静脉输液。⑨皮肤准备:术前2 h内予以脐部清洁,操作时动作应轻柔,以免皮肤破损影响手术。

3. 术后护理 以腹会阴联合直肠癌切除术、永久性乙状结肠造口术为例。

(1) 全麻术后去枕平卧,头偏向一侧,待患者神志清醒、呼吸平稳、肌力恢复后予半卧位,严密观察生命体征和腹部体征。

(2) 氧气低流量持续吸入。

(3) 心电监护:每小时测1次血氧饱和度;每2 h测1次血压、脉搏。骶前引流管接负压吸引球;持续胃肠减压;留置导尿,保持引流管固定通畅,严密观察引流液的量、色、质,如在短时间负压吸引球内出血量>50 ml,警惕内出血的发生,应及时汇报医生;若患者出现发热、腹胀和腹痛等腹膜炎表现,或负压吸引球引流液呈粪水样,常提示发生吻合口瘘。一旦发现,应及时报告医师并协助处理。

(4) 术后当日给予抗感染及补液治疗,维持水、电解质平衡。

(5) 造口护理(ostomy care):造口术后一期开放,术中佩戴造口袋,术后需评估造口的状况,识别常见并发症,减少造口袋的渗漏,提高造口患者生活质量。

1) 评估造口的状况:造口种类、造口位置、造口颜色、造口形状与大小、造口黏膜高度、造口周围皮肤、造口功能等。

2) 正确的造口产品更换流程:①佩戴。清水清洁造口及周围皮肤,剪切合适的造口底盘中心孔,底盘需黏贴在干净和完全干爽的皮肤上,常规使用部分造口附件产品,如造口护肤粉、防漏膏、皮肤保护膜等,预防造口周围皮肤问题。②揭除。规律的产品更换和轻柔地揭除,可以最大限度地减少对造口周围皮肤的压力和刺激。③检查。无论肤色如何,造口周围的皮肤应与对侧腹部的皮肤颜色一致,检查底盘背面的黏胶是否被腐蚀,以及是否有排泄物残留,检查造口周围的皮肤是否有发红或破损。

3) 常见并发症:①造口周围皮肤并发症,如刺激性皮炎、过敏性皮炎、真菌感染、机械性损伤。②造口并发症,如造口狭窄、造口脱垂、造口缺血坏死、造口旁疝、皮肤黏膜分离。

(6) 手术后禁食。待肠蠕动恢复,造口袋内有气体后,拔除胃肠减压,进流质、逐渐过渡至半流质和低渣饮食。

(7) 中心静脉置管护理。

(8) 全麻插管术后常感咽喉部不适,雾化吸入每天2次。

4. 健康教育

(1) 注意休息,加强营养。

(2) 指导患者合理饮食,2周内少渣半流饮食,少量多餐,避免暴饮、暴食。忌油腻、粗纤维、大块状、糯米等食物。

(3) 指导患者和家属掌握正确的造口袋更换操作,观察造口并发症,并定期造口门诊随访。

(4) 其他治疗者,应遵医嘱坚持治疗,按时服药,定期复查。若出现腹痛、腹胀、呕吐、造口停止排气、排便等症状时,应立即到医院就诊。

【护理评价】 通过治疗和护理,患者是否:①已参与部分造口护理,家属已掌握造口袋的更换方法。②情绪稳定,了解疾病相关知识,积极配合医务人员的诊治和护理。③未发生造口并发症。

学习效果评价·思考题 ·····················

1. 痔的分期有哪些?

2. 肛裂的发病原因、临床表现,以及治疗方法有哪些?

3. 肛门部疾病患者的术前准备有哪些? 术后护理常规有哪些?

4. 如何对肛门部疾病术后患者进行健康指导?

5. 直肠癌的临床表现有哪些? 结肠癌的发病原因、临床表现及治疗方法有哪些?

6. 腹会阴联合直肠癌切除术、永久性乙状结肠造口术患者的术前准备有哪些? 术后护理常规有哪些?

7. 如何对右半结肠术术后患者进行健康指导?

(邱 群 徐洪莲)

第十五章　肝脏疾病患者的护理

学习目标

1. 识记细菌性肝脓肿的病因、临床表现和处理原则。
2. 识记门静脉高压症的定义、分类及病因。
3. 识记原发性肝癌的临床表现、辅助检查和处理原则。
4. 理解细菌性肝脓肿与阿米巴肝脓肿的异同点。
5. 理解门静脉高压症患者护理评估的内容。
6. 理解食管胃底静脉曲张破裂出血患者的处理原则和护理措施。
7. 学会应用护理知识对门静脉高压症患者常见并发症进行预防和护理。
8. 学会应用护理程序为原发性肝癌患者制订护理计划。

项目一　基础知识回顾

【基本解剖】　脏肝是人体内最大的实质性器官,也是人体内最大的腺体器官,成人一般重 1 200～1 500 g,约占体重的 2%。肝脏外观呈红褐色,质地厚实而脆嫩,形态呈楔形,右侧厚,左侧薄,大部分被右侧下胸廓所遮盖。根据肝内血管、胆管的分布规律与肝内分叶的自然界线,将肝以正中裂为界分为左、右两半。左、右半肝又以叶间裂为界分成左外叶、左内叶,右前叶、右后叶和尾状叶;左外叶和右后叶又分成上、下两段,尾状叶也分成左、右两段(图 15-1)。临床上另一种常用的分法是以肝裂、肝静脉和门静脉在

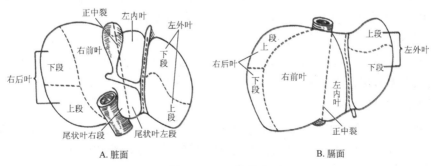

A. 脏面　　　　　　　　　　　　　B. 膈面

图 15-1　肝的分区

肝内分布为基础的功能性分段,即 Couinaud 肝分段法,该法将肝分为 8 段,每段均有单独的管道系统,可作为 1 个外科切除单位。尾状叶为Ⅰ段,左外叶上、下段为Ⅱ、Ⅲ段,左内叶为Ⅳ段,右前叶分为Ⅴ、Ⅷ段,右后叶分为Ⅵ、Ⅶ段。

肝的血液供应 25%～30%来自肝动脉,70%～75%来自门静脉,肝细胞分泌的胆汁由胆管引流出肝。肝动脉、门静脉和胆管进出肝的部位,为第 1 肝门。肝有 3 支主肝静脉,即肝右静脉、肝中静脉和肝左静脉,它们于肝后上缘汇入下腔静脉,此处为第 2 肝门。进入肝的血液 90%以上经 3 支静脉汇入下腔静脉,余下小部分血液经肝短静脉流入肝后下腔静脉。肝短静脉汇入下腔静脉的部位,称为第 3 肝门。这几个肝门,在肝外科手术中具有十分重要的地位。

肝内有两个管道系统。①Glisson 系统:包含门静脉、肝动脉和肝胆管,三者包在一个结缔组织鞘内,称 Glisson 鞘,经第 1 肝门处出入肝实质。不论在肝内或肝门附近,三者都行走在一起。②肝静脉系统:是肝内血液输出道,单独构成一个系统。门静脉与肝动脉进入肝后反复分支,在肝小叶周围形成小叶间静脉和小叶间动脉,进入肝血窦中,再经中央静脉注入肝静脉。

【生理功能】

1. 分泌胆汁 每日分泌胆汁 600～1 000 ml,经胆管流入十二指肠,帮助脂肪消化,以及脂溶性维生素 A、维生素 D、维生素 E、维生素 K 的吸收。主要成分有胆汁酸、胆固醇、脂肪酸等。

2. 代谢功能

(1) 糖代谢:肝是糖异生的主要器官,能将碳水化合物、蛋白质和脂肪转化为糖原,储存于肝内。当血糖降低时,又将糖原分解为葡萄糖释放入血液。

(2) 蛋白质代谢:在蛋白质代谢过程中,肝脏主要起合成、脱氨和转氨 3 个作用。肝可利用氨基酸再重新合成人体所需要的各种重要蛋白质,如白蛋白、纤维蛋白原和凝血酶原等,如果肝损害严重,可出现低蛋白血症和凝血功能障碍。体内代谢产生的氨是一种有毒物质,肝能将大部分氨转变为尿素,经肾脏排出。若肝细胞受损,肝的脱氨或转氨作用减退致血氨升高。

(3) 脂肪代谢:肝具有维持体内磷脂和胆固醇等脂质恒定的作用,使之保持一定的浓度和比例。

(4) 维生素代谢:肝内胡萝卜素酶能将胡萝卜素转化为维生素 A,并加以储存;它还储存维生素 B 族、维生素 C、维生素 D、维生素 E 和维生素 K。

(5) 激素代谢:肝可使雌激素、垂体后叶分泌的抗利尿激素灭活;肾上腺皮质酮和醛固酮的中间代谢过程大部分在肝内进行。肝硬化时其功能减退,体内雌激素增多,可引起蜘蛛痣、肝掌及男性乳房发育等;抗利尿激素和醛固酮的增多,促使体内水、钠的潴留,引起水肿或(和)腹水形成。

3. 凝血功能 除上述的纤维蛋白原、凝血酶原的合成外,肝还产生凝血因子Ⅴ、Ⅶ、Ⅷ、Ⅸ、Ⅹ、Ⅺ和Ⅻ。另外,储存在肝内的维生素 K 对凝血酶原和凝血因子Ⅶ、Ⅸ、Ⅹ的合成是不可缺少的。

4. 解毒作用　在代谢过程中产生的毒物或外来的毒物,在肝内主要通过分解、氧化和结合等方式来解毒。

5. 吞噬或免疫作用　肝通过单核-吞噬细胞系统的库普弗(Kupffer)细胞的吞噬作用,将细菌、色素和其他碎屑从血液中除去。

6. 储备和再生功能　肝储存大量血液,当急性失血时,有一定调节血液循环的作用。肝脏有强大的再生能力,约 25% 的正常余肝即可维持正常生理功能,行肝部分切除术后,1 个月可见残余肝叶明显增大,6~12 个月可恢复到原来大小。

▌项目二　门静脉高压症

案例导入

　　某男性患者,56 岁,肝炎病史 12 余年。1 个月前食鱼后出现呕吐,为鲜红色血液,约 600 ml,经输血、止血、抑酸药物治疗后好转。门诊胃镜检查显示:食管胃底静脉曲张,食管 4 条蛇形曲张静脉,呈节段性膨胀。B 超检查显示:肝硬化;脾大;中等量腹水。查体:患者肝病面容,全身皮肤无黄染,见肝掌,双手臂有散在蜘蛛痣,腹部叩诊呈鼓音,移动性浊音阳性,双下肢无水肿。入院诊断为门静脉高压症、肝炎后肝硬化。入院后给予低盐、高蛋白、半流质饮食,并给予保肝、利尿、营养支持等治疗。入院后第 3 天凌晨解黑便,予以止血、抑酸治疗,当天夜间患者又数次呕血,呕血量为 1 000 ml,当即输全血、血浆及止血药治疗,并使用三腔二囊管压迫止血。继而出血停止,并拟在全麻下行脾切除+贲门周围血管离断术。

　　请问:患者出现呕血、黑便的上消化道出血临床表现是由什么原因导致的? 其属于什么程度的出血? 如何根据临床症状进行出血量的估计? 出血后应如何配合抢救? 患者在行三腔二囊管压迫止血期间,护理要点有哪些?

　　门静脉高压症是指当门静脉系统血流受阻、发生淤滞,引起门静脉及其分支压力增高,继而导致脾大伴脾功能亢进、食管胃底静脉曲张破裂大出血、腹水等一系列临床表现的疾病。

【病因及发病机制】　根据门静脉血流受阻因素所在的部位,门静脉高压症可分为以下 3 类。

1. 肝前型　主要原因有门静脉血栓形成、门静脉受外来压迫、门静脉先天性闭塞、动静脉瘘等。

2. 肝内型　在我国最常见,占 95% 以上,按病理形态的不同又可分为窦前阻塞、肝窦和窦后阻塞两种。窦前阻塞的常见原因是血吸虫性肝硬化,肝窦和窦后阻塞的常见病因是肝炎后肝硬化。

3. 肝后型　肝静脉或肝段下腔阻塞所致,又称 Budd-Chiari 综合征。

【病理生理】 门静脉高压症形成后,可发生下列病理变化。

1. 脾大 门静脉血流受阻引起充血性脾大。长期的血液淤滞引起脾内纤维组织增生,单核-吞噬细胞增生、吞噬红细胞。临床上出现脾大、外周血细胞减少(常见白细胞、血小板减少),即脾功能亢进。

2. 静脉交通支扩张 门静脉血流阻塞导致门静脉和腔静脉之间的交通支大量开放,形成逐渐扩张、扭曲的静脉曲张。其中最有意义的是食管下段、胃底形成的曲张静脉,它离门静脉主干和腔静脉最近,压力差最大,因而经受门静脉高压的影响最早、最显著,在机械性损伤、腹腔内压力增高的情况下可发生致命的大出血。直肠上、下静脉丛扩张形成继发性痔。脐旁静脉与腹上、下深静脉交通支扩张,可引起前腹壁静脉曲张,在脐部形成放射状分布,形似海蛇头。腹壁后的小静脉也扩张、充血。

3. 腹水 门静脉血流受阻导致肝血窦内压上升,同时肝功能减退引起低蛋白血症,血浆胶体渗透压下降、淋巴液生成增加,均可引起过多的液体从肝表面、肠壁漏入腹腔。腹水形成导致继发性水、钠潴留,加之肝功能损害时醛固酮灭活减少,也促使肾小管重吸收引起水钠、潴留。

【临床表现】

1. 脾大、脾功能亢进 门静脉高压症的早期表现为脾大,肿大程度不一,在腹部左肋缘下可扪及,巨脾下缘可达脐下,内侧可超过腹中线。早期肿大脾脏质软、活动、晚期则变硬、活动受限。患者伴有不同程度的脾功能亢进,表现为全血细胞减少,出现贫血,黏膜、皮下有出血倾向。

2. 呕血和黑便 较多见,由于食管、胃底曲张静脉破裂出血所致,是门静脉高压症最危险的并发症。由于肝功能损害致凝血功能障碍,脾功能亢进使血小板减少,加之曲张静脉压力高,故出血不易自行停止。少量出血时呈柏油样便,急性大出血时患者出现呕血,颜色鲜红,常达 500~1 000 ml,可引起休克和肝性脑病。

3. 腹水 是肝功能严重损害的表现,大出血后可引起腹水或加剧腹水的形成,有些顽固性腹水难以消退。患者常伴有腹胀、食欲减退、气急,也可引起脐疝、腹水感染。

4. 其他 可伴有黄疸、蜘蛛痣、肝掌、痔、腹壁静脉曲张、下肢水肿、男性乳房发育等体征。多数患者有疲乏、厌食、无力等症状。

知识链接 门静脉高压症患者发生上消化道出血的诱因有哪些

包括:①食管胃底静脉曲张变薄,易被粗糙食物损伤;②酸性胃液反流侵蚀,已变薄的食管黏膜血管弹性极差,极易破裂出血;③恶心、呕吐、咳嗽时门静脉压力突然升高,就有可能导致曲张的静脉破裂出血;④情绪的紧张、焦虑和愤怒也可使门静脉压力突然升高而诱发出血。

【治疗要点】　门静脉高压症外科治疗的主要目的是预防和控制急性食管、胃底曲张静脉破裂引起的上消化道出血；其次是解除或改善脾大脾功能亢进和治疗顽固性腹水。根据患者具体情况，采用非手术治疗、手术治疗。

1. 食管胃底曲张静脉破裂出血的治疗

（1）非手术治疗：对有黄疸、大量腹水、肝功能严重受损的患者发生大出血，如果进行外科手术，死亡率可高达 60%～70%，此类患者应尽量采用非手术治疗。

1）补充血容量：立即输液、输血，肝硬化者应输入新鲜全血，因富含凝血因子且氨较少，利于止血并防止发生肝性脑病。注意避免过量扩容，以免引起门静脉压力反弹性增高诱发再出血。

2）应用止血药物：首选血管收缩药或与血管扩张药硝酸酯类合用。包括：①血管加压素，可使内脏小动脉收缩、减少门静脉回血量，降低门静脉压力，使曲张静脉破裂处形成血栓而达到止血作用。对高血压和冠心病患者不适用，必要时加用硝酸甘油以减轻不良反应。②生长抑素，能选择性减少内脏血流量，尤其是门静脉系统的血流量，从而降低门静脉压力，有效控制出血。

3）内镜治疗：硬化剂注射、组织黏合剂及套扎法治疗是治疗食管胃底曲张静脉破裂出血的有效方法，适用于肝功能不佳无法耐受手术的患者。硬化剂注射的有效止血率达81%，缺点是硬化剂注射部位易出血和需反复注射治疗。组织黏合剂止血效果快，更适合于胃底静脉曲张破裂出血，但有发生严重异位栓塞倾向。套扎法已成为较成熟的治疗手段，并发症较少，近年来连续 5 环和 6 环快速套扎法已突显其优越性，最大缺点是对胃底静脉曲张无效。

4）三腔两囊管压迫止血：一种暂时性止血措施，利用充气的气囊分别压迫胃底和食管下段的曲张静脉，达到止血目的。通常用于对血管加压素或内镜治疗食管胃底曲张静脉出血无效的患者。该管有三腔，一腔为圆形气囊，可充气 150～200 ml 后压迫胃底；另外一腔为长椭圆形气囊，可充气 100～150 ml 后压迫食管下段；还有一腔为胃腔，经此腔可吸引、冲洗或注入药物。

5）经静脉肝内门体分流术（TIPS）：经颈静脉途径在肝静脉与门静脉的主要分支间建立通道，并置入支架，实现门体分流。该介入疗法目前适用于食管胃底曲张静脉破裂出血经药物和硬化剂治疗无效、肝功能失代偿、不宜行急诊手术的患者或等待肝移植的患者。

（2）手术治疗：无黄疸及明显腹水的患者发生大出血，应该及早手术治疗。

1）分流术：手术方式很多，全口径门体分流术，因术后肝性脑病发生率高，已被弃用。现在常用的有：①近端脾-肾静脉分流术。脾切除后，将脾静脉近端和左肾静脉断侧吻合。②"限制性"侧-侧门腔静脉分流术。将门静脉直接和下腔静脉行侧-侧吻合。③肠系膜上、下腔静脉间桥式"H"形分流术，即在下腔静脉和肠系膜上静脉之间用人造血管或自体静脉架吻合。④远端脾-肾静脉分流术（Warren 手术），是选择性门体分流术，即不切脾，将脾静脉远端与左肾静脉进行端侧吻合，同时离断门-奇静脉侧支。

2）断流术：阻断门-奇静脉间反常血流，同时切除脾，以达到止血目的。手术方式很多,以脾切除加贲门周围血管断离术最有效。

2. 严重脾大、合并明显的脾功能亢进的治疗　多见于晚期血吸虫病,也可见于脾静脉栓塞引起的门静脉高压症,此类患者行单纯脾切除效果良好。

3. 肝硬化引起顽固性腹水的治疗　最有效的治疗方法是肝移植,其他疗法包括TIPS 和腹腔-上腔静脉转流术。腹腔-上腔静脉转流术是将有单向活瓣作用的微型转流装置置于腹膜外肌层下,两端分别接管于腹腔、经右颈内静脉至上腔静脉,利用腹腔间的压力差,使腹水随呼吸运动节律性地流入上腔静脉。

【护理评估】

1. 现病史

(1) 局部:有无腹部膨隆、腹壁静脉曲张;肝、脾大小和质地;有无移动性浊音等。

(2) 全身:患者生命体征、意识状态、面色、肢端温度及皮肤色泽、尿量变化,判断有无出血性休克、肝性脑病先兆症状等,有无黄疸、肝掌、蜘蛛痣及皮下出血点,下肢有无水肿及营养状态等。

2. 健康史

(1) 一般资料:性别、年龄、长期大量饮酒史等。

(2) 既往史:有无慢性肝炎、血吸虫病、黄疸、腹水、肝性脑病等;有无呕血、黑便史,具体出血时间、次数、量及治疗情况。

3. 实验室及辅助检查　了解血常规、肝功能和影像学等检查结果;了解胃镜、X 线钡餐和腹部 CT 等检查,可帮助判断食管胃底静脉曲张程度及出血部位。

4. 心理社会因素　包括心理承受能力、对疾病的认知程度及社会支持系统。

【常见护理诊断/合作性问题】

1. 焦虑/恐惧　与突然大量出血、担心预后等有关。

2. 体液不足　与曲张静脉破裂出血、术后出血有关。

3. 体液过多:腹水　与肝功能损害、门脉高压有关。

4. 营养失调:低于机体需要量　与肝功能损害、摄入减少、脾功能亢进有关。

5. 潜在并发症　上消化道出血、术后出血、肝性脑病、静脉血栓形成、感染等。

6. 知识缺乏　缺乏预防上消化道出血的相关知识。

【护理目标】　包括:①情绪稳定,焦虑减轻。②体液不足得到改善,生命体征和尿量正常。③腹水量减少,腹围缩小或恢复至基准测量值。④营养不良得到纠正,体重增加。⑤并发症得到预防,或并发症被及时发现和处理。⑥了解预防上消化道出血的相关知识。

【护理措施】

1. 心理护理　对大出血患者实施抢救时护士应沉着冷静,同时做好安慰和解释工作,减轻或消除其恐惧感;病情稳定后详细解释疾病的有关知识、各种检查、治疗及手术目的、程序、效果、常见不适等,使患者有充分的思想准备,积极配合治疗和护理,树立战胜疾病的信心。

2. 病情观察

(1) 定时测量生命体征,监测中心静脉压和尿量,并注意意识、性格、精神状态的观察。

(2) 呕吐及排泄的次数,及其性状及量的变化,注意有无呕血及黑便。

(3) 伤口敷料渗血情况、引流物性状及量,发现异常出血应及时报告医生进行处理,并做好紧急手术准备。

(4) 定时测量体重和腹围,腹围测定部位做标记,注意每次在同一时间、采取同一体位于相同部位测量。

(5) 动态监测血常规,肝、肾功能,血电解质,血气分析,血氨等。

3. 卧床与休息　消化道大出血时,应迅速将患者安置到有抢救设备、安静、温暖的病室,休克时应按休克护理要求采取卧位;当因腹水、疼痛等致呼吸困难或不适时,协助采取半卧位或端坐卧位,以利呼吸;断流术和脾切除术后,麻醉作用消失、生命体征平稳后取半卧位;分流术者,为使血管吻合口保持通畅,取平卧位或低坡半卧位($<15°$),1 周后可逐步下床活动。

4. 药物治疗的护理

(1) 对消化道大出血者,迅速建立静脉双通道,按医嘱及时输血、输液,补充血容量,定时自胃管灌注冰盐水和血管收缩剂。

(2) 按医嘱正确应用止血药、抗生素、利尿药、清蛋白、血浆、凝血因子、降血氨药物或解除神经递质作用的药物等。密切观察用药后效果及反应,发现异常应及时汇报医生处理。

5. 营养支持　禁食期间给予肠外营养,保证摄入足够的能量,术后 24~48 h 肠蠕动恢复后给予流质饮食,并逐步改为半流质和软食。分流术后患者应限制蛋白质的摄入,避免诱发肝性脑病。

6. 保护肝脏　术后吸氧,禁用吗啡等对肝脏有损害的药物。

7. 三腔两囊管引流的护理

(1) 置管前检查三腔管是否老化、有无漏气,三管分别做好标记,以防意外放出胃囊气体;向患者解释插管的目的,说明配合方法,争取其主动配合。

(2) 充分润滑三腔管,轻柔插入 50~60 cm,以抽出胃液及血液为准;胃囊先注气钳夹并稍向外拉,然后自管端以 0.5 kg 重量通过滑车装置做牵拉,利用反牵引力压迫胃底;若仍持续出血不止,再自食管囊注气 150 ml 钳夹;胃管接胃肠减压,观察止血效果,也可自此注入止血药物或进行冲洗。

(3) 置管后护理:①头偏向一侧,及时抽吸口腔、鼻咽腔分泌物,防止呕吐物及分泌物误吸致坠积性肺炎;②润滑鼻腔,调整牵引绳方向,防鼻及口唇黏膜长期、过度受压,造成糜烂、坏死;③每 12 h 将食管囊放气 20~30 min,防止黏膜长期压迫发生糜烂、坏死;④床旁备剪刀 1 把,若发现呼吸道阻塞引起严重呼吸困难时,应立即剪断管子,恢复呼吸道通畅;⑤密切观察引流物性状,注意出血进展情况;⑥按医嘱 48~72 h(或止血24 h)后拔管,拔管前抽尽气囊内气体,观察 12~48 h 无出血后,吞服 30~50 ml 液状石蜡充分润滑三腔管,然后缓慢、轻柔地拔出引流管。

8. 并发症的观察与护理

(1) 术后出血:可因分流术后血管吻合口破裂、血小板减少、凝血功能障碍等原因引起。密切观察胃肠减压和腹腔或膈下引流液的性状、颜色及量。若引流出较多新鲜血液,患者出现面色苍白、血压下降、脉速、尿量减少等情况,应考虑术后出血。给予输液、输血、止血等非手术治疗,必要时手术止血。

(2) 肝性脑病:分流术后部分静脉血未经肝脏解毒而直接进入体循环,加之手术应激及术前不同程度的肝功能损害,极易诱发肝性脑病。术后除限制蛋白质摄入外,还应忌用肥皂水灌肠,可采用弱酸性溶液灌肠,减少肠道氨的吸收;术后遵医嘱输入谷氨酸钾,降低血氨水平;动态监测血氨浓度。若患者出现神志淡漠、性格改变、定向力减退、嗜睡、谵妄等改变时,应高度怀疑出现肝性脑病,需及时处理。

(3) 静脉血栓形成:脾切除后血小板可迅速升高,易诱发静脉血栓形成。故术后 2 周内每天或隔天监测血小板计数,若血小板 $>600\times10^9/L$,需应用抗凝药,动态监测血常规和凝血功能的变化。

(4) 感染:常见部位为腹腔、呼吸系统和泌尿系统,术后应加强观察。护理措施:①遵医嘱及时使用有效抗生素。②引流管的护理。膈下置引流管者应保持负压引流系统的无菌、通畅;观察和记录引流液的性状和量;引流液逐日减少、色清淡、每天 <10 ml 时可拔管。③加强基础护理。有黄疸者加强皮肤护理,卧床期间防止压疮发生;注意会阴护理;禁食期间注意口腔护理;鼓励患者深呼吸、咳嗽、咳痰,防止肺部并发症的发生。

9. 健康指导

(1) 生活指导:避免劳累和较重的体力活动,充分休息。禁食宜给予高热量、适量蛋白质、维生素丰富的食物。禁烟、酒、浓茶,避免粗糙、干硬、辛辣、带刺的食物及避免诱发曲张静脉出血。保持心情舒畅,避免紧张、焦虑等不良情绪。注意自我保护,用软牙刷刷牙,避免牙龈出血,防止外伤。

(2) 保护肝功能:向患者说明手术治疗并不能改善肝功能,应继续遵医嘱服用保肝药物,避免使用对肝脏有损害的药物,定期复查肝功能,若发现肝功能异常应及时给予治疗。

【护理评价】 通过治疗和护理,患者是否:①情绪稳定,了解疾病相关知识,积极配合医务人员的诊治和护理。②生命体征平稳、体液平衡、尿量正常。③营养需要得到满足。④腹水减少,腹围缩小,腹胀减轻。⑤术后并发症得到预防,或被及时发现和处理。

项目三 原发性肝癌

案例导入

某男性患者,49 岁,1 个月前无明显诱因出现腹胀,并伴有腹泻、水样便,每天 4~5 次。当地医院 B 超检查显示右前叶一大小约 7.0 cm×9.0 cm 的实质性肿块,进一步行肝脏 MRI 检查证实为肝右叶实质性占位、肝硬化。门诊拟"原发性肝癌(右前叶)、肝硬化"收住入院。患者既往有乙型肝炎病史 10 年。入院后,给予患者极化液保肝、退黄、利尿、抗病毒等治疗,拟择期在全麻下行右肝肿瘤切除术。

　　请问:什么是原发性肝癌? 在患者的术前护理中如何做好预防性出血? 术后护理要点有哪些?

　　原发性肝癌是我国常见的恶性肿瘤之一,以东南沿海地区多见,发病年龄多在 40～50 岁,男性较女性多见。

　　【病因及发病机制】　原发性肝癌的病因和发病机制尚未确定。目前认为与肝硬化、病毒性肝炎、长期摄入黄曲霉素、水土因素有关。肝癌临床分为 3 型:①结节型最常见,肿瘤呈结节状,大小不一,散在分布且多伴有肝硬化;②巨块型呈单独巨块或结节密集融合成片,较少伴有肝硬化或硬变程度较轻微;③弥漫型最少见,占据全肝呈灰色点状结节,肉眼难以和肝硬化区别。病理组织学分为肝细胞型、胆管细胞型和混合型,我国以肝细胞型为多见。肿瘤极易侵犯门静脉分支,癌栓经门静脉系统形成肝内播散,甚至可阻塞门静脉主干引起门静脉高压的临床表现;肝外血行转移多见于肺、骨、脑等。淋巴转移至肝门淋巴结最多,其次为胰腺周围、腹膜后、主动脉旁及锁骨上淋巴结。此外,还可向膈肌及附近器官直接蔓延和种植转移至腹腔、盆腔。

　　【临床表现】　原发性肝癌早期缺乏典型症状,多在普查或体检时被发现。晚期可有局部和全身症状。

　　1. 肝区疼痛　是最常见和最主要的症状,半数以上患者以此为首发症状,多为持续性钝痛、刺痛或胀痛,夜间或劳累后加重。肝癌破裂腹腔内出血时,可出现急腹症表现。

　　2. 全身和消化道症状　乏力、消瘦、食欲减退、腹胀等,也可伴有恶心、呕吐、发热、腹泻等症状。

　　3. 肝大　肝大与肝肿块是中、晚期肝癌的主要体征。肝呈进行性肿大、质地坚硬,表面不平呈大小结节或巨块状,肿大明显时右季肋明显隆起。

　　4. 其他　可由肝癌本身或并存的肝硬化引起。主要有肝性脑病、上消化道出血、肝癌结节破裂出血、肝肾综合征、继发感染(如肺炎、败血症、真菌感染等)。

　　【治疗要点】　早期手术切除是首选,也是最有疗效的治疗方法。小肝癌的手术切除率高达 80％以上,术后 5 年生存率可达 60％～70％。大肝癌目前主张应先行综合治疗,争取二期手术。

　　1. 手术治疗

　　(1) 肝切除术:一般至少保留 30％的正常肝组织,对有肝硬化者,切除部分不应＞50％。主要术式有肝叶切除、半肝切除、肝三叶切除、肝段或次肝段切除,或局部切除、根治性局部肝切除术等。应视患者全身情况、肝功能情况、肿瘤的大小、部位,以及有无远处转移等情况综合确定手术方式。

　　(2) 不能切除的肝癌外科治疗:可根据患者的具体情况,单独或联合应用肝动脉结扎、肝动脉栓塞、冷冻、激光、微波、热凝等,肿瘤缩小后部分患者可获得二期或二次手术切除的机会。

（3）根治性切除术后复发性肝癌的手术治疗：对一般情况良好、肝功能正常，病灶局限允许切除者，可施行再次切除。

（4）肝癌破裂出血的治疗：可行肝动脉结扎或动脉栓塞术、射频治疗、冷冻治疗，如患者全身情况差，仅填塞止血。对全身情况良好、病变局限，可行急诊肝叶切除术。对于血量较少且生命体征尚稳定，估计肿瘤切除困难的患者，应在严密观察下输血、使用止血剂。

（5）肝移植：原发性肝癌是肝移植的手术指征之一。目前我国仅作为补充治疗，但远期疗效欠佳，主要因为较易复发。

2. 非手术治疗

（1）B超引导下经皮穿刺肿瘤行射频、微波或注射无水酒精治疗：适用于瘤体较小而又不宜手术切除者，特别是肝切除术后早期肿瘤复发者。此法安全、简便、创伤小，部分患者可获得较好的治疗效果。

（2）化学药物治疗：常用的药物有氟尿嘧啶、丝裂霉素、顺铂、卡铂、表柔比星、多柔比星等。肝癌化疗以肝动脉内灌注最为有效，原则上不做全身化疗。可采用肝动脉和（或）门静脉置泵做区域化疗或化疗栓塞，对未经手术而估计不能切除者，也可行放射介入治疗，可以经股动脉做超选择性插管至肝动脉，注入栓塞剂和抗癌药行化疗栓塞。

（3）放射治疗：放射为主的综合治疗适用于一般情况较好，肝功能处于代偿阶段，不伴有肝硬化、黄疸、腹水，无脾功能亢进和食管静脉曲张，肿瘤较小且局限、尚无远处转移而又不能切除或手术后复发者。

（4）生物治疗：主要是免疫治疗，可与化疗等联合应用。常用制剂有卡介苗、自体或异体瘤苗、转移因子、免疫核糖核酸、干扰素、白细胞介素-2、胸腺肽、左旋咪唑、肿瘤坏死因子等。

（5）中医中药治疗：根据病情，采用辨证施治、攻补兼治的原则，作用在于改善全身情况，提高抗病能力，减轻化疗、放疗的不良反应。

【护理评估】

1. 现病史

（1）局部：有无肝大、肝区压痛、上腹部肿块等。肿块的大小、部位，质地是否较硬，表面是否光滑；有无肝浊音界上移；有无腹水、脾大等肝硬化表现。

（2）全身：有无肝病面容、贫血、黄疸、水肿等体征；有无消瘦、乏力、食欲减退及恶病质表现；有无肝性脑病、上消化道出血及各种感染，如肺炎、败血症和压疮等。

2. 健康史

（1）一般资料：了解患者的年龄、性别及是否居住于肝癌高发区。

（2）既往史：有无肝炎或肝硬化病史，是否有长期摄入黄曲霉素污染的食物和亚硝胺类致癌物等；有无癌肿和手术史；有无其他系统伴随疾病。

3. 实验室及辅助检查　了解患者AFP水平、血清酶谱、肝炎标志物等检查结果，以及B超、CT、MRI、PET-CT和肝动脉造影等定位检查证实有无肝占位；了解肝功能及其他重要脏器损害程度；如有肝穿刺活组织检查或腹腔镜探查，了解其结果。

4. 心理社会因素　包括心理承受能力、对疾病的认知程度及社会支持系统等。

【常见护理诊断/合作性问题】

1. 悲伤 与担忧手术效果、疾病预后和生存期限有关。

2. 疼痛 与肿瘤迅速生长使肝包膜张力增加、手术及其他治疗有关。

3. 营养失调：低于机体需要量 与胃肠道功能紊乱、肝功能不良、癌症消耗等有关。

4. 潜在并发症 肝性脑病、上消化道出血、肝癌结节破裂出血、感染等。

【护理目标】 包括：①愿意表达出悲伤，能正确面对疾病、手术和预后，配合治疗和护理。②疼痛减轻或缓解。③营养情况得到改善。④未出现并发症或并发症能被及时发现和处理。

【护理措施】

1. 术前护理

(1) 心理护理：患有肝癌对患者及家属都是沉重的打击。护士应及时了解患者及家属的情绪、心理变化，鼓励患者建立战胜疾病的信心，积极接受、配合治疗及护理。对晚期患者应给予情感上的支持，尊重、理解患者的言行，使患者尽可能舒适地度过生命的最后阶段。

(2) 改善营养状态：饮食应高蛋白、高热量、高维生素、易消化，注意调整饮食以促进患者的食欲，少量多餐。肝功能受损者应限制蛋白质的摄入。必要时可给予肠内外营养支持，输注血浆或白蛋白，以纠正低蛋白血症，提高患者手术的耐受力。

(3) 预防出血：对于巨块型肝癌患者，容易发生肝癌结节破裂出血，嘱患者卧床休息，避免剧烈的咳嗽、用力排便等使腹压增加的因素。若患者突发腹痛，伴有腹膜刺激征应高度怀疑，需及时报告医生并协助抢救，包括积极做好急诊手术准备。对于不能手术的晚期患者，积极采取输血、应用止血药物、补液等支持治疗。上消化道出血是晚期肝癌伴肝硬化的常见并发症，按上消化道出血预防和护理。

2. 术前准备 术前遵医嘱使用抗生素，预防感染性并发症。进行肠道准备，给予口服肠道抗生素，如链霉素等，以抑制肠道细菌，术前晚清洁灌肠，以减少血氨的来源，预防肝性脑病，并减轻术后腹胀。多数肝癌患者合并肝硬化，肝脏凝血因子合成减少，术前 3 d 开始给予维生素 K_1，必要时输注血浆和凝血因子，预防术中、术后出血。

3. 术后护理

(1) 吸氧：可提高血氧浓度，增加肝细胞的供氧量，促进肝细胞的再生与修复。一般吸氧 1~3 d，接受半肝以上切除者，吸氧 3~5 d。对于肝叶大部分切除及术中做肝门阻断、肝动脉结扎或栓塞、肝硬化严重的患者，应延长吸氧时间。

(2) 病情观察：密切观察患者的心、肺、肾、肝等主要脏器的功能情况，注意血压、脉搏、呼吸、体温、心电图及血生化和尿的颜色、量、比重等。

(3) 引流管的护理：肝叶和肝局部切除术后常放置双腔引流管。应妥善固定，保持引流通畅，密切观察引流量及性状，及时更换引流袋并严格遵守无菌原则。

(4) 并发症的预防和护理：

1) 出血：是肝切除术后常见并发症之一。术后严密观察病情变化，术后 48 h 内由专人护理，监测生命体征。术后应卧床休息 1~2 d，避免早期活动，可在床上适当活动，注意避免剧烈咳嗽及其他增加腹压的活动，以防肝断面出血。保持引流通畅，一般术后肝周引流管为血性液 100～300 ml,若量多而鲜红,则提示腹腔内出血。若经输血、补液,患者血压、脉搏仍然不稳定者,应做好急诊手术止血的准备。如果为凝血机制障碍所致的出血,可遵医嘱及时应用凝血酶原复合物、纤维蛋白原,输新鲜血。

2) 膈下积液、脓肿:是术后严重的并发症。多发生于术后 1 周左右,原因包括:术后引流不畅或过早拔管导致积液、积血,或者肝断面坏死组织及胆汁渗漏造成膈下积液。若继发感染则形成膈下脓肿,患者可出现体温再度升高,或术后持续发热,伴有右上腹胀痛、呃逆、脉速、白细胞计数升高、中性粒细胞>0.90 等,通过 B 超检查可以确诊。护理措施包括:保持引流通畅,妥善固定引流管,若引流液逐渐减少,一般于术后 3～5 d 拔管;对放置胸腔闭式引流的患者则按其要求做好护理;对已经形成的脓肿,协助医生在 B 超引导下穿刺抽脓,对留置引流管者应加强冲洗和吸引;加强支持治疗的护理;高热患者给予相应护理,遵医嘱使用抗生素。

3) 胆汁漏:由于肝断面小胆管渗漏,或胆管结扎线脱落、胆管损伤引起。观察患者术后有无腹痛、发热、腹膜刺激征,切口或引流管内有无胆汁。一旦发现,应及时通知医生,保持引流通畅并注意观察引流液颜色、性状、量的变化。必要时在 B 超引导下置管引流,若发生胆汁性腹膜炎则应积极做好手术前准备。

4. 介入治疗的护理

(1) 治疗前准备:做好凝血时间、血常规、肝肾功能、心电图等检查。向患者解释治疗目的和注意事项。做好会阴部备皮,术前 4 h 禁食,备好治疗所需用物和药品。

(2) 预防出血:患者术后平卧,穿刺处沙袋压迫 1 h,穿刺侧肢体制动 24 h。注意有无穿刺点出血,观察肢体颜色、温度、足背动脉搏动的情况。

(3) 导管护理:妥善固定导管。注药时严格无菌操作,注药后用无菌纱布保护导管,防止逆行污染。保持导管通畅,注药后用肝素稀释液冲洗导管以防导管阻塞。

(4) 栓塞后综合征的护理:肝动脉栓塞化疗后多数患者可出现发热、肝区疼痛、恶心、呕吐、心悸、白细胞降低等,称为栓塞后综合征。发热一般为低热,若>38.5℃,应给予物理、药物降温。肝区疼痛因栓塞部位缺血、坏死、肝体积增大而牵张包膜所致,可适当给予止痛剂。恶心、呕吐为化疗药物的不良反应,可给予甲氧氯普胺对症处理。当白细胞计数<4×10⁹/L,暂停化疗,应用升白细胞的药物。

(5) 并发症的防治:若胃、胆、胰、脾动脉栓塞而出现上消化道出血及胆囊坏死等并发症时,患者会出现相应的表现,应注意观察腹部情况和生命体征,一旦发生,应及时通知医生并协助处理。肝动脉栓塞化疗可造成肝细胞坏死,从而导致肝功能损害加重,此时应注意观察患者的意识状态和黄疸程度,积极给予保肝治疗,防止因皮肤瘙痒而抓破皮肤,温水擦洗皮肤,保持清洁。

5. 健康教育

(1) 疾病指导:注意防治肝炎,不吃霉变食物。有肝炎、肝硬化病史者和肝癌高发地区人群应定期做 AFP 检测或 B 超检查,以期早期发现。

(2) 心理护理:告知患者和家属肝癌虽然是严重疾病,但不是无法治疗,应树立战胜疾病的信心,遵医嘱坚持综合治疗。晚期患者应给予精神上的支持,鼓励患者和家属共同面对疾病,尽可能让患者平静舒适地度过生命的最后历程。

（3）生活指导:嘱患者注意休息,在病情和体力允许的情况下可适量活动,但切忌过量、过度运动。选择高能量、富含优质蛋白和维生素、清淡易消化的食物,少量多餐。伴有腹水、水肿者,应严格控制水和食盐的摄入。防止便秘,可适当使用缓泻剂,预防血氨升高。

（4）定期复查:术后第 1 年每 1～2 个月复查 AFP、X 线胸片、B 超检查 1 次。一旦出现水肿、黄疸、腹水、体重减轻、出血倾向、乏力等症状时应及时就诊。

【护理评价】　通过治疗和护理,患者是否:①能正确面对疾病、手术和预后,能够积极配合治疗与护理。②疼痛减轻或缓解。③营养状况改善,体重稳定或增加。④并发症有效预防或得到及时发现和处理。

项目四　肝　脓　肿

案例导入

　　某女性患者,72 岁,15 d 前食用隔夜的肉包后出现腹痛、发热,体温最高达 39℃伴寒战,经血常规及血生化检查,结合影像学检查诊断为"肝脓肿",考虑可能是进食被污染的食物后导致消化道和胆道感染,病原菌经肠道或胆道入血液后,经血液引发肝脓肿。患者住院期间,先后两次在肝脓肿引流的引流液中培养出肺炎克雷伯菌,经抗感染治疗后,脓肿吸收良好,咳嗽、咳痰症状明显改善后出院。

　　请问:如何做好该患者的高热护理? 在使用抗生素治疗时护士要注意哪些方面? 如何进行病情观察? 患者在行经皮肝穿刺抽脓和脓肿置管引流后,如何做好相应的护理?

任务一　细菌性肝脓肿

　　细菌性肝脓肿由化脓性细菌引起,又称化脓性肝脓肿,以男性多见,中年患者约占 70%。

【病因及发病机制】　肝脏有门静脉和肝动脉双重血液供应,由于胆道系统与肠道相通,增加了肝内感染的可能性,引起细菌性肝脓肿最常见的致病菌是大肠埃希菌和金黄色葡萄球菌,其次为链球菌、类杆菌属等。胆管源性或门静脉播散者亦以大肠埃希菌为最常见,其次为厌氧性链球菌。肝动脉播散或"隐源性"者,以葡萄球菌,尤其是金黄色葡萄球菌为常见。细菌侵入肝脏后,引起局部炎症改变,形成单个或多个小脓肿,肝的血运丰富,在脓肿形成发展过程中,大量毒素吸收可呈现较严重的脓毒血症。

【临床表现】　肝脓肿一般起病较急,主要表现如下。

1. 寒战、高热　是最常见的症状。体温可高达 39～40℃,热型为弛张热,伴有大量出汗、脉搏增快等感染中毒症状。

2. 肝区疼痛　呈持续性钝痛或胀痛,系因肝大引起肝包膜急性膨胀所致。若炎症刺激横膈或向胸部扩散,亦可出现右肩放射痛或胸痛等。

3. 全身症状　主要表现为恶心、呕吐、乏力、食欲减退等。因肝脓肿对机体的营养消耗大,患者可在短期内出现重病消耗面容。

4. 肝区压痛、肝大伴触痛　右下胸部和肝区可有叩击痛。脓肿巨大时,右季肋部或上腹部饱满,局部皮肤可出现红肿、皮温升高,甚至局限性隆起。

【治疗要点】

1. 非手术治疗　对急性期肝局限性炎症,脓肿尚未形成或多发性小脓肿,应行非手术治疗。

(1) 积极治疗原发病灶。

(2) 应用抗生素,未明确致病菌前,先根据肝脓肿的常见病原菌选用广谱抗生素,然后根据细菌培养和药敏试验及时调整用药。

(3) 加强全身对症和支持治疗,给予充分营养和能量,纠正水、电解质紊乱,可配合中医中药治疗。

(4) 单个较大的脓肿可在B超引导下经皮肝穿刺引流,并反复冲洗后注入抗生素。B超下穿刺可多次进行,必要时介入置管引流。多数肝脓肿可经非手术疗法治愈。

2. 手术治疗

(1) 脓肿切开引流术:适用于较大脓肿估计有穿破可能或已穿破引起腹膜炎、脓胸者;或胆源性肝脓肿需同时处理胆道疾病;或慢性肝脓肿非手术治疗难以奏效者。脓肿切开有经腹腔和腹膜外两种途径。近年来由于B超引导下穿刺引流的应用,目前经腹外脓肿切开引流已较少应用。

(2) 肝叶、段切除术:适用于慢性厚壁肝脓肿和脓肿切开引流后脓肿壁无塌陷、留有无效腔或窦道长期不愈,胆瘘或存在肝内胆管结石等其他肝疾病需要切除累及的肝叶或段。

【护理评估】

1. 现病史

(1) 全身:有无体温升高、寒战及食欲减退、恶心、呕吐等消化道症状;有无脓毒血症和感染性休克的征象。

(2) 局部:右上腹触及肿大的肝脏,肝区有压痛、叩击痛。

2. 健康史

(1) 一般资料:性别、年龄、家族史、饮食习惯等。

(2) 既往史:有无肝胆管结石病、反复胆道感染史,或发病前有较长时间腹泻史,有无过敏史。

3. 实验室及辅助检查

(1) 实验室检查:血白细胞计数增高,核左移明显,有时出现贫血,多数患者出现红细胞沉降率(血沉)加速。

(2) 影像学检查:B超检查可明确肝脓肿的部位、大小。CT、MRI、放射性核素扫描和肝动脉造影对肝脓肿有很大的诊断价值。

（3）诊断性肝穿刺：在触痛最明显的肋间或在B超引导下穿刺，抽出脓液即可确诊。抽出的脓液可进行细菌培养，以明确致病菌。

4. 心理社会因素　包括心理承受能力、对疾病的认知程度及社会支持系统。

【常见护理诊断/合作性问题】

1. 体温过高　与肝脓肿及其产生的毒素吸收有关。

2. 营养失调：低于机体需要量　与进食减少，感染、高热引起分解代谢增加有关。

3. 体液不足　与高热致大量出汗、进食减少等有关。

4. 潜在并发症　腹膜炎、膈下脓肿、胸腔内感染、休克。

【护理目标】　包括：①感染控制，体温正常。②自述疼痛缓解或减轻，并可以耐受。③营养状况良好，液体出入量平衡。④并发症得到及时发现和处理，或无并发症发生。

【护理措施】

1. 非手术治疗护理/术前护理

（1）高热护理：根据医嘱尽早合理使用抗生素，掌握给药间隔时间与药物配伍禁忌，定时监测体温变化。保持病室内空气新鲜，注意通风。高热患者可给予冰袋、乙醇擦浴等物理降温，必要时应用解热镇痛药并观察降温的效果。鼓励患者多饮水，出汗后及时更换被服。适时采集血培养标本，一般选择患者高热、寒战时采血，以提高检出率。

（2）营养支持：鼓励患者多食高蛋白、高热量、富含维生素和膳食纤维的食物；保证足够的液体摄入量；贫血、低蛋白血症者应输注血液制品；必要时给予肠内、外营养支持。

（3）病情观察：监测生命体征，注意观察腹部、胸部有无相应的并发症表现。当并发脓毒血症、急性化脓性胆管炎、心包填塞、中毒性休克时，应及时通知医生，积极协助抢救。抗生素使用时间较长者，注意观察口腔黏膜，以及有无腹泻、腹胀，警惕假膜性肠炎及继发双重感染。

（4）经皮肝穿刺脓肿置管引流术的护理：穿刺前需测定血型、凝血功能。穿刺后应严密监测生命体征、腹部体征，观察患者有无腹痛，及时发现腹膜炎和出血征象。对于高位肝脓肿患者则应观察呼吸情况、胸部体征和有无胸痛，及时发现气胸、脓胸等并发症。

（5）引流管的护理：妥善固定引流管，患者取半卧位，以利于引流和呼吸。脓肿部位的引流管应每天用生理盐水多次或持续冲洗，观察和记录脓腔引流的量、颜色和性质的变化。当脓腔引流量<10 ml/d时，可拔出引流管，适时换药，直至脓腔闭合。

2. 术后护理

（1）病情观察：观察生命体征、腹部体征、腹痛的情况，警惕术后肝创面出血、胆汁漏的发生。对于脓肿位于右肝后叶、膈顶部的患者，应观察有无膈肌损伤或误入胸腔等情况。

（2）冲洗的护理：术后早期无需冲洗，以免脓液流入腹腔。术后1周左右开始冲洗脓腔。

（3）其他：术后给予吸氧，尤其是肝叶切除的患者，保证血氧浓度，促进肝创面的愈合。术后继续遵医嘱使用抗生素，并注意观察有无继发性感染。

3. 健康教育

（1）嘱患者出院后多进食高热量、高蛋白、富含维生素和纤维素的食物，多饮水，保证足够的液体摄入量。

（2）若发现发热、肝区疼痛等症状，及时就诊。

（3）告知患者对于容易诱发细菌性肝脓肿的疾病应积极治疗，将这些病因控制后，可有效预防细菌性肝脓肿的发生。

任务二　阿米巴性肝脓肿

阿米巴肝脓肿是肠道阿米巴病最常见的并发症，多发生于温、热带地区，在热带与亚热带国家尤其常见。多见于 30～50 岁的中青年男性，发病率农村高于城市。

【病因及发病机制】　阿米巴原虫从结肠溃疡处肠壁小静脉经门静脉、淋巴管或直接侵入肝内。进入肝脏的滋养体可能被消灭，也可能阻塞门静脉小分支末梢引起缺血性肝细胞坏死，同时产生溶组织酶，溶解肝组织而形成肝脓肿。典型的阿米巴肝脓肿为单发，体积较大，可达 1 000～2 000 ml，以右叶顶部最多见。

【临床表现】　起病可较急也可较缓慢，如不及时治疗，继之为较长的慢性期。病情较细菌性肝脓肿轻，有时容易误诊，注意两者的鉴别。

【治疗要点】　首先考虑非手术治疗，以抗阿米巴药物（首选甲硝唑、氯喹、依米丁）治疗和必要时反复穿刺抽吸脓液及支持疗法为主。对于病情重、脓腔较大或非手术治疗脓腔未见缩小者，可行经皮肝穿刺置管闭式引流，严格避免继发细菌感染。手术方法同细菌性肝脓肿，术后继续给予抗阿米巴治疗。

学习效果评价·思考题

1. 简述细菌性肝脓肿可引起的严重并发症。
2. 简述细菌性肝脓肿与阿米巴性肝脓肿的异同点。
3. 门静脉高压的三大临床表现是什么？
4. 上消化道出血时如何配合抢救？
5. 门静脉高压症的外科治疗原则有哪些？
6. 三腔两囊管的护理要点有哪些？
7. 原发性肝癌患者综合治疗的常用方法有哪些？术后常见的并发症有哪些？
8. 肝脏手术后患者放置腹腔双套管的作用是什么？

（李　丽　张春亚）

第十六章　胆道疾病患者的护理

⚬⚬⚬⚬⚬⚬⚬⚬⚬⚬⚬⚬⚬⚬⚬⚬⚬⚬⚬⚬⚬⚬

学习目标

1. 识记胆囊结石、胆管结石、急性胆囊炎、急性梗阻性化脓性胆管炎的定义。
2. 识记胆道系统的解剖生理特点及胆道疾病特殊检查的护理要点。
3. 识记胆石症及胆道感染的病因、发病机制与病理生理。
4. 理解胆石症、胆道感染及胆道蛔虫患者的临床表现。
5. 理解胆石症及胆道感染患者的处理原则。
6. 学会应用护理程序为胆石症及胆道感染的患者提供整体护理。

项目一　基础知识回顾

【基本解剖】　胆道分为肝内、肝外两个部分,肝内胆道包括肝内左右肝管、肝叶肝管和肝段肝管。肝外胆道包括肝外左右肝管、肝总管、胆囊、胆囊管和胆总管。来自左右半肝的左肝管和右肝管在肝门附近汇合成肝总管,肝总管与胆囊管在肝十二指肠韧带内汇合成胆总管,胆总管与胰管在十二指肠降部的后内侧汇合,穿肠壁而开口于十二指肠乳头。在壶腹部及其附近有 Oddi 括约肌,具有舒张和收缩功能,以调节胆汁和胰液排出(图16-1)。

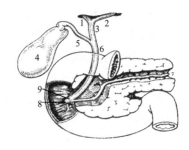

图 16-1　胆道系统

1. 右肝管;2. 左肝管;3. 肝总管;
4. 胆囊;5. 胆囊管;6. 胆总管;
7. 胰管;8. 十二指肠乳头;9. 胆胰管壶腹部

胆囊附贴于肝的脏面,呈梨形,约 8 cm×3 cm 大小,可储存胆汁约 50 ml,胆囊分为底、体、颈 3 个部分。颈部呈袋状扩大,称为 Hartmann 袋,胆囊结石常窝藏于此。胆囊管结石嵌顿时,胆汁不能进入胆囊,但因胆囊颈黏液腺分泌大量水样无色的黏液,储积于胆囊内,胆囊逐渐增大,称为胆囊积水。

由胆囊管、肝总管和肝脏面之间形成的一个三角区域称为胆囊三角(Calot 三角)。此三角内有肝右动脉和由它发出的胆囊动脉、胆囊淋巴管,是外科手术时易误伤的部位。

当交感神经兴奋时,胆囊舒张,Oddi 括约肌收缩,胆汁储留于胆囊内;当迷走神经兴奋时,胆囊收缩,Oddi 括约肌舒张,胆汁排入十二指肠内。

【生理功能】 胆道系统的主要生理功能是输送、储存和调节肝脏分泌的胆汁进入十二指肠。胆汁由肝细胞分泌,其主要成分 97% 的是水,其他包括胆汁酸盐、胆固醇、卵磷脂、胆色素、脂肪酸和无机盐等。每天分泌量为 600~1 000 ml,经胆囊浓缩和贮存,当脂类饮食和胃液进入十二指肠后,肠黏膜分泌胆囊收缩素,使胆囊收缩和 Oddi 括约肌舒张,胆汁排入肠道,参与脂类消化。胆汁有排泄肝代谢产物、乳化脂肪、促进各种脂溶性维生素吸收、中和胃酸和抑制胆道细菌繁殖的功能。

【病理生理】 饱餐、进食油腻食物后胆囊收缩,或睡眠时体位改变致结石移位并嵌顿于胆囊颈部或胆囊管,胆汁排出受阻,胆囊强烈收缩而发生胆绞痛。结石长时间持续嵌顿和压迫胆囊颈部,或排入并嵌顿于胆总管,临床上可出现胆囊炎、胆管炎或梗阻性黄疸。小结石可经过胆囊管排入胆总管,通过胆总管下端时可损伤 Oddi 括约肌或嵌顿于壶腹部引起胆源性胰腺炎。此外,结石及炎症反复刺激胆囊黏膜可诱发胆囊癌。

项目二　胆道疾病特殊检查和护理

一、B 超检查

B 超检查是诊断胆道疾病的首选方法。术前 B 超诊断胆囊结石、胆囊息肉样病变、急性胆囊炎、慢性胆囊炎、胆囊癌及胆管结石等病变的准确率可达 95% 以上,术中 B 超检查可进一步提高肝胆疾病的诊断率,评估病变切除的可能性;胆管结石术后,B 超可帮助确定有无术后残存结石。

护理:①检查前准备。检查前 3 d 禁食牛奶、豆制品、糖类等易发酵产气的食物;检查前 1 d 晚餐进清淡饮食,以保证胆囊和胆管内胆汁充盈;检查当日空腹,禁食、禁水,以减少腹腔肠管气体干扰。肠道气体过多或便秘者可事先口服缓泻剂或灌肠。②检查中护理。检查时多取仰卧位;左侧卧位有利于显示胆囊颈及肝外胆管;胆囊位置较高者可取半坐卧位。③B 超检查应安排在钡餐造影和内镜检查前或钡餐检查 3 d 后、胆系造影 2 d 后进行。

二、放射学检查

(一)经皮肝穿刺胆管造影

经皮肝穿刺胆管造影(percutaneous transhepatic cholangiography,PTC)是指在 X 线透视或 B 超引导下,利用特制穿刺针,在患者右腋中线第 6~8 肋间经皮肤穿刺进入胆管,再将造影剂直接注入胆道,可清晰地显示肝内、外胆管和梗阻部位。该法为有创检查,可并发胆漏、出血及感染等,必须严格掌握适应证和禁忌证。

1. 适应证　原因不明的梗阻性黄疸而 ERCP 失败者;术后黄疸,疑有残余结石或胆管狭窄者;B超检查显示有肝内胆管扩张者。

2. 禁忌证 心肺功能不全、凝血时间异常、急性胆道感染及碘过敏者。

3. 护理

(1) 检查前准备:预防性应用抗生素;做碘过敏试验;监测凝血酶原时间及血小板计数;术前1d晚口服缓泻剂或灌肠,术日晨禁食。

(2) 检查中护理:根据穿刺位置采取相应的体位;指导患者保持平稳呼吸,避免屏气或做深呼吸。

(3) 检查后护理:术后平卧4~6 h,监测生命体征及腹部体征变化,注意穿刺点有无出血;置管引流者,应维持有效引流,并注意观察引流液的颜色、性状及量;遵医嘱应用抗生素及止血药物。

(二) 内镜逆行胰胆管造影

内镜逆行胰胆管造影(endoscopic retrograde cholangiopancreatography,ERCP)是指在纤维十二指肠镜直视下,通过十二指肠乳头将导管插入胆管或胰管内,注入显影剂行逆行造影,检查胆道梗阻部位及诊断胆道系统和胰管的病变;也可用于治疗或取材做活检。

1. 适应证 用于胆道疾病伴黄疸;疑为胆源性胰腺炎、胆胰或壶腹部肿瘤;先天性胆胰异常者。

2. 禁忌证 急性胰腺炎、碘过敏者。

3. 护理

(1) 检查前准备:检查前15 min注射地西泮5~10 mg,东莨菪碱20 mg。

(2) 检查中护理:插内镜时,嘱患者做深呼吸;造影过程中,若出现异常情况应立即停止操作,并注意观察给予相应的处理。

(3) 检查后护理:造影后2 h方可进食;遵医嘱预防性应用抗生素;因该项检查可诱发急性胰腺炎、胆管炎等并发症,故造影后3 h内及次日晨各检测血清淀粉酶1次,并注意观察患者的生命体征和腹部情况,发现异常及时处理。

(三) 磁共振胰胆管造影

磁共振胰胆管造影(magnetic resonance cholangiopancreatography,MRCP)可显示整个胆道系统,在诊断先天性胆管囊状扩张症及梗阻性黄疸方面有重要价值,具有无创、胆道成像完整等优点,可替代PTC和ERCP。

1. 适应证 主要用于B超诊断不清、疑有胆道肿瘤及指导术中定位。

2. 禁忌证 置有心脏起搏器、神经刺激器、人工心脏瓣膜、心脏血管支架、眼球异物、动脉瘤夹及金属节育环的患者。

3. 护理

(1) 检查前准备:嘱患者取下义齿、发夹、戒指、耳环、钥匙、手表、硬币等一切金属物品,以免造成金属伪影而影响成像质量,手机、磁卡亦不能带入检查室。指导患者完成吸气-呼气-闭气的呼吸方法,减少扫描中因腹部呼吸运动造成的伪影。告知患者检查中梯度场启动可有噪声,以取得配合。对儿童及不能配合检查的患者,检查前适当应用镇静药。

（2）检查中护理:指导患者取平卧位,保持身体制动状态,采取正确的呼吸方法配合检查者完成扫描。

三、纤维胆道镜检查

纤维胆道镜检查用于协助诊断和治疗胆道结石,了解胆道有无狭窄、畸形、肿瘤和蛔虫等;也可在胆道镜直视下行取石术或取活组织行病理学检查。

1. 术中胆道镜(intraoperative choledochoscopy,ICO)　是指通过胆总管切口或胆囊切口经胆囊插入胆道镜进行检查和治疗,可了解胆道有无结石、肿瘤、畸形、狭窄或蛔虫等;也可了解胆囊取石术后有无残留结石。操作过程中应及时协助吸尽溢出的胆汁和腹腔内渗出物,防止发生并发症。

2. 术后胆道镜(postoperative choledochoscopy,POC)　是指经"T"形管窦道或皮下空肠盲襻插入纤维胆道镜进行检查和治疗。适用于胆道术后疑有残余结石、胆道出血、狭窄、肿瘤及蛔虫等;胆道冲洗或灌注药物。严重心功能不全、胆道感染、有出血倾向者禁做此项检查。

项目三　胆囊结石与胆囊炎

案例导入

某女性患者,47 岁,于 2 年前无明显诱因下出现右上腹疼痛,呈持续性、阵发性加重,未向他处放射,无心慌气闷、恶心、呕吐、反酸、嗳气。B超检查后诊断为胆囊结石,经休息和抗感染等治疗后缓解,此后症状反复发作,性质同前。12 h 前患者症状明显加重,右上腹疼痛剧烈,难以忍受。入院诊断:胆囊结石,慢性胆囊炎急性发作。患者主诉自感焦虑。

请问:该患者入院后护士应从哪些方面对她进行评估? 针对其疼痛和焦虑可以给予哪些方面的护理干预措施? 患者目前存在的主要护理问题是什么? 如何为该患者做好术前术后护理?

任务一　胆囊结石

胆囊结石是发生在胆囊内的结石,是一种常见的疾病,其发病率在 20 岁以上人群中逐渐增高,中年以上多见,女性以 45 岁左右发病率最高,男性在更年期后也明显升高,女性略多于男性,多见于经产妇或肥胖者。

【病因及发病机制】　胆囊结石主要为胆固醇结石或以胆固醇为主的混合型结石,胆固醇结石的形成是由于胆汁中胆固醇含量增加,或胆盐及磷酸酯成分减少,胆固醇沉淀析出结晶,而形成结石。

【临床表现】

1. 胆绞痛　单纯性胆囊结石,未合并梗阻或感染时,常无临床症状或仅有轻微的消化系统症状。饱食、进食油腻食物后胆囊收缩,或睡眠时体位改变致结石移位发生嵌顿时,可出现典型症状,如右上腹疼痛,呈阵发性绞痛,向右肩背部放射。

2. 消化系统症状　恶心、呕吐、饱胀不适、嗳气、呃逆等,常被误诊为胃病。

3. 右上腹压痛　肌紧张,可触及肿大的胆囊,Murphy征阳性(将左手拇指放在右腹直肌外缘与肋弓交界处,用力按压腹壁,嘱患者深吸气,如果因疼痛突然屏气,为阳性)。

【治疗要点】

1. 手术治疗　切除胆囊是治疗胆囊结石的首选方法,但对无症状的胆囊结石,一般无须立即手术切除胆囊,只需观察和随访。

(1) 适应证:①结石反复发作引起临床症状;②结石嵌顿于胆囊颈部;③无症状,但结石已充满整个胆囊;④胆囊萎缩或B超显示胆囊局限性增厚。

(2) 手术方式:包括经腹胆囊切除术、小切口胆囊切除术和腹腔镜胆囊切除术(laparoscopic cholecystectomy, LC),首选LC。

2. 非手术治疗　包括溶石治疗、体外冲击波碎石治疗、经皮胆囊碎石溶石等方法,但这些方法危险性大、效果不确切。

知识链接　腹腔镜胆囊切除术

　　腹腔镜胆囊切除术(LC)是指在电视腹腔镜窥视下,通过腹壁的3～4个小戳孔,将腹腔镜手术器械插入腹腔行胆囊切除术。该术式为微创手术,具有创伤小、恢复快、瘢痕小、并发症少、住院时间短等优点,已得到迅速普及。其主要适应证与开腹胆囊切除术基本相同,但还不能完全替代开腹胆囊切除术,尤其当腹腔镜探查发现胆囊周围严重粘连时,应及时转开腹手术。

【护理评估】

1. 现病史

(1) 局部:有无腹痛或上腹部隐痛,腹痛的部位、诱因、性质及有无肩背部放射痛,腹痛与饮食、体位、睡眠的关系;有无右上腹压痛和肌紧张,是否触及肿大的胆囊,Murphy征是否阳性。

(2) 全身:有无食欲减退、恶心、呕吐、腹胀、腹部不适等;有无体温升高、脉搏加速等感染征象。

2. 健康史

(1) 一般资料:性别、年龄、家族史等,重点了解患者的饮食习惯。

(2) 既往史:既往有无反酸、嗳气、上腹饱胀和类似发病史,有无过敏史。

3. 实验室及辅助检查

(1) B超检查:重点了解胆囊大小、壁的光滑度、结石是否充满胆囊、与周围脏器组织的关系,以估计胆囊手术的难度,特别是对胆囊壁的测量。胆囊壁的厚度间接反映胆囊的炎症程度,胆囊壁>0.4 cm说明胆囊炎症较重。

(2) 胆管系统相关检查及血生化检查,口服胆道造影剂可证实胆囊结石。

4. 心理社会因素　包括心理承受能力、对疾病的认知程度及社会支持系统。

【常见护理诊断/合作性问题】

1. 疼痛　与胆囊结石突然嵌顿、胆汁排空受阻致胆囊强烈收缩有关。

2. 焦虑　与胆道疾病反复发作,担心预后等有关。

3. 潜在并发症　胆瘘、胆道出血。

【护理目标】　包括:①自述疼痛缓解或减轻,并可以耐受。②情绪稳定,焦虑减轻。③并发症得到及时发现和处理,或无并发症发生。

【护理措施】

1. 术前护理

(1) 缓解疼痛:指导患者卧床休息,取舒适卧位,加强生命体征和腹部体征的观察;应用非药物或遵医嘱使用镇痛药物缓解疼痛,并评估其效果。

(2) 心理护理:耐心倾听患者及家属的诉说,根据具体情况给予详细解释和指导,讲解有关疾病、手术的基础知识,给予患者心理支持和鼓励。

(3) 饮食护理:给予饮食指导,低脂饮食,以免胆囊炎急性发作影响手术,术前禁食豆类、奶类等易产气食物。

(4) 术前准备:①术前宣教,使患者对腹腔镜胆囊切除术有直观认识,消除患者心中的疑虑和恐惧;②术前行药物过敏试验;③术晨禁食禁水;④皮肤准备,术前2 h内予以脐部清洁,动作应轻柔,以免皮肤破损影响手术;⑤术前训练,有效咳嗽、床上排便等。

2. 术后护理

(1) 全麻术后去枕平卧,头偏向一侧,待患者神志清醒、呼吸平稳、肌力恢复后予半卧位,严密观察生命体征和腹部体征。

(2) 氧气低流量持续吸入4～6 h。

(3) 观察生命体征、腹部体征,腹部置有引流管的患者,保持引流管固定通畅,严密观察引流液的量、色、质,如在短时间内出血量>50 ml,警惕内出血的发生,应及时汇报医生。若患者出现发热、腹胀和腹痛等腹膜炎表现,或腹腔引流液呈黄绿色胆汁样常提示发生胆瘘,一旦发现应及时报告医生并协助处理。

(4) 术后当日给予抗感染补液治疗,维持水、电解质平衡。

(5) 手术后禁食6 h。24 h内饮食以无脂流质、半流质为主,逐渐过渡至低脂饮食。

(6) 术后有20%～30%的患者出现肩背部酸痛,与气腹后CO_2气体刺激两侧膈神经有关,1～3 d症状可自行消失,给予必要的解释。

（7）全麻插管术后患者常感咽喉部不适,可以口含西瓜霜含片,1～3 d症状慢慢恢复。

3. 健康教育

（1）指导患者合理饮食,少量多餐,进食低脂、高维生素、富含膳食纤维的饮食,忌油腻食物及饱食。

（2）鼓励患者养成良好的生活习惯,避免劳累和精神高度紧张。

（3）非手术治疗者,应遵医嘱坚持治疗,按时服药,定期复查。若出现腹痛、黄疸、发热、厌油腻等症状时,应立即到医院就诊。中年以上胆囊结石患者应定期复查或尽早行胆囊切除术,以防胆囊癌的发生。

【护理评价】　通过治疗和护理,患者是否:①疼痛缓解或得到控制。②情绪稳定,了解疾病相关知识,积极配合医务人员的诊治和护理。③未发生出血、胆瘘等并发症,或发生后及时被发现并得到处理。

任务二　胆　囊　炎

胆囊炎是外科常见病和多发病,多见于女性,特别是肥胖者和多次妊娠者。根据胆囊内有无结石,将胆囊炎分为结石性胆囊炎和非结石性胆囊炎,后者较少见。

【病因及发病机制】

1. 急性胆囊炎　与胆汁淤积和细菌感染密切相关,主要致病菌是革兰阴性杆菌,常合并厌氧菌感染。

2. 慢性胆囊炎　部分为急性胆囊炎迁延而成,但多数既往并无急性发作史。约70%的患者伴有结石。

【临床表现】

1. 急性胆囊炎

（1）腹痛:起病时多为突发右上腹绞痛,多在饱餐、进油腻食物后、夜间发作。绞痛过后,右上腹持续性疼痛,阵发性加重,可放射至右肩部、肩胛部、背部。

（2）发热:一般为低或中度发热,当发展为化脓性胆囊炎时,可有寒战、高热。

（3）右上腹压痛:右上腹饱满,可有不同程度的压痛,炎症波及浆膜时可出现反跳痛和肌紧张,Murphy征阳性。如发生胆囊穿孔、坏死,可出现弥漫性腹膜炎表现。

2. 慢性胆囊炎　临床表现多不典型,多有胆囊炎急性发作或反复发作病史,并有上腹饱胀、厌油腻食物和嗳气等消化不良症状;亦可出现右上腹隐痛,疼痛可向右肩部、背部放射。体检时,右上腹可有压痛和不适感。

【治疗要点】

1. 非手术治疗　慢性胆囊炎可通过饮食调节和口服消炎利胆片,或一些溶石或排石的中药治疗而维持不发病,但疗效并不可靠。急性单纯性胆囊炎病情有缓解趋势者,可采用禁食、解痉、输液、抗感染、营养支持,以及纠正水、电解质和酸碱代谢失调等治疗方法,待病情缓解后择期手术。

2. 手术治疗 急性期手术力求安全、简单、有效,对年老体弱、合并多个重要脏器疾病者,选择手术方法更应慎重。手术方式包括腹腔镜胆囊切除术、开腹胆囊切除术或小切口胆囊切除术、胆囊造口术、超声或 CT 引导下经皮经肝胆囊穿刺引流术等。

【护理评估】

1. 现病史

(1) 局部:有无腹痛或上腹部隐痛,腹痛的部位、诱因、性质及有无肩背部放射痛;有无右上腹压痛、反跳痛和肌紧张,是否触及肿大的胆囊,Murphy 征是否阳性。

(2) 全身:有无食欲减退、恶心、呕吐、腹胀、腹部不适等;有无体温升高、脉搏加速等感染征象。

2. 健康史

(1) 一般资料:年龄、饮食习惯、营养状况及妊娠史等。

(2) 既往史:既往有无反酸、嗳气、上腹饱胀和类似发病史,有无过敏史。

3. 实验室及辅助检查

(1) 实验室检查:白细胞计数及中性粒细胞比例升高,肝功能检查血清胆红素、血清转氨酶、血清淀粉酶可能升高。

(2) 影像学检查:B 超检查可发现胆囊内结石、胆囊增大、囊壁增厚。

4. 心理社会因素 包括心理承受能力、对疾病的认知程度及社会支持系统等。

【常见护理诊断/合作性问题】

1. 疼痛 与结石突然嵌顿、胆汁排空受阻致胆囊强烈收缩有关。

2. 营养失调:低于机体需要量 与不能进食、摄入不足有关。

3. 潜在并发症 胆囊穿孔、出血、胆瘘等。

【护理目标】 包括:①疼痛缓解或可以耐受。②营养状况良好,体重增加,血生化指标正常,可以耐受手术。③并发症得到及时发现和处理,或无并发症的发生。

【护理措施】

1. 术前护理

(1) 密切观察生命体征及腹部体征的变化。若出现寒战、高热、腹痛加重、血压下降、神志改变,说明病情危重,可能有休克发生,应立即报告医生,并做相应的处理。

(2) 予以患者卧床休息,取舒适的体位,指导患者采取非药物方法,或遵医嘱应用镇痛药物缓解疼痛。

(3) 遵医嘱补液,合理运用抗菌药物,控制感染。

(4) 对于非手术治疗的患者,根据病情决定饮食的种类,病情较轻者可给予清淡饮食,病情较重者需禁食和胃肠减压。不能经口进食或进食不足者,可经肠外营养途径补充和改善营养状况,补充足够的水、电解质、维生素等,维持水、电解质及酸碱平衡。

2. 准备工作 完善各项术前准备。

3. 术后护理

(1) 患者回病房后麻醉未清醒时,取平卧位,头侧向一边。血压稳定,患者完全清醒后,取半卧位,密切观察体温、脉搏、血压、呼吸的变化,每 4 h 监测 1 次并记录,待生命体征完全平稳后再停测。

（2）禁食期间经静脉补充水、电解质、维生素等，待胃肠功能恢复后可进流质，后逐渐改为半流质，术后 5 d 左右可给予低脂普食。

（3）有腹腔引流管的患者，术后需妥善固定引流管，并注意观察引流量、流速、性质。定时挤压，保持引流管的通畅；注意伤口有无渗血，如短时间内流出大量鲜红色液体，应立即通知医师。

4. 健康教育

（1）告知患者进低脂易消化饮食，忌油腻食物，少量多餐，避免暴饮、暴食。

（2）合理安排作息时间，避免过度劳累和精神紧张，注意保暖，预防感冒，增强抗病能力。

（3）定期复查，非手术治疗的患者，遵医嘱服用消炎利胆药物，根据复查结果以确定是否行胆囊切除术，出现腹痛、发热、黄疸等不适，及时就诊。

【护理评价】　通过治疗和护理，患者是否：①疼痛缓解或得到控制。②营养状况良好，体重增加，生化指标正常。③未发生出血、胆瘘等并发症，或发生后及时得到发现和处理。

项目四　胆管结石与胆管炎

案例导入

某男性患者，55 岁，7 年前因胆囊结石、胆囊炎行胆囊切除术。3 年前开始出现右上腹疼痛发作，多于进食油腻后引起。半个月前再次出现右上腹部胀痛不适，并向右肩部放射，伴有寒战、高热，给予抗感染等输液治疗后，发热、寒战无好转，且出现皮肤、巩膜黄染，尿呈深茶色，伴有皮肤瘙痒、食欲减退、乏力、恶心等不适。B 超检查显示：肝内、肝外胆管扩张，内有强光团伴声影。入院诊断：肝内外胆管结石、胆管炎。入院后继续予以抗感染治疗，完善各种相关检查和术前准备。入院后第 3 天在全麻下行肝右后叶切除＋胆管探查取石＋"T"形管引流术，手术顺利。术后患者留置胃肠减压管、腹腔引流管、"T"形管、导尿管各 1 根，各种引流管在位固定，引流通畅，生命体征平稳，出入量平衡。

请问：该患者的主要诊断依据是什么？入院后观察要点有哪些？如何做好患者的症状护理？如何为该患者做好手术前、后及各种引流管的护理？

任务一　胆管结石

根据病因不同，分为原发性和继发性胆管结石。在胆管内形成的结石称为原发性胆管结石,以胆色素结石或混合性结石为主,少数由于胆囊结石进入胆总管,为继发性胆管结石,以胆固醇结石多见。根据结石所在的部位,胆管结石可分为肝内胆管结石、肝外胆管结石及肝内外胆管结石。

【病因及发病机制】 胆管结石的主要原因包括胆汁淤积、细菌感染和脂类代谢异常。肝外胆管结石的形成除上述原因外,胆道内异物,如蛔虫的虫卵、尸体亦可成为结石的核心;胆囊内结石或肝内胆管结石在某些因素作用下进入肝外胆管,引起继发性肝外胆管结石。

知识链接 胆道结石的分类

胆道结石的分类如表16-1所示。

表16-1 胆道结石的分类

类 型	多发部位	形状及颜色	X线显影
胆固醇结石	80%发生在胆囊	白黄浅褐色或黄色,圆形或椭圆形,质硬表面光滑	不显影
胆色素结石	75%发生在胆管	棕黄色或黑褐色,质地松软、易碎,粒状或者长条状	不显影
混合性结石	胆囊及胆管	深绿色或棕黄色,多面体,边钝,表面光滑	显影

【临床表现】 取决于结石梗阻的程度和有无继发性感染,如结石阻塞胆道并发感染,继发胆管炎时可出现典型的 Charcot 三联征(夏柯三联征),即腹痛、寒战高热和黄疸。少数患者在此基础上出现脉搏快而弱、血压降低及神经系统症状,即 Reynolds 五联征。

1. 肝外胆管结石

(1)腹痛:疼痛发生在剑突下或右上腹部,呈阵发性绞痛,可向右肩背部放射,伴恶心、呕吐,多发于进食油脂食物和改变体位后。

(2)寒战、高热:胆道梗阻并继发感染所致,多发生于剧烈腹痛后,呈弛张热,体温高者可达 39～40℃。

(3)黄疸:黄疸的程度取决于梗阻的程度和是否继发感染,患者可有尿色变黄和皮肤瘙痒等症状。

(4)其他:多数患者有恶心、腹胀、嗳气、厌食油腻等。

2. 肝内胆管结石 以肝左外叶和右后叶多见,常与肝外胆管结石同时存在,临床表现不典型,间歇期有肝区和胸背部不适,胀痛,急性期有胀痛和发热。

【治疗要点】

1. 手术治疗　急性发作期不宜进行手术,待病情稳定后再选择合适的手术方法。

(1) 原则:取净结石,去除病灶,解除梗阻,通畅引流。

(2) 手术方式:

1) 肝外胆管结石:①胆总管切开取石加"T"形管引流术;②胆总管空肠 Roux-en-Y 吻合术;③Oddi 括约肌成形术;④经内镜 Oddi 括约肌切开取石术。

2) 肝内胆管结石:①肝叶切除术;②高位胆管切开取石;③胆肠内引流。

2. 保守治疗

(1) 原则:抗菌消炎,解痉止痛,疏肝利胆,保持水、电解质平衡。止痛剂应用要慎重,不可使用吗啡镇痛,可引起胆管下端 Oddi 括约肌痉挛,使胆道梗阻加重。

(2) 方法:①溶石疗法;②中西医疗法;③体外震波碎石;④经内镜括约肌切开取石等。

【护理评估】

1. 现病史

(1) 局部:腹痛的部位、诱因、性质及有无肩背部放射痛等;有无肝大、肝区压痛和叩击痛等;有无腹膜刺激征等。

(2) 全身:有无神志淡漠、烦躁、谵妄等;有无食欲减退、恶心、呕吐等。

2. 健康史

(1) 一般资料:重点了解患者的饮食习惯和营养状况。

(2) 既往史:既往有无反酸、嗳气、餐后饱胀等消化道症状;有无腹部手术史、手术时间、方式;有无其他并发症及现状;有无过敏史。

3. 实验室及辅助检查　血常规、血清胆红素、转氨酶、碱性磷酸酶等;影像学检查,如 B 超、CT、MRI 或 MRCP 等。

4. 心理社会因素　包括心理承受能力、对疾病的认知程度,以及社会支持系统等。

【常见护理诊断/合作性问题】

1. 焦虑　与疼痛、担心手术及预后有关。

2. 疼痛　与胆管结石伴感染有关。

3. 体温过高　与胆管结石梗阻导致急性胆管炎有关。

4. 知识缺乏　缺乏疾病相关知识及术前准备等知识。

5. 有皮肤完整性受损的危险　与黄疸、皮肤瘙痒有关。

6. 潜在并发症　出血、胆瘘及黄疸等。

【护理目标】　包括:①自述疼痛缓解或得到控制。②感染得到控制,体温恢复正常。③学会应对皮肤瘙痒的办法,舒适感增强。④情绪稳定,能积极配合医务人员的诊治、护理。⑤并发症得到及时发现和处理或无并发症发生。

【护理措施】

1. 术前护理

(1) 提供安静环境,卧床休息,取舒适的体位。

（2）禁食、胃肠减压，指导患者深呼吸放松、转移注意力等缓解疼痛的方法。

（3）可遵医嘱使用解痉镇痛药，如阿托品等，禁忌使用吗啡。

（4）病情观察，密切观察患者生命体征及腹部体征的变化。

（5）遵医嘱应用抗菌药有效控制感染，并采用物理降温和（或）药物降温的方法，使患者体温降至正常。

（6）鼓励患者说出自己的想法和问题，并及时予以解决，消除焦虑恐惧感，及时与家属沟通，共同帮助其树立恢复健康的信心。

（7）向患者或家属介绍、讲解疾病及手术的相关知识。

（8）保持皮肤清洁，用温水擦洗，告知不可用手抓挠，如瘙痒剧烈，遵医嘱应用外用药物和（或）其他药物治疗。

2. 术前准备

（1）完善术前各项检查，以保证手术顺利：①实验室检查，如血常规、肝功能、血生化及出凝血时间等。②影像学检查，如 B 超、CT 或 MRCP 检查等。③其他检查，如心电图、X 线胸片、胃镜及肺功能检查等。

（2）卫生宣教，帮助患者修剪指甲，术前 1 d 口服泻药进行肠道准备。

（3）术前常规禁食、禁水，术前做好皮肤准备。

（4）准备术中用药，更换清洁病员服。

3. 术后护理

（1）严密观察生命体征、尿量和腹部体征。

（2）妥善固定胃肠减压管、"T"形管及其他各引流管，注意保持引流通畅，观察并记录引流液色、质和量。

（3）血压平稳后帮助患者取半卧位。

（4）肠功能未恢复前应禁食。

（5）遵医嘱给予补液，维持水、电解质及酸碱平衡，按时使用抗生素预防感染。

4. 胆道"T"形管引流及护理

（1）"T"形管引流的临床意义：①引流胆汁。避免胆汁排出受阻，胆总管内压力增高，胆汁外漏而引起胆汁性腹膜炎、膈下脓肿等并发症。②引流残余结石。将肝内、外胆道残余结石，尤其是泥沙样结石排出体外。③支撑胆道。防止胆道手术后胆总管切口瘢痕狭窄、管腔变小、粘连狭窄等。④经"T"形管溶石、胆道镜取石、造影等。

（2）"T"形管的护理：

1）妥善固定：用胶布将"T"形管固定于腹壁皮肤，避免因翻身、活动、搬动时牵拉而使管道脱出。

2）保持引流通畅："T"形管不可受压、扭曲、折叠，经常挤捏；定时更换体位，平卧时引流管高度低于腋中线，站立或活动时应低于腹部切口，以防引流液逆流。

3）观察并记录引流液的色、量和性状：正常成人每天的胆汁分泌量为 600～1 000 ml，呈黄色，无渣。术后 24 h 引流量为 300～500 ml，恢复饮食后可增至每天 600～

700 ml,以后逐渐减少至每天 200 ml 左右。

4) 严格无菌操作,防止感染:按无菌操作原则更换引流袋,注意避免引流液反流,遵医嘱预防性应用抗生素。

5) 保护引流管周围的皮肤:每天以 75％乙醇消毒,"T"形管周围垫以无菌纱布,局部可涂氧化锌软膏防止胆汁浸渍皮肤引起破溃和感染。保持敷料清洁干燥,如有渗液应及时更换。

（3）拔管:

1) 拔管指征:术后 2 周,患者无腹痛、发热,黄疸消退,胆汁引流量减少,＜200 ml/d,色清亮,胆道造影显示胆管通畅可试行夹管。

2) 拔管方法:拔管前先行"T"形管胆道造影,如显示通畅,再开放引流 2～3 d,使造影剂完全排出,继续夹管 2～3 d,仍无症状后给予拔管。

3) 拔管后护理:拔管后局部伤口以凡士林纱布堵塞,1～2 d 会自行封闭。拔管 1 周内,观察患者的体温、有无黄疸及腹部症状,警惕胆汁外漏甚至胆汁性腹膜炎的发生。

5. 术后并发症的观察及护理

（1）出血:严密观察患者的出血量,若每小时出血量＞100 ml,持续 3 h 以上,或患者出现血压下降、脉搏细速、面色苍白等休克征象,应立即通知医生配合抢救。

（2）胆瘘:多因胆管损伤、胆总管下段梗阻、"T"形管脱出所致。注意观察腹腔引流情况,若切口处有黄绿色胆汁样引流物,＞50 ml/h 者,提示有胆瘘发生。长期大量胆瘘者,应注意维持患者水、电解质酸碱平衡。

（3）黄疸:在"T"形管引流通畅的情况下,术后黄疸时间延长可能是肝功能受损、胆管狭窄或术中损伤胆管等。应密切观察血清胆红素浓度,肌内注射维生素 K_1,剪短患者指甲,防止因皮肤瘙痒而抓破皮肤,可用温水擦洗皮肤,保持清洁。

6. 健康教育

（1）指导患者选择低脂、高蛋白、高维生素易消化的饮食,忌油腻食物及饱餐;养成良好的生活习惯,避免劳累和精神高度紧张。

（2）指导带"T"形管出院患者,告知出院后注意事项:①尽量穿宽松、柔软的衣服,以防引流管受压;②淋浴时用防水敷料覆盖引流管处,防止增加感染的机会;③在"T"形管上标明记号,以便观察其是否脱出,避免提举重物或过度活动,以免牵拉"T"形管而脱出;④引流管口处每周换药 2 次,周围皮肤涂氧化锌软膏加以保护,若敷料渗湿立即更换;⑤出现管道脱出、引流异常或身体不适时应及时就医。

（3）定期复查。

【护理评价】　通过治疗和护理,患者是否:①疼痛缓解或得到控制。②感染得到有效控制,体温恢复正常。③皮肤黏膜无破损和感染,舒适感增强。④情绪稳定,积极配合医务人员的诊治、护理。⑤未发生出血、胆瘘等并发症,或发生后及时得到发现和处理。⑥了解胆道疾病的相关预防保健知识。

任务二　急性梗阻性化脓性胆管炎

急性梗阻性化脓性胆管炎（acute obstructive suppurative cholangitis，AOSC）又称重症胆管炎或机械化脓性胆管炎，是结石性梗阻伴细菌感染发展的严重阶段，具有发病急、病情重、变化快、并发症多和死亡率高等特点。

【病因及发病机制】

1. **胆道梗阻**　最常见的原因为胆总管结石；其次为蛔虫、胆管狭窄或胆管、壶腹部的肿瘤等，均可引起胆道梗阻而导致急性化脓性炎症。

2. **细菌感染**　感染途径为十二指肠逆行入胆道或经门静脉系统入肝到达胆道。大肠埃希菌是主要致病菌，培养阳性率高，其次为铜绿假单胞菌、变形杆菌、克雷伯杆菌等，常合并厌氧菌感染。

【临床表现】　急性梗阻性化脓性胆管炎除具有一般胆道感染的 Charcot 三联征外，还可出现休克及中枢神经系统受抑制的表现，称为 Reynolds 五联征。

1. **腹痛**　起病急骤，突发右上腹或剑突下胀痛或绞痛，阵发性加重，并向右肩胛下及腰背部放射，多数患者伴恶心、呕吐等消化系统症状。

2. **寒战、高热**　体温持续升高达 39～40℃或更高（重症感染体温可＜36℃），呈弛张热。

3. **黄疸**　多数患者可出现不同程度的黄疸，肝内梗阻者黄疸较轻，肝外梗阻者黄疸较明显。

4. **神经系统症状**　神志淡漠、烦躁、谵妄或嗜睡，甚至昏迷。

5. **休克**　病情严重者，在短期内可出现感染性休克表现，如呼吸浅快，四肢湿冷，脉搏细速、血压进行性下降，可出现全身皮肤黏膜发绀或皮下瘀斑等。

6. **腹部触诊**　可出现腹膜刺激征并扪及肿大的肝脏、胆囊，肝区有叩击痛，Murphy征阳性。

【治疗要点】

1. **非手术治疗**　既是治疗手段，又是手术前准备。包括：①抗休克治疗。迅速建立静脉通道，补液扩容，合理使用血管活性药物，恢复有效循环血量。②抗感染治疗。静脉输注足量、有效抗生素，联合应用的药物需覆盖肠源性菌种，即需氧、厌氧革兰阴性杆菌和革兰阳性球菌。③纠正水、电解质及酸碱失衡。④保护、改善和支持重要器官功能。⑤其他治疗。禁食、胃肠减压、降温、解痉镇痛等。

2. **手术治疗**　手术以简单有效为原则，以解除胆道梗阻、引流胆汁、控制感染为目的，多采用胆总管切开减压、"T"形管引流术。

【护理评估】

1. 现病史

（1）局部：了解腹痛的部位、性质及放射痛等；有无肝大、肝区压痛和叩击痛等；有无胆囊肿大、压痛；有无腹膜刺激征等。

（2）全身：了解生命体征、末梢循环的情况，如有无神志淡漠、烦躁、谵妄等；有无寒战、高热、恶心、呕吐、黄疸等症状。

2. 健康史

（1）一般资料：性别、年龄、家族史、饮食习惯等。

（2）既往史：有无胆道手术史；有无胆道结石、蛔虫、肿瘤、狭窄病史；有无用药史、过敏史及其他腹部手术史。

3. 实验室及辅助检查　血常规、血清胆红素、凝血酶原时间、血气分析；血生化中肝、肾功能，电解质等；影像学检查，如 B 超、CT、MRI 或 MRCP 等。

4. 心理社会因素　包括心理承受能力、对疾病的认知程度及社会支持系统等。

【常见护理诊断/合作性问题】

1. 体液不足　与感染性休克、高热后汗多及呕吐、禁食、胃肠减压等有关。

2. 体温过高　与胆道梗阻并继发感染有关。

3. 低效性呼吸型态　与感染中毒有关。

4. 疼痛　与胆汁引流不畅、炎症刺激、胆道平滑肌痉挛有关。

5. 潜在并发症　胆道出血、胆瘘、多器官功能障碍或衰竭。

【护理目标】　包括：①血容量维持在正常范围内，各器官血供正常、功能良好。②体温得以控制，逐渐降至正常范围。③保持有效的气体交换，血氧饱和度维持在正常范围。④自述疼痛缓解或减轻，并可以耐受。⑤并发症不发生或发生后能得到及时发现、处理。

【护理措施】

1. 术前护理

（1）维持体液平衡，预防休克：

1）加强病情观察：严密观察患者的神志变化、生命体征和循环功能，如脉搏、血压、中心静脉压和每小时尿量等；及时、准确记录出入量，为补液提供可靠依据。密切监测血常规、电解质、血气分析和血生化等实验室检查结果，一旦出现多器官功能障碍或衰竭的征象，应立即与医生联系，并配合医生采取相应的急救措施。

2）补液扩容：迅速建立静脉输液通路，给予晶体和胶体液扩容，恢复有效循环血量，必要时遵医嘱应用肾上腺皮质激素和血管活性药物，以改善和保证组织器官的血流灌注和供氧。

3）纠正水、电解质及酸碱平衡紊乱：根据病情、中心静脉压、实验室检查结果确定补液的种类和输液量，合理安排输液的顺序和速度。

（2）降低体温：

1）保持空气新鲜，定时通风，维持室内舒适的温湿度。

2）降温：做好体温监测，根据高热的程度，采取冰敷、温水擦浴等物理降温方法，必要时使用解热镇痛药降温。

3）控制感染：遵医嘱联合应用足量有效的抗生素，以有效控制感染，使体温恢复正常。

（3）维持有效的气体交换：

1）密切观察患者呼吸情况，如呼吸频率、节律，血氧饱和度，动态监测血气分析结果，根据患者呼吸型态和血气分析结果选择正确的给氧方式和吸氧浓度，改善缺氧症状。

2）采取合适的卧位，协助患者卧床休息，减少氧耗。非休克患者取半卧位，使腹肌放松、膈肌下降，利于改善呼吸状况。休克患者取仰卧中凹位。

3）禁食和胃肠减压，减少胃内积气和积液，减轻腹胀、避免膈肌抬高，改善呼吸功能。

（4）减轻疼痛，安慰患者，可遵医嘱通过口服或注射等方式给予解痉镇痛药，减轻疼痛；并通过禁食和胃肠减压减少消化液的分泌，吸出胃内容物，减轻腹部胀痛。

（5）完善各项术前检查及准备。

2. 术后护理及健康教育　见本项目中胆管结石患者的术后护理。

【护理评价】　通过治疗和护理，患者是否：①血容量维持正常范围内，各器官血供正常、功能良好。②体温得以控制，降至正常范围。③呼吸功能正常，保持有效的气体交换。④疼痛减轻或消失。⑤并发症得到有效预防和控制。

项目五　胆　道　肿　瘤

案例导入

　　某男性患者，52岁。3周前无明显诱因出现皮肤、巩膜黄染，并持续加重，伴有轻度腹胀和皮肤瘙痒、乏力、尿黄及大便呈灰白色，发病以来体重下降3 kg，CT检查显示：右内胆管扩张及肝门部占位，收治入院。入院后5 d，患者在全麻下行高位胆管癌根治术。手术顺利，患者安返病房，带回胃管、腹腔双套管、"T"形管、尿管各1根，引流均通畅，固定稳妥。术后继续予以严密监测生命体征、补液、抗感染、抑制胃酸分泌、保肝等治疗。

　　请问：该患者入院后护士应为他完善哪些术前准备？患者术毕回病房后护士如何对其进行全面评估？患者术后存在的主要护理问题有哪些？如何做好相应护理？

任务一　胆囊息肉样变

胆囊息肉样病变是指向胆囊内突出的局限性息肉样隆起性病变的总称，以良性多见。

【病因及发病机制】　胆囊癌的病因尚不清楚，临床观察胆囊癌常与胆囊良性疾患同时存在，最常见是与胆囊结石共存，多数人认为胆囊结石的慢性刺激是重要的致病因素。

【临床表现】 一般无特殊临床表现,常为右上腹疼痛或不适,症状多较轻微,餐后有腹胀、恶心、呕吐、消化不良等;腹部检查可有右上腹深压痛;胆囊管梗阻者,可扪及肿大的胆囊。

【治疗要点】

1. 随访观察 良性病变者,定期随访观察,视病情发展选择相应的治疗方法。

2. 手术治疗 适用于:①直径>1 cm 的单发病变;②短期内病变迅速增大者;③年龄>50 岁者;④合并胆囊结石或胆囊壁增厚者。

任务二 胆 囊 癌

胆囊癌是发生在胆囊的癌性病变,不常见,仅占所有癌的1%左右,在胆道系统癌中却是较常见的一种,约占肝外胆管癌的25%。常发生于年龄>50岁的老年人,女性发病率为男性的3~4倍。易发生肝转移,预后极差。

【病因及发病机制】 胆囊癌多发生在胆囊体部和底部。病因尚不清楚,流行病学显示80%患者合并胆囊结石,可能与胆囊黏膜受结石长期物理性刺激,并与慢性炎症及细菌代谢产物中的致癌物质等因素有关。此外,可能的致癌因素还有萎缩性胆囊炎、胆囊息肉样病变、胆管囊肿空肠吻合术后、完全钙化的"瓷化"胆囊和溃疡性结肠炎等。

【临床表现】 根据分期不同,胆囊癌有不同的临床表现,一般可分为 3 期(表 16 - 2)。

表 16 - 2 胆囊癌的临床表现

期 别	临床表现
Ⅰ期	原位癌(非浸润癌),无临床症状或仅有类似慢性胆囊炎、胆石症的表现,如右上腹持续性隐痛、食欲不振、恶心等
Ⅱ期	早期浸润,肿瘤侵犯浆膜和胆囊床,可出现类似急性胆囊炎和结石梗阻的症状,如腹痛、黄疸、发热和感染等
Ⅲ期	晚期浸润,肿瘤广泛转移,患者有腹痛、黄疸、恶心、呕吐、恶液质、贫血等。腹部可触及胆囊和肿块,有时患者可有腹水征阳性

【治疗要点】

1. 手术治疗 可根据病情和病理分期采取不同的手术方式:①单纯胆囊切除术;②胆囊癌根治性切除术;③胆囊癌扩大根治术;④姑息性手术。

2. 非手术治疗 肿瘤晚期不能手术切除者,可根据病情采取局部与整体相结合的综合治疗方法,包括放疗、化疗、生物治疗和免疫治疗等。

任务三　胆　管　癌

胆管癌是指原发于左、右肝管至胆总管下端的肝外胆管癌,以 50～70 岁的男性多见。50%～75%的胆管癌发生在胆管上 1/3 段,即肝门部胆管,预后不良。

【病因及发病机制】　病因尚不明确,与胆囊癌的病因相似,可能与胆管慢性炎症、胆结石及胆汁淤滞有关,约 50%的患者合并胆结石。肝胆管结石、原发性硬化性胆管炎、先天性胆管囊性扩张症,以及溃疡性结肠炎等被认为是胆管癌发生的危险因素。肿瘤生长缓慢,可累及局部淋巴结、腹膜或转移到肺。

【临床表现】　主要为进行性加重的梗阻性黄疸,少数患者黄疸可有波动。常伴有全身皮肤瘙痒,尿色深黄,可有白陶土色粪便;上腹部隐痛、胀痛和绞痛,并向腰背部放射,伴有恶心、呕吐、食欲缺乏、消瘦、乏力等。腹部检查可发现肝脏肿大、触痛、质硬;胆囊缩小不可触及,肿瘤位于胆囊以下部位者,可触及胆囊。部分患者可有腹水。

> **知识链接**　胆道肿瘤患者黄疸指数与皮肤瘙痒的关系
>
> 　　两者有因果关系。皮肤瘙痒是胆盐综合征的表现。胆道梗阻压力增高,压力超过 3 kPa(30 cmH$_2$O)时,肝脏停止胆汁分泌,引起肝细胞内毛细胆管的微绒毛逆流性破裂,继发小胆管纤维化,随之发生肝窦血流障碍及门静脉压力增高,胆汁大量反流入血,使血流中胆盐增高,刺激皮肤周围神经而引起皮肤瘙痒。应使用温和的溶液,如温水洗浴,不用肥皂,必要时用药物(如炉甘石洗剂等)涂擦,并告知患者勤修指甲,不要随意抓挠,以防抓破皮肤。

【治疗要点】　手术切除是主要的治疗手段,化学治疗和放射治疗的效果均不肯定。梗阻性黄疸者,应尽早剖腹探查;已证实胆管癌的患者,根据癌肿的部位和病变范围而采取不同的手术方法。

【护理评估】

1. 现病史

(1) 局部:腹痛的部位、性质及放射痛等;有无肝大、肝区压痛和叩痛;有无胆囊肿大、压痛等。

(2) 全身:生命体征及营养状况,有无发热、恶心、呕吐、黄疸、乏力症状。

2. 健康史

(1) 一般资料:性别、年龄、出生地、居住地、饮食习惯、营养状况、妊娠史等。

(2) 既往史:有无反酸、嗳气、厌油感或因此而引起的腹痛发作史;既往有无类似发作史,有无胆石症、胆囊炎及黄疸病史。

3. 实验室及辅助检查 包括血清总胆红素、直接胆红素、ALP 和转氨酶、肿瘤标记物 CA19-9 等;B 超、CT、MRCP 检查等。

4. 心理社会因素 包括心理承受能力、对疾病的认知程度及社会支持系统等。

【常见护理诊断/合作性问题】

1. 焦虑 与担心肿瘤治疗和预后等有关。

2. 疼痛 与肿瘤浸润、局部压迫及手术创伤有关。

3. 营养失调:低于机体需要量 与高代谢状态、摄入减少及吸收障碍有关。

4. 自我形象紊乱 与肿瘤压迫引起黄疸、皮肤瘙痒等有关。

【护理目标】 包括:①患者情绪稳定,自述焦虑减轻。②疼痛缓解或可以耐受。③营养状况改善,体重增加,能够耐受手术。④适应皮肤颜色的改变,积极配合治疗。

【护理措施】

1. 术前护理

(1) 观察、了解患者及家属对手术的心理反应,耐心倾听患者及家属的诉说,及时解答疑问,根据具体情况给予详细解释,以消除其顾虑,积极配合手术。

(2) 鼓励患者保持乐观的情绪,给予心理疏导和支持,尽量满足其要求,提高生活质量。告诉患者皮肤颜色会随着疾病的治疗逐渐恢复。

(3) 安慰患者,通过转移注意力等方法,或遵医嘱通过口服或注射等处理及给予止痛药,减轻疼痛。

(4) 改善营养,加强保肝治疗。不能经口进食或经口摄入不足者,根据其营养状况,给予肠内、肠外营养支持,以改患者的营养状况,提高对手术的耐受性,促进康复。

2. 术后护理 参见本章"胆管结石患者的护理"。

3. 健康教育

(1) 指导患者合理饮食,注意营养,多吃含能量、蛋白质和维生素丰富的食物和新鲜蔬菜、水果,饮食应清淡、易消化为宜。

(2) 告知患者合理安排作息时间,劳逸结合,避免劳累和精神紧张。

(3) 定期复查,如有不适及时就医。

【护理评价】 通过治疗和护理,患者是否:①情绪稳定,积极配合医务人员的诊治、护理。②营养状况改善,体重增加。③疼痛缓解或得到控制。④术后发生出血、胆瘘等并发症,或发生后及时得到发现和处理。

项目六 胆道蛔虫症

案例导入

某男性患者,18 岁,主诉持续性上腹部疼痛 6 h 入院。患者 2 h 前无明显诱因出现上腹部疼痛不适,阵发性加剧,无规律,恶心呕吐多次,无腹泻,无心悸,无其他放射性痛。体温36.5℃,

神清,急性面容。检查腹部柔软,上腹部轻压痛,无反跳痛。B超检查显示,胆管内有平行强光带。初步诊为胆道蛔虫症,给予禁食、抗感染治疗,完善各项检查,择期手术。

请问:该患者入院后观察和护理要点有哪些?如何对该患者进行正确的用药和生活护理?

胆道蛔虫症是指胆道蛔虫上行钻入胆道引起的一系列临床表现,为常见的外科急腹症之一。本病多见于青壮年和儿童,农村发病率高,近年来由于我国卫生防治工作的成果,发病率已明显下降。

【病因及发病机制】 蛔虫通常寄生在人体小肠中下段,机体因高热、饥饿、恶心呕吐、腹泻和妊娠等因素可出现胃、肠功能紊乱,或因驱虫不当、胃酸度降低等,成虫因寄生环境的变化而窜入胆道引起本病。

【临床表现】 典型表现为患者突发上腹剑突下钻顶样绞痛,伴有右肩或左肩部放射痛,呈阵发性反复发作。发作时患者辗转不安、大汗淋漓、痛苦异常,这是由于蛔虫成虫上窜入胆道,Oddi括约肌痉挛所致。虫体静止或完全进入胆道后,绞痛即缓解或突然消失。绞痛时常伴有恶心、呕吐,甚至呕出蛔虫。

多数患者无黄疸及感染症状,体温多不升高,腹部柔软,剑突下或稍偏右有压痛,无反跳痛和肌紧张。症状严重而体征轻微是胆道蛔虫症的特点。

【治疗要点】

1. 非手术治疗

(1) 解痉止痛:疼痛发作时可注射阿托品、山莨菪碱等,必要时可用哌替啶。

(2) 抗感染:应用甲硝唑、庆大霉素等药物。

(3) 利胆驱虫:常用50%硫酸镁、阿司匹林、哌嗪(驱蛔灵)、阿苯达唑(肠虫清)等药物。氧气驱虫也常有效。近年来在内镜(ERCP)直视下取虫的诊断和治疗效果亦较好。

2. 手术治疗 经积极非手术治疗未缓解、合并胆管结石或有急性重症胆管炎、肝脓肿、重症胰腺炎等并发症者,可行胆总管切开探查、"T"形管引流术。术中、术后驱虫治疗。

【护理】

(1) 手术治疗患者参见"胆石症的护理"。

(2) 正确服用驱虫药,驱虫药应于清晨空腹或晚上临睡前给患者服用,服用后观察粪便内有无蛔虫体排出。

(3) 培养儿童和人群养成良好的卫生习惯,不喝生水,蔬菜洗净煮熟,水果应洗净或削皮后吃,饭前便后要洗手。

学习效果评价·思考题 ···

1. 胆囊结石的临床表现有哪些?

2. 急性胆囊炎的发病原因、临床表现及治疗方法有哪些?

3. 腹腔镜胆囊切除术患者的术前准备有哪些? 术后护理要点有哪些?

4. 如何对胆囊切除术后患者进行健康指导?

5. 胆管结石的发病原因、临床表现,以及治疗方法有哪些?

6. 急性梗阻性化脓性胆管炎的发病原因、临床表现,以及治疗方法有哪些?

7. 胆管结石患者术后护理要点是什么? "T"形管引流的护理要点是什么?

8. 如何对带"T"形引流管出院的患者进行健康指导?

9. 急性梗阻性化脓性胆管炎患者发生休克时的抢救护理措施有哪些?

10. 胆囊癌和胆管癌的病因有哪些?

11. 简述胆囊癌和胆管癌的临床表现。

12. 如何做好胆道肿瘤患者的营养支持?

13. 如何做好患者皮肤瘙痒的护理?

14. 胆道蛔虫症临床表现的特点是什么? 护理要点有哪些?

15. 如何对胆道蛔虫症患者进行用药指导和健康教育?

（叶志霞　吴奇云　汤　珺）

第十七章 胰腺疾病患者的护理

学习目标

1. 识记胰腺的解剖生理特点。
2. 识记急性胰腺炎、胰腺癌的概念。
3. 理解急性胰腺炎及胰腺癌的病因、发病机制与病理生理。
4. 理解急性胰腺炎、胰腺癌患者的临床表现,以及处理原则。
5. 学会应用护理程序为急性胰腺炎及胰腺癌患者提供护理。

项目一 基础知识回顾

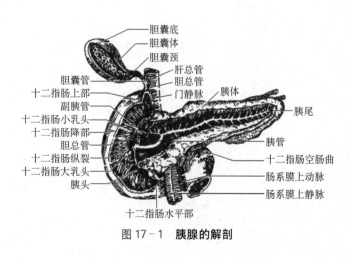

图 17-1 **胰腺的解剖**

【基本解剖】 胰腺是人体内仅次于肝的第 2 大腺体,属腹膜后器官,斜向左上方紧贴于第 1~2 腰椎,成人胰腺长 17~20 cm,宽 3~5 cm,厚 1.5~2.5 cm,重 82~117 g。胰腺可分为头、颈、体、尾 4 个部分,各部无明显界限(图 17-1)。胰头膨大,嵌入十二指肠环内。胰体位于胰颈和胰尾之间,后方紧贴腰椎体,上腹部发生钝挫伤时受挤压机会最大。

胰尾是胰左端狭细部分,行向左上方抵达脾门,脾切除时易损伤胰尾形成胰瘘。

胰管又称主胰管,由胰尾到胰头,横贯胰腺全长,直径为 2~3 cm,约 85% 的人胰管和胆总管汇合形成"共同通道",下端膨大部称 Vater 壶腹,开口于十二指肠乳头,内有 Oddi 括约肌,部分人胰管与胆总管虽有共同开口,但两者之间仍有分隔;少数人分别开口于十二指肠。副胰管在胰头部主胰管上方,并单独开口于十二指肠,较主胰管细且短。

【生理功能】　胰腺具有外分泌和内分泌功能。

1. 外分泌　产生胰液,主要成分为水、碳酸氢钠和消化酶,每日分泌量为 750～1 500 ml,为无色透明碱性液体,pH 为 7.4～8.4。胰液中的消化酶主要包括胰淀粉酶、胰脂肪酶和胰蛋白酶等,还包括糜蛋白酶、胶原酶、磷脂酶等。胰液分泌受迷走神经和体液的双重控制,以体液调节为主。

2. 内分泌　由胰岛内的多种细胞参与,以 β(B)细胞为主,分泌胰岛素;其次是 α(A)细胞分泌胰高糖素;δ(D)细胞分泌生长激素;G 细胞分泌促胃泌素;还有少数 PP 细胞分泌胰多肽,D1 细胞分泌血管活性肠肽(VIP)等。胰岛细胞分泌的多种激素也参与胰腺外分泌调节,如胰高糖素、生长抑素和胰多肽能抑制胰液分泌,而胰岛素、血管活性肠肽和胃泌素则刺激胰液分泌。

项目二　急性胰腺炎

案例导入

某男性患者,56 岁,因上腹痛 12 h 伴恶心、呕吐急诊入院。患者晚餐后 1 h 出现上腹正中隐痛,并逐渐加重,呈持续性刀割样疼痛,向腰背部放射,伴有低热、频繁呕吐,呕吐后腹痛无明显缓解。体格检查:T 38.6℃,P 98 次/分,R 22 次/分,BP 90/60 mmHg。患者神志清,屈腿蜷卧,皮肤、巩膜有轻度黄染。全腹有显著深压痛,肌紧张及反跳痛,移动性浊音阳性,肠鸣音减弱。实验室检查:血红蛋白 120 g/L,白细胞 22×10⁹/L,血小板 110×10⁹/L,血清淀粉酶 1 120 U/dl,尿淀粉酶 320 U/dl,浅表淋巴结无明显肿大,心肺检查无异常。入院诊断:急性出血坏死性胰腺炎。

请问:该患者目前存在的主要护理问题有哪些?护士接诊后,针对患者病情应采取哪些护理措施?对于疼痛,可以采取哪些护理措施?

急性胰腺炎是指胰腺分泌的胰酶在胰腺内被异常激活,对胰腺自身及周围脏器产生消化作用而引起的炎症性疾病,是一种常见的外科急腹症。急性胰腺炎严重程度不一,轻型者易于治疗,预后好;重型病情险恶,病死率高。

【病因及发病机制】　引起急性胰腺炎的因素较多,任何造成胰液外溢和胰酶在腺体内被激活的因素均可引起胰腺的自身消化进而发生急性胰腺炎。最常见的危险致病因素是胆道疾病和酗酒。在我国,急性胰腺炎的主要病因是胆道疾病,在西方国家则主要与过量饮酒有关。

1. 胆道疾病　在我国占急性胰腺炎发病原因的 50% 以上。主要原因有胆总管下端结石嵌顿、胆道蛔虫病、Oddi 括约肌水肿和痉挛及壶腹部狭窄。壶腹部狭窄时,即可引起梗阻。梗阻后可使胆汁逆流入胰管,激活胰酶。同时梗阻后又使胰管内压力增高,致使胰小管和胰腺腺泡破裂,胰液外溢,被激活的胰酶损害胰腺组织。

2. 饮酒过量　酒精除可直接损害胰腺腺泡细胞外,还可刺激胃酸、促胰液素和胰液分泌增加,可引起十二指肠乳头水肿和 Oddi 括约肌痉挛,阻碍胰液和胆汁引流,进而导致胰管内压增高,胰管和腺泡破裂,胰液外溢。

3. 十二指肠反流　当十二指肠内压力增高时,十二指肠液可向胰管内逆流,其中的肠酶等物质可激活胰液中的各种酶,从而导致急性胰腺炎。

4. 其他　暴饮暴食、药物、高脂血症、外伤或手术及特异性感染等因素也可导致急性胰腺炎的发生。

【临床表现】

1. 腹痛　为主要症状,突然发生,非常剧烈,一般止痛剂不能够缓解,位于上腹部正中偏左,严重时,两侧腰背部都有放射痛,大多数以左侧为主。胆源性急性胰腺炎开始于右上腹,后来亦转至正中偏左,并向左肩左腰背部放射。疼痛的发生大多与饮食有关,如油腻饮食、暴饮暴食和酗酒,但不一定都具有明显的诱因。

2. 恶心、呕吐　早期呈反射性呕吐,晚期因严重肠麻痹而呈溢出性呕吐,呕吐之后疼痛不缓解。

3. 腹胀　与腹痛同时存在,主要因肠麻痹和腹腔积液所致。腹胀进行性加重是本病特征之一,也是病情恶化的症状。

4. 腹部体征　由于腹腔内炎症刺激,患者腹式呼吸减弱;严重腹膜炎时,表现为全腹压痛、反跳痛、肌紧张,尤以左上腹为甚;因腹腔内大量渗液,可有移动性浊音;肠鸣音减弱,出现麻痹性肠梗阻时,肠鸣音可消失;少数急性出血坏死性胰腺炎患者在腰部、季肋部和腹部皮肤出现大片青紫瘀斑,称 Grey-Turner 征;若出现在脐周,称 Gullen 征。主要由胰液外渗经腹膜后途径渗至皮下,溶解皮下脂肪使毛细血管破裂出血所致。

5. 发热、黄疸　坏死组织吸收可致发热,合并严重感染时可出现高热。胰腺炎黄疸发生率约 20%,在严重胰腺水肿压迫胆总管或胆源性胰腺炎时可出现。

6. 休克和脏器功能障碍　重症急性胰腺炎可出现休克和脏器功能障碍。早期以低血容量休克为主,后期合并感染性休克。伴急性肺衰竭时可有呼吸困难进而发绀,有胰性脑病可引起中枢神经系统症状,如感觉迟钝、意识模糊,甚至昏迷。

【治疗要点】

1. 非手术治疗　是急性胰腺炎的基础治疗,目的是减少胰液分泌、防止感染及多器官功能障碍综合征(MODS)的发生。包括:①禁食、胃肠减压;②补液、防治休克;③镇痛和解痉;④抑制胰液分泌及抗胰酶疗法;⑤营养支持;⑥预防感染;⑦中药治疗。

2. 手术治疗　最常用的是胰周坏死组织清除加引流术,其他术式有:①坏死组织清除术;②腹腔引流术;③胃造瘘、空肠造瘘及胆道引流术;④伴有胆道下端梗阻或胆道感染的重症患者,应急诊或早期(72 h 内)行胆管探查术。

【护理评估】

1. 现病史

(1)全身:了解腹痛的性质、程度、时间及部位,呕吐次数、呕吐物性状及量;生命体征变化,如意识、尿量、皮肤黏膜色泽、有无呼吸增快和呼吸音减弱等。

(2) 局部:了解腹部体征,尤其腹膜刺激征、腹胀及肠鸣音变化,了解腰部、季肋部皮肤有无出现大片青紫瘀斑等。

2. 健康史　主要询问有无暴饮、暴食、酗酒、胆道疾病、逆行胆、胰管造影、胰腺外伤、细菌、病毒感染等既往史。

3. 实验室及辅助检查

(1) 实验室检查:

1) 血、尿淀粉酶测定:是主要的诊断手段。血清淀粉酶在发病 2 h 后开始升高,24 h 达高峰,持续 4～5 d;尿淀粉酶在发病 24 h 后开始升高,48 h 达高峰,持续 1～2 周,下降较缓慢。一般认为血清淀粉酶(正常值 40～180 U/dl,Somogyi 法)或尿淀粉酶(正常值 80～300 U/dl,Somogyi 法)超过正常上限 3 倍才具有诊断价值,淀粉酶值越高诊断正确率越大。但淀粉酶升高的幅度和病变严重程度并非呈正比,如严重的坏死性胰腺炎,因胰腺腺泡广泛破坏,胰酶生成减少,而血清淀粉酶值不高。

2) 血脂肪酶测定:急性胰腺炎发病后,血清脂肪酶和淀粉酶平行升高,两者联合测定可增加诊断的准确性。

3) 血钙测定:血钙降低与脂肪组织坏死后释放的脂肪酸和 Ca^{2+} 结合,形成钙皂有关。若血钙低于 2.0 mmol/L,常预示病情严重。

4) 血糖测定:早期血糖轻度升高,与肾上腺皮质应激反应、胰高血糖素代偿性分泌有关;后期血糖升高与胰岛细胞破坏、胰岛素分泌不足有关。

5) 其他:白细胞计数升高、肝功能异常、血气分析指标异常等。诊断性腹腔穿刺若抽出血性渗出液,所含淀粉酶值高,对诊断很有帮助。

(2) 影像学检查:

1) 腹部 B 超检查:主要用于诊断胆源性胰腺炎、了解是否存在胆囊结石和胆道结石,对诊断急性胰腺炎继发假性囊肿也很有帮助。

2) CT、MRI 检查:是急性胰腺炎重要的诊断方法,能鉴别水肿性和坏死性急性胰腺炎,在鉴别胰腺坏死液化、胰腺囊肿、胰腺假性囊肿时有困难,需结合临床或借助 MRI 检查来加以判断。磁共振胰胆管造影(MRCP)有助于判断胆管及胰管的情况。

4. 心理社会因素　包括心理承受能力、对疾病的认知程度及社会支持系统。

【常见护理诊断/合作性问题】

1. 急性疼痛　与胰腺及其周围组织炎症反应、手术、创伤有关。

2. 体液不足的危险　与炎性渗出、出血、呕吐、禁食有关。

3. 营养失调:低于机体需要量　与呕吐、禁食、胃肠减压和大量消耗有关。

4. 体温过高　与胰腺坏死、继发感染或并发胰腺脓肿有关。

5. 潜在并发症　休克、出血、多器官功能衰竭、胰瘘、胰性脑病等。

【护理目标】　包括:①疼痛减轻或缓解。②体液得以维持平衡。③感染得到控制,体温逐渐下降并维持在正常范围内。④营养状态逐渐得到改善。⑤未发生并发症,或及时发现已进行处理。

【护理措施】

1. 非手术治疗护理/术前护理

(1) 疼痛护理：禁食、持续胃肠减压以减少胰液对胰腺及周围组织的刺激；遵医嘱使用抑制胰液分泌及抗胰酶药物，疼痛剧烈时，予解痉、镇痛药物。协助患者膝盖弯曲，靠近胸部以缓解疼痛；按摩背部，增加舒适感。

(2) 维持水、电解质及酸碱平衡：严密监测生命体征，观察神志、皮肤黏膜温度和色泽，监测电解质、酸碱平衡情况；准确记录 24 h 出入液量，必要时监测中心静脉压及每小时尿量。发生休克迅速建立静脉输液通路，补液扩容，尽快恢复有效循环血量。重症急性胰腺炎患者易发生低钾、低钙血症，根据病情及时补充。

(3) 维持营养供给：禁食期间给予肠外营养支持。轻型急性胰腺炎一般 1 周后开始进食无脂肪低蛋白流质，并逐渐过渡至低脂饮食。重症急性胰腺炎待病情稳定、淀粉酶恢复正常、肠麻痹消失后，可通过空肠造瘘管行肠内营养支持，并逐步过渡至全肠内营养及经口进食。在患者行肠内、肠外营养支持治疗期间，需注意有无导管性、代谢性或胃肠道并发症的发生。

(4) 降低体温：发热患者给予物理降温，如冷敷、温水或乙醇擦浴，必要时予药物降温；遵医嘱使用敏感、能通过血胰屏障的抗生素控制感染。

(5) 心理护理：由于发病突然，病情进展快，病情凶险，患者容易产生焦虑和恐惧的心理；此外，由于病程长、病情不稳定，患者易产生悲观消极情绪，有时甚至不配合治疗。因此，护士应为患者提供安全舒适的环境，了解其感受，予以安慰鼓励并讲解治疗和康复知识，使患者以良好心态接受治疗。

2. 术后护理

(1) 严密观察生命体征：及时发现和预防并发症的发生，如出血、休克、多器官功能衰竭等。

(2) 引流管的护理：包括胃管、腹腔双套管、胰周引流管、空肠造瘘管、胃造瘘管及尿管等。在引流管上标注管道名称及置管时间，分清引流管放置部位及作用；将引流管远端与相应的引流装置紧密连接并妥善固定，定期更换引流装置。

1) 腹腔双套管灌洗引流护理：目的是冲洗脱落坏死组织、黏稠的脓液或血块。护理措施：①冲洗液现配现用。常用生理盐水加抗生素，滴速为 20～30 滴/分为宜。②保持引流通畅。持续低负压吸引，压力不宜过大，以免损伤内脏组织和血管，如有脱落坏死组织、脓液或血管堵塞管腔，可用生理盐水缓慢冲洗，若疏通困难需协助医生在无菌条件下更换内套管。③观察引流液的颜色、性状和量。引流液开始为含有血块、脓液及坏死组织的暗红色混浊液体；2～3 d 后颜色逐渐变淡、清亮。若引流液呈血性，伴脉速和血压下降，应考虑大血管受腐蚀破裂引起继发性出血，应及时通知医生并做急诊手术准备。④维持出入量平衡。准确记录冲洗液量及引流液量，保持平衡；如发现引流管道堵塞应及时通知医生处理，必要时更换内套管。⑤拔管指征。患者体温维持正常 10 d 左右，白细胞计数正常，腹腔引流液少于 5 ml/d，引流液淀粉酶测定值正常，可考虑拔管。拔管后保持局部敷料的清洁、干燥。

2）空肠造瘘管护理：术后可通过空肠造瘘管行肠内营养支持治疗。护理措施：①妥善固定。将管道固定于腹壁，告知患者翻身、活动、更换衣服时避免牵拉，防止管道脱出。②保持管道通畅。营养液滴注前后使用生理盐水或温开水冲洗管道，持续输注时每 4 h 冲洗管道 1 次；出现滴注不畅或管道堵塞时，可用生理盐水或温水行"压力冲洗"或负压抽吸。③营养液现配现用，使用时间＜24 h；注意输注适度、浓度和温度；观察有无腹胀、腹泻等并发症。

（3）并发症的观察及护理：

1）出血：术后出血原因包括：手术创面的活动性出血、感染坏死组织侵犯引起的消化道大出血、消化液腐蚀引起的腹腔大血管出血或应激性溃疡等。定时监测血压、脉搏，观察患者呕吐物、排泄物及引流液颜色、性质和量。若腹腔大血管受腐蚀，破裂继发出血，则引流液为血性；若因胰腺炎引起应激性溃疡出血，胃肠减压引流液为血性，应及时倾倒引流液和清理血迹，立即通知医生，遵医嘱给予止血药物等，做好急诊手术止血的准备。

2）胰瘘或肠瘘：部分急性出血坏死性胰腺炎患者可并发胰瘘或肠瘘。若从腹壁切口渗出或引流管引流出无色透明的液体时，应疑为胰瘘；合并感染时引流液可呈脓性。若术后腹部出现明显的腹膜刺激征，且引流出胃肠液或输入的肠内营养液样液体时，则考虑肠瘘。除观察和保持引流通畅外，还应涂氧化锌软膏保护切口周围皮肤，防止胰液、肠液腐蚀皮肤。同时要加强营养，维持水、电解质平衡。必要时做好手术准备。

3. 健康教育

（1）减少诱因：治疗胆道疾病、戒烟、预防感染、正确服药以预防复发；向患者及家属讲解急性胰腺炎的有关知识，帮助患者及家属正确认识胰腺炎易复发的特点。

（2）合理饮食：讲解暴饮暴食、酗酒与胰腺炎的关系。告诉患者及家属痊愈后要养成良好的饮食习惯，饮食以低脂清淡为主，忌辛辣刺激及油腻食物。

（3）控制血糖和血脂：监测血糖及血脂，必要时使用药物控制。

（4）休息与活动：告知患者出院后 4～6 周应避免过度疲劳和举重物，劳逸结合，保持良好心情，避免疲劳和情绪激动。

（5）定期复查：出现胰腺假性囊肿、胰腺脓肿、胰瘘等并发症时，应及时就诊；教会患者自我观察，如发现腹部肿块逐渐增大，并有腹痛、腹胀、呕吐等症状，需及时就医。

项目三　胰　腺　癌

案例导入

某男性患者，65 岁，上腹部持续性隐痛半年入院。3 个月前开始出现腹痛，阵发性加重，并向左肩背部放射，伴恶心、呕吐、纳差、体重下降、发热等。近 10 余年每周饮白酒 1 000～1 500 ml。体检：皮肤、巩膜黄染；腹壁静脉轻微曲张；腹软，左中上腹压痛，无反跳痛，Murphy 征阳性;肝、脾肋下未触及,肝脾区无叩击痛;上消化道钡餐检查未见异常;血糖 9.2 mmol/L。CT 检查显示:主胰管及胰小管内广泛结石,胰腺实质严重萎缩,有广泛钙化斑,肝内胆管扩张,胰体尾部有实质肿块。肿瘤标记物 CEA、CA19-9 升高。诊断为:晚期胰腺癌,准备行手术治疗。

请问:对胰腺癌术后患者应如何进行护理? 如何做好患者及其亲人的心理护理?

胰腺癌是恶性程度很高的一种消化道肿瘤,发病率有明显增加趋势。本病多发生于 40~70 岁中老年人,男、女发病比例为 1.5∶1,多发于胰头部,约占 75%,其次为胰体部,全胰癌少见。

【病因及发病机制】 病因尚不确定。嗜酒、吸烟、高蛋白和高脂肪饮食成为胰腺癌的危险因素;糖尿病、慢性胰腺炎和胃大部切除术后的患者,胰腺癌的发病率高于一般人群;也有遗传因素等。胰腺癌转移和扩散途径主要为局部浸润和淋巴结转移,也可经血行转移至肝、肺、骨等处。

【临床表现】 早期无特异性症状,仅有上腹不适、饱胀、食欲减退等消化不良症状,常被患者及医生忽视而延误诊断。

1. 上腹痛 是最早出现的症状。因胰管梗阻引起胰管内压力增高,甚至小胰管破裂,胰液外溢至胰腺组织呈慢性炎症所致,疼痛可向肩背部或腰背部放射。晚期因肿瘤侵及腹膜后神经组织,出现持续性剧烈疼痛,向腰背部放射,日夜不止,屈膝卧位可稍有缓解。胰体尾部癌的腹痛部位在左上腹或脐周,出现疼痛时已多属晚期。

2. 黄疸 是主要的症状,约 80% 的胰腺癌患者在发病过程中出现黄疸,以胰头癌患者最常见,因其接近胆总管,使之浸润或压迫所致。黄疸呈进行性加重,可伴皮肤瘙痒、茶色尿和陶土色大便。约 25% 的胰头癌患者表现为无痛性黄疸;10% 左右的胰体尾部癌患者也可发生黄疸,与肿瘤发生肝内转移或肝门部淋巴结转移时压迫肝外胆管有关。

3. 消化道症状 患者可有食欲缺乏、腹胀、消化不良、腹泻等。部分患者可有恶心、呕吐。晚期癌侵及十二指肠可出现上消化道梗阻或消化道出血。

4. 消瘦和乏力 是主要临床表现之一,随着病程的进展,患者出现消瘦乏力、体重下降越来越严重,同时伴有贫血、低蛋白血症等。

5. 体征 肝大、胆囊肿大、胰腺肿块,可在左上腹或脐周闻及血管杂音。晚期可出现腹水或扪及左锁骨上淋巴结肿大。

6. 其他 患者可出现发热、胰腺炎发作、糖尿病、脾功能亢进及游走性血栓性静脉炎等。

【治疗要点】 最有效的方法是手术切除,辅以放疗或化疗,以延长患者生存时间,改善生活质量。

1. 根治性手术

(1) 胰头十二指肠切除术(Whipple 手术):适用于无远处转移的胰头癌。手术切除范围包括:胰头(含钩突部)、远端胃、十二指肠、上段空肠、胆囊和胆总管。同时清除周围淋巴结,切除后再将胰、胆和胃与空肠吻合,重建消化道。

(2) 保留幽门的胰头十二指肠切除术(PPPD):适用于对无幽门上下淋巴结转移、十二指肠切缘无癌细胞残留者。

（3）胰体尾部切除术：适用于胰体、尾部癌，原则上做胰体、尾部及脾切除术。

2. 姑息性手术　对于高龄、已有肝转移、肿瘤不能切除者，或合并严重心肺功能障碍不能耐受较大手术者可采用姑息手术，包括胆-肠吻合术以解除胆道梗阻；胃-空肠吻合术解除或预防十二指肠梗阻等，以减轻疼痛。对不能切除者可做区域性介入治疗。

3. 辅助治疗　可在术前进行区域性介入治疗、放疗、化疗，对胰腺癌具有治疗作用，争取手术的机会。常用化疗药物以氟尿嘧啶和丝裂霉素为主，辅以其他抗癌药物。此外，还可用免疫疗法、基因治疗等。

【护理评估】

1. 现病史

（1）局部：有无肝大、肝区压痛、上腹部肿块等；肿块的大小、部位，质地是否较硬，表面是否光滑；有无肝浊音界上移；有无腹水、脾大等肝硬化表现。

（2）全身：有无肝病面容、贫血、黄疸、水肿等体征；有无消瘦、乏力、食欲减退及恶病质表现；有无肝性脑病、上消化道出血及各种感染，如肺炎、败血症和压疮等。

2. 健康史

（1）一般资料：评估患者的饮食习惯，是否长期进食高蛋白、高脂肪饮食；是否长期接触污染环境和有毒物质；有无吸烟史或（和）长期大量饮酒。

（2）既往史：有无糖尿病、慢性胰腺炎等病史；有无胰腺肿瘤或其他肿瘤家族史。

3. 实验室及辅助检查

（1）血清生化检查：血、尿淀粉酶可有一过性升高，少数患者空腹或餐后血糖升高。胆道梗阻时血清总胆红素、直接胆红素、碱性磷酸酶、转氨酶可轻度升高，尿胆红素阳性。

（2）免疫学检查：多数血清学标记物升高，包括糖类抗原19-9（CA19-9）、血清癌胚抗原（CEA）、胰胚抗原（POA）等，其中CA19-9是最常见的辅助诊断和随访项目。

（3）影像学检查：是胰腺癌定位和定性诊断的重要手段。B超是首选检查方法，可发现直径≥2.0 cm的胰腺癌，还可显示胆、胰管扩张；CT检查是诊断胰腺癌的重要手段，能清楚显示胰腺形态、肿瘤部位、肿瘤及邻近血管关系，以及后腹膜淋巴结转移情况；经镜内逆行胰胆管造影（ERCP）可显示胆管或胰管狭窄或扩张，并能进行活检；同时还可经内镜放置鼻胆管或内支架引流，以减轻胆道压力和黄疸；经皮肝穿刺胆囊造影（PTC）和经皮肝穿刺胆囊引流术（PTCD）适用于深度黄疸，且肝内胆管扩张者，可清楚显示梗阻部位，梗阻上方胆管扩张程度及受累胆管改变等；MRI检查显示胰腺肿块的效果较CT好，诊断胰腺癌敏感性和特异性高；MRCP检查可显示胰胆管扩张、梗阻情况，具有重要诊断意义。

（4）细胞学检查：做ERCP时收集胰液查找癌细胞，以及在B超或CT引导下经皮细针穿刺胰腺病变组织行细胞学检查，是很有价值的诊断方法。

4. 心理社会因素　包括心理承受能力、对疾病的认知程度及社会支持系统等。

【常见护理诊断/合作性问题】

1. 焦虑　与对癌症的诊断、治疗过程及对预后的担心有关。

2. 急性疼痛 与胰管梗阻,肿瘤侵犯腹膜后神经丛及手术创伤有关。

3. 营养失调:低于机体需要量 与食欲下降、消化不良、呕吐和癌症消耗有关。

4. 潜在并发症 胰瘘、胆瘘、出血、感染、血糖异常等。

【护理目标】 包括:①焦虑减轻。②疼痛缓解或消失。③营养状况得到改善。④并发症得到预防、及时发现并得到控制。

【护理措施】

1. 术前护理

(1) 心理护理:多数患者就诊时已处于中晚期,得知诊断后易出现否认、悲哀、畏惧和愤怒等不良情绪,对手术治疗产生焦虑情绪。护士应理解、同情患者,通过沟通了解其真实感受。根据患者对疾病知识的掌握程度,有针对性地进行健康指导,使患者能配合治疗与护理,促进疾病的康复。

(2) 疼痛护理:对于疼痛剧烈的胰腺癌患者,及时给予有效的镇痛治疗,评估镇痛药的效果,可指导患者采取舒适卧位,以减轻疼痛。改善病房环境,分散患者注意力,以缓解疼痛。

(3) 改善营养状态:监测相关营养指标,如血清白蛋白水平、皮肤弹性、体重等。指导患者进食高热量、高蛋白、高维生素、低脂饮食。对于营养不良者,可经肠内和(或)肠外营养途径改善患者营养状况。

(4) 改善肝功能:由于胆汁不能进入十二指肠,影响脂肪和脂溶性维生素 K 的吸收,患者会出现出血倾向。因此需要补充维生素 K,以改善凝血功能,提高手术耐受力。遵医嘱给予保肝药、复合维生素 B 等,静脉输入高渗葡萄糖可以起到保肝作用。

(5) 肠道准备:术前 3 d 开始口服抗生素抑制肠道细菌,预防术后感染;术前 2 d 予流质饮食;术前晚清洁灌肠,减少术后腹胀及并发症的发生。

(6) 术前常规准备:如备血、抗生素皮试、腹部备皮等。

2. 术后护理

(1) 病情观察:严密监测生命体征、腹部体征、伤口及引流情况,准确记录 24 h 出入液量,必要时监测 CVP 及每小时尿量。

(2) 营养支持:术后禁食、胃肠减压,由静脉及时补充营养物质,必要时输注入血白蛋白,以保证机体的需要。拔出胃管后予以流质、半流质饮食,逐渐过渡至正常饮食,术后因胰外分泌功能减退,易发生消化不良、腹泻等,应根据胰腺功能予消化酶制剂或止泻药。

(3) 并发症的观察与护理:

1) 出血:术后密切观察生命体征、伤口渗血及引流情况,准确记录液体出入量。有出血倾向者,遵医嘱补充维生素 K 和维生素 C,预防出血发生。术后 1～2 d 和 1～2 周时均可发生出血,如经引流管引出血性液、呕血、便血等。患者同时出血出汗、脉搏细速、血压下降等现象。少量出血者给予静脉补液,应用止血药、输血等治疗,大量出血者需手术止血。

2) 感染:由于患者体质较差,手术暴露时间长,易发生感染。更换伤口敷料时,要注意无菌操作。遵医嘱合理应用抗生素,控制感染。胰十二指肠切除术后,一般放置有"T"形管、腹腔引流管、烟卷引流、胰腺断面引流等引流管。需妥善固定各种引流管,保持引流通畅,注意观察引流液的量和性质。若引流液混浊或呈脓性,需考虑吻合口瘘或继发感染的可能,应及时通知医生并协助处理。

3)胰瘘:多发生在术后1周左右,常与胰腺残端及空肠吻合不严密、吻合口张力过大、患者贫血或低蛋白血症及吻合口处感染等有关。患者突发剧烈腹痛、持续腹胀、发热、伤口流出清亮液体,腹腔引流液增多,引流液淀粉酶值增高。需严密观察引流液情况,记录引流液的颜色、性质和量。保证引流通畅,可采用双套管冲洗或负压吸引,多数患者可自愈。遵医嘱应用抑制胰酶分泌的药物,如生长抑素。保持皮肤清洁,用氧化锌软膏保护瘘口周围皮肤,避免胰液侵蚀皮肤。

4)胆瘘:多发生于术后5~10 d,常与胆管及空肠吻合不严、吻合口张力过大、"T"形管脱出、胆总管下端梗阻、患者贫血或低蛋白血症有关。主要表现为发热、右上腹痛及腹膜刺激征;"T"形管引流液突然减少;在腹腔引流管或腹壁伤口可见溢出黄绿色胆汁样液体。保持"T"形管引流通畅,注意观察和记录;给予腹腔引流,加强支持治疗;同时配合医生做好手术准备。

3. 健康教育

(1)自我监测:年龄>40岁者,短期内出现持续性上腹部疼痛、腹胀、黄疸、食欲减退、消瘦等症状时,需行胰腺疾病筛查。

(2)饮食与活动:宜给予低脂、高蛋白、丰富维生素、易消化无刺激性食物。少量多餐,禁烟酒,忌暴饮、暴食。劳逸结合,切勿过量、过度活动。

(3)按计划放疗、化疗:化疗期间需定期复查血常规,一旦白细胞计数$<4 \times 10^9$/L,应暂停放、化疗。

(4)定期复查:术后每3~6个月复查1次,出现进行性消瘦、贫血、乏力、发热等症状,应及时到医院复查。

【护理评价】 通过治疗和护理,患者是否:①情绪稳定,焦虑减轻。②疼痛得到控制,采取有效方法减轻疼痛。③营养需要得到满足,体重得以维持,低蛋白血症未发生。④并发症得到预防,或发生并发症后得到及时发现和处理。

学习效果评价·思考题 ....

1. 急性胰腺炎有哪些临床表现?
2. 简述腹腔双套管灌洗引流的护理。
3. 胰腺癌患者会有哪些临床表现?
4. 如何为胰腺癌患者做好术前准备?

(叶志霞 吴奇云 汤 珺)

第十八章 周围血管疾病患者的护理

学习目标

1. 识记单纯性静脉曲张和血栓闭塞性脉管炎的临床表现和护理要求。
2. 识记动、静脉疾病的患肢护理方法。
3. 理解下肢血管的基本解剖。
4. 理解单纯性静脉曲张和血栓闭塞性脉管炎病因及处理原则。
5. 学会应用静脉瓣膜功能进行特殊检查。

项目一 基础知识回顾

【基本解剖】

1. 下肢动脉(图 18-1) 腹主动脉在腹腔左前方下降至第 4 腰椎体的下缘处分为左、右髂总动脉。髂总动脉沿腰大肌内侧下行,至骶髂关节处分为髂内动脉和髂外动脉。

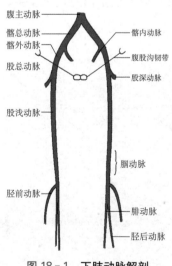

图 18-1 **下肢动脉解剖**

(1)股动脉:是下肢动脉的主干,由髂外动脉延续而来。经腹股沟中点的深面,在股三角内下行,经收肌管出收肌腱裂孔至腘窝移行为腘动脉。股动脉在肢体分出股浅动脉和股深动脉。股浅动脉是下肢主要的供血动脉。股深动脉是股动脉最大的分支,股深动脉又分出旋股外侧动脉和旋股内侧动脉。股动脉是临床上最常应用和解剖的动脉,包括血管造影及血管支架成形术等。

(2)腘动脉:股浅动脉在大腿 1/3 的部位经过内收肌管进入腘窝移行为腘动脉。腘动脉是大腿和小腿动脉血管连接枢纽,在此部位侧支循环很少。

(3)胫前、胫后动脉:腘动脉在腘窝深部下行,至腘肌下缘分为胫前和胫后动脉。胫前动脉后延续为胫腓干。

图中标注:
腹主动脉
髂总动脉
髂外动脉
股总动脉
股浅动脉
胫前动脉
髂内动脉
腹股沟韧带
股深动脉
腘动脉
腓动脉
胫后动脉

（4）足背动脉：胫前动脉由腘动脉发出后，穿小腿骨间膜至小腿前面，在小腿前群肌之间下行，至踝关节前方移行为足背动脉。在踝关节前方，内外踝连线中点，姆长伸肌腱的外侧可触及搏动。在临床上，足背动脉、胫后动脉搏动的强弱常用来评估缺血程度及检查下肢血管重建术后肢端血供情况。

2. 下肢静脉（图 18-2） 下肢静脉有丰富的向心单向开放的瓣膜，阻止静脉血逆流，保证下肢静脉血回心。下肢静脉分为浅、深两组，浅静脉和深静脉有许多交通支相连，最终汇入深静脉。

（1）浅静脉：主要有大隐静脉和小隐静脉。大隐静脉在足内侧起自足背静脉弓内侧端，经内踝前方沿小腿内侧和大腿前内侧面上行，最终注入股静脉。大隐静脉位置表浅，易发生静脉曲张。小隐静脉在足外侧缘起自静脉弓外侧端，在腘窝处注入腘静脉。

（2）深静脉：足和小腿的深静脉与同名动脉伴行。胫前、胫后静脉汇合成腘静脉，腘静脉向上移行为股静脉，后伴随股动脉上行，在腹股沟深面移行为髂外静脉。

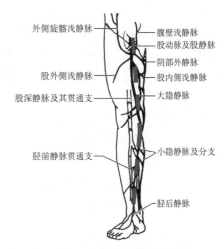

图 18-2 **下肢静脉解剖**

【生理功能】 下肢静脉的生理功能就在于保证静脉血液由远而近的向心脏流动。主要由以下 4 个因素决定，即静脉瓣膜、肌肉泵的作用、静脉本身的张力和静脉压力。静脉瓣膜包括瓣叶、游离缘、附着缘和交会点，与静脉内壁形成窦状的瓣膜袋。瓣膜功能正常时只允许血液向心单向流动，血液倒流时则双瓣张开，阻止倒流。

项目二 单纯性下肢静脉曲张

案例导入

某男性患者，56 岁，工作 34 年。7 年前，患者的双腿长时间站着之后就会出现胀痛、沉重、乏力、易疲劳感。适当休息后酸胀感减轻了，但下午或晚上酸胀感更强烈。曾在当地医院检查，告知为静脉曲张的征兆，要求患者做好相关预防。因当时症状不严重故没在意。随着病情的发展，患者自觉下肢酸胀、乏力加重并伴有疼痛，双下肢小腿静脉蜿蜒迂曲，呈团块状，并伴有足靴区色素沉着。入院诊断：单纯性下肢静脉曲张。

请问：该患者入院后责任护士应从哪些方面对患者进行评估？针对其疼痛可以给予哪些方面的护理干预？如何对该患者做好术前、术后护理以及出院指导？

下肢浅静脉曲张可分为单纯性(原发性)和继发性两大类。前者深静脉无病理改变,仅为静脉瓣膜关闭不全,引起静脉高压、静脉曲张;后者因下肢深静脉血栓形成堵塞管腔,后期浅静脉代偿性扩张或血栓再通过程中,破坏静脉瓣膜,使深静脉血液倒流入浅静脉内,造成静脉曲张。单纯性下肢静脉曲张,是指病变范围仅局限于下肢浅静脉者,主要表现为浅静脉伸长,迂曲而呈曲张状态,多发生在从事持久站立工作、重体力劳动或久坐少动的人。

【病因及发病机制】 静脉壁较弱、静脉瓣膜结构不良及浅静脉内压力是引起浅静脉曲张的主要原因。长期站立、重体力劳动、妊娠、慢性咳嗽、习惯性便秘等多种原因可致腹膜压力增高,使瓣膜承受过度的静脉压力,在瓣膜结构不良的情况下,可使瓣膜逐渐松弛,关闭不全,产生血液反流。下肢静脉迂曲、扩张,血液回流缓慢,静脉壁发生营养障碍和退行性变,血管内液体、白细胞、蛋白质、红细胞和代谢产物渗出至皮下组织,引起纤维增生、色素沉着和脂质硬化。

【临床表现】

1. 浅静脉曲张 原发性下肢静脉曲张早期多无局部症状,逐渐发展可出现进行性加重的浅静脉扩张、隆起和迂曲,尤以小腿内侧为明显,小隐静脉曲张主要位于小腿外侧。

2. 患肢肿胀、疼痛和沉重感 患者多有下肢酸胀不适感觉,伴肢体沉重乏力,轻度水肿,久站或傍晚时感觉加重,但平卧或肢体抬高或晨起时明显减轻。可伴有小腿肌痉挛现象。

3. 下肢皮肤营养障碍性病变 重度病例可出现皮肤萎缩、脱屑、色素沉着、皮肤和皮下组织硬结、湿疹样皮炎和难愈性溃疡,溃疡侵蚀或外伤致破裂可发生急性出血,有时可并发血栓性静脉炎和急性淋巴管炎。

【治疗要点】

1. 非手术治疗 主要包括抬高患肢、卧床休息、药物治疗和弹力支持治疗。弹力支持治疗是最有效的非手术治疗方式,通常是患肢穿弹力袜或用弹力绷带,也可用充气加压带等机械性梯度压力装置,借助远侧高而近侧低的压力差,以促进静脉回流。日常生活中避免久站久坐或长时间行走,可间歇抬高患肢,有助于血液回流。一般适用于:①病变局限,症状轻微而又不愿手术者;②妊娠期发病,常在分娩后曲张静脉可能自行消失;③全身情况差,难以耐受手术者。选择弹力袜时,应根据患者不同病情选择足踝部压力 20~60 mmHg 的弹力袜,充气加压治疗是否有足底静脉泵渐进性充气加压等。针对浅静脉功能不全的药物主要有黄酮类药物,迈之灵、地奥司明片等。

2. 硬化剂注射方法 用于下肢浅静脉曲张的治疗和毛细血管扩张,网状静脉扩张和直径<4 mm 的浅静脉曲张。利用硬化剂注入曲张静脉后引起炎症反应发生闭塞。一般适用于:毛细血管扩张、网状静脉形成或小范围的局限性曲张病变,以及手术后残留的和局部复发的曲张静脉。一些高龄患者不愿接受手术,也可采用注射疗法。硬化剂注射后应予以弹力绷带包扎压迫,应避免硬化剂渗漏引起组织炎症、坏死或进入深静脉并发血栓形成。

3. 手术疗法 是根本的治疗方法。凡有症状且无禁忌证者都可采用手术治疗。

手术目的是永久性消除静脉高压来源的曲张静脉。适用于:①大范围的静脉曲张;②确定隐静脉有轴性反流;③大腿中或前内侧静脉曲张形成;④伴有疼痛、肢体酸胀感和长时间站立或坐位产生小腿疲劳感;⑤反复发作浅静脉血栓性静脉炎;⑥浅表静脉血栓形成;⑦湿疹性皮炎、色素沉着、脂质性硬皮改变;⑧静脉破裂出血;⑨静脉性溃疡形成。

【护理评估】

1. 现病史

(1)局部:静脉曲张部位及程度,局部皮肤营养状态,下肢皮肤是否有萎缩、脱屑、色素沉着,患肢有无肿胀、疼痛等不适,局部有无血栓性浅静脉炎、湿疹等并发症。

(2)全身:有无食欲减退,睡眠紊乱等症状。

2. 健康史 是否从事长期站立工作、重体力劳动,体型是否高大粗壮、有无妊娠、慢性咳嗽及习惯性便秘史,有无家族史,有无下肢深静脉血栓形成等疾病。

3. 实验及辅助检查

(1)特殊检查:

1) 大隐静脉瓣膜及交通静脉瓣膜功能试验(Trendelenburg's 试验):平卧位抬高患肢,使曲张浅静脉内血液排空,在大腿根部扎上止血带压迫大隐静脉。嘱患者站立,10 s 内松开止血带,迅速出现自上而下的大隐静脉充盈者说明大隐静脉瓣膜功能不全;站立后如不松开止血带,30 s 内浅静脉充盈者说明交通静脉瓣膜关闭不全(图 18-3)。

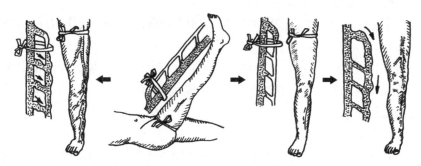

图 18-3 Trendelenburg's 试验

2) 交通静脉瓣膜功能试验(Pratt 试验):平卧位高举患肢排空充盈的浅静脉,在大腿根部扎上止血带,分别由足趾向上至腘窝,由止血带向下至腘窝缠缚两条弹力绷带。嘱患者站立,同时向下分别解开和继续缠缚这两条绷带,如在两者间隙中出现了曲张静脉,即提示此处交通静脉瓣膜功能不全(图 18-4)。

3) 下肢深静脉通畅试验(Perthes 试验):用止血带在大腿上 1/3 处阻断大隐静脉后,嘱患者做下蹲运动或快速踢腿 20 次。如深静脉回流不畅,增加的下肢供血将使浅静脉曲张加重或静脉压力升高;如深静脉通畅,下肢肌肉收缩使深静脉回流加速,浅静脉血液排空而塌陷,或张力明显降低(图 18-5)。

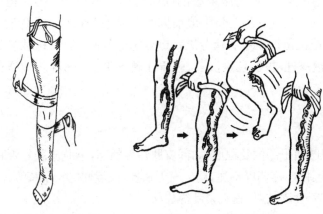

图 18 - 4　Pratt 试验　　　　图 18 - 5　Perthes 试验

（2）多普勒超声检查：了解静脉内有无阻塞或反流，观察瓣膜功能。还能观测静脉的横截面，测定静脉反流的速度时间，计算静脉反流量。

（3）下肢静脉造影：是了解下肢深静脉通畅情况和瓣膜功能最可靠的金标准。

4. 心理社会因素　包括对疾病分认知程度及社会支持系统等。

【常见护理诊断/合作性问题】

1. 疼痛　与下肢静脉曲张致血液淤滞有关。

2. 活动无耐力　与下肢静脉曲张致血液淤滞有关。

3. 知识缺乏　缺乏本病的预防、治疗知识。

4. 潜在并发症　静脉曲张残留和复发、皮肤感觉障碍或麻木、伤口感染、下肢深静脉血栓形成。

【护理目标】　包括：①患者主诉疼痛缓解。②活动耐力增加。③能准确描述本病的预防、治疗知识。④并发症得到早预防，早发现，早处理。

【护理措施】

1. 大隐静脉高位结扎抽剥术术前护理

（1）心理护理：向患者讲解手术的目的、方法和注意事项，介绍同种疾病手术成功的患者，以减轻其焦虑心理。

（2）患肢护理：患者卧床休息时抬高患肢，高于心脏 20～30 cm，并指导其行足背伸屈运动，促进下肢血液回流，减轻血液淤滞及水肿。维持良好姿势，坐时双膝勿交叉，以免压迫影响静脉回流。下地行走时使用弹性绷带或穿弹力袜。

（3）病情观察：观察患者有无血栓性静脉炎、湿疹和溃疡形成及曲张静脉出血等并发症。

1）血栓性浅静脉炎：表现为曲张静脉处疼痛，呈红肿硬索，有压痛。给予抬高患肢，局部热敷，卧床休息及应用抗生素等，待静脉炎控制后，再行手术治疗。

2）湿疹和溃疡形成：足靴区内踝最易发生，因内踝处于低位，软组织少，故营养性障碍最为严重。湿疹者应保持局部清洁干燥，以等渗盐水或 1∶5 000 高锰酸钾溶液清洗，控制病情后手术治疗。下肢浅静脉曲张术后,溃疡常可愈合,经久不愈者,可在溃疡面清洁或切除后植皮,同时结扎、切除周围的曲张静脉和功能不全的交通静脉。

3) 曲张静脉破裂出血:告知患者抬高患肢,并用弹力绷带压迫止血,必要时予以缝扎止血,以后再行手术。

2. 术前准备

(1) 术前宣教,使患者对手术有直观认识,消除其恐惧和焦虑。

(2) 术前1 d使用记号笔标记曲张静脉,术前禁食水8 h。

(3) 皮肤准备:术晨会阴部备皮,下肢毛发浓厚者,需刮除患肢腿毛。

(4) 术前训练:床上排便等。

3. 术后护理

(1) 去枕平卧6 h,抬高患肢高于心脏20～30 cm,促进静脉回流。

(2) 监测生命体征,观察伤口情况,观察弹性绷带表面有无渗血(图18-6),注意绷带的松紧度是否适宜。观察患肢末梢皮肤颜色、温度,是否可触及足背动脉搏动。主动询问患者有无疼痛等不适主诉。如患者疼痛剧烈,术后6 h可以松解绷带重新包扎。

(3) 术后6 h可摄入易消化食物,避免辛辣刺激性食物。

(4) 术后麻醉清醒,下肢有知觉后,指导患者在床上进行足背伸屈运动。术后12～24 h鼓励患者下床活动,以促进下肢静脉回流,防止下肢深静脉血栓形成。下床时注意对患者的保护,可以使用助步器或由他人搀扶行走。

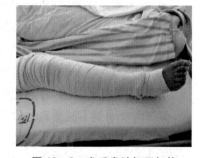

图18-6　术后患肢加压包扎

(5) 术后约有50％的患者感觉大隐静脉分布区域皮肤感觉障碍或麻木感,与术中刺激隐神经有关,告知患者此症状常常在1年内逐渐消失。

4. 健康教育

(1) 行为指导:避免久站久坐,休息时抬高患肢,坐时双膝勿交叉过久。继续应用弹力绷带或穿弹力袜至少1～3个月,避免过紧的腰带、紧身衣物。

(2) 饮食宣教:合理膳食,多进食新鲜蔬菜水果,防止便秘。

(3) 复查指导:出院后3～6个月到门诊复查。

(4) 弹力袜保养:穿弹力袜最佳时间是晨起时,因为此时腿部血管系统处于启动最大功能的状态,肿胀还没有发生。夜间睡觉前脱下弹力袜。特别注意在穿脱弹力袜时,不要让钻饰或长指甲刮伤弹力袜。请勤剪手(脚)指甲,在干燥季节要预防脚后跟皮肤皲裂,避免刮伤弹力袜。洗涤宜用中性洗涤剂在温水中水洗,不要拧干,用手或干毛巾吸除多余水分,放置于阴凉处风干,勿置于阳光下或人工热源下晾晒或烘烤。

【护理评价】　通过治疗和护理,患者是否:①静脉回流情况及皮肤营养障碍得到改善。②发生伤口感染和淋巴漏、DVT等并发症。③能描述本病预防知识,正确使用弹力力袜。

项目三　血栓闭塞性脉管炎

案例导入

　　某男性患者,20岁,吉林省某部队的战士。1年多来,总感觉出操时左小腿酸痛。腿痛时,习惯抽烟来分散注意力。近2个月来,不仅休息时感觉疼痛,还发现左脚趾逐渐发凉、发黑,原以为是训练强度过大造成的。为了减轻疼痛,每晚用热水烫脚,不但没见好,反而把脚烫坏了。入院诊断:血栓闭塞性脉管炎。

　　请问:该患者入院后责任护士应从哪些方面对患者进行评估? 如何指导患者正确做好患肢护理? 如何为该患者做好围术期护理?

　　血栓闭塞性脉管炎(thrombo-angiitis obliterans,TAO)又称 Buerger 病,是一种以周围血管炎症和闭塞为特点的进展缓慢的动脉和静脉节段性炎性病变,主要累及四肢中小动静脉,以下肢血管为主。亚洲地区以中国、印度、日本及中东地区多见,而且又多见于寒冷地区,如我国的东北地区就较南方多见。患者多为青壮年男性吸烟者。

　　【病因及发病机制】　血栓闭塞性脉管炎的病因至今未完全阐明,虽然它是一种血管炎,但有两个明显不同于其他形式血管炎的特点:①血栓的炎症细胞较少侵犯血管壁;②在其他形式血管炎时易表现的免疫标记物,如 C 反应蛋白、抗核抗体、风湿因子等在TAO 的炎症中通常是正常或阴性的。TAO 的发病可能与下列因素有关。

　　1. **吸烟**　在 TAO 的患者中,有吸烟史者占80%~95%,并且大多数为嗜烟者。临床上,戒烟能使患者的病情缓解,而再吸烟又可使病情恶化。治疗中继续吸烟者,病情仍进展,说明吸烟与本病关系密切。

　　2. **免疫学说**　目前多数学者认为,TAO 是在烟草过敏和其他因素的共同作用下,产生自身抗动脉抗体,形成免疫复合物沉积于血管,导致血管炎症反应和血栓形成。然而不能解释的是这种自身免疫反应作用于全身血管,却是下肢血管明显受累。

　　3. **性激素影响**　TAO 患者中绝大多数是男性青壮年,因而推测本病与男性激素有关。有人推测,很可能与前列腺功能紊乱或前列腺液丢失过多,使具有扩血管和抑制血小板聚集作用的前列腺素减少有关。前列腺素的减少,使周围血管舒缩功能紊乱,血栓形成。

　　4. **寒冷和感染**　本病在寒冷和潮湿地区常见,如我国黄河以北多见。寒冷和潮湿可诱发血管痉挛和血管内皮损伤,易导致血管炎和血栓形成。

　　5. **营养不良**　TAO 患者在经济生活水平低下的人群中多见。Hill 等认为与饮食中缺乏蛋白质,尤其是必需氨基酸有关。

6. 遗传 少数 TAO 患者有家族史。

【临床表现】 TAO 通常发生在 45 岁以下的男性吸烟者,但近年女性患者的比例在增加。早期主要引起远端的动脉和静脉缺血,逐渐发展到近段动脉,大动脉甚少累及,特别是没有小血管阻塞性病变的情况下。早期的症状是足部和小腿的间歇性跛行,偶尔发生在手和前臂。在没有出现足部或手指溃疡时容易与足部或手部其他疾病混淆,特别是动脉硬化的末梢病变、终末期肾病,以及糖尿病等。TAO 常见的临床表现主要有间歇性跛行、静息痛和缺血性溃疡。其他的临床表现包括浅表性血栓性静脉炎、雷诺现象、感觉异常。

1. Ⅰ 期 局部缺血期,是病情的早期阶段。患肢麻木、发凉、酸胀、轻度间歇性跛行,短暂休息后可缓解,检查时肢体皮温稍低,色泽较苍白,足背动脉和(或)胫后动脉减弱或消失。常有足背动脉和小腿游走性血栓性浅静脉炎。引起缺血的机制中,功能性因素(痉挛)大于器质性(闭塞)因素。

2. Ⅱ 期 营养障碍期,是病情进展阶段。上述症状逐渐加重,患肢温度显著降低,明显苍白,或呈潮红,或出现紫斑,足部不出汗,皮肤干燥,趾(指)甲增厚变形,生长缓慢,小腿肌肉萎缩。足背动脉、胫后动脉搏动消失。指压试验和肢体抬高试验阳性。间歇性跛行距离越来越短,直到出现持续性静息痛,夜间更剧烈,常抱足而坐,不能入睡。此期动脉病变以器质性变化为主,肢体依靠侧支循环而保持存活。

3. Ⅲ 期 组织坏死期,属病情晚期阶段。症状继续加重,患肢(趾)端发黑、干瘪、坏疽、溃疡形成。当继发感染变为湿性坏疽时,疼痛更剧烈,出现高热、烦躁等全身症状。该期动脉完全闭塞,侧支循环不能代偿必需的血供,坏死肢端不能存活。这一期又分为3 级:①Ⅰ级,坏死(疽)局限于趾(指)部;②Ⅱ级,坏疽延及蹠趾(掌指)关节;③Ⅲ级,坏疽延及足跟、踝关节或其上方。

【治疗要点】 早期病例治疗效果较好,晚期病例无论采用何种方法治疗效果均不佳,只能部分改善患肢血供,减轻患肢疼痛,促进溃疡愈合。

1. 非手术治疗

(1)坚持戒烟:研究表明即使每天吸烟仅 1～2 支,就足以使病变继续进展,使得原来通过多种治疗已稳定的病情恶化。因此,戒烟教育非常重要,要使患者明确主动和被动吸烟的危害。

(2)防寒保暖,防止外伤:寒冷条件下可诱发 TAO 或使原来的病情加重。因此,患肢保暖,防止受寒相当重要,同时鞋子要尽量宽松。切忌局部热敷,因会加重组织缺氧。

(3)运动锻炼:主要是促进侧支循环的建立,缓解症状保存肢体。用于较早期的患者。常用的足部运动为 Buerger 运动(图 18 - 7),即嘱患者平卧,先抬高患肢 45°,1～2 min 后再下垂 2～3 min,再平放 2 min,并作伸屈或旋转运动 10 次,然后患肢放平2 min,并作足部旋转、伸屈运动。

(4)高压氧疗法:在高压氧舱内,通过血氧量的提高,增加肢体的血氧弥散,改善组织的缺氧状况。

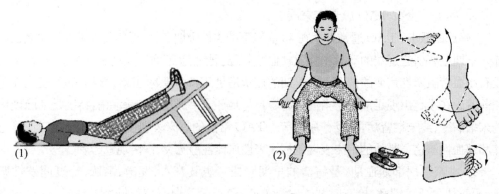

图 18-7　Buerger 运动

（5）药物治疗：主要适用于早、中期患者，包括血管扩张剂、抑制血小板聚集药物、改善微循环的药物和其他药物。

2. 手术治疗　目的增加肢体血供，重建动脉血流通道，改善肢体缺血。常见手术有微创和开放手术之分，如动脉重建术、外周血干细胞移植术、截肢术等。

【护理评估】

1. 现病史

（1）患肢疼痛的程度、性质、持续时间，有无相应止痛措施及止痛效果。

（2）患肢皮肤温度、颜色、感觉、足背动脉搏动情况。

（3）患肢趾端有无坏疽、溃疡与感染。

2. 健康史　患者的年龄、性别，有无长期大量吸烟史，有无感染、外伤史、有无糖尿病史。有无长期在湿冷环境中工作史。

3. 实验室及辅助检查

（1）特殊检查：①测定跛行距离和跛行时间，可了解动脉血供情况。②测定皮肤温度，若双侧肢体对应部位皮肤温度相差 2℃ 以上，提示皮温降低侧动脉血流减少。③踝肱指数测定，正常值>1.0，若>0.5 且<1，为缺血性疾病；<0.5，为严重缺血。

（2）影像学检查：①多普勒超声。显示仪可显示动脉的形态、直径和流速等；血流仪可记录动脉血流波动。波形幅度降低或呈直线，表示动脉血流减少或动脉闭塞。②动脉造影。可以明确患肢动脉阻塞的部位、程度、范围及侧支循环建立的情况。③CTA 或MRA。为无创性检查，可以明确下肢动脉病变程度部位及侧支循环建立的情况，可以作为确定治疗方案包括手术方案的重要依据。

4. 心理社会因素　患者对患肢反复出现的极度疼痛、肢端坏死与感染产生的疼痛、焦虑和悲观心态的程度、对疾病和社会支持系统等。

【常见护理诊断/合作性问题】

1. 疼痛　与患肢缺血、组织坏死有关。

2. 焦虑　与疾病久治不愈有关。

3. 活动无耐力　与患肢供血不足、卧床休息有关。

4. 组织完整性受损　与肢端坏疽有关。

5. 知识缺乏 缺乏患肢锻炼方法的知识及本病的预防知识。

6. 潜在并发症 继发性血栓形成、静脉回流障碍等。

【护理目标】 包括:①疼痛缓解或可以耐受。②焦虑程度减轻。③活动耐力逐渐增加。④皮肤无破损。⑤能准确描述本病的预防知识,并学会患肢的锻炼方法。⑥并发症能得到及时发现和处理,或无并发症。

【护理措施】

1. 术前护理

(1) 患肢保护:指导患者避免患肢受冷、热刺激,避免损伤,注意修剪趾甲和足部保暖。告知患者不宜用热水袋、取暖器等取暖,以免加重组织缺氧。保持皮肤干燥、滋润,穿棉质或羊毛质地的袜子,不要过紧或过松,保持鞋袜干燥洁净,足部涂凡士林油保持滋润。对于溃疡表面湿润、有渗出液的患者,使用 1:5 000 高锰酸钾溶液浸泡患足 20 min,2 次/天,浸泡结束后用毛巾擦干,趾间用棉签把水吸干;对于溃疡表面干燥或已成为干性坏疽的患足,局部保持干燥,避免局部刺激。对于患肢自主活动受限者应双小腿垫枕,防止脚踝或脚后跟皮肤压疮。

(2) 疼痛的护理:疼痛是 Buerger 病的典型临床表现。但下肢动脉缺血性疼痛对镇痛药反应不明显,产生的机制尚不清楚,一般镇痛药难以奏效。护士应做好患肢疼痛性质、具体部位、持续时间的评估,必要时遵医嘱给予镇痛药物,给药后注意观察是否出现中枢神经系统兴奋、烦躁不安、情绪异常、幻觉等不良反应,如有异常及时告知医生后进行 24 h 陪护,必要时给予约束带约束,同时注意观察,保证患者血液循环不受影响。

(3) 功能锻炼:缺血早期患者可进行 Buerger 运动(见图 18-12),以促进侧支循环建立。

(4) 绝对戒烟:吸烟是 Buerger 病发病的原因之一。因为烟草内含有尼古丁,可使血管收缩,血压升高,心率增快;能造成动脉痉挛,使血液里促进动脉粥样硬化的物质,如胆固醇、低密度脂蛋白的浓度升高,并使这些物质沉积在血管壁内,促使下肢动脉缺血的发生。因此,患者必须戒烟。护士在患者入院时即应加强戒烟的健康教育,告知患者吸烟的危害,戒烟对于治疗的重要意义,取得患者及家属的全力配合。

(5) 肾功能的观察:因患者术中使用碘造影剂,为高渗药物,可能带来肾脏的损害,因此,术前必须评估肾功能情况。护士应在术前密切观察患者肾功能的变化,尤其是尿的多少、尿素氮和肌酐的变化,以便术后肾功能的评估对比。

(6) 术前准备:腔内手术前患者无需禁食,需要双侧腹股沟和会阴部备皮。外科开放手术治疗多需腰麻,术前常规禁食 6 h 以上,术侧肢体备皮。开放手术术前需做抗生素过敏试验。

2. 微创治疗(置管溶栓)术后护理

(1) 体位护理:置管溶栓期间患者术侧肢体必须伸直制动,以确保药物持续进入体内和溶栓导管的通畅。但可以翻身,翻身时必须轴线翻身,防止因大腿弯曲带来穿刺部位的出血。置管溶栓结束拔除动脉鞘管和溶栓导管后需要穿刺点按压 20 min 后给予加压包扎,必要时给予 1 kg 的沙袋压迫 4~6 h。嘱患者肢体制动 12 h,卧床休息 24 h。可指导患者床上足背伸屈活动,以促进小腿深静脉血液回流。

(2)溶栓导管的护理:溶栓导管通过动脉鞘管进入患者病变的血管。为了做好导管的护理,首先必须保持溶栓导管良好的固定。护士应使用透明敷贴妥善固定溶栓导管,如患者出汗较多不易固定时应及时更换敷贴,必要时给予自黏绷带外固定,并告知患者与家属置管溶栓期间应保持术侧肢体伸直制动,以防止术肢移动造成导管的移位。另外,必须确保导管与输液管道连接可靠,一旦脱落将导致大出血。溶栓导管绝对不能打折,一旦打折可能造成溶栓导管不通畅,同样也延误患者的治疗。再者,在护理过程中应注意无菌操作,护士在更换敷料时应注意保护局部免受污染。

(3)溶栓药物使用的护理:常规动脉置管溶栓可有两种给药方法,包括:①持续输注法,是通过微量注射泵或加压输液袋将溶栓药物匀速、持续地经溶栓导管推注到患肢局部;②脉冲喷射法(图18-8),是通过三通将溶栓导管与注射器、输液袋加压的溶栓药物相连接,通过三通使用注射器抽取溶栓药物以脉冲喷射法将药液快速推注至病变处,这种方法可以起到冲刷的作用,并可使药液分散到血栓中。根据情况,可以在持续滴注的基础上间断采取脉冲喷射法。

给药过程中观察患者凝血功能是否存在异常,给药的过程中和给药后都应及时观察患者是否存在大小便、皮肤黏膜的出血倾向,一旦发现及时汇报医生。

(4)患肢观察与护理:密切观察患肢血供变化,可根据皮温、皮肤色泽、观察足背动脉,或胫后动脉搏动情况、末梢毛细血管充盈时间、感觉和运动功能等指标来判断血供(图18-9、18-10)。及时倾听患者主诉,询问患者是否存在患肢的感觉异常等症状,特别是发现缺血加重的征象,应及时报告医生。

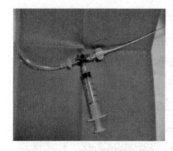 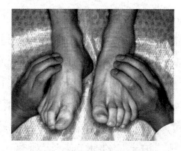 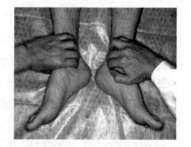

图18-8　脉冲喷射法连接　　　图18-9　足背动脉搏动　　　图18-10　胫后动脉搏动

(5)并发症的预防与护理:

1)过度灌注综合征:随着溶栓过程中或过程后使患肢恢复有效血供,多少情况下会出现肢体肿胀发热,甚至疼痛等再灌注现象,这是缺血恢复过程中必经的阶段,一般在数周至数月自行缓解。但缺血再灌注严重者会形成骨筋膜室综合征,并损害心肺肾功能,表现为缺血加重和脏器功能障碍。应动态观察患肢的局部变化,出现张力过高、缺血加重、少尿、胸闷等情况时及时汇报医生。

2)蓝趾综合征:是指足趾末梢动脉微小栓塞所致的症候群。动脉置管溶栓引起的蓝趾综合征主要是在溶栓的过程中来源于近端动脉粥样硬化斑块的微小栓子堵塞了足趾末梢动脉引起的。出现后可遵医嘱使用扩张血管药物(如前列地尔注射液等)静脉注射可缓解症状。

3)感染:由于患者置管溶栓期间有动脉鞘管和溶栓导管进入动脉内,一旦感染细菌可以通过导管直接进入动脉血液内,引起菌血症。因此,应严格落实无菌操作,密切观察患者术后体温和血常规中白细胞的变化,及时检查导管、鞘管及三通等接口部位有无血液的渗出。如有血液渗出,应及时用消毒液擦拭,避免滋生细菌。

4)出血:由于动脉鞘管和溶栓导管穿刺为动脉,且使用溶栓和抗凝药物,易发生出血。出血部位包括穿刺点周围血肿、鞘管阀门出血、管道连接脱落出血及身体其他部位出血(如消化道、颅内出血)。必须细致观察,重视患者主诉,监测生命体征。需要特别注意的是消化道出血和腹膜后血肿,患者一旦出现头晕、胸闷、心慌等症状应立即汇报医生并测量血压,并行血常规检测。

(6)饮食护理:置管溶栓期间患者可正常进食,但饮食原则为少量多餐,低盐、低脂为主。由于患者卧床时间增加,应多进食蔬菜和水果,以预防便秘的发生。并嘱患者多饮水,以增加造影剂的排出速度,减少对肾脏的损害。

3. 开放手术术后护理

(1)截肢患者术后床位备下肢止血带5~7 d。

(2)病情观察:术后给予心电监护,密切监测血压、脉搏和血氧饱和度,记录24 h尿量,维持体液平衡。

(3)饮食护理:腰麻患者术后6 h可以进食,原则上以低盐、低脂、高维生素饮食为主。

(4)并发症的预防和护理:

1)出血:是术后早期最常见的并发症,应合理使用抗凝和溶栓药物,减少不必要的穿刺,严密观察加压包扎处的伤口渗血情况和引流物的量、色和性质,必要时延长沙袋压迫止血时间。

2)人工血管过长扭曲:可影响血流,甚至引起血栓的形成,故应保持患肢的伸直位,避免手术部位受压及扭曲,必要时患肢约束制动。

3)感染:观察伤口局部有无红肿热痛等表现,注意体温及血象变化,遵医嘱合理使用抗生素。

4)观察有无下肢动脉急性缺血表现,如患肢疼痛程度、皮肤颜色、温度及脉搏的变化,必要时可行多普勒超声等检查明确诊断。

4. 健康指导

(1)用药指导:严格遵医嘱按时按量服用抗凝和溶栓药物,切忌擅自停药改药。服用抗凝药物期间,指导患者观察有无出血倾向:如口腔出血,刷牙时牙刷上带血,一般建议患者使用软毛刷刷牙;胃肠道出血,大便中带血;泌尿道出血,小便带血;皮肤黏膜出血,则身上皮肤出现淤青等。所以指导患者每1~2周定期复查凝血功能。

(2)饮食指导:进食低脂、低胆固醇、清淡饮食,避免辛辣刺激食物。多饮水,多吃富含维生素的食物。

（3）行为指导：严禁突然下蹲、跷二郎腿、患肢旋转及受压，以防吻合口撕裂或血管扭曲。坚持戒烟。

【护理评价】 通过治疗和护理，患者是否：①患肢疼痛程度减轻。②焦虑程度减轻。③活动耐力增加。④皮肤完整。⑤学会本病的预防知识及患肢的功能锻炼。⑥发生并发症。

学习效果评价·思考题 ·····························

1. 单纯性下肢静脉曲张的病因、临床表现有哪些？

2. 怎样检查患者交通静脉、深静脉、浅静脉静脉瓣膜功能？

3. 怎么对单纯性下肢静脉曲张患者急性出院宣教、健康指导？

4. 怎样选择合适的弹力袜，怎样保养弹力袜？

5. 血栓闭塞性脉管炎的病因有哪些，与下肢动脉硬化闭塞有症和区别？

6. 血栓闭塞性脉管炎临床表现有哪些，不同分期特点各是什么？

7. 血栓闭塞性脉管炎患者应该怎样护理和保护自己的患肢？

（李海燕）

第十九章　颅脑疾病患者的护理

学习目标

1. 识记颅内压增高的临床表现、治疗原则及护理，脑疝的急救。
2. 理解颅脑外伤、颅内肿瘤的临床表现及护理。
3. 学会颅脑外伤、颅内肿瘤治疗原则。

项目一　基础知识回顾

【基本解剖】　脑是中枢神经系统的主要组成部分，位于颅腔内。正常成人颅腔是由颅底骨和颅盖骨组成的腔体，有容纳和保护其内容物的作用。除了出入颅腔（如颈静脉）及颅底孔（如枕骨大孔）与颅外相通外，可以把颅腔看作一个完全密闭的容器，而且由于组成颅腔的颅骨坚硬而不能扩张，所以每个人的颅腔容积是恒定的。脑的表面凹凸不平，由端脑、间脑、小脑和脑干（包括中脑、脑桥和延髓）4个部分组成。脑干下端与脊髓相接，上端与间脑相连，背侧与小脑连接。端脑位于最首端（图19-1）。

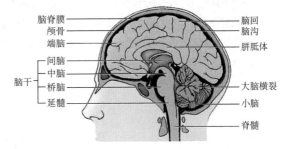

图 19-1　**脑的基本解剖**

颅腔内有3种内容物，即脑组织、脑脊液和血液。脑组织重约 1 400 g，占颅内容物的 80%～90%；脑脊液容量约 150 ml，占颅内容物的 10%；血液容量约 75 ml，占颅内容物的 2%～11%。脑脊液位于蛛网膜和软脊膜之间的间隙，即蛛网膜下隙内，是一种无色透明的液体，由各脑室脉络丛生成，成人容量为 100～140 ml。其作用是保护脑和脊髓，维持颅内压、脑组织渗透压及酸碱平衡，营养脑组织，并运走代谢产物。脑的血液供应来自颈内动脉系统和椎-基底动脉系统。

【生理功能】　大脑皮质为中枢神经系统的最高级中枢，功能复杂，不仅与躯体的各种感觉和运动有关，也与语言文字运用功能相关。脑干又被称为"生命中枢"，功能主要是维持个体生命,包括心跳、呼吸、消化、体温、睡眠等重要生理功能。间脑主要由丘脑和下丘脑组成,丘脑在维持和调节意识状态、警觉和注意力方面也起重要作用,而且和情绪联想有关;下丘脑是皮质下自主神经的高级中枢,它把内脏活动与其他生理活动联系起来,调节体温、摄食、水平衡和内分泌腺活动等重要的生理功能。小脑的主要功能是维持躯体平衡、调节肌张力和协调运动。小脑半球与大脑皮质之间有双向性的联系,即小脑一方面接受大脑皮质下行的控制,同时也发出纤维返回到大脑皮质。

在正常生理情况下,颅腔容积及其内容物的体积是相适应的,并在颅内保持着相对稳定的压力。这种压力就是指脑组织、脑脊液和血液对颅腔壁上所产生的压力,即颅内压(intracranial pressure, ICP)。颅内压主要由两种压力因素组成并予以维持,即脑脊液的静水压和脑血管张力变动的压力,这两种压力调节着颅内压在正常生理情况下的波动,维持着中枢神经系统内环境的稳定,保证了中枢神经系统各种生理功能的完成。

项目二　颅内压增高

案例导入

某男性患者,28 岁,闯红灯被车撞倒,失去意识 10 min,抵达急诊时格拉斯哥评分 13 分,双侧瞳孔 2.5 mm,光反应灵敏。CT 检查显示:双额挫伤、脑肿胀和裂隙样脑室。4 h 后格拉斯哥评分下降至 6 分,立即给予气管插管及脑实质内颅内压监测。初测颅内压 30 mmHg,给予 20%甘露醇 100 ml 静脉滴注后下降至 18 mmHg。遂转送入神经外科监护室。

请问:该患者入院后责任护士应从哪些方面对患者进行评估? 患者目前存在的护理问题是什么? 护理措施有哪些?

任务一　颅内压增高

颅内压增高即颅内压持续高于 20 mmHg,是神经外科常见的临床病理综合征。颅脑损伤、脑肿瘤、脑出血、脑积水和颅内炎症等疾病可引起颅腔内容物体积增加而导致不同程度的颅内压增高。

成人的颅内压正常值为 5~15 mmHg。关于儿童的正常颅内压,历史数据显示婴儿的颅内压上限为 5~6 mmHg,儿童上限为 6~7.5 mmHg。最近一项关于儿童(1~18 岁,60%>10 岁)腰椎穿刺测得的开放式脑脊液压力的研究显示,其正常上限值可达 20.5 mmHg。然而无论是成人还是儿童,颅内压持续>20 mmHg 是严重颅脑损伤后神经预后不良的独立预测因素,应给予相应治疗。

【病因】　可以导致颅内压增高的原因很多,大体可分为两大类。

1. 颅腔内容物体积或量增加 包括：①脑体积增加,如脑水肿。②脑脊液增多,如脑积水。③脑血流量增加,如高碳酸血症、颅内静脉回流受阻或过度灌注等使脑血流量增多。④颅内占位性病变,如脑脓肿、脑肿瘤、脑出血。

2. 颅内空间相对变小 如窄颅症、颅底凹陷症。

【发病机制】

1. 生理调节的丧失和血-脑屏障的破坏 是颅内压增高的主要原因。颅内病变如果直接破坏了颅内压的生理调节功能,脑组织遭受到严重的损伤或有严重的缺血缺氧时,可导致血-脑屏障破坏,脑血流量减少,脑脊液循环障碍而发生脑水肿,出现颅内压增高。

2. 脑脊液循环障碍 各种原因引起的脑室通路和蛛网膜下隙阻塞及脑脊液的分泌吸收异常,均可导致脑脊液循环障碍,使脑脊液不能进行正常置换以缓冲颅内病变,而导致颅内压增高。

3. 脑血液循环障碍 正常成人的脑灌注压(脑灌注压＝平均动脉压－颅内压)为60～80 mmHg,在此压力下脑血管的自动调节功能良好。当颅内压增高引起脑灌注压下降时,就能通过血管阻力的降低使两者的比值不变,从而保证了脑血流量不致产生太大的波动。如果颅内压不断增高,使脑灌注压＜40 mmHg 时,脑血管自动调节功能丧失,即出现脑缺氧状态。反之,当动脉血压骤然显著升高或降低,超过生理调节范围时,可影响脑的血流量,改变颅内血管床的容积,颅内压也会随之升降。

【临床表现】

1. 颅高压三主征 为头痛、呕吐、视神经盘水肿。头痛是颅内压增高最常见的症状之一,其程度可随颅内压的增高而进行性加重。晨起呕吐是颅内高压的典型症状,呕吐呈喷射性,与头痛剧烈程度有关。

2. 生命体征的改变 早期表现为呼吸慢而深,脉搏慢而有力,血压升高,脉压增大(两慢一高,称为库-欣三联征),体温升高;随着病情发展,出现血压下降,呼吸快而浅,脉搏细速(两快一低),体温下降;最终呼吸、心跳停止。

3. 意识障碍 颅内压增高的初期意识障碍可出现嗜睡、反应迟钝等。持续及严重的颅内压增高,可出现昏睡、昏迷,伴有瞳孔散大、对光反应消失、脑疝、去皮质强直。

4. 其他症状和体征 颅内压增高还可引起复视、视力模糊、颈部僵硬或斜颈,易怒或性格改变,局灶性神经功能缺损。小儿颅内压增高时可有头皮静脉怒张、头颅增大、颅缝增宽或分离、前囟饱满、日落现象(由于颅内压增高压迫眼球,形成双目下视、巩膜外露的特殊表情)、生长阻滞等。

不同程度颅内压增高的症状及体征为：①轻度增高(20～29 mmHg),出现顽固性的体位性头痛;头痛呕吐;视力模糊;视神经盘水肿;视网膜静脉搏动消失。②中度增高(30～40 mmHg),出现意识混乱、躁动;嗜睡、昏睡;瞳孔对光反射减弱、缓慢;癫痫;自发性过度换气;局部肢体运动反应减弱。③重度增高(＞40 mmHg),出现意识障碍进一步加重;瞳孔不等大;强直性眼偏斜;癫痫;去大脑强直;库-欣三联征;呼吸异常;低血压;死亡。

【治疗要点】 根本的治疗方法是去除颅内压增高的病因,如切除颅内肿瘤、清除血肿、控制颅内感染等。如病因未查明或一时不能解除病因者可作对症治疗。

1. 减少脑脊液或脑循环血量的技术

(1) 脑脊液引流术。

(2) 过度换气:是治疗颅内高压症的急救措施。$PaCO_2$ 每下降 0.13 kPa(1 mmHg),可使脑血流量递减 2%,从而使颅内压相应降低。适度过度通气可增加血液中的氧分压、排出 CO_2,使脑血管收缩,减少脑血流量。

(3) 体位:抬高床头 30°,通过重力作用增强静脉回流。

2. 减轻脑水肿

(1) 脱水剂:常用高渗性和利尿性脱水剂,使脑组织间的水分通过渗透作用进入血液循环再由肾脏排出,从而达到缩小体积、降低颅内压的目的,如甘露醇、高渗盐水及呋塞米等。

(2) 类固醇:肾上腺皮质激素可通过稳定血-脑屏障、预防和缓解脑水肿达到改善患者症状的目的。该疗法多见于脑肿瘤引起的颅高压患者的治疗。

(3) 预防及治疗癫痫。

3. 全身性治疗 包括:①最小刺激。②镇静剂和(或)神经肌肉阻滞剂。③控制血糖。④控制体温,即亚低温治疗,控制体温 35℃有利于降低脑的新陈代谢率,减少脑组织的氧耗量,防止脑水肿的发生与发展,对降低颅内压亦起一定作用。

4. 手术扩大颅腔 包括:①肿瘤切除术;②去骨瓣减压术及颅骨修补;③双额开颅去骨瓣减压术。

【护理评估】

1. 健康史及相关因素

(1) 一般情况:注意患者的年龄。婴幼儿及小儿的颅缝未闭合或融合尚未牢固,老年人脑萎缩,均可使颅腔的代偿能力增加,从而延缓病情进展。

(2) 加重颅内压增高的因素:了解患者有无脑外伤、颅内炎症、脑肿瘤及高血压、脑动脉硬化病史,是否合并其他系统疾病,如尿毒症、肝性脑病、毒血症、酸碱平衡失调等。密切监测患者生命体征及瞳孔变化。注意患者是否有高热,因其可加剧颅内压增高。

(3) 致颅内压急骤升高的相关因素:有无呼吸道梗阻、便秘、剧烈咳嗽、癫痫等;有无剧烈头痛、喷射性呕吐等症状,密切观察疾病发展。

2. 身体状况

(1) 局部:头痛的部位、性质、程度、持续时间及变化,有无诱因及加重因素影响患者休息和睡眠。患者有无因肢体功能障碍而影响自理能力。

(2) 全身:呕吐的程度是否影响患者进食而导致水、电解质紊乱及营养不良,患者有无视力障碍、意识障碍等。尤其格拉斯哥评分(Glasgow Coma Score,GCS)(表19-1)是一种快速评价患者意识状态的神经评分量表,被认为是神经功能评估的金标准。

表 19 - 1　格拉斯哥昏迷指数量表

项　目	睁眼反应(E)	运动反应(M)	言语反应(V)
6分		遵嘱动作	
5分		疼痛抵抗	回答正确
4分	自动睁眼	疼痛躲避	回答错误
3分	呼唤睁眼	屈曲反应	含糊不清
2分	刺痛睁眼	强直反应	唯有声叹
1分	无反应	无反应	不能发音

3. 辅助检查　血电解质检查提示有无水、电解质紊乱;CT 及 MRI 检查是否证实颅内出血或占位性病变等。注意颅内病变的部位,位于颅脑中线及颅后窝的病变易阻塞脑脊液循环通路,即使病变不大也可导致颅内压升高,而位于颅内大静脉附近的病变,可压迫静脉窦,阻碍颅内静脉回流和脑脊液吸收,也可使颅内压增高症状较早出现。关注患者伴发脑水肿的因素,如脑脓肿、脑结核、脑肉芽肿等,均可伴有明显脑水肿,患者早期即可出现颅内压升高。

4. 心理和社会状况　头痛、呕吐等不适可引起患者烦躁不安、焦虑等心理反应。了解患者及家属对疾病的认知和适应程度。

【常见护理诊断/合作性问题】

1. 常见护理诊断/合作性问题　与颅内压增高有关:①脑组织灌注异常;②无效性呼吸型态;③清理呼吸道无效;④感染的危险;⑤受伤的危险;⑥体温过高;⑦(有)体液不足(的危险);⑧完全性尿失禁;⑨便秘。

2. 主要合作性问题　与颅内压增高有关:①低血容量休克、心律失常/心源性休克;②高血压/低血压;③深静脉血栓/肺栓塞;④弥散性血管内凝血;⑤神经源性肺水肿/肺不张/肺炎;⑥低血糖/高血糖;⑦癫痫;⑧上消化道出血;⑨肾衰竭;⑩脑疝。

【护理目标】　包括:①脑组织灌注正常,未因颅内压力增高造成脑组织的进一步损害。②体液恢复平衡,生命体征平稳,尿比重在正常范围,无脱水症状和体征。③主诉头痛减轻,舒适感增强。④未出现脑疝或出现脑疝征象时能够被及时发现和处理。

【护理措施】

1. 体位护理　抬高床头 30°,有利于颅内静脉回流,减轻脑水肿。观察床头角度的变化对颅内压的影响,保持合适的床头位置。如需平卧位转运患者或行 CT 等检查前,应在转运前行平板试验(放平床头 15~30 min),以观察 ICP 的变化。避免颈部侧屈、头低脚高位、俯卧位、髋关节过度屈曲或大腿压迫腹部的体位。

2. 密切观察病情变化　根据病情每 15~60 min 监测患者的意识状态、GCS 评分、生命体征、瞳孔变化、血氧饱和度、脑灌注压、镇静水平及血糖水平。了解患者的血细胞比容、血浆渗透压、血电解质等变化。避免低血压及缺氧状态(窒息、发绀、$PaO_2 <$ 60 mmHg),维持脑灌注压 50~70 mmHg。做好颅内压监测的护理,有条件可实施颈静

脉球血氧饱和度、组织氧分压及经颅多普勒超声等监测手段。

3. 控制体温　高热可使机体代谢率增加,加重脑缺氧,故应及时给予高热患者有效的降温措施。目前临床推荐控制性常温治疗,即将核心体温控制在 $36.0\sim37.5\,℃$。应用降温仪进行常温治疗时,推荐每小时测量核心体温,如血管内、食管及膀胱温度;每 2 h 观察皮肤一次,尤其背部皮肤;预防寒战的发生;血管内降温治疗者,观察穿刺点有无出血及感染迹象。

4. 呼吸道护理　保持呼吸道通畅,防止颈部过曲、过伸或扭曲,及时清除呼吸道分泌物。按医嘱持续或间断吸氧,可改善脑缺氧,预防过度氧合($PaO_2>11\sim13$ kPa)。轻度过度通气患者,根据需要调整呼吸机的参数,定时进行动脉血气分析,维持 $PaCO_2$ 在 $30\sim35$ mmHg,并做好呼吸机相关性肺炎的预防措施。

5. 镇静镇痛的护理　做好药物使用期间的观察。对于躁动、谵妄的患者,应适当加以保护,以防外伤及意外,但不应强制性约束。

6. 避免剧烈咳嗽和便秘　避免并及时治疗感冒、咳嗽,防止肺部感染;应鼓励患者多吃蔬菜和水果以防止便秘;对已有便秘者,予以口服缓泻剂通便,必要时,戴手套掏出粪块,禁忌高压灌肠。

7. 脱水药物的护理　遵医嘱定时、定量给予脱水剂,如20%甘露醇250 ml,需在 $15\sim20$ min 内输完,用药后应观察治疗效果,并注意有无水、电解质平衡失调等不良反应。

8. 及时控制癫痫发作　了解患者癫痫发作的影响因素,劝慰患者安心休养、避免情绪激动。遵医嘱定时定量给予患者抗癫痫药物,一旦发作应协助医生及时给予抗癫痫及降颅内压处理。

9. 脑室外引流及腰椎穿刺持续引流的护理　脑室外引流是指经颅骨钻孔穿刺侧脑室,放置引流管将脑脊液引流出体外,以达到降低颅内压的目的。腰穿持续引流是指在腰 $3\sim4$ 或腰 $4\sim5$ 椎体间穿刺,将硬膜外引流导管放入腰蛛网膜下隙内,外接无菌引流袋做持续引流达到治疗的目的。

(1) 妥善固定导管、保持引流通畅。引流装置应高出耳屏(脑室额角水平)$10\sim15$ cm。如引流通畅,引流管内液面呈上下波动状。对于躁动、意识不清的患者予以约束,防止意外拔管。

(2) 严格保持整个引流装置及管道的清洁和无菌。移动患者或进行某些辅助检查时应将引流管夹闭,待体位及引流管位置正常再行开放,以免过度引流或逆流。如发现敷料潮湿,应立即查明原因,及时通知医生予以更换。

(3) 观察引流液的颜色、性质和量。正常脑脊液无色透明,无沉淀,每天分泌 $400\sim500$ ml。术后 $1\sim2$ d 引流液呈淡红色,以后转为橙黄色。若引流液中有大量鲜血或血性颜色逐渐加深,常提示脑室出血,若引流液混浊,呈毛玻璃状或有絮状物,表示存在颅内感染,均应及时处理。若 24 h 引流液>500 ml,应通知医生,调整引流管高度。

(4) 按期拔管。引流时间不宜$>5\sim7$ d,因引流时间过长,可能发生颅内感染。拔管前 1 d,应试行抬高引流袋或夹闭引流管,如患者无头痛、呕吐等症状即可拔管,反之,则重新开放引流。拔管后,应观察引流管口处有无脑脊液漏出。

10. 健康教育

(1) 饮食应清淡,不宜摄入过多钠盐。

(2) 保持乐观情绪,维持稳定血压。

(3) 保持大便通畅,防止便秘,避免用力排便。

(4) 防止呼吸道感染,避免剧烈咳嗽。

(5) 癫痫小发作时应积极治疗,防止癫痫大发作。

【护理评价】　通过治疗和护理,患者是否:①颅内压增高症状得到缓解,头痛减轻,意识状态改善。②维持出入液量及电解质平衡,生命体征平稳,尿比重在正常范围,有脱水症状和体征。③呼吸平稳、有无误吸发生。④主诉头痛减轻,舒适感增强。⑤出现脑疝或出现脑疝征象,被及时发现和处理。⑥出现其他合作性问题时,被及时发现和处理。

任务二　急 性 脑 疝

当颅腔内某一分腔有占位性病变时,该分腔的压力大于邻近分腔,脑组织内高压力区向低压力区移动,导致部分脑组织被挤入颅内生理空间或裂隙,产生相应的临床症状和体征,称为脑疝。脑疝是颅脑疾患发展过程中最严重的状况,因可直接压迫脑的重要结构或生命中枢,如发现或救治不及时,可引起严重后果甚至死亡。

【病因及发病机制】

(1) 外伤所致各种颅内血肿,如硬膜外血肿、硬膜下血肿及颅内血肿。

(2) 颅内脓肿。

(3) 颅内肿瘤尤其是颅后窝中线部位及大脑半球的肿瘤。

(4) 颅内寄生虫病及各种肉芽肿性病变。

(5) 医源性因素,对于颅内压增高患者,进行不适应的操作,如腰椎穿刺,放出脑脊液过多、过快,使各分腔间的压力差增大,可促使脑疝形成。

【临床表现】　根据移位的脑组织及其通过的硬脑膜间隙和孔道,可有不同类型的脑疝(图 19 - 2)。临床最主要的是小脑幕切迹疝及枕骨大孔疝。

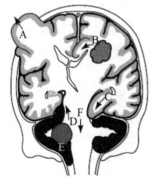

部　位	症　状
A:骨折/切口处颅外疝	取决于脑疝发生的部位
B:大脑镰下疝	头痛,对侧下肢无力
C:小脑幕切迹疝	同侧瞳孔散大,对侧偏瘫,对侧视野缺损,去皮层强直,心率减慢,呼吸异常
D:小脑幕切迹上疝	恶心、呕吐,迟钝
E:枕骨大孔疝	头痛,心率及呼吸异常
F:脑中心疝	双上肢功能障碍,迟钝

图 19 - 2　脑疝症状

注:临床症状根据脑组织疝入部位的不同而各异。很多情况下,脑疝症状是合并发生的

1. 小脑幕切迹疝　又称颞叶沟回疝,是指位于小脑幕切迹缘的颞叶的海马回、沟回疝入小脑幕裂孔下方。

(1)颅内压增高:剧烈头痛,进行性加重,伴躁动不安、频繁呕吐。

(2)进行性意识障碍:由于阻断了脑干内网状结构上行激活系统的通道,患者出现嗜睡、浅昏迷、深昏迷。

(3)瞳孔变化:脑疝初期由于患侧瞳孔变小,对光反射迟钝;随病情发展,患侧动眼神经麻痹,患者瞳孔逐渐散大,直接和间接对光反射均消失,并伴上睑下垂及眼球外斜。晚期对侧动眼神经因脑干移位也受到推挤时,则出现双侧瞳孔散大,对光反射消失,患者多处于濒死状态。

(4)运动障碍:沟回直接压迫大脑脚,锥体束受累后,病变对侧肢体肌力减弱或麻痹,病理征阳性。脑疝进展时可致双侧肢体自主活动消失,严重时可出现去皮质强直状,这是脑干严重受损的信号。

(5)生命体征:若脑疝不能及时解除,病情进一步发展,则患者出现深昏迷,双侧瞳孔散大固定,血压骤降,脉搏快弱,呼吸浅而不规则,呼吸,心跳相继停止而死亡。

2. 枕骨大孔疝　又称小脑扁桃体疝,是指小脑扁桃体及延髓经枕骨大孔被挤向椎管内。由于颅后窝容积较小,对颅内高压的代偿能力也小,病情变化更快。患者常有进行性颅内压增高的临床表现,如头痛剧烈、呕吐频繁、颈项强直或强迫头位,生命体征紊乱出现较早,意识障碍,瞳孔改变出现较晚。因脑干缺氧,瞳孔可忽大忽小。因位于延髓的呼吸中枢受损严重,患者早期即可突发呼吸骤停而死亡。

【治疗要点】　关键在于及时发现和处理。

1. 非手术治疗　患者一旦出现典型的脑疝症状,应立即给予脱水治疗,以缓解病情,争取时间。

2. 手术治疗　一旦确诊后尽快手术,去除病因,如清除颅内血肿或切除脑肿瘤等。若难以确诊或虽确诊但病变无法切除者,可通过脑脊液分流术、侧脑室外引流术或病变侧颞肌下、枕肌下减压术等降低颅内压。

【护理评估】

1. 护理评估

(1)健康史:了解患者受伤的情况,现场的急救情况,患者既往的健康情况。

(2)目前的身体情况:评价患者的生命体征、意识状态、瞳孔、GCS 评分。监测患者的电解质、血气分析,评估患者有无水、电解质、酸碱平衡紊乱。

(3)心理和社会状况:了解家属对疾病的认识程度,以及家庭经济状况和社会支持。

2. 影像学检查　CT 检查可见脑沟变浅,脑室、脑池缩小或脑结构变形等,通常能显示病变位置、大小和形态,对判断引起颅内压增高的原因有重要参考价值。

【常见护理诊断/合作性问题】

1. 潜在并发症　意识障碍、呼吸、心跳骤停。

2. 其他护理诊断及合作性问题　参见本项目任务一。

【护理目标】　包括:①脑组织灌注正常,未因颅内压力增高造成脑组织的进一步损害。②预防及控制各项并发症。

【护理措施】

(1) 纠正脑组织灌注不足：

1) 脱水治疗和护理：及时应用甘露醇等强力脱水剂，并观察脱水效果。

2) 维持呼吸功能：保持呼吸道通畅，吸氧，以维持适有的血氧浓度。对呼吸功能障碍者，行人工辅助呼吸。

(2) 密切观察病情变化，尤其注意呼吸、心率、瞳孔及意识变化。

(3) 紧急做好术前特殊检查及术前准备。

(4) 其他护理措施参见本项目任务一。

【护理评价】 通过治疗和护理，患者是否：①脑组织灌流正常，去除引起颅内压骤增的因素。②及时实施心肺脑复苏。

（金煜峰　石卫琳　张　缨）

项目三　颅脑损伤

案例导入

某男性患者，70 岁，昨晚不慎从 2 楼梯摔下致头部外伤。前额部着地，伴恶心、呕吐，无原发昏迷及肢体抽搐，送入医院急诊。体格检查：烦躁，双侧瞳孔等大等圆，直径 2 mm，对光反应（＋），GCS12 分（E3M4V5）。BP 145/90 mmHg，HR 90 次/分。鼻腔有血性液体流出，呈"熊猫"眼。CT 检查显示：颅底骨折，蛛网膜下隙出血（SAH）。为进一步治疗收入监护室。

请问：该患者入院后责任护士应从哪些方面对患者进行评估？ 针对其脑脊液鼻漏和意识障碍可以给予哪些方面的护理干预措施？ 患者目前存在的主要护理问题是什么？ 如何为该患者做好非手术治疗期的护理？

任务一　头皮损伤

头皮是颅脑部防御外界暴力的屏障，具有较大的弹性和韧性，对压力和牵张力均有较强的抵抗力。头皮损伤是原发性颅脑损伤中最常见的一种，常因暴力的作用方式，力的大小、速度、方向不同而致损伤各异。它的范围可由轻微擦伤到整个头皮的撕脱伤。其意义在于头皮损伤有助于颅脑损伤的部位及轻重的判断。

【病因及发病机制】

1. 头皮血肿　多由钝器伤所致，按血肿出现于头皮的层次分为皮下血肿、帽状腱膜下血肿和骨膜下血肿。

（1）皮下血肿：血肿位于皮肤表层与帽状腱膜之间，常见于产伤或碰伤。

（2）帽状腱膜下血肿：血肿位于帽状腱膜和颅骨骨外膜之间。由于头部受到斜向暴力，头皮发生剧烈滑动，撕裂该层的导血管所致。

（3）骨膜下血肿：血肿位于颅骨骨外膜和颅骨外板之间。常由于颅骨骨折引起或产伤所致。

2. 头皮裂伤　是常见的开放性头皮损伤，多为锐器或钝器打击所致。由于头皮血管比较丰富，所以裂伤后出血量较多，可因失血而发生失血性休克。

3. 头皮撕脱伤　是头皮损伤中最严重的一种，几乎都是因为长发被卷入转动的机器中而致。大片，甚至整个头皮自帽状腱膜下撕脱，有的连同额肌、颞肌或骨膜一并撕脱。创口可有大量出血，引起出血性休克；暴露的颅骨可因缺血引起感染或坏死。

【临床表现】

1. 头皮血肿（表19-2）

（1）皮下血肿：血肿体积小、张力高、压痛明显，有时周围组织肿胀隆起，中央反而凹陷，稍软，易误为凹陷性颅骨骨折。

（2）帽状腱膜下血肿：因该处组织疏松，出血较易扩散，严重者血肿边界可与帽状腱膜附着缘一致，覆盖整个穹窿部，似戴一顶有波动的帽子，小儿及体弱者，可因此导致休克或贫血。

（3）骨膜下血肿：血肿多局限于某一颅骨范围内，以骨缝为界，张力较高，可有波动感。

表 19-2　头皮血肿的类型及临床特点

血肿类型	临床特点
皮下血肿	血肿范围小，位于损伤中央，中心硬、周围软，无液波感
帽状腱膜下血肿	血肿范围大，可蔓延至帽状腱膜下层，有明显液波感
骨膜下血肿	血肿范围不超过颅缝，张力高，有液波感，常伴该部颅骨骨折

2. 头皮裂伤　头皮裂伤较浅时，因断裂血管受头皮纤维隔的牵拉，断裂不能收缩，出血量反较帽状腱膜全层裂伤者多。由于出血多，常引起患者紧张，使血压升高，加重出血。

3. 头皮撕脱伤　大量出血及剧烈疼痛可导致失血性或疼痛性休克。较少合并颅骨损伤及脑损伤，但可合并颈椎骨折和脱位。

【治疗要点】

1. 头皮血肿　较小的头皮血肿，一般1~2周可自行吸收，无需特殊处理。早期可给予加压冷敷以减少出血和疼痛，24~48 h后改用热敷以促进血肿吸收，切忌用力揉搓。如血肿过大且长时间不吸收者，则应在严格无菌操作下，分次穿刺抽吸后加压包扎。

2. 头皮裂伤　现场急救可局部压迫止血,争取在 24 h 内实施清创缝合。头皮裂伤应争取一期缝合,清创时将伤口内异物全部清除,并将坏死的创缘切除,以确保伤口的愈合。清创缝合后,常规应用抗菌药和破伤风抗毒素(TAT)。

3. 头皮撕脱伤　防止失血性休克,加压包扎止血。使用镇痛剂防止疼痛性休克,并根据受伤时间的长短、撕脱头皮的面积和活力、裸露颅骨上有否骨膜、有无感染的存在等因素采用不同的修复方法,如直接缝合、减张后缝合、转移皮瓣修复、血管重建头皮再植或颅骨外板钻孔,待肉芽组织形成后做二期皮瓣移植等。

【护理评估】

1. 现病史

(1) 详细了解受伤过程,现场急救情况。

(2) 评估血肿部位、范围、张力及血肿波动情况。评估头皮创面情况、伤口大小、部位、性质、有无污染和异物、颅骨是否裸露。

(3) 评估患者意识状态、瞳孔,GCS 评分及神经系统体征的变化。

(4) 了解出血情况、出血量、脉搏、呼吸、血压的变化,以判断有无休克。

(5) 评估疼痛的部位、性质、程度。

2. 健康史　了解基本资料、既往史、家族史、过敏史、生活状态、营养状态、有无烟酒嗜好、有无大小便异常、生活是否能自理等一般情况。

3. 了解辅助检查结果　主要为 X 线片、CT 检查。

4. 心理社会因素　包括心理承受能力、对疾病的认知程度、经济状况和费用支付方式及社会支持系统等。

【常见护理诊断/合作性问题】

1. 疼痛　与创伤有关。

2. 自我形象紊乱　与头皮损伤后影响自我形象有关。

3. 有血容量不足的危险　与创伤引起大量出血有关。

4. 潜在并发症　感染。

【护理目标】　包括:①自述疼痛缓解或减轻,并可以耐受。②能保持较好的自我形象。③脉搏、呼吸、血压稳定。④并发症得到及时发现和处理,或无并发症发生。

【护理措施】

(1) 减轻疼痛:早期冷敷以减少出血和疼痛,24～48 h 后改用热敷,以促进血肿吸收。作好解释工作,缓解患者的紧张情绪。遵医嘱给予镇静剂和镇痛剂,观察药物疗效及不良反应。

(2) 嘱头皮血肿患者切勿用力揉搓血肿部位,以免增加出血。

(3) 注意观察患者的意识状况、体温、脉搏、呼吸、血压和瞳孔等有无变化,警惕合并颅骨损伤及脑损伤的可能。

(4) 头皮撕脱伤患者在急救过程中应注意保护撕脱的头皮,避免污染,用无菌敷料包裹、隔水放置于有冰块的容器内,随患者一同送往医院,争取清创后再植。

(5) 出现休克的患者,在送往医院途中应保持平卧。

（6）患者植皮术后应保护植皮片不受压、不滑动，利于皮瓣成活。

（7）遵医嘱应用抗菌药和TAT预防感染。

（8）密切观察患者生命体征、意识状态、GCS、瞳孔、伤口情况等有无变化，注意有无休克及其他并发症的发生。

（9）心理护理：头皮撕脱伤患者多为女性，伤后对容貌影响较大。应认真倾听患者主诉，耐心解释其所提出的问题。多与患者及家属沟通，鼓励患者面对现实。指导并协助患者修饰容貌，保持较好的自我形象。

（10）健康教育：①指导家属鼓励患者正视疾病，并安慰、开导患者，鼓励其参加社会活动，消除负面心理。②加强营养，限制烟酒及辛辣刺激性食物。③避免搔抓伤口，待伤口痊愈后方可洗头。如伤口出现发红、积液、渗液及不明原因发热等情况应及时就诊。④形象受损者可暂时戴帽、戴假发修饰，必要时可行整容、美容术。

【护理评价】　通过治疗和护理，患者是否：①疼痛缓解或得到控制。②能保持较好的形象，情绪稳定，积极配合医务人员的诊治和护理。③未发生休克、感染等并发症，或发生后及时得到发现和处理。

（张　铮）

任务二　颅骨骨折

颅骨骨折是指由于颅骨受到暴力作用所致颅骨结构的改变。临床意义不在于骨折本身，而是由骨折引起的脑膜、脑、相关神经损伤，常合并发生脑脊液漏、颅内血肿及感染。

【分类】

1. 按形态　分为线性骨折及凹陷性骨折。

2. 按部位　分为颅盖骨折及颅底骨折。

3. 按骨折是否与外界相通　分为开放性骨折及闭合性骨折。

【临床表现】

1. 颅盖骨折

（1）线性骨折：发生率最高。局部有压痛、肿胀，常伴有发生局部骨膜下血肿。

（2）凹陷性骨折：好发于额、颞部。局部可扪及局限性下限区。若骨折片损伤脑重要功能区表面，可出现偏瘫、失语、癫痫等病症。

2. 颅底骨折　多因强烈的间接暴力作用于颅底所致，常为线性骨折。颅底部的硬脑膜与颅骨贴附紧密，所以颅底骨折易撕裂硬脑膜，发生脑脊液漏而成为开放性骨折。按骨折部位不同可分为颅前窝、颅中窝及颅后窝骨折。临床表现如表19-3所示。

表 19-3 各部位颅底骨折的临床表现特点

骨折部位	临床表现	淤血部位	脑脊液漏	损伤神经
颅前窝	嗅觉丧失、对称性脑损伤常见	眶内、球结膜（熊猫眼）	鼻漏	嗅神经、视神经
颅中窝	颞叶、对称性脑损伤常见中枢性面瘫	乳突下	耳、鼻漏	面神经、听神经
颅后窝	小脑脑干、原发性脑干损伤常见原发性昏迷、肢体瘫痪、瞳孔变化	乳突、耳后、枕下、咽后壁	无	少见

【治疗要点】

1. 颅盖骨折

(1) 线性骨折：骨折本身无需特别处理，关键处理因骨折引起的颅内出血。

(2) 凹陷性骨折：出现下列情况需手术治疗，包括：①合并脑损伤或大面积骨折片陷入颅腔，导致颅内压增高，有脑疝可能，骨折片压迫脑重要功能区引起神经功能障碍；②开放性粉碎性凹陷性骨折。

2. 颅底骨折 本身无需特别治疗，着重处理脑损伤及脑脊液漏、脑神经损伤等合并症。合并脑脊液漏时，要预防颅内感染。绝大多数漏口会在伤后1~2周内自行愈合，如>1个月仍有漏液，可予手术修补术。

【护理评估】

1. 现病史 评估患者生命体征、意识、瞳孔大小及对光反应、头部及全身伤口情况、有无脑脊液漏。

2. 健康史 心肺功能情况、既往有无其他慢性疾病、营养状况等。

3. 辅助检查 CT检查有助于确诊骨折情况、有无合并脑损伤，为首选检查。

4. 心理社会因素 患者对疾病的认知、心理承受能力及家属的配合支持。

【常见护理诊断/合作性问题】

1. 意识改变 与颅脑损伤有关。

2. 自我形象紊乱 与颅骨骨折、缺损有关。

3. 有感染的危险 与颅内感染、脑脊液漏有关。

4. 潜在并发症 颅内出血、脑水肿、外伤性癫痫。

【护理目标】 包括：①及时发现意识变化，通知医生处理。②患者能接受目前形象，配合护理工作。③未发生感染。④未发生并发症、及时发现及时处理。

【护理措施】

1. 术前护理

(1) 严密观察生命体征，及时发现病情变化，如密切观察患者的神志、瞳孔、GCS评分及生命体征的变化。

(2) 严格遵医嘱按时用药并观察。

（3）维持水电解质平衡，遵医嘱记录出入液量。

2. 需手术治疗的患者　完善术前常规各项准备。

3. 术后护理

（1）患者回病房后按全麻术后护理常规。注意观察患者的神志、瞳孔、GCS 评分及生命体征的变化。

（2）保持呼吸道通畅，及时清除呼吸道分泌物。

（3）观察伤口有无渗血、渗液及潮湿情况，如有异常及时通知医生。

（4）注意安全，防止意外发生。对于意识不清者，要予以保护性约束。

（5）合理饮食，促进伤口尽快愈合。

4. 注意事项

（1）脑脊液漏患者护理：①对流出液进行生化检查。②绝对卧床休息。头下垫无菌巾。③禁填塞、腰穿、滴药、冲洗。④指导咳嗽、擤鼻涕、摒大便、挖鼻孔时不能用力。⑤不经鼻吸痰、插胃管。⑥遵医嘱按时给予抗菌药物，并观察用药后反应。⑦严密监测体温变化，高热时做好高热护理。

（2）外伤性癫痫患者护理：①禁口腔测温。②保持环境安静，减少各种刺激。③密切观察有无癫痫的先兆症状。观察抽搐发作的持续时间、间隔时间、患者的意识、瞳孔等情况。④遵医嘱按时、按量使用抗癫痫药物治疗。⑤癫痫发作时，取平卧位，头偏一侧，解开衣领，保持呼吸道通畅。及时清理呕吐物，防止舌咬伤。遵嘱氧气吸入。对抽搐肢体不用力按压，防止骨折。防止继发性创伤，除去患者身边的危险物。⑥做好心理护理，指导相关知识及导致抽搐的诱发因素。

5. 心理护理

（1）鼓励患者表达自己的感受，了解患者对有关治疗、进展、预后的真实想法。

（2）鼓励患者敢于面对现实，提高精神上的自尊感。

（3）在患者需要时给予必要的帮助，使其对未来充满信心。

6. 健康教育

（1）摄入高热量、高维生素、高蛋白饮食，避免辛辣、刺激的食品。

（2）遵医嘱服药，不可擅自停药或改变剂量。

（3）定期复查，如有异常变化应及时就医。

（4）颅骨缺损者注意保护缺损区，外出时可戴安全帽，术后 3～6 个月可行颅骨修补术。

（5）适当参加社会活动，消除思想顾虑，增加康复信心。

（殷志雯）

任务三　脑　损　伤

脑损伤是指头颅受到外界暴力作用后,引起脑膜、脑组织、脑血管及脑神经的损伤,是神经外科常见的一种外伤。由于伤及中枢神经系统,故有较高的致残率和死亡率。临床上一般根据 GCS 评分判断脑损伤的程度,GCS 评分 13～15 分为轻度脑损伤;8～12 分为中度脑损伤;3～8 分为重度脑损伤。

【病因及发病机制】　脑损伤是由外力作用于头部而引起,致伤作用的大小主要与外力的强度和运动速度有关。

1. 根据外力作用的方式　可分为直接暴力与间接暴力。

(1) 直接暴力:是直接作用于头部导致损伤的外力,可以根据作用点来判断损伤的部位和性质。常见有加速性损伤、减速性损伤、挤压性损伤 3 种情况。

(2) 间接暴力:是指作用于其他部位后通过传递作用于头部引起颅脑损伤的外力。

2. 根据脑组织是否与外界相通　分为开放性和闭合性脑损伤。

(1) 开放性脑损伤:多由火器或锐器直接造成,常伴有头皮裂伤、颅骨骨折和硬脑膜破裂,有脑脊液漏。

(2) 闭合性脑损伤:多为钝器或间接暴力所致,硬脑膜完整,无脑脊液漏。

3. 根据脑损伤机制和病理改变　可分为原发性和继发性脑损伤。

(1) 原发性脑损伤:是指脑组织在外界暴力作用后立即出现病理性损害,主要有脑震荡、脑挫裂伤等。

(2) 继发性脑损伤:是指头部受伤后一段时间内逐渐出现的病理损害,主要有颅内血肿、脑水肿和脑疝等。

【临床表现】

1. 脑震荡　是原发性脑损伤中最轻的一种,即脑干网状结构一过性功能障碍。临床表现为受伤后即刻出现意识障碍,时间短暂,一般<30 min。清醒后不能回忆受伤经过,但对伤前事件尚能记忆,称为近事遗忘,并伴有头痛、头晕、恶心、呕吐、乏力等症状,神经系统检查无阳性体征。恢复期患者常有头痛、头晕、耳鸣、失眠等症状,在受伤后数周或数月逐渐消失。

2. 脑挫裂伤　是指暴力作用于头部,造成脑组织的器质性损伤。其临床表现因受伤的范围和性质,以及合并损伤不同而存在很大的差异。

(1) 意识障碍:意识障碍的程度是衡量脑挫裂伤轻重的客观指标。脑挫裂伤的患者伤后多立即昏迷,昏迷时间可由半小时至数天,甚至数月,最严重者可持续昏迷至死亡。

(2) 局灶症状与体征:根据损伤部位和程度的不同而表现各异。损伤发生于皮质功能区,则可出现偏瘫、失语、感觉障碍或癫痫发作。临床体检可有病理反射等阳性体征。损伤发生于非重要功能区时,则无明显的神经系统阳性体征。

（3）生命体征的改变：损伤当时，可有脉搏细速、血压下降和呼吸缓慢的表现，多数迅速恢复，如血压持续降低，则提示脑干损伤严重或有其他合并损伤。当血压、心率恢复正常后，患者出现血压升高，脉搏慢而有力，呼吸深而缓慢，则表示中枢压力增高及脑缺氧引起的代偿反应。如脑损害严重，颅内压持续增高，最终导致中枢神经功能衰竭。

（4）头晕、头痛、呕吐：与颅内压增高、自主神经功能紊乱或蛛网膜下隙出血有关。后者还可出现脑膜刺激征，脑脊液检查有红细胞。

3. **颅内出血**　其临床表现与血肿的部位、增长速度和并发硬膜下损伤有关。

（1）意识障碍：意识障碍的程度是衡量脑损伤轻重的客观指标。由于原发性脑损伤的程度不一，伤后出现的意识障碍变化也各不相同。若原发性脑损伤的程度较轻，伤后无原发昏迷，至颅内血肿形成后才出现进行性颅内压增高和意识障碍；若原发性脑损伤严重，则伤后即出现持续昏迷，且有进行性加重表现。硬膜外血肿的患者会出现中间清醒期，即昏迷-清醒-再昏迷。

（2）颅内压增高及脑疝表现：颅内压增高的程度和速度取决于血肿量大小和出血的快慢。随着颅内压的增高，患者可出现头痛、呕吐加剧，躁动不安，伴有血压升高、脉搏减慢、脉压差增大、心率和呼吸减慢等代偿性反应，即所谓的"Cushing 反应"，若病情进一步恶化，会出现血压下降、脉搏细弱和呼吸抑制。

（3）局灶症状和体征：可出现病变对侧肢体瘫痪、肌力减退、同侧瞳孔散大、对光反射减弱或消失、失语、局灶性癫痫等。

【治疗要点】

1. **脑震荡**　一般卧床休息 1~2 周，给予适当的心理护理及对症治疗，即可完全恢复。

2. **脑挫裂伤**　以非手术治疗为主，其目的是减轻脑损伤后的病理生理改变，维持机体的生理平衡，防治颅内血肿及各种并发症的发生。

（1）防治脑水肿：是治疗脑挫裂伤的关键。使用脱水剂、脑脊液外引流、亚低温疗法等措施，及时进行减轻脑水肿、降低颅内压的治疗，维持脑灌注压在 70 mmHg 左右。

（2）促进脑功能恢复：神经营养、促苏醒药物的应用，如胞磷胆碱、三磷腺苷、醒脑静等，以供应能量、改善细胞代谢和促进脑细胞功能恢复。

（3）手术治疗：主要是解决颅内压顽固性增高，可行手术清除挫伤脑组织并行去骨瓣减压术，但应尽可能保护功能区脑组织。

3. **颅内血肿**

（1）保守治疗：适用于无症状颅内小血肿，主要为脱水治疗和对症处理，但需要密切观察患者生命体征变化，及时复查 CT。

（2）手术治疗：有症状的颅内血肿，即血肿量幕上＞30 ml，幕下＞10 ml 或中线移位＞5 mm 者。后颅血肿宜积极手术治疗。

知识链接　颅内血肿的分类

1. 根据血肿的来源和部位

(1) 硬膜外血肿(epidural hematoma, EDH)：出血积聚于颅骨与硬膜外之间。CT检查可见颅骨内板与脑表面之间有双凸镜或梭形高密度影，常伴有颅骨骨折和颅内积气。

(2) 硬膜下血肿(subdural hematoma, SDH)：出血积聚在硬脑膜下腔，是常见的颅内血肿。CT检查可示颅骨内板与脑组织表面之间有新月形高密度影。

(3) 脑内血肿(intracerebral hematoma, ICH)：出血积聚在脑实质内。有浅部和深部血肿两种类型。CT检查可示脑挫裂伤灶附近或脑深部白质内见到圆形或不规则高密度血肿影，周围有低密度水肿区。

2. 根据血肿引起颅内压增高及早期脑疝症状所需时间　分为：①急性颅内血肿，受伤3d内出现症状。②亚急性颅内血肿，受伤3d至3周出现症状。③慢性颅内血肿，受伤3周以上才出现症状。

【护理评估】

1. 现病史　详细了解受伤过程，以及有无恶心、呕吐、头痛、失语、意识障碍、肢体偏瘫、抽搐等症状；了解患者既往健康状况。

2. 目前身体状况　评估患者生命体征、意识状态、瞳孔，GCS评分及神经系统体征的变化。结合X线、CT、MRI检查结果，判断颅脑损伤程度及有无其他复合伤等。

3. 心理、社会状况　了解患者及家属的心理反应及对伤后功能恢复的疑虑、支持能力和程度。

4. 辅助检查

(1) CT检查：是首选项目，可显示脑挫裂伤的部位、范围、脑水肿的程度及有无脑室受压、中线结构移位，对有无原发或继发颅内血肿等的诊断具有重要价值。

(2) MRI检查：对脑挫裂伤的敏感性要明显优于CT。

【常见护理诊断/合作性问题】

1. 意识障碍　与颅内血肿、颅内压增高有关。

2. 清理呼吸道无效　与脑损伤后意识障碍有关。

3. 营养失调：低于机体需要量　与脑损伤后高代谢、呕吐、高热等有关。

4. 有废用综合征的危险　与意识障碍和肢体功能障碍及长期卧床有关。

5. 潜在并发症　颅内压增高、脑疝、蛛网膜下隙出血、癫痫发作、消化道出血。

【护理目标】　包括：①意识障碍有所改善。②呼吸道通畅。③未发生营养不良。④未发生肢体功能障碍。⑤未发生颅内压增高、脑疝、蛛网隙下隙出血、癫痫发作、消化道出血等并发症。

【护理措施】

1. 体位护理　抬高床头 15°～30°,以利于静脉血回流,减轻脑水肿。保持头和脊柱在同一直线上,防止头部过屈和过伸。

2. 加强观察

(1) 密切观察患者意识、瞳孔、GCS 评分、生命体征,有无头痛、恶心、呕吐、颈项强直等情况。及时发现颅内压增高及脑疝迹象,判断血肿清除术后效果及转归。

(2) 记录 24 h 出入液量,监测呕吐物、大便的颜色、量及化验指标。每次鼻饲前应回抽胃液,观察色、质、量,如有异常及时留取标本。

(3) 术后有引流管者,应保持引流管通畅,防止扭曲、受压。观察并记录每日引流液的色、质、量。保持伤口敷料清洁、干燥,注意无菌操作。

3. 保持呼吸道通畅

(1) 评估呼吸频率、咳嗽、排痰能力,痰液的色、质、量及缺氧程度。

(2) 勤翻身、拍背。鼓励患者多饮水,必要时遵医嘱给予雾化吸入,湿化气道,促进痰液排出。

(3) 及时清除呼吸道分泌物,深昏迷患者应抬起下颌或放置口咽通气道,气管插管或气管切开者做好相应护理。

4. 加强营养

(1) 及时、有效的补充能量和蛋白质。早期可采用肠外营养,待肠蠕动恢复后,逐步过渡到肠内营养。

(2) 定期评估患者的营养状况,如体重、血生化指标等。

5. 早期功能锻炼,防止废用综合征

(1) 评估患者肢体活动度,意识状况,引起废用综合征的程度。

(2) 定时翻身,保持肢体处于功能位,防止足下垂。

(3) 早期给予肢体被动运动或肢体按摩,观察并记录肢体活动程度。

(4) 与患者及家属宣教卧床时肢体活动的重要性,鼓励患者尽可能使用健侧肢体协助患侧肢体活动,一起制订活动计划,指导肢体功能锻炼的方法。

6. 预防并发症

(1) 遵医嘱及时用药,如脱水、利尿剂,抗癫痫药物,预防消化道出血的药物,并观察用药后的反应。

(2) 避免颅内压骤然增高的因素:躁动、呼吸道梗阻、高热、剧烈咳嗽、便秘,抽搐发作等均可造成颅内压的升高,应及时有效的处理。

7. 健康教育

(1) 以高蛋白、高维生素、低脂肪易消化的食物(如鱼、瘦肉、鸡蛋、蔬菜)为宜。一般不需要忌口。

(2) 注意劳逸结合,保证睡眠,可适当地进行户外活动(颅骨缺损者要戴好帽子外出,并有家属陪伴,防止发生意外)。

(3) 保持大小便通畅。出现便秘时,可用开塞露等,避免用力捯便。

（4）颅骨缺损的修补，一般需在术后 3～6 个月内进行。

（5）按医嘱服药，不得擅自停药。尤其是癫痫患者，抗癫痫的药物一般服用 2 年。减药或停药需遵医嘱。

（6）颅脑疾病、损伤引起失语或发音障碍者，应抓紧训练，恢复功能。一般来说语言锻炼越早越好。可利用收听广播、阅读方式训练患者发音。

（7）进行适度的主动、被动锻炼。一方面对于行走困难者给予搀扶；另一方面要鼓励自我锻炼，防止患者有依赖感。

（8）定期门诊随访，定期复查头颅 CT，如有剧烈头痛、频繁呕吐、视物模糊、高热等应及时就诊。

【护理评价】　通过治疗和护理，患者是否：①意识障碍程度进一步加重，出现颅内压增高、脑疝等。②呼吸平稳，有窒息发生。③营养状况良好，营养支持及时、足量、有效。④发生废用综合征。⑤发生相关潜在并发症，如有发生是否得到及时发现及处理。

（郑红云　郎黎薇）

项目四　颅 内 肿 瘤

案例导入

　　某女性患者，45 岁，3 个月前无明显诱因突然意识丧失，口角流涎，双眼上翻，四肢抽搐，约 1 min 后缓解。近期发作较频繁并伴有记忆力及反应下降。来医院就诊，MRI 检查显示：左颞异常信号占位病灶。为进一步治疗由门诊收治入院。入院后完善各项术前准备，在全麻下行左额颞肿瘤切除术，术中病理冷冻切片示：胶质瘤Ⅲ级以上。患者于术后第 2 天突发意识丧失、口角流涎、双眼上翻、四肢抽搐、双侧瞳孔等大等圆，直径为 3.5 mm，对光反应均迟钝，GCS 评分 3 分，立即通知医生，经对症治疗后症状缓解。

　　请问：该患者入院后护士应从哪些方面对患者进行评估？针对患者存在癫痫的发作，护士应给予哪些方面的护理干预措施，如何应对？患者术前、术后主要存在的护理问题有哪些？如何做好相关的护理和出院宣教？

　　颅内肿瘤是一种中枢神经系统常见的严重疾病，分为原发性与继发性。原发性颅内肿瘤来源于颅内各种组织成分，如脑膜、脑组织、脑神经、脑血管、垂体腺与胚胎残余组织等。继发性颅内肿瘤则由身体其他部位，如肺、子宫、消化道等的恶性肿瘤转移至脑部或由邻近器官的恶性肿瘤由颅底侵入颅内。一般认为，颅内肿瘤的年发生率在(4～10)/10 万。近年来，随着诊断技术的不断完善及人口素质的提高，颅内肿瘤的发病率有上升趋势。颅内肿瘤可发生于任何年龄，以 20～50 岁多见，男性稍多于女性。儿童患儿以髓母细胞瘤、生殖细胞瘤、颅咽管瘤和室管膜瘤等为多见。成人患者以多形性胶母细胞瘤、脑膜瘤、转移瘤、垂体瘤等为多见。老年患者则以胶母细胞瘤及转移瘤为多见。

【病因及发病机制】 颅内肿瘤的病因至今未完全明确。目前较为大家接受的是由正常组织或胚胎残留组织受到遗传的、生物的、化学的或物理的刺激因素,引起间变,一方面无限制增殖,另一方面细胞程序性死亡(即凋亡)减少,从而导致肿瘤的发生发展。

【分类】 1978 年,WHO 对中枢神经系统肿瘤进行了较为权威性的分类。并分别在 1989 年、1993 年、2000 年、2007 年进行了 4 次修改和完善。以下简单介绍 2007 年 WHO 对中枢神经系统肿瘤的分类。

1. 神经上皮组织肿瘤 包括星形细胞肿瘤、胶质母细胞瘤、混合性胶质瘤、少突胶质细胞肿瘤、室管膜肿瘤、脉络丛肿瘤、中央性神经细胞瘤、松果体细胞瘤、髓母细胞瘤等。

2. 颅神经和脊髓旁神经肿瘤 包括神经鞘瘤、神经纤维瘤、神经束膜瘤等。

3. 脑(脊)膜肿瘤 包括脑(脊)膜瘤、脂肪瘤、纤维肉瘤、横纹肌瘤、血管瘤、上皮样血管内皮瘤、血管外皮瘤、血管母细胞瘤等。

4. 淋巴瘤和造血系统肿瘤 包括恶性淋巴瘤、浆细胞瘤、粒细胞肉瘤等。

5. 生殖细胞肿瘤 包括生殖细胞瘤、胚胎性癌、绒毛膜癌、畸胎瘤等。

6. 蝶鞍区肿瘤 包括垂体腺瘤、颅咽管瘤等。

7. 其他 如转移性肿瘤。

【临床表现】 颅内肿瘤是生长在颅腔内的新生物,随其体积逐渐增大而产生相应的临床症状。其症状取决于肿瘤的部位、性质和肿瘤生长的快慢。可归纳为颅内压增高症状和神经定位症状两方面,两者可先后或同时出现。

1. 颅内压增高症状 主要表现为头痛、呕吐与视神经盘水肿"三主征"。另外,还可有复视、智力减退、情绪淡漠、大小便失禁、意识障碍、生命体征改变等。

2. 定位症状及体征 颅内占位性病变可刺激、压迫及破坏邻近的脑组织及脑神经,从而出现神经系统定位症状和体征,如精神症状、癫痫发作、运动障碍、感觉障碍、失语、视野改变、视觉障碍、内分泌功能紊乱、小脑症状及各种脑神经功能障碍等。

【治疗要点】 应早期诊断,早期治疗。绝大多数中枢神经系统肿瘤的治疗以手术为主。随着肿瘤综合性研究取得了重大性进展,放射、化学、免疫等疗法不断取得成效。目前,对大部分的颅内肿瘤,综合治疗是较为合适的治疗方法。

1. 手术治疗 是颅内肿瘤基本的治疗方法。手术治疗的目的是切除肿瘤、降低颅内压并明确诊断。

2. 放射治疗 是颅内肿瘤主要的辅助治疗措施之一,包括常规放射治疗、立体定向放射外科治疗、放射性核素内放射治疗等。

3. 化学治疗 是恶性肿瘤手术治疗的必要补充。脑肿瘤的化学治疗必须建立在对脑肿瘤手术切除后有病理诊断的基础上,术后残余肿瘤越少,化疗效果越显著。

4. 生物治疗 包括免疫治疗和基因治疗。

【护理评估】

1. 现病史 询问患者的起病方式,注意患者有无进行性颅内压增高及脑疝症状,有无神经系统定位症状和体征,如精神症状、癫痫发作、运动障碍、感觉障碍、失语、视野改变、视觉障碍、内分泌功能紊乱、小脑症状、各种脑神经功能障碍等,是否影响患者的自理能力及容易发生意外伤害。

2. 健康史

(1) 一般资料:了解患者的基本资料,如职业、宗教信仰、过敏史;了解患者的生活状态、营养状态、生活是否能自理等情况;评估患者的生命体征、意识状态、瞳孔、肌力及肌张力、运动感觉功能等。

(2) 既往史:既往有无药物或食物的过敏史。

3. 实验室及辅助检查

(1) 腰椎穿刺:可取脑脊液做检查同时测颅内压,但对已有明显颅内压增高症者禁做,以免诱发脑疝。

(2) 脑电图检查:对大脑半球凸面的肿瘤有定位价值,并对发生癫痫的脑肿瘤患者的癫痫灶有定位价值。

(3) 数字减影血管造影(digital subtraction angiography, DSA):可评估肿瘤同重要血管的解剖关系,并对血管性肿瘤价值较大。

(4) CT 扫描检查:已基本作为神经系统首选的检查方法,对肿瘤的定位诊断具有重大价值。

(5) MRI 检查:可用于颅脑各种病变的诊断,能提供清晰的解剖图像,并能获取较多的组织切面,如冠状、矢状等。通过 MRI 成像技术,结合 CT 表现可对中枢神经系统肿瘤作出较为明确的诊断与鉴别诊断,而且对治疗有较大的帮助。

(6) 放射性核素扫描:主要有单光子发射断层扫描(SPECT)和正电子发射断层扫描(PET)。对脑内血供较丰富的肿瘤,如脑膜瘤、恶性胶质瘤等有诊断价值。

(7) 立体定向穿刺活检检查:既可以是手术治疗的一部分,也可以是单项的诊断程序。对经以上各种检查仍不能明确诊断者,可行立体定向活检术。

4. 心理社会因素　了解患者文化程度或生活环境、宗教信仰、家庭成员、经济状况、医疗费用支付方式等。了解患者的心理承受能力、对疾病的认知程度及社会支持系统。

【常见护理诊断/合作性问题】

1. 焦虑/恐惧/预感性悲哀　与脑肿瘤的诊断、担心手术效果有关。

2. 脑组织灌注异常　与颅内压增高有关。

3. 有受伤的危险　与神经系统功能障碍导致的癫痫、视力障碍、肢体运动感觉障碍、语言功能障碍有关。

4. 自理能力缺陷　与神经系统功能障碍、手术有关。

5. 疼痛　与颅内压增高有关。

6. 潜在并发症　颅内压增高及脑疝、颅内出血、感染、中枢性高热、尿崩症、消化道出血、癫痫发作、脑脊液漏等。

【护理目标】　包括:①颅内压增高症状得到缓解,头痛减轻,直至消失。②并发症能得到预防,或及时被发现或处理。

【护理措施】

1. 术前护理

(1) 心理护理:肿瘤压迫脑部引起局部症状与颅内压升高所致的症状,除使患者感到焦虑、恐惧外,脑肿瘤的诊断、手术对患者生命的威胁、高额的治疗费用等均会给患者带来极大的压力。护士应耐心细致的与患者或家属沟通,帮助其得到更多的家庭与社会支持,并积极配合医护人员的术前做好充分准备。

(2) 饮食:给予营养丰富、易消化的食物。对于存在营养不良、脱水、贫血等情况的患者,或因后组脑神经麻痹有呛咳而不能进食者,应遵医嘱予以鼻饲、输液、纠正水、电解质紊乱,改善全身营养状况后再行手术。术前禁食、禁饮 10 h。

(3) 病情观察:术前严密观察病情变化。观察有无生命体征、意识状态的改变。有无颅内高压、神经功能障碍及内分泌系统的症状等。嘱患者勿剧烈咳嗽、用力排便,防止颅内压增高。高颅内压患者禁忌灌肠。

(4) 安全的护理:对于术前有肢体功能障碍者、癫痫发作史、视力、听力障碍等患者,护士需针对不同情况采取相应措施,防止发生意外。

(5) 呼吸道准备:练习深呼吸及有效咳嗽。对吸烟患者戒烟酒,以减少对呼吸道的刺激。

(6) 皮肤准备:开颅的患者术前即刻备皮,以减少皮肤损伤后的细菌入侵。经鼻蝶窦入路手术患者,需剪鼻毛。经眶上锁孔入路手术的患者,无需皮肤准备。

2. 术后护理

(1) 体位:床头抬高 30°左右,以利于颅内静脉回流,降低颅内压,减轻脑水肿。颈椎手术后的患者需佩戴颈托。经鼻蝶窦入路者,术后平卧 2~3 d,若在术中损伤蛛网膜、有脑脊液漏术中做修补的患者,术后需遵医嘱平卧 7 d,以防脑脊液漏。

(2) 饮食与营养:手术当日禁食,术后第 1 天起酌情给予流质,以后逐渐改为半流质、普食。采用均衡饮食,保证营养摄入。对于术后昏迷、吞咽困难、进食呛咳等不能自行进食的患者,给予鼻饲饮食或肠内营养。术后伴有后组脑神经损伤而存在吞咽困难的患者,临床应进行吞咽障碍的筛选,以便给予相应的干预措施。对于术后病程较长的患者应定时监测体重,因为体重的变化是反映身体营养状况的重要指标。

(3) 疼痛护理:正确的评估患者的疼痛,了解疼痛的性质、强度、频率、持续时间等,遵医嘱给予相应处理。禁用吗啡和哌替啶,以免抑制呼吸中枢。

(4) 伤口护理:术后应密切观察伤口渗血、渗液情况,保持敷料清洁干燥,发现潮湿、污染及时更换。如在肿瘤残腔内放置引流管、引流手术残腔的血性液体和气体的患者,应遵医嘱给予适当负压。严密观察引流液的色、质、量。若引流液为鲜红、黏稠或单位时间内引流量突然增加需怀疑活动性出血,应及时通知医生。若引流液为粉红色,呈水样液,则怀疑为脑脊液,遵医嘱调节负压引流的压力。脑室外引流及腰椎穿刺持续引流患者的护理详见本章项目一。

3. 并发症的观察和护理 脑肿瘤切除术后并发症总的发生率为 20%~35%,其中局部性的有癫痫、脑积水、脑脊液漏、电解质紊乱等。全身性的有呼吸抑制、深静脉血栓形成、肺炎、尿路感染、应激性溃疡等。

(1) 颅内出血:颅内出血是手术后最危险的并发症,多发生在术后 24~48 h 内。密切观察病情变化,定时监测意识、瞳孔、血压、脉搏、呼吸、GCS 评分并记录。必要时还需监测中心静脉压和颅内压。若出现意识的改变、瞳孔大小不等、肢体瘫痪及"两慢一高"（血压升高、脉搏和呼吸减慢）等症状，提示有发生血肿或脑疝的可能，应立即通知医生，并做好抢救或再次手术的准备。

（2）中枢性尿崩症（垂体性尿崩症）：为神经外科临床常见的尿崩症。主要发生于鞍区肿瘤手术后，如垂体腺瘤、颅咽管瘤等手术累及下丘脑，影响抗利尿激素（ADH）分泌所致。患者出现多尿、烦渴、低比重尿和低渗尿。术后应正确记录每小时及 24 h 出入液量。遵医嘱定时监测尿比重、血清电解质等生化指标，并根据生化检测结果给予患者相应的饮食指导，如低钾血症的患者，指导其进食香蕉、橙子等含钾丰富的食物。遵医嘱给予垂体后叶素、去氨加压素、鞣酸加压素（长效尿崩停）等药物治疗，用药期间注意观察尿量的变化，药物的疗效及不良反应。

（3）切口及颅内感染：与患者营养不良、免疫防御能力下降和皮肤准备不符合要求及无菌操作不严等有关。多发生于术后 3～5 d，患者感切口疼痛缓解后再次疼痛，局部有明显的红肿、压痛及皮下积液表现，严重感染可影响骨膜，甚至发生颅骨骨髓炎。颅内感染可伴有头痛、呕吐、意识障碍，甚至出现谵妄和抽搐。临床上患者如有持续性高热而又无其他部位，如肺部明确的感染迹象时，应考虑颅内感染的可能性。通过体检是否有脑膜刺激征初步判断，并做腰穿以明确诊断。术后应按医嘱使用抗感染药物，严格无菌操作，加强营养和基础护理。

（4）脑脊液鼻漏：主要发生于经鼻蝶窦入路手术后，多因手术中鞍隔破损所致。可遵嘱平卧或患侧卧位，借重力作用使脑组织与撕裂脑膜处紧密贴附，以利自行闭合，如脑脊液漏持续，量多，可腰穿置管持续引流脑脊液。保持鼻腔局部清洁，严禁堵塞鼻腔，禁止冲洗，避免用力咳嗽、擤鼻涕，禁从鼻腔吸痰或插胃管，以免细菌逆入颅内而造成感染。如脑脊液鼻漏持续 2 周不愈，应考虑做脑脊液鼻漏修补术。

（5）中枢性高热：主要由于手术损伤造成下丘脑体温调节中枢损害引起，患者表现为持续高热达 39～40℃，呼吸、脉搏增快。其治疗原则是及早、尽快、安全、有效的降温，以降低脑代谢，减少脑组织的耗氧量，减轻脑水肿，降低颅内压，保护血-脑屏障。化学降温效果不佳，需要使用物理降温的方法，如乙醇擦浴、冰袋、降温毯、冰帽等。

（6）应激性溃疡：主要由于丘脑下部及脑干受损，加上术后激素的使用，可引起应激性胃黏膜糜烂、溃疡、出血。表现为患者呕吐血性或咖啡色胃内容物、呃逆、腹胀、解柏油样便等。术后应密切观察患者呼吸道分泌物、呕吐物的颜色、性状和量，并准确记录。少量出血可给予少量温冷流质，出血量大者应禁食、胃肠减压。密切观察出血情况、血压、脉搏及腹部体征。按医嘱局部或全身应用止血药物，注意观察药物疗效及不良反应。

（7）深静脉血栓（deep venous thrombosis，DVT）：多见于下肢。神经外科手术患者因手术时间长、卧床时间长、恶性肿瘤、应用激素、脱水治疗和脑内致血栓形成物质释放等因素，可增加静脉血栓发生的机会。表现为患肢疼痛、肿胀，可有发热、血白细胞升高。一旦血栓脱落，发生肺及脑栓塞死亡率极高。故术后要鼓励患者早期下床活动。对于长期卧床、活动受限的患者应早期开始肢体被动运动，抬高下肢，使用间隙性空气压缩泵等，预防 DVT 的发生。

4. 康复训练　颅内肿瘤手术后,患者可能存在偏瘫、失语、习得性废用等功能障碍,术后早期开展各种康复训练,可减轻患者功能障碍的程度,提高患者的生活质量,使患者能及早重返社会,减轻家庭和社会负担。患者在生命体征稳定 48 h 后,即可开始进行康复训练。训练内容包括防止关节挛缩的训练、呼吸理学疗法、足下垂的预防、吞咽功能训练、膀胱功能训练、语言训练等。

5. 健康教育

(1) 指导患者及家属正确护理伤口。手术中去除骨瓣的患者,注意保护骨窗部位,外出需戴帽,注意在公共场所的安全,防止发生意外。出院后 3～6 个月后可行颅骨修补术。

(2) 按医嘱服药,不可随意增、减或停药。抗癫痫药物须按时服用,并定时监测血药浓度,以指导用药剂量。有癫痫史的患者,外出需有人陪护,防止意外发生。

(3) 注意加强营养,提高机体抵抗力。保持排便通畅,指导患者多吃带皮的水果和各种蔬菜,排便时不能用力,以免引起颅内压增高,必要时可使用开塞露等缓泻剂。

(4) 指导患者及家属功能康复训练的方法,鼓励其坚持训练,提高自理能力。

(5) 术后 3～6 个月门诊复查 CT 或 MRI。如出现颅内压增高和神经定位症状,应及时就诊。放化疗期间应定期复查血常规、肝、肾功能等血液生化指标。

【护理评价】　通过治疗和护理,患者是否:①心理状态稳定,恐惧缓解或减轻。②掌握与疾病有关的知识,能主动配合治疗和护理工作。③日常生活需求得到满足,有意外发生。④生命体征平稳,各种引流管通畅、有无感染,以及如期拔出。⑤术后并发症得到预防,一旦发生是否被及时发现和处理。

学习效果评价·思考题

1. 颅内压增高的临床表现有哪些? 有哪些治疗及护理措施?

2. 脑疝的临床表现有哪些? 如何进行脑疝的急救?

3. 如何进行意识的评估?

4. 头皮血肿的类型及临床特点有哪些?

5. 简述颅底骨折患者的临床表现。

6. 简述脑脊液漏患者的护理要点。

7. 脑损伤的护理要点有哪些?

8. 颅内肿瘤的临床表现有哪些? 术后有哪些并发症,如何护理?

（沈劲松　任学芳）

第二十章　胸部疾病患者的护理

学习目标

1. 识记肋骨骨折、损伤性气胸、损伤性血胸患者的临床表现和救治原则。
2. 识记脓胸、肺癌和食管癌患者的临床表现和护理要点。
3. 识记胸膜腔闭式引流管的护理要点。
4. 理解肋骨骨折、损伤性气胸、损伤性血胸患者的病因、分类和病理生理。
5. 理解脓胸、肺癌和食管癌的发病原因和治疗要点。
6. 学会应用胸部疾病常用的检查方法。

项目一　胸部损伤

案例导入

某女性患者,40 岁,被车撞伤 1 h 后急诊入院。患者主诉胸痛、胸闷、呼吸困难。查体: P 130 次/分,BP 85/50 mmHg;右胸腋前线 3～4 肋间有一长约 2 cm 的伤口,右胸部压痛明显,触及气管向左侧移位;叩诊右侧鼓音;听诊左肺呼吸急促、呼吸音粗糙,右肺呼吸音消失,并可闻及气体随呼吸出入胸膜腔的声音。胸部 X 线检查显示:右胸第 4～6 肋多发肋骨骨折,右侧胸腔积气、中量胸腔积液(右肺压缩 80%),右侧肋膈角消失。初步诊断为:开放性胸部损伤、损伤性血气胸、右胸壁多根多处肋骨骨折。

请问:该患者入院后责任护士应从哪些方面对她进行评估? 入院后应如何对患者进一步检查和处理? 针对目前患者的情况,现场应采取哪些急救措施? 患者目前首要的护理问题是什么? 如需手术,该如何为患者做好术前、术后的护理?

任务一　基础知识回顾

【基本解剖】　胸部由胸壁、胸膜和胸腔内脏器组成。胸部上口由胸骨上缘和第 1 肋

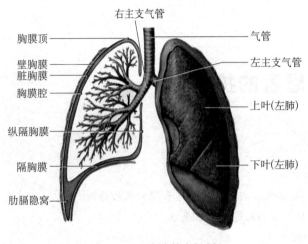

图 20-1　胸腔基本解剖

骨组成,下口为横隔所封闭,主动脉、下腔静脉、奇静脉、食管、胸导管和迷走神经分别穿过各自裂孔进入胸腔。

1. 胸壁　胸壁由胸椎、胸骨和肋骨组成的骨性胸廓及附着在外面的肌群、软组织和皮肤组成,骨性胸廓具有保护、支撑胸腔内脏器,以及参与呼吸运动的作用。

2. 胸膜及胸膜腔　胸膜是附着在胸壁内面和覆盖在肺表面的浆膜,分内、外两层,即脏层胸膜和壁层胸膜(图 20-1)。脏胸膜包裹肺并深入叶间隙,壁胸膜遮盖胸壁、膈和纵隔,在肺门与脏胸膜相连接,两者互相移行,形成左右两个互不相通的胸膜腔。胸膜腔为一密闭潜在的腔隙,其内有少量浆液起润滑作用。胸膜腔内为负压,压力维持在$-0.78\sim-0.98$ KPa($-8\sim-10$ cm H_2O),吸气时负压增大,呼气时减小,稳定的负压既可以维持正常的呼吸,又能防止肺萎缩。

3. 胸腔及胸腔内器官　胸腔分为 3 个部分:①左肺间隙,包括左肺和脏、壁两层胸膜;②右肺间隙,包括右肺和脏、壁两层胸膜;③纵隔,居于胸腔中央,上为胸腔入口,下为膈肌,两侧为左、右肺间隙;前有胸骨,后抵胸椎,其间有心脏和心包、大血管、食管和气管。纵隔位置的恒定有赖于两侧胸膜腔压力的平衡。

【病因和分类】　胸部是身体暴露较大的部分,易受外伤,约占全身创伤的 1/4,常伴有复合伤。文献报道,胸部损伤引起的死亡人数占所有损伤导致的死亡人数的 25%～50%。胸部损伤一般根据是否穿破包括胸膜的全层胸壁,造成胸膜腔与外界相通而分为闭合性损伤和开放性损伤两大类。

1. 闭合性损伤　多由暴力挤压、冲撞或钝器撞击胸部所引起。轻者仅有胸壁软组织挫伤或(和)单纯肋骨骨折,重者多有胸膜腔内器官或血管损伤,导致气胸、血胸,甚至引起心脏挫伤导致心包腔内出血。

2. 开放性损伤　多由利器、刀、锥导致,战时则由火器、弹片等穿破胸壁造成。严重者可伤及胸腔内脏器或血管,引起血胸、气胸,甚至呼吸、循环功能障碍而死亡。

平时,闭合性损伤约占全部胸部损伤的 70%,开放性损伤约占 30%;而战时,绝大多数为开放性损伤。闭合性或开放性胸部损伤,不论膈肌是否穿破,都可能伤及腹部脏器,这类多发性损伤称为胸腹联合伤。

【临床表现】

1. 胸痛　为主要症状,多位于受伤部位,伴有压痛,呼吸或咳嗽时加重,尤以肋骨骨折为甚。

2. 呼吸困难　多由于胸痛使胸廓活动受限、分泌物或血液堵塞呼吸道、肺挫伤导致的出血、淤血，或肺水肿、气胸、血胸导致的肺膨胀不全等引起。若有多根多处肋骨骨折，胸壁软化造成反常呼吸运动时可加重呼吸困难。

3. 咯血　肺或支气管损伤者可表现为痰中带血或咯血。大支气管损伤者，咯血出现较早，量较多。小支气管或肺泡破裂出现肺水肿及毛细血管出血者，可咳出泡沫样血痰。

4. 休克　损伤所致胸腔内大出血将引起血容量急剧下降；大量积气，特别是张力性气胸，不仅影响肺功能，而且还阻碍静脉血液回流；心包腔内出血导致心脏压塞；重度疼痛和创伤后感染等因素均可使患者陷入休克状态。

【诊断要点】

（1）根据外伤史结合患者临床表现，一般可作出初步诊断。

（2）对疑有气胸、血胸、心包积血的患者，可作胸膜腔或心包腔诊断性穿刺。阳性时能迅速确诊，但阴性时亦不能完全排除胸腔内组织或器官损伤的可能性。

（3）胸部 X 线检查可确定有无肋骨骨折、骨折部位和性质，有无气胸、血胸等，是胸部损伤辅助检查方法中最经济、最常用且最直接有效的方法。

【治疗要点】

1. 非手术治疗　重点是维持呼吸和循环功能、补充血容量、镇痛和预防感染。

（1）维持呼吸和循环功能：保持呼吸道通畅，改善呼吸和循环功能，及时清除呼吸道分泌物、异物或呕吐物。根据胸部损伤范围、部位、性质等予以相应处理，如封闭伤口、胸膜腔闭式引流等。

（2）补充血容量：视病情予以输血、补液，防治休克。

（3）镇痛：进行疼痛评估，处理中重度疼痛，以利患者咳嗽和呼吸。

（4）预防感染。预防肺不张及肺部感染。

2. 手术治疗　行剖胸探查术。手术指征包括：①胸腔内进行性出血；②心脏或大血管损伤；③气管、支气管、食管损伤；④凝固性血胸伴有胸腔内异物留存；⑤胸腹联合伤。

任务二　肋骨骨折

肋骨骨折是指暴力直接或间接作用于肋骨，使肋骨的完整性和连续性中断，在胸部损伤中最为常见，可分为单根和多根肋骨骨折。同一根肋骨可有一处或多处骨折。根据骨折断端是否与外界相通，分为开放性和闭合性肋骨骨折。肋骨骨折多发生于第 4~7 肋，因其前接胸骨，后连胸椎，长且前后固定，最易在受伤后折断；第 1~3 肋骨较短，且有锁骨、肩胛骨和胸壁肌肉保护，较少发生骨折；第 8~10 肋骨虽然较长，但前端与胸骨连成肋弓，弹性较大，不易折断；第 11~12 肋骨前端游离，较少发生骨折。老年人骨质疏松，可因咳嗽或喷嚏引起肋骨骨折。

【病因】

1. 暴力性因素　肋骨骨折常因外来暴力所致。

(1) 直接暴力:骨折发生于暴力打击处,导致肋骨向内弯曲折断,易刺伤肺,造成气胸、血胸。

(2) 间接暴力:骨折发生在胸廓前后受压时,引起肋骨于腋中线附近向外过度弯曲而折断,易穿破胸壁皮肤造成开放性胸部损伤。

(3) 混合暴力:直接暴力使局部肋骨骨折,余力未尽形成间接暴力,造成同一根肋骨的多处骨折,此种骨折常合并胸内损伤。

2. 病理因素　肿瘤侵犯肋骨或营养不良易发生病理性骨折。

【临床表现】

1. 单根或多根单处肋骨骨折　骨折处局部疼痛,深呼吸、咳嗽或改变体位时加剧,伤者可因疼痛而不敢深呼吸或咳嗽,常以手保护骨折部位。若骨折断端刺破肺组织,则痰中带血或有少量咯血。受伤胸壁局部肿胀或皮下血肿,有时可触及骨折断端、骨摩擦感或皮下气肿。

2. 多根多处肋骨骨折　特别是前侧胸壁的多根多处肋骨骨折,局部胸壁可因失去完整肋骨的支撑而软化,产生反常呼吸运动:吸气时,软化区的胸壁内陷;呼气时,该处胸壁向外鼓出,此类胸廓称为连枷胸。若软化区范围较广泛,呼吸时两侧胸膜腔压力不平衡,影响换气和静脉血回流,导致缺氧和二氧化碳潴留,患者表现呼吸困难、发绀,甚至出现呼吸窘迫、休克。

【治疗要点】

1. 闭合性肋骨骨折

(1) 单根或多根单处肋骨骨折:①固定胸廓。用胸带固定胸部。②药物镇痛。遵医嘱口服布洛芬、可待因、吗啡、曲马朵等镇痛镇静药物,或中药三七片、云南白药等,也可用患者自控镇痛装置,亦可用1%普鲁卡因溶液封闭骨折处或行肋间神经阻滞。③防治并发症。鼓励患者有效咳嗽排痰,预防肺炎及肺不张。

(2) 多根、多处肋骨骨折:①镇痛、局部固定或加压包扎。②纠正反常呼吸。对胸壁软化范围小、反常呼吸运动不严重的患者可采用多头胸带或加压包扎固定胸廓;对胸壁软化范围大、反常呼吸明显的连枷胸患者可采用切开固定,也可在电视胸腔镜直视下导入钢丝固定;合并呼吸困难的患者可采用呼吸机辅助通气,以控制软化胸壁的浮动,消除或减轻反常呼吸,促进伤侧肺复张。③保持呼吸道通畅。对咳嗽无力、不能有效排痰或呼吸功能不全者,行气管插管或气管切开呼吸机辅助呼吸。

2. 开放性肋骨骨折　包括:①清创与固定。彻底清创骨折处伤口,分层缝合后包扎固定。多根多处肋骨骨折者,清创后用不锈钢丝行内固定术。②防治感染。应用抗生素和破伤风抗毒素预防感染。③合并血气胸者,行胸膜腔闭式引流术。

【护理评估】

1. 现病史

(1) 局部:评估受伤部位及性质,包括疼痛程度;有无多根多处肋骨骨折、反常呼吸;

有无气胸、血胸或气管位置偏移;有无颈静脉怒张或皮下气肿,肢体活动情况。

(2) 全身:评估生命体征是否平稳,是否有呼吸困难或发绀,有无休克或意识障碍;是否有咳嗽、咳痰,痰量和性质;有无咯血,咯血次数和量等。

2. 健康史

(1) 一般资料:性别、年龄、职业、社会、文化背景等。

(2) 受伤史:了解患者受伤时间与经过、受伤部位、暴力大小,有无恶心、呕吐、昏迷等;伤后是否接受过处理和具体的处理方法。

(3) 既往史:有无胸部手术史、服药史和过敏史。

3. 实验室及辅助检查

(1) 血常规检查:出血量大者,红细胞计数、血红蛋白和血细胞比容明显下降。

(2) 影像学检查:重点了解肋骨骨折的程度及有无气胸、血胸、胸腔内器官损伤等。

4. 心理社会因素 包括心理承受能力、对所发生的损伤的相关知识的了解程度及社会支持系统等。

【常见护理诊断/合作性问题】

1. 气体交换障碍 与肋骨骨折导致的疼痛、胸廓运动受限、反常呼吸运动有关。

2. 疼痛 与胸部损伤有关。

3. 潜在并发症 肺部和胸部感染。

【护理目标】 包括:①患者能维持正常的呼吸功能,呼吸平稳。②疼痛得到缓解或控制,自述疼痛减轻。③并发症得到及时发现和处理,或没有并发症发生。

【护理措施】

1. 非手术治疗护理/术前护理

(1) 维持有效气体交换:①现场急救。对于严重肋骨骨折,尤其是胸壁软化范围大、出现反常呼吸且危及生命的连枷胸患者,应协助医生采取紧急措施给予急救。②保持呼吸道通畅。及时清理呼吸道分泌物,鼓励患者咳出分泌物和血性痰;对气管插管或气管切开、应用呼吸机辅助呼吸者,应加强呼吸道管理,主要包括湿化气道、吸痰及保持呼吸道通畅等。

(2) 减轻疼痛:①妥善固定胸部;②遵医嘱镇痛;③患者咳嗽咳痰时,协助或指导其用双手按压患侧胸壁。

(3) 病情观察:①密切观察生命体征、神志、胸腹部活动及呼吸等情况,若有异常,应及时报告医生并协助处理;②观察有无皮下气肿,记录气肿范围,若气肿迅速蔓延,应立即报告医生。

(4) 术前护理:作好血型鉴定和交叉配血试验、药敏试验等术前准备。

2. 术后护理

(1) 病情观察:密切观察呼吸、血压、脉搏及神志的变化,观察胸部活动情况,及时发现有无呼吸困难或反常呼吸,发现异常应及时通知医生并协助处理。

(2) 防治感染:①监测体温变化,若体温>38.5℃且持续不退,通知医生及时处理;②协助并鼓励患者深呼吸、咳嗽、排痰,以减少呼吸系统并发症;③及时更换创面敷料,保持敷料清洁、干燥和引流管通畅。

3. 健康教育

（1）合理饮食：食用清淡且富含营养的食物，多食水果、蔬菜，保持大便通畅；忌食辛辣、生冷、油腻食物，以防助湿生痰。

（2）休息与活动：保证充足睡眠，骨折已临床愈合者可逐渐练习床边站立、室内活动，活动时绑好胸带。骨折完全愈合后，可逐渐加大活动量。

（3）用药指导：遵医嘱按时服用药物，服药时防止呛咳或呕吐，以免影响伤处愈合。

（4）定期复查，出现不适症状时随诊。

【护理评价】 通过治疗和护理，患者是否：①呼吸平稳，无缺氧表现。②疼痛减轻或缓解。③未发生肺部感染等并发症，或发生后及时发现和处理。

任务三　损伤性气胸

胸膜腔内积气称为气胸。在胸部损伤中，气胸的发生率仅次于肋骨骨折。气胸是因利器或肋骨断端刺破胸膜、肺及支气管后，空气进入胸膜腔导致。根据损伤发生后胸膜腔的压力变化，气胸分为以下 3 种类型：①闭合性气胸，是指空气通过胸壁或肺的伤口进入胸膜腔后，伤口立即闭合，不再有气体进入胸膜腔，此类气胸抵消胸膜腔内负压，伤侧肺部分萎陷。②开放性气胸，是指胸膜腔通过胸壁伤口或软组织缺损处与外界大气相通，外界空气可随呼吸自由出入胸膜腔。③张力性气胸，是指伤口与胸膜腔相通，且形成活瓣，吸气时空气从伤口进入胸膜腔，呼气时活瓣关闭，空气只能进入而不能排出，使胸膜腔内积气不断增多，压力不断升高，因此又称为高压性气胸。

【病因及发病机制】

1. 闭合性气胸　多并发于肋骨骨折，系肋骨断端刺破肺组织，空气进入胸膜腔导致。

2. 开放性气胸　多并发于刀刃锐器或弹片、火器等导致的胸部穿透伤。

3. 张力性气胸　多由于较大肺泡的破裂、较深较大的肺裂伤或支气管破裂。

【临床表现】

1. 闭合性气胸　根据胸膜腔积气量及肺萎陷程度可分为少量、中量和大量气胸。少量气胸是指肺萎陷＜30％，患者可无明显症状。中量气胸时肺萎陷为 30％～50％，而大量气胸肺萎陷＞50％，均可出现胸闷、胸痛和气急等症状，气管向健侧移位，伤侧胸部叩诊呈鼓音，听诊呼吸音减弱或消失。

2. 开放性气胸　开放性气胸患者常在伤后迅速出现重度呼吸困难、烦躁不安、脉搏细弱频数、发绀和休克。胸部检查时可见胸壁有明显伤口通入胸腔，呼吸时可闻及空气进入胸膜腔伤口的响声。伤侧胸部叩诊呈鼓音，听诊呼吸音减弱或消失，气管、心脏向健侧移位。

3. 张力性气胸　主要表现为极度呼吸困难、发绀、烦躁不安、大汗淋漓、昏迷、休克，甚至窒息。可见气管向健侧偏移，伤侧胸部饱胀，肋间隙增宽，呼吸幅度减小，可见明显皮下气肿。伤侧叩诊呈鼓音，听诊呼吸音消失。

【治疗要点】

1. 闭合性气胸　少量气胸可于1~2周内自行吸收，无需特殊处理，但应注意观察其发展变化。中、大量气胸需行胸膜腔穿刺抽气减轻肺萎陷，若一次抽不尽、抽气不久又达抽气前的积气量、合并血胸或需行机械通气治疗时，应行胸膜腔闭式引流术。

2. 开放性气胸　包括：①紧急封闭伤口，根据患者所处现场条件，尽快封闭胸壁伤口，变开放性气胸为闭合性气胸。②排气减压，如行胸膜腔穿刺、减轻肺受压、缓解呼吸困难。③及早清创，如缝合胸壁伤口，并留置胸膜腔闭式引流管。清创既要彻底，又要尽量保留健康组织，并积极预防感染发生。④疑有胸腔内脏器损伤或活动性出血者宜尽早剖胸探查，予以止血、修复损伤或清除异物。⑤防治并发症，如吸氧、纠正休克、应用抗生素预防感染。

3. 张力性气胸　包括：①立即排气减压，如在危急状况下可用粗针头在伤侧第2肋间锁骨中线处刺入胸膜腔，可见气体喷射而出，即达到排气减压的效果。②行胸膜腔闭式引流术，如在积气最高部位留置胸膜腔闭式引流管，一般肺裂口多在创伤后3~7 d闭合，待漏气停止24 h，胸部X线检查证实肺已膨胀后拔除引流管。③剖胸探查，若胸膜腔闭式引流管内不断有大量气体溢出、患者呼吸困难未见好转，提示可能有肺或支气管严重损伤，应行剖胸探查并修补裂口。④应用抗生素预防感染。

【护理评估】

1. 现病史

(1) 局部：评估受伤部位及性质；有无开放性伤口，有无活动性出血，伤口是否肿胀；是否有肋骨骨折、反常呼吸或呼吸时空气进出伤口的吸吮样音，气管位置是否偏移；有无颈静脉怒张或皮下气肿，肢体活动情况。

(2) 全身：评估生命体征是否平稳，是否有呼吸困难或发绀，有无休克或意识障碍；是否有咳嗽、咳痰，痰量和性质；有无咯血，咯血次数和量等。

2. 健康史

(1) 一般资料：性别、年龄、职业、社会、文化背景等。

(2) 受伤史：了解患者受伤时间与经过、受伤部位、暴力大小，有无恶心、呕吐、昏迷等，伤后是否接受过处理和具体的处理方法。

(3) 既往史：有无胸部手术史、服药史和过敏史。

3. 实验室及辅助检查

(1) 胸部X线检查：重点了解气胸的程度、性质及有无胸腔内器官损伤等。

(2) 诊断性穿刺：胸腔穿刺既能明确有无气胸的存在，又能抽出气体降低胸腔内压，缓解症状。张力性气胸者胸腔穿刺有高压气体向外冲出，外推针筒芯。

4. 心理社会因素　包括心理承受能力、对本次损伤相关知识的了解程度及社会支持系统等。

【常见护理诊断/合作性问题】

1. 气体交换受损　与胸部损伤、疼痛、胸廓活动受限或肺萎陷有关。

2. 疼痛　与组织损伤有关。

3. 潜在并发症　胸腔或肺感染。

【护理目标】　包括：①患者能维持正常的呼吸功能，呼吸平稳。②自述疼痛缓解或减轻，并可以耐受。③无并发症发生，或并发症得到及时发现和处理。

【护理措施】

1. 非手术治疗护理/术前护理

(1) 现场急救：患者若出现危及生命的征象时，护士应协同医生实施急救。对开放性气胸者，立即用敷料封闭胸壁伤口，使之成为闭合性气胸，阻止气体继续进入胸膜腔。闭合性或张力性气胸积气量多者，应立即协助医生行胸膜腔穿刺抽气或胸膜腔闭式引流排气。

(2) 保持呼吸道通畅：协助和鼓励患者有效咳嗽、排痰，及时清理口腔、呼吸道内的呕吐物、分泌物、血液及痰液等，保持呼吸道通畅，预防窒息。痰液黏稠不易咳出者，应用祛痰药物、氧气驱动雾化，稀释痰液以利排出，必要时吸痰。不能有效排痰或呼吸衰竭者，实施气管插管或气管切开给氧、吸痰或呼吸机辅助呼吸。病情稳定者取半坐卧位，使膈肌下降，利于呼吸。呼吸困难和发绀者，予以吸氧。

(3) 胸膜腔闭式引流的护理：护理措施详见本章项目五。

(4) 缓解疼痛：因疼痛不敢咳嗽、咳痰时，协助或指导患者及家属用双手按压患侧胸壁，以减轻伤口震动产生的疼痛，必要时遵医嘱给予镇痛药。

(5) 观察病情变化：观察血压、心率、意识等变化，观察患者呼吸频率、节律和幅度，有无气促、呼吸困难、发绀和缺氧等症状，有无气管移位或皮下气肿，是否发生低血容量性休克等。

(6) 预防感染：对有伤口者，遵医嘱注射破伤风抗毒素及合理使用抗生素。

(7) 术前护理：①输液管理。对于病情危重、有胸腔内器官、血管损伤出血或呼吸困难未能缓解者，除做好手术准备外还应遵医嘱及时输血、补液并记录出入液量，避免输液过快、过量而发生肺水肿。②术前准备。急诊手术患者，做好血型、交叉配血及药敏试验；择期手术者，鼓励其摄入营养丰富、易消化食物，术前禁食、禁饮。

2. 术后护理

(1) 病情观察：患者术后返回病房，妥善安放、固定各种管路并保持通畅。密切观察患者生命体征变化，给予心电监测，并详细记录。

(2) 呼吸道管理：①协助患者咳嗽咳痰。卧床期间，定时协助患者翻身、坐起、叩背、咳嗽；指导患者做深呼吸运动并鼓励其早期下床活动，促使肺扩张，预防肺不张或肺部感染等并发症的发生。②气管插管或切开的护理。实施气管插管或气管切开呼吸机辅助呼吸者，作好呼吸道护理，主要包括气道的湿化、吸痰及保持管道通畅等，以维持有效气体交换。

(3) 并发症的观察与护理：①切口感染。保持切口敷料完整、清洁、干燥并及时更换,同时观察切口有无红、肿、热、痛等炎症表现,如有异常,及时报告医生采取抗感染措施。②肺部感染和胸腔内感染。监测体温,因开放性损伤易导致肺部或胸腔感染,应密切观察体温变化及痰液性状,如患者出现畏寒、高热或咳脓痰等感染征象,及时报告医生。

(4) 基础护理:由于切口疼痛及多种管道留置,患者自理能力下降,根据病情和患者需要做好基础护理和生活护理,如口腔护理、皮肤护理、会阴护理等;鼓励并协助患者早期离床活动,促进疾病康复。

3. 健康教育

(1) 有效咳嗽、咳痰:向患者讲解腹式呼吸和有效咳嗽、咳痰的意义并予指导,出院后仍应坚持腹式呼吸和有效咳嗽。

(2) 功能锻炼:告知患者恢复期胸部仍有轻微不适或疼痛,但不影响患侧肩关节功能锻炼,应早期进行并循序渐进;但在气胸痊愈的 1 个月内,不宜参加剧烈的体育活动,如打球、跑步、抬举重物等。

(3) 定期复诊:胸部损伤重症患者出院后需定期来医院复诊,发现异常及时治疗。肋骨骨折患者术后 3 个月应行胸部 X 线检查,以了解骨折愈合情况。

【护理评价】 通过治疗与护理,患者是否:①呼吸功能恢复正常,无气促、呼吸困难或发绀等。②疼痛减轻或缓解。③并发症得到有效预防或控制。

任务四 损伤性血胸

胸膜腔积血称为血胸,是由利器损伤胸部或肋骨断端均可刺破肺、心脏和大血管等引起血胸。出血量取决于血管破口的大小、血压的高低和出血的持续时间。肺组织裂伤出血,由于肺循环压力较低,一般出血量少,可自行停止;若肋间血管或胸廓内血管损伤出血或伤及压力较高的动脉,出血不易自行停止,出血量多;心脏或胸内大血管,如主动脉及其分支、上下腔静脉和肺动静脉破裂,出血量多而急,可导致有效循环血量减少而出现循环障碍,甚至在短时间内因失血性休克而死亡。血胸可与气胸同时存在,称为血气胸。

【病因】 多由胸部损伤所致,肋骨断端或利器损伤胸部可刺破肺、心脏或血管,导致胸膜腔积血。

【临床表现】

1. 症状 血胸的临床表现根据出血量、出血速度、胸内器官损伤情况和患者体质而不同。肋骨骨折并发少量血胸(成人<0.5 L),可无明显症状,胸部 X 线片仅显示肋膈角消失。中量(0.5～1.0 L)和大量(>1 L)出血,尤其出血速度快者,患者可出现面色苍白、脉搏快弱、呼吸急促、血压下降等低血容量性休克症状。大量持续出血所致的胸膜腔积血称为进行性血胸。若胸膜腔短时间内大量积血,心、肺和膈肌运动所起的去纤维蛋白作用不完善,胸腔内积血即可凝固成血块,即为凝固性血胸。血块机化后形成纤维板,束缚肺和胸廓运动,限制呼吸运动,影响肺功能,可出现呼吸困难和缺氧等症状。当细菌经伤口或肺破口侵入后,在积血中迅速滋生繁殖,容易并发感染,形成脓胸,患者表现为高热、寒战、出汗和疲乏等。

2. 体征　少量血胸常无明显体征。中量或大量血胸时出现胸腔积液征象,如患侧肋间隙饱满,叩诊呈浊音,呼吸音减弱或消失,气管、心脏向健侧移位。

【治疗要点】

1. 非进行性血胸　少量积血无需穿刺抽吸,可自行吸收。积血较多者,早期行胸膜腔穿刺抽出积血,必要时行胸膜腔闭式引流术,以促进肺膨胀,改善呼吸功能。

2. 进行性血胸　立即开胸探查止血,及时补充血容量,防治低血容量性休克。

3. 凝固性血胸　为预防感染和血块机化,在出血停止后数日内手术清除积血和血块。对于机化血块,可在病情稳定后早期行血块和胸膜表面纤维组织剥脱术。对于已感染的血胸按脓胸处理,及时做胸膜腔引流,排尽积血、积脓,若无明显效果或肺复张不良,尽早手术清除感染性积血,剥离脓性纤维膜。

【护理评估】

1. 现病史

(1) 局部:评估受伤部位及性质;有无开放性伤口,伤口大小,有无活动性出血及出血量的多少;是否有肋骨骨折、反常呼吸或呼吸时空气进出伤口的"吸吮"样音,气管位置有否偏移;有无颈静脉怒张或皮下气肿,肢体活动情况。

(2) 全身:评估生命体征是否平稳,是否有呼吸困难或发绀,有无休克或意识障碍;是否有咳嗽、咳痰,痰量和性质;有无咯血,咯血次数和量等。

2. 健康史

(1) 一般资料:性别、年龄、职业、社会、文化背景等。

(2) 受伤史:了解患者受伤经过与时间、受伤部位、暴力大小,有无恶心、呕吐、昏迷等;伤后是否接受过处理。

(3) 既往史:有无胸部手术史、服药史和过敏史。

3. 实验室及辅助检查

(1) 实验室检查:血常规检查显示红细胞计数、血红蛋白含量和红细胞比容下降。继发性感染者,血白细胞计数和中性粒细胞比例增高,积血涂片和细菌培养可发现致病菌。

(2) 胸部 X 线检查:重点了解血气胸及纵隔偏移的程度,有无胸腔内器官损伤等。

4. 心理社会因素　包括心理承受能力、对所发生损伤的相关知识的了解程度及社会支持系统等。

【常见护理诊断/合作性问题】

1. 心输血量减少　与大出血有关。

2. 气体交换受损　与胸部损伤、肺萎陷有关。

3. 潜在并发症　肺部感或胸腔感染、心脏压塞。

【护理目标】　包括:①能维持有效循环血量。②能维持正常的呼吸功能,呼吸平稳。③无感染等并发症发生。

【护理措施】

1. 术前护理

（1）现场急救：胸部有较大异物者，不宜立即拔除，以免出血不止。

（2）病情观察：①严密监测生命体征，注意呼吸频率、节律、幅度及缺氧症状，如有异常，立即报告医生予以处理。②观察胸腔引流液量、色、质和性状。若每小时引流量＞200 ml并持续3 h以上、引流出的血液很快凝固，脉搏加快，血压降低，补充血容量后血压仍不稳定，血红细胞计数、血红蛋白含量及血细胞比容持续下降，胸部X线检查显示胸腔阴影增大，则提示有活动性出血的可能，应积极做好开胸手术的术前准备。

（3）维持有效循环血容量和组织灌注量：迅速建立静脉输液通路，积极补充血容量和抗休克治疗；遵医嘱合理安排晶体和胶体溶液的输注顺序，根据血压和心肺功能控制输液速度。

2. 术后护理

（1）血流动力学监测：监测血压、脉搏、呼吸、体温及引流变化，若发现有活动性出血的征象，立即汇报医生并协助处理；病情危重者，可监测中心静脉压（CVP）。

（2）维持呼吸功能：①密切观察呼吸形态、频率及呼吸音变化；②根据病情给予吸氧，观察血氧饱和度变化；③若生命体征平稳，可取半卧位，以利呼吸；④为患者叩背，协助排痰，指导其掌握深呼吸和有效咳嗽的方法，清理呼吸道分泌物。

（3）预防并发症：①遵医嘱合理使用抗生素；②密切观察体温、局部伤口和全身情况的变化；③鼓励患者咳嗽、咳痰，保持呼吸道通畅，预防肺部并发症；④在进行胸膜腔闭式引流护理过程中，严密遵循无菌操作原则，保持引流通畅，以防胸部继发感染。

3. 健康教育

（1）休息与营养：指导患者合理休息，加强营养，提高机体免疫力。

（2）呼吸与咳嗽：指导患者腹式呼吸及有效咳嗽的方法，教会其咳嗽时用双手按压患侧胸壁，减轻切口疼痛。

（3）自我保健：定期复诊，出现呼吸困难、高热等不适时随时就诊。

【护理评价】　通过治疗与护理，患者是否：①循环稳定，血压在正常范围内。②呼吸功能恢复正常，无气促、呼吸困难或发绀等。③并发症得到有效预防或控制。

项目二　脓　　胸

案例导入

　　某男性患者，68岁，因食管癌于3个月前行食管癌根治术。术后1个月患者出现右侧胸痛、突起畏寒、发热，体温38.5～39.2℃，白细胞19×10⁹/L。X线胸片右上肺野可见液平面，胸穿抽出黄白色黏稠液体,伴臭味。体格检查发现:右侧肋间隙饱满,语颤音减弱。入院后行多次胸腔穿刺抽脓及抗生素治疗后仍有低热,胸部 X 线片仍可见右胸包裹性脓腔,即行胸膜腔闭式引流术,每天引流脓液 30～50 ml。X 线胸片及胸部 CT 检查显示:右下胸部有一 10 cm×6 cm残腔,壁厚约 2 mm,未见钙化,肺内未见病变。患者焦虑,睡眠不稳。

请问:该患者入院后责任护士应从哪些方面对他进行评估? 针对其高热和焦虑可以给予哪些方面的护理干预措施? 患者目前存在的主要护理问题是什么? 如何为该患者做好护理工作?

脓胸是指脓性渗出液积聚于胸膜腔内的化脓性感染。根据病程,脓胸可分为急性脓胸和慢性脓胸;按引起感染的致病菌,可分为化脓性、结核性和特异病原性脓胸;根据感染波及的范围,又可分为全脓胸和局限性脓胸。

【病因及发病机制】

急性脓胸多为继发性感染,常见的致病菌为金黄色葡萄球菌、肺炎双球菌、大肠埃希菌等。致病菌侵入胸膜腔并引起感染的途径有:①肺部感染。约 50% 的急性脓胸继发于肺部感染,肺脓肿可直接侵及胸膜或直接破入。②邻近组织化脓性病灶,如纵隔脓肿、膈下脓肿或肝脓肿。致病菌经淋巴组织或直接穿破侵入胸膜腔。③胸部手术。术后脓胸多与支气管胸膜瘘或食管吻合口瘘合并发生,只有较少一部分是由于术中污染或术后切口感染导致。④胸部创伤。胸部穿透伤时,弹片、衣服碎屑等异物可将致病菌带入胸膜腔,加之常有血胸,易引起化脓性感染。⑤败血症或脓毒血症。细菌可经血液循环到达胸膜腔产生脓胸,此类多见于婴幼儿或体弱患者。⑥其他,如胸腔积液反复穿刺或引流后并发感染、自发性食管破裂穿入胸膜腔形成脓胸。

感染侵犯胸膜后,胸膜充血、水肿,有大量炎性胸水渗出。早期渗出液呈浆液性,稀薄,含有白细胞和纤维蛋白。随着病程进展,变为脓性,脓细胞和纤维蛋白增多,纤维蛋白沉积于胸膜表面,形成纤维素膜,最后机化形成致密的纤维板,固定于肺组织并限制胸廓活动,从而降低呼吸功能。

【临床表现】

1. 急性脓胸

(1) 症状:常有高热、脉速、胸痛、食欲减退、呼吸急促、全身乏力,积液较多者尚有胸闷、咳嗽、咳痰症状,严重者出现发绀和休克。

(2) 体征:患侧呼吸运动减弱,肋间隙饱满,语颤音减弱,叩诊呈浊音,听诊呼吸音减弱或消失。脓胸合并气胸时上胸部叩诊呈鼓音,下胸部叩诊呈浊音。

2. 慢性脓胸

(1) 症状:急性脓胸病程超过 6～12 周,脓腔有纤维板形成,容量固定不变者称为慢性脓胸。临床表现为长期低热、食欲减退、消瘦、营养不良等慢性全身中毒症状,有时可伴有胸闷、气促、咳嗽、咳脓痰等症状。

(2) 体征:可见胸廓内陷,呼吸运动减弱,肋间隙变窄,支气管及纵隔偏向患侧,听诊呼吸音减弱或消失,可见杵状指(趾),严重者有脊椎侧凸。

脓胸患者常有肺炎经久不愈或反复发作的感染病史,血白细胞计数和中性粒细胞比例升高,胸部 X 线和 B 超检查显示胸腔积液,胸膜腔穿刺可抽出脓液。

【治疗要点】

1. 急性脓胸　治疗原则:①根据致病菌对药物的敏感性,选用敏感抗生素控制感染。②尽早排净脓液,使肺复张。行胸膜腔穿刺抽脓,并向腔内注入抗生素;若脓液稠厚不易抽出,或经治疗后脓液量不见减少,患者症状无明显改善,或发现有大量气体,疑伴有气管食管瘘,均应及早施行胸膜腔闭式引流术。③全身支持治疗,如补充营养和维生素,维持水、电解质平衡,纠正贫血等。

2. 慢性脓胸

(1) 非手术治疗:①改善全身情况,消除中毒症状,纠正营养不良;②积极治疗病因,消灭脓腔;③使受压的肺复张恢复肺功能。

(2) 手术治疗:慢性脓胸多需手术治疗,目的是清除异物,消灭脓腔,尽可能保存肺功能。常用手术:①胸膜纤维板剥除术。剥离脓腔壁胸膜和脏胸膜上的纤维板,消除脓腔,恢复胸壁呼吸运动,使肺得以复张,是较为理想的手术。②胸廓成形术。目的是去除胸廓局部的坚硬组织,使胸壁内陷,以消灭两层胸膜间的死腔。③胸膜肺切除术。慢性脓胸合并肺内严重病变时,如支气管扩张或肺脓肿或支气管胸膜瘘,根据病变范围,将脓胸纤维板与病肺一并切除。

【护理评估】

1. 现病史

(1) 主要症状:有无发热、胸痛、气促,有无咳嗽、排痰,评估咳痰痰量、颜色及其性状,有无发绀及杵状指(趾)。

(2) 营养状况:评估患者面色、食欲,有无明显消瘦,有无贫血或低蛋白血症,有无水电解质失衡。

(3) 胸部体征:评估胸部有无塌陷、畸形,肋间隙饱满还是变窄,气管位置是否居中,纵隔有无移位,呼吸音是否减弱或消失,患侧胸部叩诊有无浊音等。

2. 健康史

(1) 一般情况:了解患者的年龄、性别、婚姻和职业等;成年女性患者月经史、生育史等。

(2) 疾病史:有无肺炎久治不愈,或其他反复发作的感染性疾病史、发病经过及诊治过程。

3. 实验室及辅助检查

(1) 血常规检查:急性期白细胞计数增多,中性粒细胞比例增高;慢性期红细胞计数和血红蛋白值降低。

(2) 胸部 X 线检查:急性期有胸腔积液征,慢性期显示胸膜增厚、纵隔移向患侧等征象。

(3) 细菌培养:了解脓液细菌培养和药敏试验等。

4. 心理社会因素　包括心理承受能力、对疾病的认知程度及社会支持系统等。

【常见护理诊断/合作性问题】

1. 气体交换受损　与脓液压迫肺组织、胸壁运动受限有关。

2. 疼痛　与炎症刺激胸膜有关。

3. 体温过高　与感染有关。

4. 营养失调:低于机体需要量　与代谢增高、消耗增加有关。

【护理目标】　包括:①呼吸功能改善,无气促、发绀等缺氧征象。②疼痛减轻或消失。③体温恢复正常。④营养状况逐步改善。

【护理措施】

1. 改善呼吸功能

(1) 体位:取半坐卧位,以利呼吸和引流,有支气管胸膜瘘者取患侧卧位,以免脓液流向健侧或发生窒息。

(2) 保持呼吸道通畅:痰液较多者协助排痰或体位引流,遵医嘱应用抗生素。

(3) 吸氧:根据患者呼吸情况,酌情给氧 2～4 L/min。

(4) 协助医生进行治疗:①急性脓胸。为控制感染和改善呼吸,尽早行胸膜腔穿刺抽脓,可每日或隔日 1 次。抽脓后,胸腔内注射抗生素。脓液多时,应分次抽吸,每次抽脓量<1 000 ml,穿刺过程中及穿刺后应注意观察患者有无不良反应。脓液黏稠、抽吸困难或伴有支气管胸膜瘘者应行胸膜腔闭式引流术。②慢性脓胸。若患者行胸部成形术后,应采取术侧向下卧位,用厚棉垫、胸带加压包扎,并根据肋骨切除范围,在胸廓下垫一硬枕或加沙袋 1～3 kg 压迫,以控制反常呼吸。若患者行胸膜纤维板剥脱术,术后易发生大量渗血,应严密观察生命体征及引流液的性状和量。若血压下降、脉搏增快、尿量减少、烦躁不安且呈贫血貌,或胸膜腔闭式引流术后 3～5 h 内引流量>150 ml/h 且呈鲜红色,立即汇报医生,遵医嘱快速输血,酌情给予止血药,必要时准备再次开胸止血。

(5) 呼吸功能训练:鼓励患者有效咳嗽、排痰、吹气球、深呼吸功能训练,促使肺充分膨胀,增加通气量。

(6) 保证胸膜腔引流管通畅,维持有效引流:急性脓胸患者如能及时彻底排除脓液,使肺逐渐膨胀脓腔闭合,一般可治愈。对慢性脓胸患者,应注意引流管不能过细,引流位置适当,勿插入太深,以免影响脓液排出。若脓腔明显缩小,脓液不多,纵隔已固定,可将闭式引流改为开放式引流。开放式引流时应保持局部清洁,按时更换敷料,妥善固定引流管,防止滑脱。

2. 减轻疼痛　指导患者做腹式呼吸,减少胸廓运动,减轻疼痛,必要时行镇静镇痛处理。

3. 降温　高热者给予冷敷、乙醇擦浴等物理降温措施,鼓励患者多饮水,必要时应用药物降温。

4. 加强营养　鼓励患者多进食高蛋白、高热量和富含维生素的食物。根据患者口味合理调配饮食,保证营养素的供给。必要时,给予少量多次输血或肠内、静脉营养支持,以纠正贫血、低蛋白血症和营养不良。

5. 保持皮肤清洁 协助患者定时翻身,及时更换汗湿衣被,按时擦洗身体,保持床单平整干净,避免汗液、尿液对皮肤的不良刺激,改善局部血液循环,增加机体抵抗力,预防压疮发生。

6. 心理护理 护士应经常与患者交谈,关心体贴患者,帮助解决生活上的困难,使之能积极配合治疗,早日康复。

7. 健康教育 包括:①饮食指导。说明饮食与疾病恢复的关系,指导患者进食高蛋白、高维生素和易消化食物。②体位指导。为保证有效引流,宜取半坐卧位;支气管胸膜瘘者取患侧卧位,胸部成形术后取术侧向下卧位。③宣传康复知识。积极有效治疗急性脓胸是预防慢性脓胸之根本;胸廓成形术后患者,易引起脊柱侧弯及术侧肩关节的运动障碍,指导患者采取正直姿势,坚持练习头部前后左右回转运动,练习上半身的前屈运动和左右弯曲运动。

【护理评价】 通过治疗与护理,患者是否:①呼吸功能改善,无气促、发绀、胸闷等症状。②疼痛减轻。③体温恢复至正常。④营养状况改善程度,体重增加,面色正常,贫血有所改善。

项目三 肺 癌

案例导入

某男性患者,55岁,于1个月前无明显诱因出现刺激性咳嗽咳痰、痰中带血丝,胸部CT检查显示左肺上叶占位,气管镜检查显示左主支气管新生物形成,入院诊断:左肺上叶占位。患者既往吸烟史400年支,住院前1周戒烟。

请问:该患者入院后责任护士应从哪些方面进行评估? 针对咳嗽症状,可以给予哪些方面的护理干预措施? 如何做好术前、术后的护理?

肺癌多数起源于支气管黏膜上皮,因此,又称为支气管肺癌。近50年来,肺癌发病率明显增高,在工业发达国家和我国大城市中,肺癌的发病率已居男性肿瘤发病的首位。发病年龄大多在40岁以上,男性居多,男女之比为(3~5):1,但是近年来,女性肺癌的发病率亦有明显增加。起源于主支气管、肺叶支气管的肿瘤,位置靠近肺门者称为中央型肺癌;起源于肺段支气管以下的肿瘤,位置在肺的周围,称为周围型肺癌。按照组织学和分化程度,肺癌可分为鳞状细胞癌(鳞癌)、小细胞癌(未分化小细胞癌)、腺癌和大细胞癌。

【基本解剖】 肺是呼吸器官,左右各一。左肺分为上、下两叶,右肺分为上、中、下3叶。气管在主动脉弓下缘平胸骨角水平分为左、右支气管。左支气管较长,为4~5 cm,然后发出第1分支。右支气管约在2.5 cm处发出第1分支。左支气管管腔较右支气管稍小，与中线成 45°夹角，而右支气管几乎与气管成直线（约 25°夹角）。因此，呼吸道内异物以右侧为多，支气管镜和气管插管也较易进入右支气管。左、右支气管属于一级支气管，肺叶支气管属于二级支气管，肺段支气管属三级支气管。肺门又称为肺根，左、右肺门由支气管、肺动脉和肺静脉组成。

【生理功能】 肺的主要作用为通气和换气功能。

1. 通气功能 气体进入或排出呼吸道称为通气，其完成取决于肺泡与外界气体间的压力差。吸气时，肋间肌和膈肌收缩，使胸腔容量增大，胸膜腔内负压增大（$-0.8 \sim -1.2$ kPa），肺随之膨胀，肺内压下降，气体经呼吸道进入肺泡。呼气时，肋间肌和膈肌松弛，胸壁和肺回缩，胸腔容量减小，肺内压力增高，气体经呼吸道排出体外。若发生气道梗阻，胸廓和胸膜的完整性破坏，肋间肌和膈肌的功能下降，肺的弹性和顺应性下降，均会影响通气量。

2. 换气功能 肺内气体交换是在肺泡和毛细血管间进行，气体由高压向低压方向弥散。肺泡内的氧分压约 14 kPa，而肺内毛细血管内血液的氧分压为 5.3 kPa，故氧由肺弥散入血液。肺内毛细血管的二氧化碳分压约为 6.2 kPa，而肺泡内气体的二氧化碳分压为 5.3 kPa，故二氧化碳由血液弥散到肺。通气功能、肺灌注情况及弥散功能均影响肺泡及组织间的气体交换。肺切除特别是全肺切除术后，既减少了通气量，又减少了气体弥散的面积，对呼吸功能影响较大。但若肺有广泛病变或原已丧失弥散功能，切除后因血液不再流经无换气功能的肺，血氧饱和度反而增高，缺氧状况可得到一定程度的改善。

需外科治疗的常见肺部疾病有肺部良性疾病和肺部肿瘤，后者主要指肺癌。

【病因及发病机制】 肺癌的病因尚不完全明确。长期大量吸烟是肺癌的最重要风险因素，吸烟量越大、开始吸烟越早、吸烟年限越长则患肺癌的危险性越高。其他致病因素包括大气污染、烹饪油烟、职业接触、饮食因素、遗传易感性、基因变异等。

绝大多数肺癌起源于支气管黏膜上皮，仅极少数来自肺泡上皮。支气管上皮的基底细胞及Ⅱ型肺泡上皮细胞具有多向分化潜能，在致癌因素的作用下，导致细胞 DNA 产生不可逆性损害，继而导致支气管上皮细胞增殖，经过基底细胞增生、分泌黏液的杯状细胞增生和鳞状上皮细胞变形化生，引起上皮细胞的非典型增生。

肺癌有 4 种常见的病理类型：①鳞癌，约占肺癌的 50%。其大多起源于较大的支气管，常为中央型。生长速度较慢，病程较长，对放射和化学药物治疗较敏感。通常先经淋巴转移，血行转移发生较晚。②未分化小细胞癌，发病率比鳞癌低，发病年龄较轻，多见于男性。一般起源于较大支气管，常为中央型。恶性程度高，生长速度快，较早出现淋巴和血行转移，对放射和化学药物治疗较敏感，但在各型肺癌中预后最差。③腺癌，发病年龄较轻，多见于女性。多数起源于较小的支气管上皮，多为周围型。生长速度较慢，但少数在早期即发生血行转移，淋巴转移发生较晚。细支气管肺泡癌是腺癌的一种类型，起源于细支气管黏膜上皮或肺泡上皮。发病率低，女性多见。一般分化程度较高，生长较慢，淋巴和血行转移发生较晚。④大细胞癌，较少见，多为中央型，癌细胞分化程度低，恶性程度高，常在发生脑转移后才被发现，预后差。

【临床表现】　临床表现与肺癌的部位、大小、是否压迫、侵犯邻近器官及有无转移等相关。

1. 早期　多无症状,特别是周围型肺癌。随着肿瘤的增大,常出现刺激性咳嗽,痰中带血或间断的少量咯血。少数患者由于肿瘤导致较大支气管不同程度的阻塞,可出现胸闷、哮鸣、气促、发热和胸痛等症状。

2. 晚期　肺癌压迫、侵犯邻近器官、组织或发生远处转移时,可发生与受累组织相关的症状:①压迫或侵犯膈神经,同侧膈肌麻痹。②压迫或侵犯喉返神经,声带麻痹,出现声音嘶哑。③压迫上腔静脉,面部、颈部、上肢和上胸部静脉怒张,皮下组织水肿,上肢静脉压升高。④侵犯胸膜,胸膜腔积液,常为血性;大量积液可引起气促。⑤侵犯胸膜及胸壁,引起持续性剧烈胸痛。⑥侵入纵隔,压迫食管,引起吞咽困难。⑦上叶顶部肺癌,出现交感神经综合征,又称霍纳综合征(Horner syndrome),是由于交感神经中枢至眼部的通路受到压迫和破坏,引起同侧上眼睑下垂、瞳孔缩小、眼球内陷、面部无汗等症状。出现远处转移时可出现相应临床表现:脑转移可引起头痛、恶心或其他神经系统症状和体征;骨转移引起骨痛、血液碱性磷酸酶或血钙升高;肝转移可导致右上腹疼痛、肝大;皮下转移时可在皮下触及结节。

少数肺癌组织可产生内分泌物质,临床表现非转移性的全身症状,如骨关节病综合征(杵状指、骨关节病、骨膜增生等)、Cushing 综合征、多发性肌肉神经痛等,这些症状可在癌肿切除后消失。

【治疗要点】　综合治疗,以手术治疗为主,结合放射、化学药物、中医中药及靶向治疗等。

1. 手术治疗　目的是切除肺部原发癌肿病灶和局部和纵隔淋巴结。适应证是Ⅰ、Ⅱ期和部分经过选择的ⅢA 期(如 $T_3N_1M_0$)的非小细胞肺癌,已明确纵隔淋巴结转移的患者,手术可在放疗化疗后进行。

2. 放射治疗　是从局部消除肺癌病灶的一种手段,小细胞癌对放疗最为敏感。单独应用放射疗法,患者 3 年生存率低,故通常综合应用放射、手术和药物疗法。一般在术后 1 个月,患者一般情况改善后开始放射治疗。对有纵隔淋巴结转移的肺癌,全剂量放疗联合化疗是主要的治疗方法。对有远处转移的晚期肺癌,放疗仅用于对症治疗,是一种姑息治疗方法。

3. 化学药物治疗　对分化程度低的肺癌,特别是小细胞癌,疗效较好。亦可单独用于晚期肺癌,以缓解症状,或与手术、放射疗法综合应用,以防止癌肿转移、复发,提高治愈率。

4. 靶向治疗　针对肿瘤特有的基因突变进行的治疗称为靶向治疗,它具有针对性强、疗效较好且不良反应轻的临床特点。

【护理评估】

1. 现病史

(1) 局部症状:有无咳嗽、咳痰、痰量及其性状,有无咯血、胸闷、哮鸣、气促和胸痛。

(2) 肿瘤压迫邻近组织或转移症状:有无声音嘶哑、颈静脉怒张、胸腔积液等征象。

2. 健康史

(1) 一般资料:性别、年龄,有无家族史,有无吸烟史,了解吸烟的时间和数量。

(2) 既往史:有无其他部位肿瘤病史或手术治疗史,有无其他合并症,如糖尿病、高血压、慢性支气管炎等。

3. 实验室及辅助检查

(1) 胸部X线检查:在肺部可见块状阴影,边缘不清或呈分叶状,周围有毛刺。若有支气管梗死,可见肺不张;若肿瘤坏死液化,可见空洞。

(2) 胸部CT检查:可发现胸部X线检查隐藏区的病变,因其薄层扫描,密度分辨率很高,可以显示直径更小、密度更低的病变,显示病灶的局部影像特征,评估肿瘤范围、肿瘤与邻近器官关系、淋巴结转移状况,为制订肺癌的治疗方案提供重要依据,也是发现早期肺癌的最有效手段。

(3) 支气管镜检查:诊断中央型肺癌的阳性率较高,可在支气管腔内直接看到肿瘤,明确其大小、部位和范围,并可取组织做病理学检查,也可以取肿瘤表面组织或支气管内分泌物进行细胞学检查,还可发现可能同时存在的气管内原位癌。

4. 心理社会因素　包括心理承受能力、对疾病的认知程度及社会支持系统等。

【常见护理诊断/合作性问题】

1. 低效性呼吸型态　与肿瘤阻塞支气管、肺膨胀不良、呼吸道分泌物潴留、肺换气功能降低有关。

2. 气体交换受损　与肺组织病变、手术、麻醉等因素有关。

3. 焦虑　与担心手术、疾病预后等有关。

4. 疼痛　与手术创伤有关。

5. 潜在并发症　胸腔出血、切口感染、肺不张、支气管残端瘘

【护理目标】　包括:①维持正常的呼吸型态。②恢复正常的气体交换功能。③情绪稳定,焦虑减轻。④自述疼痛缓解或减轻,可以耐受。⑤并发症得到及时发现和处理,或没有并发症发生。

【护理措施】

1. 术前护理

(1) 心理护理:耐心倾听患者及家属的诉说,认真回答他们提出的问题。向患者及其家属详细说明手术方案及术后注意事项,让患者有充分的心理准备。给予情绪支持,予患者心理支持和鼓励。

(2) 呼吸功能锻炼:嘱患者戒烟,指导患者深呼吸和有效咳嗽,遵医嘱行雾化吸入,帮助患者咳出痰液。

(3) 术前指导:①指导患者练习腹式深呼吸、有效咳嗽,利于术后配合,促进肺复张;②指导患者使用深呼吸训练器,预防术后肺部并发症;③指导患者进行下肢运动,避免术后深静脉血栓发生;④指导术侧上肢运动,以维持关节全范围运动;⑤告知患者术后胸膜腔闭式引流管留置的目的、注意事项和配合要点。

2. 术后护理

(1) 取合适体位:全麻术后去枕平卧,头偏向一侧,待患者神志清醒、血压稳定后予半卧位。

(2) 维持生命体征平稳:严密观察生命体征,遵医嘱监测血压、脉搏和呼吸,并做好记录。注意有无呼吸窘迫,如有异常,及时汇报医生处理。术后 48 h 内血压常有波动,需要严密观察。若血压持续下降,应考虑是否是出血、组织缺氧或有效循环血量不足导致。

(3) 维持呼吸道通畅:鼓励患者深呼吸、有效咳嗽和咳痰,必要时吸痰。观察患者呼吸频率、幅度和节律,以及呼吸音;患者有无呼吸困难、气急等症状,若有异常时,及时汇报医生予以处理。遵医嘱予以氧疗。若患者呼吸道分泌物黏稠,可用糜蛋白酶、地塞米松等药物进行雾化吸入,以达到稀释痰液、解痉等目的。

(4) 保持各留置管道在位通畅:保持静脉置管、胸膜腔闭式引流管、氧气管、尿管等衔接紧密,在位通畅,固定牢靠,观察记录引流液量、颜色和性质。如有出血倾向遵医嘱使用止血药物,出现活动性出血时做好手术止血准备。

(5) 维持液体平衡:严格掌握输液的量和速度,防止短时间内输入大量液体引起循环负荷过重而导致肺水肿。全肺切除术后,24 h 补液量宜控制在 2 000 ml 以内,速度以 20～30 滴/分为宜。记录出入液量,维持体液平衡。

(6) 术后镇痛管理:定时评估有无伤口疼痛,疼痛达中等程度以上时汇报医生,必要时遵医嘱给予镇痛药,同时观察患者的呼吸频率,是否有呼吸抑制。帮助患者取舒适卧位,根据患者的需要和病情允许,协助并指导患者翻身,以增加患者的舒适度。各项操作动作尽量轻柔,以避免牵拉患者伤口引起疼痛。

(7) 术后活动和休息:鼓励患者早期下床活动,以预防肺不张,改善呼吸功能。手术当天床上活动包括大小便;术后第 1 天生命体征平稳,无头晕等不适时,应鼓励和协助患者下床活动或在床旁站立移步,严密观察患者活动时的病情变化,出现气促、心动过速和出汗等症状时,应立即停止活动;术后第 2 天起可扶持患者在病室或病房内活动,循序渐进,根据患者情况逐渐增加活动量。保持病房环境安静,保证患者每天 6～8 h 的睡眠时间。

(8) 维持胸膜腔闭式引流通畅:按胸膜腔闭式引流常规护理。密切观察引流液量、色、性状,当引流出多量血液(每小时 100～200 ml)时,应考虑活动性出血需立即汇报医生。全肺切除术后,留置的胸膜腔闭式引流管呈钳闭状态,保证术后患侧胸膜腔内有一定的渗液,以保持患侧胸腔一定的压力,维持纵隔位置。观察气管是否居中,酌情放出适量的气体或引流液,以维持气管、纵隔居中。每次放液量不宜>1 000 ml,速度宜慢,避免快速多量放液引起纵隔突然移位,导致心跳骤停。

3. 健康教育

(1) 心理指导:护士耐心解释治疗的安全性和有效性,鼓励患者多参加有益于身心健康的集体活动,转移患者注意力,以积极的心态面对疾病,解除焦虑和不安。

（2）饮食指导：拔除气管插管后 4 h 可进食半流质，指导患者进食高蛋白、高营养、高维生素、易消化饮食。因患者术后卧床，肠蠕动减弱，应多食蔬菜、水果类富含维生素的食物，以保持大便通畅。

（3）活动与休息指导：术后 1～2 d 以床上活动为主，可抬举上肢、抬腿和抬臀。根据患者的承受能力逐步增加活动量，以增加血液循环，促进伤口愈合。

【护理评价】 通过治疗和护理，患者是否：①咳嗽缓解或得到控制。②疼痛缓解或得到控制。③情绪稳定，了解疾病相关知识，积极配合诊疗护理。④未发生出血、肺不张、支气管胸膜瘘等并发症，或发生后及时得到发现和处理。

项目四　食管癌

案例导入

某男性患者，65 岁，55 kg。患者于 1 个月前无明显诱因出现进食后梗噎感，无进食后胸骨后疼痛，无恶心、呕吐，无声嘶，无发热，近 2 周体重减轻 3 kg。胃镜检查显示：食管中段占位。病理检查：食管中段局部鳞状上皮重度异型增生，癌变。入院诊断：食管中段癌。

请问：该患者入院后责任护士应从哪些方面对他进行评估？针对其进食情况可以给予哪些方面的护理干预措施？患者目前存在的主要护理问题是什么？如何为该患者做好术前、术后护理？

食管癌是一种常见的消化道恶性肿瘤。我国是世界上食管癌高发地区之一，男性多于女性，发病年龄多在 40 岁以上。食管癌在我国发病率仅次于胃癌，排第 2 位。

【基本解剖】 食管为一肌性管道，是输送饮食的管道。食管上连咽部，前在环状软骨下缘水平，后相当于第 6 颈椎水平，在气管后面向下进入后纵隔，在相当于第 11 胸椎水平穿过膈肌的食管裂孔下连胃贲门部。成人食管长 25～28 cm，门齿距食管起点约15 cm。

食管分为：①颈段，自食道入口至胸骨柄上缘的胸廓入口处；②胸段，再分上、中、下 3 段。自胸骨柄上缘平面至气管分叉平面为胸上段，自气管分叉平面至贲门口全长度的上 1/2 为胸中段，下 1/2 为胸下段。通常将食管腹段包括在胸下段内。胸中段与胸下段食管的交界处接近肺下静脉水平。

食管有 3 处生理性狭窄：第 1 处在环状软骨下缘平面，即食管入口处；第 2 处在主动脉弓水平位；第 3 处在食管下端，即食管穿过膈肌裂孔处。该 3 处狭窄虽属生理性，但常为瘢痕性狭窄、肿瘤等病变所在的区域。

食管由黏膜、黏膜下层、肌层和外膜构成。食管无浆膜层，是食管术后易发生吻合口瘘的因素之一。食管的血液供应来自不同的动脉，尽管这些动脉间有交通支，但不丰富，特别是主动脉弓以上的食管血液供应尤差,故食管手术后愈合能力较差。

胸导管起于腹主动脉右侧的乳糜池,向上经主动脉裂孔进入胸腔的后纵隔,位于椎骨和食管之间。胸导管较粗,并接受乳糜,破裂时将损失血液中大量的血浆蛋白等营养物质。

【病因及发病机制】

引起食管癌的病因至今尚不明确,有多方面因素,但吸烟和重度饮酒已被证明是其重要原因。有资料显示,缺乏微量元素、维生素、不良饮食习惯及食管癌遗传因素等与发病有关。

食管癌早期病变多限于黏膜层,即原位癌,表现为局部黏膜充血、糜烂、斑块或乳头状,少见肿块;到中、晚期,肿瘤长大,逐渐累及食管全周,肿块突入腔内,还可穿透食管壁全层,侵入纵隔和心包。

【临床表现】

1. 早期　常无明显症状,仅在吞咽粗硬食物时出现"三感一痛"症状,即异物感、梗噎感、烧灼感和胸骨后疼痛。食物通过缓慢,并有停滞感,梗噎停滞感常在饮水后缓解消失。症状时轻时重,进展缓慢。

2. 中晚期　表现为进行性吞咽困难,先是难咽干硬食物,继而只能进半流质、流质,最后滴水难进,患者逐渐消瘦、贫血、无力、明显脱水症状和营养不良。肿瘤侵犯周围器官时出现相应症状,侵犯喉返神经,可发生声音嘶哑;侵入主动脉,溃烂破裂,可引起大量呕血;侵入气管,可形成食管气管瘘;食管高度梗阻时,可致食物反流,引起进食时呛咳及肺部感染。持续性胸痛或背痛,表示肿瘤已侵犯食管外组织,最后出现恶病质。中晚期病例可有锁骨上淋巴结肿大,肝转移者可触及肝肿块,恶病质者可出现腹水。

【治疗要点】　以手术治疗为主,辅以放射、化疗等综合治疗。

1. 手术治疗　是治疗食管癌的首选方法,适用于全身情况和心肺功能良好、无明显远处转移征的患者。行肿瘤完全性切除＋淋巴结清扫术,手术切除的长度应在肿瘤上、下缘5～8 cm,清扫周围淋巴结。常见的术后并发症是吻合口瘘和吻合口狭窄。

2. 单纯性放疗　适用于食管颈段、胸上段癌或晚期癌不能手术治疗者。

3. 手术联合放疗

(1) 术前放疗:可增加手术切除率,提高远期生存率。

(2) 术后放疗:对术中切除不完全的残留癌组织,在术后3～6周进行术后放疗。

4. 化疗　作为术后辅助治疗,可提高手术疗效,使食管癌患者症状缓解,存活期延长。

【护理评估】

1. 术前评估

(1) 健康史:简要了解病史、家族史、饮食习惯等,了解既往有无吸烟史、过敏史。

(2) 现病史:①肿瘤位置,如肿瘤的位置、有无扩散或转移。②重要器官功能,如有无合并症,如糖尿病、冠心病、高血压等。③营养状况,如体重下降情况、有无贫血、脱水或衰竭。④饮食情况,如有无吞咽困难或呕吐,目前能否正常进食,食物性质。⑤疼痛情况、疼痛部位、性质,是否影响睡眠。

(3) 心理和社会支持状况:包括心理承受能力、对疾病的认知程度及社会支持系统等。

(4) 实验室及辅助检查:

1) 胃镜:可以直接观察微小病变,方便钳取病灶组织进行病理检查,是目前食管癌诊断的主要检查手段。

2) 胸部 CT 检查:可显示病变的部位、大小、向外扩展、浸润程度、与周围组织的关系,以及有无远处转移。

3) 上消化道钡餐检查:可以显示出食管的充盈缺损、管腔狭窄或梗阻、管壁蠕动减弱或消失、僵硬,黏膜破坏有溃疡龛影。因上消化道钡餐检查不易发现早期食管癌,因此,此检查适用于无法行胃镜检查者。

2. 术后评估

(1) 手术情况:手术方式、术中发现、病变组织是否切除,术中出血情况、输血补液情况。

(2) 生命体征:是否平稳、麻醉是否苏醒、气管插管位置有无改变、呼吸状况是否良好、血氧饱和度是否正常、呼吸音是否清晰。

(3) 伤口和各管道:伤口有无渗血,各管道是否通畅,胸膜腔闭式引流及胃肠减压引流量、颜色和性状。

(4) 心理状况与认知程度:①患者有无焦虑、紧张、恐惧等不良心理反应,自我感觉是否良好,能否配合各种治疗护理操作,能否安静入睡。②对术后禁食和饮食护理要求是否理解,有何不适,是否掌握饮食调理的原则。③对康复训练是否配合,对出院后的继续治疗是否清楚。

【常见护理诊断/合作性问题】

1. 营养失调:低于机体需要量　与进食量减少或不能进食、消耗增加等有关。

2. 体液不足　与吞咽困难、水分摄入不足有关。

3. 焦虑　与对癌症的恐惧和担心疾病预后等有关。

4. 疼痛　与手术创伤有关。

5. 潜在并发症　出血、肺不张、肺炎、吻合口瘘、乳糜胸等。

【护理目标】　包括:①营养状况改善,体重无明显下降。②水电解质维持平衡。③焦虑减轻,情绪稳定。④自述疼痛缓解或减轻,可以耐受。⑤并发症及时发现和处理,或没有并发症发生。

【护理措施】

1. 术前护理

(1) 心理护理:加强与患者和家属的沟通,了解他们对疾病和手术的认知程度,讲解有关疾病、手术的基础知识、配合要点与注意事项;了解他们的心理状况,根据具体情况实施耐心的心理疏导,争取亲属在心理和经济方面的积极支持和配合。为患者营造安静舒适的环境,促进睡眠,必要时使用安眠、镇静、镇痛类药物。

(2) 营养支持:术前保证营养摄入,指导患者合理进食高热量、高蛋白、富含维生素的流质或半流质,避免煎炸等刺激性食物,以免引起肿瘤破裂造成出血。观察进食反应,若不易进食较硬食物,可食半流质或水分多的固体食物,如酸乳酪、香蕉等。若患者仅能进食流质或长期不能进食且营养状况较差,可补充液体、电解质或提供肠内、肠外营养。

(3) 口腔卫生:保持口腔清洁,进食后漱口,并积极治疗口腔疾病,避免口腔内细菌随食物或唾液进入食管,在梗阻或狭窄部位停留、繁殖,造成局部感染,影响吻合口愈合。

(4) 呼吸道准备:嘱患者戒烟,指导并训练患者深呼吸和有效咳嗽,以利术后主动排痰,达到增加肺部通气量、改善缺氧、预防术后肺炎和肺不张的目的。

(5) 胃肠道准备:①手术前 1 d 口服硫酸新霉素 500 ml,局部消炎抗感染。②术前 3 d 改流质饮食,术前 1 d 禁食,术晨禁食、禁水。③术前晚和术晨分别给予开塞露纳肛。

2. 术后护理

(1) 严密观察生命体征变化:监测血压每 30 min 1 次,平稳后每 1~2 h 1 次。

(2) 呼吸道护理:食管癌术后密切观察呼吸状况,频率和节律,听诊双肺呼吸音是否清晰,有无缺氧征兆。气管插管拔除前按需吸痰,保持呼吸道通畅。气管插管拔管后,尤其术后第 1~2 天,鼓励患者深呼吸、使用深呼吸训练器,促使肺膨胀。痰多、咳痰无力的患者若出现呼吸浅快、发绀、呼吸音减弱等痰阻塞现象时,立即行鼻导管深部吸痰,必要时再次气管插管。

(3) 胸膜腔闭式引流管的护理:保持胸膜腔闭式引流管通畅,观察引流液量、性状并做好记录。若术后 3 h 内引流胸液 200 ml/h,呈鲜红色并有较多血凝块,伴有患者烦躁不安、血压下降、脉搏增快、少尿等血容量不足的表现,应考虑活动性出血;若引流液中有食物残渣,提示有食管吻合口瘘;若引流液量多,由清亮转为浑浊,则提示有乳糜胸;一旦出现上述情况应及时报告医生,协助处理。待术后 2~3 d,引流的血性胸液颜色逐渐变淡,量逐渐减少,<50 ml/24 h 时,可拔除引流管。拔管后注意伤口有无渗出,有无胸闷、气促,胸膜腔内是否有较多残留积液征象,若有异常及时报告医生。

(4) 胃肠减压的护理:术后 3~4 d 内持续胃肠减压,妥善固定胃管,防止脱出;定时挤压胃管,保持胃管通畅;严密观察引流量、颜色、性状、气味;术后 6~12 h 内可从胃管内引流出少量血性或咖啡色液体,以后引流液颜色逐渐变浅。若引流出大量鲜血或血性液,患者出现烦躁不安、血压下降、脉搏增快、尿量减少等,应考虑吻合口出血,需立即汇报医生处理。胃管不通畅时,可用少量生理盐水冲洗并及时回抽,避免增加吻合口张力引发吻合口瘘。胃管脱出后应严密观察病情,不应盲目插入,以免戳穿吻合口,造成吻合口瘘。

(5) 饮食护理:①术后 3～4 d 吻合口处于充血水肿期,期间禁饮、禁食。②禁食期间持续胃肠减压,通过肠内营养和静脉营养补充水分和营养。肠内营养符合正常生理特点,食管术后早期肠内营养可促进胃肠道功能恢复、保护肠黏膜功能屏障,已经成为食管癌术后营养支持的重要途径。加强肠内营养并发症的预防护理,常见并发症有胃肠道并发症、机械性并发症和代谢性并发症,密切观察患者腹部症状早期发现胃肠道症状,定期监测血糖、电解质变化发现代谢性并发症。③术后待肛门排气、胃肠减压引流胃液减少后拔除胃管;拔管 24 h 后,若无呼吸困难、胸痛、患侧呼吸音减弱及高热等吻合口瘘征象,可开始进食。先试饮少量水,然后逐渐过渡至清流、流质和半流质,少量多餐,每天 6～8 餐,至术后 3 周后患者若无不适可进普食,但仍应注意少食多餐,细嚼慢咽,防止进食过多过快,避免进食生、冷、硬食物。④食管胃吻合术后患者,可有胸闷、进食后呼吸困难,是由于胃已拉入胸腔,肺受压暂未适应导致。建议患者少食多餐,经 1～2 个月后,此症状多可缓解。⑤术后胃液可反流至食管,患者可有反酸、呕吐等症状,平卧时加重,应嘱患者饭后 2 h 内勿平卧,睡眠时将枕头垫高。

(6) 早期活动:胸部手术患者术后早期活动可以减少肺部并发症、促进肠蠕动、预防血栓形成。但是,患者及其家属的恐惧心理、术后伤口疼痛、留置管道致活动不便等导致患者早期活动的依从性差。护理措施包括:说明术后早期活动的临床意义,鼓励患者下床活动;第 1 次下床活动时由护士指导完成,讲解活动步骤和注意事项,确保安全;制订适合患者的早期活动方案,量化活动量。

(7) 并发症的护理:食管癌根治术后有吻合口瘘、乳糜胸、肺炎、肺不张等并发症,应了解所有并发症的症状体征,早期发现并治疗可有效提高疗效。

3. 健康教育

(1) 饮食指导:解释禁食目的和进食原则。禁食是为防止因麻醉或术中呕吐引起吸入性肺炎或窒息,防止术后胃胀,减轻吻合口张力,利于吻合口愈合。进食原则包括少量多餐,由稀到干,逐渐增加食量。注意观察进食后的反应,避免刺激性食物和碳酸饮料,避免进食过快、过量及带骨刺或硬质食物,质硬的药片需碾碎后服用。晚上睡前 2 h 禁食,睡觉时尽量把床头抬高 15°,避免胃内容物反流。如进食后出现发热、恶心呕吐或吞咽困难等症状时及时就诊。

(2) 体位指导:指导患者取半卧位,防止进食后反流、呕吐,利于肺膨胀和引流。

(3) 预防并发症措施:指导患者进行深呼吸、有效咳嗽和保持口腔卫生。深呼吸、主动咳嗽排痰有利于肺膨胀和预防肺部并发症。保持口腔卫生可减少口臭,增进食欲;术前若患者口腔不洁或有慢性感染,细菌易进入食管梗阻部位引起感染,也可能成为术后吻合口感染的危险因素;术后禁食期间,细菌容易在口腔内滋生繁殖,亦易引起吻合口感染。感染是导致吻合口瘘的一个重要因素。

(4) 活动与休息指导:活动可以增加肺通气,利于分泌物排出,减少肺部并发症;促使肠蠕动早期恢复,减少腹胀,增进食欲;促进血循环,减少下肢静脉栓塞;术侧肩关节运动可预防关节强直、失用性萎缩。在活动时应注意掌握活动量,活动量以不引起气喘、心悸、头晕等为标准,避免疲劳,保证充分睡眠。术后早期不宜下蹲大小便,以免引起体位性低血压或发生意外。

（5）建立良好生活方式,指导戒烟少酒,积极治疗食管慢性炎症。

知识链接

吻合口瘘是食管癌根治术术后最严重的并发症之一,临床护理观察重点有哪些?

吻合口瘘是食管癌手术后极为严重的并发症,死亡率高达50%。发生吻合口瘘的原因有:①食管的解剖特点,如无浆膜覆盖、肌纤维呈纵形走向,易发生撕裂;②食管血液供应呈节段性,易造成吻合口缺血;③吻合口张力太大;④感染、营养不良、贫血、低蛋白血症等,吻合口愈合慢。

按吻合口的部位可分为颈部吻合口瘘和胸内吻合口瘘。颈部吻合口瘘局部表现为:切口肿胀、感染较深时皮肤不发红、触之疼痛,局部皮下积气,有波动感,全身感染症状较轻,少数早期瘘因颈胸通道封闭不严密以至漏入胸腔,其表现和胸内吻合口瘘相似。胸内吻合口瘘症状严重,主要为急性感染和胸腔积液,如发热、气短、心悸、呼吸困难、胸闷和胸痛等。食管癌术后患者护理时,应严密观察患者体温、局部伤口情况和实验室检查结果等,及时发现和积极处理吻合口瘘。吻合口瘘多发生在术后5～10 d,在此期间应密切观察有无上述症状,一旦出现,应立即通知医生并配合处理。

治疗和护理要点包括:①立即禁食、进行胃肠减压,引流胃液,减少胃液反流,减轻吻合口张力,直至瘘口愈合。②行胸膜腔闭式引流,必要时行胸腔冲洗,排除胸腔内积液和脓液。③加强抗感染治疗及静脉营养。④严密观察生命体征,若出现休克症状,应积极抗休克治疗。⑤需要长时间禁食者,为加强营养支持,可为患者行胃造瘘术进行管饲。胃肠造瘘术后,妥善固定胃造瘘管,防止脱出、阻塞;观察造瘘管周围有无渗出液或胃液漏出,及时更换渗湿的敷料并在瘘口周围涂氧化锌软膏或置凡士林纱布保护皮肤,防止发生皮炎。

【护理评价】　通过治疗和护理,患者是否:①营养状况正常,体重没有下降或增加。②水、电解质平衡,尿量正常,无脱水或电解质紊乱的表现。③心理问题得到解决,睡眠充足,能配合治疗护理。④疼痛缓解或得到控制。⑤未发生吻合口瘘等并发症,或发生后及时发现和处理。

▌项目五　胸膜腔闭式引流的护理

胸膜腔闭式引流是胸外科应用较广的技术,是治疗脓胸、外伤性血胸、气胸、自发性气胸的有效方法。

【目的和适应证】

1. 目的　引流胸膜腔内气体、血液和渗液,重建胸膜腔负压,维持纵隔的正常位置,促进肺复张。

2. 适应证　用于创伤性或自发性气胸、血胸、脓胸和心胸手术后的引流。

【胸膜腔引流管的安置部位和方法】　胸膜腔闭式引流常在手术室置管,但在紧急情况下可在急诊室或病床旁安置。胸膜腔闭式引流的置入位置可依据患者体征和胸部 X 线检查结果确定。积气多向上聚集,因此气胸引流一般在前胸壁锁骨中线第 2 肋间;积液处于低位,胸腔积液一般在腋中线和腋后线第 6~8 肋间;脓胸常选在脓液积聚的最低位进行置管引流。

【胸膜腔引流的导管种类和装置】

1. 胸管种类

(1) 用于排气:宜选择质地较软、管径较细(1 cm)的塑胶管,既能引流又可减少局部刺激和疼痛。

(2) 用于排液:宜选择质地较硬、管径较粗(1.5~2.0 cm)的橡皮管,不易打折和堵塞,利于引流。

2. 胸膜腔引流装置　传统的胸膜腔闭式引流装置有单瓶、双瓶和三瓶 3 种(图 20-2)。目前临床广泛应用的是各种一次性使用的胸膜腔闭式引流装置。

(1) 单瓶水封式引流系统:水封瓶橡胶瓶塞上有 2 个孔,分别插入长、短玻璃管。瓶内盛无菌生理盐水约 500 ml,短玻璃管下口远离液面,使瓶内空气与外界大气相通,长玻璃管的下端则插至液面下 3~4 cm。使用时,将水封瓶的长玻璃管与患者的胸膜腔引流管相连接,接通后即可见管内水柱上升,升高至液平面 8~10 cm,并随着患者呼吸上下波动。若水柱不动,提示引流管不通畅。

(2) 双瓶水封式引流系统:包括上述相同的水封瓶和集液瓶 1 个,在引流胸膜腔内液体时,水封下的密闭系统不会受到引流液量的影响。

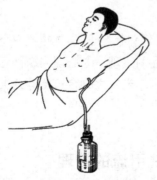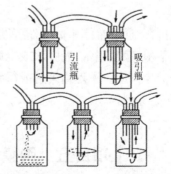

A. 单瓶水封闭式胸腔引流装置　　　B. 双瓶或三瓶水封闭式胸腔引流装置

图 20-2　胸膜腔闭式引流装置

(3) 三瓶水封式引流系统:在双瓶的基础上增加了 1 个施加抽吸力的控制瓶。通常,抽吸力取决于通气管没入液面的深度。若通气管没入液面 15～20 cm,相对于对该患者施加了 1.5～2.0 kPa 的负压吸力。若抽吸力超过没入液面的通气管的高度所产生的压力时,就会将外界空气吸入此引流系统中,因此,压力控制瓶中必须始终有水泡产生方表示其具有功能。

【护理目标】 包括:①维持正常的呼吸功能;②疼痛得到缓解;③未发生肺部感染或胸腔感染。

【护理措施】

(1) 保持管道的密闭:①引流管周围用油纱布包盖严密;②随时检查引流装置是否密闭及引流管有无脱落;若引流管从置管处滑脱,立即用手捏闭伤口处皮肤,消毒处理后,用凡士林纱布封闭伤口,并协助医生做进一步处理;③水封瓶长玻璃管没入水中 3～4 cm,并始终保持直立;④搬动患者或更换引流瓶时,需双重夹闭引流管,以防空气进入;⑤引流管连接处脱落或引流瓶损坏,应立即双钳夹闭胸壁引流导管,并更换引流装置。

(2) 严格无菌操作,防止逆行感染:①引流装置应保持无菌,定时更换引流瓶,更换时严格无菌操作规程;②保持胸壁引流口处敷料清洁干燥,一旦渗湿,及时更换;③引流瓶应低于胸壁引流口平面 60～100 cm,以防瓶内液体逆流入胸膜腔。

(3) 保持引流管通畅:闭式引流主要靠重力引流。有效保持引流管通畅的方法有:①患者取半坐卧位;②定时挤压胸膜腔引流管,防止引流管阻塞、扭曲、受压;③鼓励患者咳嗽、深呼吸及变换体位,以利胸膜腔内液体、气体排出,促进肺扩张。要注意观察长玻璃管内的水柱波动,以判断引流管是否通畅。水柱波动的幅度反映无效腔的大小与胸膜腔内负压的大小。一般情况下水柱上下波动 4～6 cm。若水柱波动幅度过大,可能存在肺不张;若无波动,则提示引流管不畅或肺已完全扩张;但若患者出现胸闷气促、气管向健侧偏移等肺受压的症状,提示血块堵塞引流管,需设法捏挤或使用负压间断抽吸引流瓶的短玻璃管促使其通畅,并立即通知医生处理。

(4) 观察和记录:①观察长玻璃管内的水柱波动。②观察引流液的量、性质、颜色,并准确记录。若成人引流液量＞200 ml/h 并持续 3 h 以上、引流出的血液很快凝固,以及脉搏持续加快、血压降低、补充血容量后血压仍不稳定、血红细胞计数、血红蛋白含量及血细胞比容持续下降,胸部 X 线检查显示胸腔大片阴影,提示有活动性出血,应及时报告医生并协助处理。

(5) 拔管:①拔管指征,一般置管 48～72 h 后,临床观察引流瓶中无气体溢出,或引流液量明显减少且颜色变浅,24 h 引流液＜50 ml,脓液＜10 ml,X 线胸片示肺复张良好无漏气,患者无呼吸困难,即可拔管。②拔管,护士协助医生拔管,在拔管时应先嘱患者先深吸一口气,在吸气末迅速拔管,并立即用凡士林纱布和厚敷料封闭胸壁伤口,外加包扎固定。③拔管后观察,拔管后 24 h 内,注意观察患者有无胸闷、呼吸困难、切口漏气、渗液或皮下气肿等,如发现异常应及时通知医生处理。

【护理评价】 通过治疗和护理,患者是否:①呼吸功能恢复正常,无胸闷、气促、呼吸困难等。②疼痛减轻或消失。③并发症得到有效预防。

学习效果评价·思考题 ·······················

1. 肋骨骨折的处理原则？

2. 多根多处肋骨骨折的临床表现及治疗原则有哪些？

3. 简述闭合性气胸、开放性气胸和张力性气胸的临床表现及处理原则。

4. 如何判断活动性出血？

5. 胸膜腔闭式引流的护理措施有哪些？

6. 脓胸的病因及分类有哪些？

7. 分别简述急性脓胸与慢性脓胸患者的临床表现及处理原则。

8. 如何对脓胸术后患者进行健康指导？

9. 肺癌的发病原因、临床表现，以及治疗方法有哪些？

10. 胸腔镜肺叶切除术患者的术前准备有哪些？术后护理内容包括哪些？

11. 食管癌的发病原因、临床表现及治疗方法有哪些？

12. 胸腔镜联合腹腔镜食管癌根治术患者的围术期护理内容包括哪些？

13. 对食管癌根治术后患者进行出院指导的主要内容包括哪些？

14. 进行胸膜腔闭式引流术的目的是什么？胸膜腔闭式引流术的护理包括哪些？

15. 简述胸膜腔闭式引流管的置管位置。

（张伟英）

第二十一章 泌尿及男性生殖系统疾病的护理

项目一 概 述

任务一 基础知识回顾

【基本解剖】 泌尿系统由肾脏、输尿管、膀胱及尿道组成。肾生成尿液,经输尿管流入膀胱储存,然后再经尿道排出体外。输尿管是成对的,长 20～30 cm,终于膀胱,有 3 个狭窄部分,即肾盂输尿管连接处、输尿管跨越髂血管处和输尿管进入膀胱壁段。膀胱是储存尿液的肌性囊状器官,其形状、大小、位置和壁的厚度随尿液的充盈程度而异。男、女尿道具有很大的不同:男性尿道的特点是细、长、曲;女性尿道为短、阔、直(图 21 - 1)。

男性生殖系统包括内生殖器和外生殖器 2 个部分。内生殖器由生殖腺(睾丸)、输精管道(附睾、输精管、射精管和尿道)和附属腺(精囊腺、前列腺、尿道球腺)组成。外生殖器包括阴囊和阴茎(图 21 - 2)。

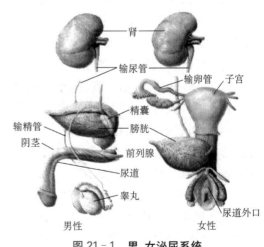

图 21 - 1 男、女泌尿系统

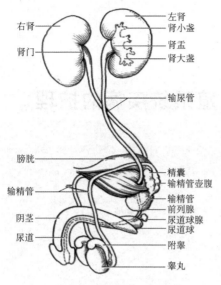

图 21-2 **男性泌尿生殖系统**

左肾
肾小盏
肾盂
肾大盏
右肾
肾门
输尿管
膀胱
精囊
输精管壶腹
输精管
输精管
阴茎
前列腺
尿道球腺
尿道球
附睾
尿道
睾丸

【生理功能】 泌尿系统的主要生理功能是将机体代谢过程中所产生的各种不为机体所利用或者有害的物质向体外输送,肾还有内分泌的功能。尿液排泄的途径为:肾单位(尿液)→集合管→肾盂→输尿管→膀胱→尿道。

男性生殖系统内生殖器中睾丸的主要功能是产生精子和分泌雄激素;附睾、输精管、射精管和尿道是运输精子的生殖管道,附睾还有暂时储存、营养和促进精子成熟的作用;附睾腺体的分泌物称为精浆,可以供给精子营养,并帮助其受精。

任务二 泌尿系统常用检查

一、体格检查

全面和仔细的体格检查与病史采集同样重要,是诊治患者的重要组成部分之一。虽然有不少实验室和影像学诊断方法,但体格检查仍然是医护人员取得最直接的第一手资料的重要步骤。

1. 肾脏

(1)首先观察两侧肾区是否对称、有无隆起及脊柱是否侧弯等。

(2)肾脏触诊可取仰卧位,屈髋屈膝,使腹肌松弛。采用双手合诊,左手置于腰背脊肋角区,右手置于腹部肋缘下,嘱患者深呼吸,亦可采用侧卧位、坐位或立位。正常情况下,肾脏常不能触及,偶可触及右肾下极。当肾脏肿大、下垂或异位时,则可被触及。应注意部位、大小、质地、活动度及表面情况等。

其他的检查方法有叩诊和听诊。脊肋角的叩诊能够确定患肾的疼痛部位,有叩击痛时表示该肾脏或肾周围存在炎症。输尿管结石在肾绞痛发作时,该侧肾区也有叩击痛。叩诊方法为以左手掌贴于脊肋角区,右拳叩击左手背。听诊不常用,肾动脉狭窄者可在腹部或下背部听到血管杂音。

2. 输尿管 由于位置深,于体表不能触及,很少有阳性特征。如果患者消瘦,输尿管有较大结石或肿物,则偶可触及。输尿管在跨过骨盆缘处,距腹壁最近,被称为输尿管点,其体表的投影相当于脐与髂前上棘连线内中 1/3 交点下内 1.5 cm 处。输尿管点压痛,提示输尿管病变。输尿管下端病变可通过肛指或阴道指诊进行检诊。

3. 膀胱 正常的膀胱在膀胱尿量＜150 ml 时一般不能被触及。当膀胱内尿量达500 ml 时,膨胀的膀胱就比较容易被观察到,并可于耻骨上触及。疑为耻骨上肿物时,应在导尿后再行检查(可用触诊和叩诊联合方法)。

二、实验室检查

泌尿生殖系统疾病主要包括肾脏、输尿管、膀胱、男性前列腺、睾丸和女性阴道等部位的疾病。患泌尿生殖系统疾病及其相关疾病时,凡是血液中经过肾脏滤过或排泄的各种物质成分的种类、浓度改变及尿液、精液、前列腺液、尿道和阴道的分泌物中各种可溶性物质和有形成分的变化均可通过尿液分析、肾功能试验、精液及前列腺液、阴道分泌物检查等技术进行实验室诊断。

(一)尿液检查

尿液检查是泌尿系统疾病诊断和疗效观察的首选项目。

1. 尿常规检查 包括颜色、透明度、酸碱反应、比例,蛋白、尿糖及显微镜检查。一般应尽量采用新鲜晨尿,或其他随机留取中段尿,以提高阳性检出率。在检查中若发现白细胞时,常提示有感染或其他现象,因此要注意以下几点:①尿标本必须新鲜,否则停放数小时后,白细胞即可被破坏而脓尿消失。②尿标本必须清洁,女性要清洗外阴,勿混进白带。如尿沉渣中有大量多角形上皮细胞,则可能已混进白带,宜留取清洁尿标本重检。女性月经期不宜留取尿标本。③尿路感染者脓尿常呈间歇性,故宜多次反复检查才能下结论。④在使用抗菌药物后,可影响检查的准确性。

2. 尿液细菌学检查 尿标本采集方法:①消毒尿道外口,收集中段尿;②无菌导尿;③耻骨上膀胱穿刺抽取尿液(需在膀胱充盈时)。普通细菌培养,细菌计数>10万/ml的为尿路感染,应同时做药敏试验,供临床用药参考。检查结核分枝杆菌需收集24 h尿,浓缩后做抗酸染色,应连续做3 d。

3. 尿的细胞学检查 收集新鲜尿液的沉渣,涂片染色,镜检查肿瘤细胞。肾盂癌或膀胱癌常可查见瘤细胞。采用荧光显微镜检可提高检出率。

4. 24 h尿中内分泌物质测定 包括尿内儿茶酚胺及其代谢产物3-甲氧基-4-羟基苦杏仁酸(VMA)、醛固酮、17-羟类固醇、17-酮类固醇等的测定,对诊断肾上腺疾病具有重要意义。

(二)血液检查

血清肌酐与血清尿素氮测定可作为肾小球滤过功能受损的指标。由于肾的储备力和代偿力很强,故肾小球受损的早期或轻度损害时,血清中肌酐浓度可以正常。只有肾小球滤过功能下降到正常人的1/3时,血清中肌酐浓度才明显上升。血清尿素氮受分解代谢、饮食和消化道出血等多种因素的影响,不如肌酐准确。血肌酐和尿素氮同时测定更有意义,如两者同时增高,表示肾功能严重受损。

三、放射影像学检查

放射影像学检查是泌尿生殖系统疾病的重要诊断手段,检查前需进行肠道准备。

1. 尿路平片 可了解肾脏的位置、大小、泌尿系统有无结石、钙化阴影、脊柱及腰大肌情况。

2. **肾动脉造影** 经股动脉穿刺,将导管导入腹主动脉,必要时可插入一侧肾动脉,注入造影剂行肾动脉造影或选择性肾动脉造影。对肾血管病变、肾肿瘤,肾创伤等均有重要的诊断价值。近来还可作为治疗手段,如肾动脉扩张成形术治疗肾动脉狭窄所致的肾血管性高血压;肾动脉栓塞术治疗肾创伤和肾肿瘤及对肾肿瘤进行化疗等。此外,经过隐静脉将导管插入下腔静脉做腔静脉造影,对腹膜后肿瘤,腔静脉内癌栓等也有诊断价值。

3. **电子计算机断层扫描(CT)** 为非侵入性检查,对泌尿生殖系统肿瘤、囊肿、肾上腺肿瘤等占位性病变诊断准确率很高,对恶性肿瘤的早期诊断、肿瘤分期等均有较高价值。它的分辨率高于 B 超检查,在临床已获得广泛应用。

4. **磁共振成像(MRI)** MRI 检查的功能等同于 CT 检查,优势在于 MRI、磁共振尿路成像(磁共振泌尿系统水成像,MRU)可在无造影、无放射性的条件下完成对泌尿系统的影响评估。同时磁共振血管造影(MRA)也可在无肾毒性药物的作用下,对肾血管进行造影。缺点在于空间分辨力及有钙化病灶时分辨率不如 CT 检查,并且对于泌尿系统结石不敏感。

四、其他常用检查

(一) B 超检查

B 超检查对泌尿生殖系疾病有重要诊断价值,对肾上腺肿瘤、肾占位性病变、肾积水、肾囊肿、尿路结石、膀胱肿瘤及前列腺、睾丸疾患等均有重要诊断价值。它对病变的分辨率较 CT 为低,但其探查方向灵活,操作简易,价廉,可多次重复检查,临床应用极为广泛。彩色多普勒 B 超显像可以清楚地显示肾血管灌注情况,可以监测肾移植术后移植肾的血液灌注情况。

(二) 尿流动力学测定

尿流动力学是借助流体力学及电生理方法研究,以及测定尿路输送、储存、排出尿液的功能,为排尿障碍原因的分析、治疗方法选择及疗效评定提供客观证据。

任务三 常 见 症 状

一、全身症状

发热和寒战是任何部位的泌尿生殖道感染最常见的全身症状。女性多见于急性肾盂肾炎,男性以急性前列腺炎、急性附睾炎居多。尿路感染如同时合并梗阻、发热和寒战预示着菌血症或败血症。发热也可能是肾脏、膀胱、睾丸肿瘤等临床表现之一。体重下降、红细胞沉降率(血沉)增快、红细胞增多可能是肾肿瘤的肾外表现。

二、尿的异常

（一）血尿

血尿是指尿液中混有红细胞。正常的尿液含有极少量的红细胞,未经离心的尿液在显微镜下红细胞0~2个/HP,如果超过此数,即为血尿。

1. 镜下血尿和肉眼血尿　尿色正常,离心后红细胞≥3个/HP,或24 h Addis>50万。肉眼血尿:当1 000 ml尿液中含有血液0.5~1 ml时尿液的颜色即呈现洗肉水样、红色、暗红或有血凝块,也可出现浓茶色、咖啡色或酱油色(在尿pH值偏酸时),即肉眼血尿。

2. 血尿出现的时间　将全程尿分段观察颜色,如尿三杯试验,用3个清洁玻璃杯分别留起始段,中段和终末段尿观察,如起始段血尿提示病变在尿道;终末段血尿提示出血部位在膀胱颈部,三角区或后尿道的前列腺和精囊腺;三段尿均呈红色即全程血尿,提示血尿来自肾脏或输尿管。

3. 症状性血尿　血尿的同时患者伴有全身或局部症状。而以泌尿系统症状为主。如伴有肾区钝痛或绞痛提示病变在肾脏。膀胱和尿道病变则常有尿频尿急和排尿困难。

4. 无症状性血尿　部分患者血尿既无泌尿道症状也无全身症状,见于某些疾病的早期,如肾结核、肾癌或膀胱癌早期。

（二）排尿异常

1. 尿频、尿急、尿痛(膀胱刺激征)

(1)尿频:单位时间内排尿次数增多。正常成人白天排尿4~6次,夜间0~2次。

(2)尿急:患者一有尿液即迫不及待需要排尿,难以控制。

(3)尿痛:患者排尿时感觉耻骨上区、会阴部和尿道内疼痛或烧灼感。

2. 梗阻症状

(1)排尿踌躇:是指从排尿的开始出现延迟症状。

(2)排尿中断:是指排尿过程中,排尿的开始和停止为无抑制性。

(3)尿后滴沥:是指排尿结束后的滴尿现象。

(4)排尿费力:是指排尿借助腹部肌肉来完成。

（三）尿量异常

正常人尿量每日为1 000 ml左右。24 h尿量<400 ml为少尿,100 ml以下为无尿。发生少尿和无尿的原因一般为有严重脱水、休克、大出血、肾小球肾炎、多囊肾和双侧输尿管梗阻等。多尿是指24 h尿量超过正常尿量,少则2 000 ml以上,多达5 000~6 000 ml,甚至>10 000 ml。最常见于糖尿病、尿崩症、急性肾衰竭多尿期等。

（四）尿潴留

是指膀胱内充满尿液而不能自行排出。

（五）尿失禁

尿失禁是指患者在无意识的情况下尿液自尿道流出。尿失禁有以下4种类型。

1. **真性尿失禁** 是指因膀胱括约肌受到损伤或因神经功能障碍，膀胱括约肌丧失了控制尿液的能力。无论患者处在何种体位在何时尿液不自主地持续由尿道流出。

2. **压力性尿失禁** 是指当腹压增加时（如咳嗽、打喷嚏、上楼梯或跑步时）即有尿液自尿道流出。

3. **急迫性尿失禁** 是指有急迫的排尿感觉后，尿液快速溢出。这种症状常发生于膀胱炎、神经源性膀胱或严重的膀胱出口梗阻导致的膀胱顺应性降低的患者。

4. **充盈性尿失禁** 又称假性尿失禁，是由于下尿路有较严重的机械性（如前列腺增生）或功能性梗阻引起尿潴留，当膀胱内压上升到一定程度并超过尿道阻力时，尿液不断地自尿道中滴出，这类患者的膀胱呈膨胀状态。

▌项目二　泌尿系统损伤

案例导入

某男性患者，33岁，因左侧腰背部被人用刀刺伤2 h入院，伤口有少量血液和尿液流出，血尿伴有血块。体检：患者面色苍白，血红蛋白7 g/L，P 110次/分，BP 100/70 mmHg，左下腹压痛阳性，左腰背部可见1.8 cm的皮肤裂口，听诊肠鸣音减弱。CT检查显示：左肾破裂、膈肌破裂、血胸。入院诊断：多发伤、肾破裂、膈肌破裂、血胸。患者主诉自感焦虑。

请问：该患者入院后责任护士应从哪些方面对他进行评估？针对其疼痛和焦虑可以给予哪些方面的护理干预措施？患者目前存在的主要护理问题是什么？如何为该患者做好术前、术后的护理？

泌尿系统损伤以男性尿道最为多见，其次是肾脏和膀胱。由于泌尿系统各器官受到周围组织和脏器的良好保护，通常不易受损，泌尿系统损伤大多是胸、腹、腰部或骨盆严重损伤的并发症。泌尿系统损伤的特点有出血、尿外渗和排尿障碍，容易发生继发感染，后期可产生尿道狭窄等后遗症。

任务一　肾　损　伤

肾位置较深，受到腰肌、椎体、肋骨和前面脏器的保护，不易受到损伤。但肾实质脆弱、包膜薄，受暴力打击时可发生破裂；正常肾有一定的活动度，当暴力作用时会牵拉肾蒂,造成损伤。肾损伤平时多为闭合性损伤,以成年男性多见。

【病因】

1. 开放性损伤　锐器损伤或火器伤,如刀伤、枪弹、弹片贯穿伤,常伴有胸、腹部严重的多发性损伤。

2. 闭合性损伤

(1) 直接暴力:腰、腹部受硬物撞击或挤压,肾区受到直接打击致伤。

(2) 间接暴力:高处坠落,足跟或臀部着地时通过传导作用于肾脏引起减速损伤。

3. 自发破裂　这类自发性的肾破裂常由于肾脏已有病变,如肾盂积水、肿瘤、结石或慢性炎症等所引起。

【病理分类】

1. 肾挫伤　为轻度肾损伤。损伤仅局限于肾实质,肾包膜、肾盂及肾盏黏膜均完整,形成肾瘀斑及包膜下血肿,有轻微血尿,一般症状较轻,可自愈。

2. 肾部分裂伤　是指肾实质损伤伴肾包膜破裂或肾盂黏膜破裂,包括:①肾实质损伤伴肾包膜破裂,可形成肾周血肿和尿外渗;②肾实质损伤伴肾盂黏膜破裂则有明显血尿,通常不需手术可自愈。

3. 肾全层裂伤　是指肾实质、包膜及肾盂黏膜均破裂,肾盂通过破裂口与肾周围相通。临床表现既有明显血尿,又有肾周血肿、尿外渗。这类肾损伤症状明显,后果严重,需手术治疗。

4. 肾蒂损伤　肾蒂血管撕裂时可致大出血、休克。如肾蒂完全断裂,伤肾可被挤压,通过破裂的横隔进入胸腔。锐器刺伤肾血管可致假性动脉瘤、动静脉瘘或肾盂静脉瘘。对冲伤常使肾动脉在腹主动脉开口处内膜受牵拉而破裂,导致肾动脉血栓形成,使伤肾失去功能。

5. 病理性肾破裂　轻度暴力就可使有病理改变的肾脏破裂,如肾肿瘤、肾积水、肾囊肿、脓肾等。有时暴力不被察觉,称为"自发性"肾破裂。

【临床表现】　肾损伤的临床表现颇不一致,有其他器官同时受损时,肾损伤的症状可能不被察觉。其主要症状如下。

1. 休克　因严重损伤及出血所致,可危及生命。

2. 血尿　血尿与损伤程度不一致。包括:①轻微肾损伤仅见镜下血尿;②重度肾损伤则成肉眼血尿,血尿可阻塞尿路;③肾蒂血管断裂或输尿管断裂时,血尿可不明显,甚至无血尿。

3. 疼痛　包括:①创伤、出血和尿外渗使包膜张力增加,肾周围软组织损伤引起肾区、腹部疼痛;②血块阻塞输尿管引起肾绞痛;③血尿渗入腹腔或伴有腹部器官损伤时,刺激腹膜,引起全腹痛及腹膜刺激征。

4. 肿块　肾周围血肿和尿外渗使局部肿胀形成肿块,伴有明显的触痛及肌紧张。

5. 发热　肾损伤后吸收热;尿外渗继发感染,形成肾周脓肿或化脓性腹膜炎,并有全身中毒症状,患者可有发热及白细胞计数增高。

【治疗要点】

1. 防止休克　患者入院时应尽快建立输液通道,并给予镇静止痛,绝对卧床休息。有休克者需迅速进行复苏,同时确定有无其他脏器损伤,做好手术探查的准备。

2. 非手术治疗　适用于肾挫伤或轻度撕裂伤。给予抗感染、止血药等治疗,严格限制活动至少2周,保持大便通畅,预防呼吸道感染,避免腹压突然增高导致继发性出血。

3. 手术治疗

(1) 手术指征:①开放性肾脏创伤;②伴有腹内脏器伤,或疑有腹腔内大出血、弥漫性腹膜炎;③休克经治疗无好转者;④尿路造影等客观检查提示有明显造影剂外渗,有较大肾实质破例或肾盂损伤;⑤肾动脉造影显示有肾动脉损伤或栓塞;⑥伤后24～48 h血尿无减轻,或腹部包块逐渐增大者;⑦明显肾周感染者。

(2) 手术方式:①肾脏裂伤修补术。肾脏裂伤范围较局限,整个肾脏血运无障碍者予以修补。②肾脏部分修补术。肾的一极严重损伤,其余肾组织无损伤或虽有裂伤但可以修补者。③肾血管修补或肾血管重建术。肾蒂血管撕裂、断裂、血栓形成者。④肾动脉栓塞术。严重肾挫伤或裂伤伴有严重血尿。⑤肾切除术。肾脏严重撕裂伤无法修补者,严重肾蒂伤血管无法修补或重建者;肾损伤后肾内血管已广泛血栓形成者;肾脏创伤后感染、坏死及继发性大出血者。

【护理评估】

1. 现病史

(1) 局部:了解受伤史、暴力作用的部位、有无开放性损伤。

(2) 全身:对患者进行全面的体格检查,如血尿的程度、疼痛的部位及性质、有无发热等。

2. 健康史

(1) 一般资料:性别、年龄、家族史等。

(2) 既往史:有无肾积水、肾结石、肾炎、肾功能不全史及过敏史。

3. 实验室及辅助检查

(1) X线检查:尿路X线摄片可见肾外形增大或呈分叶状;静脉肾盂造影可见肾盏完全破坏,干酪坏死呈现边缘不齐的"棉桃样"结核性空洞。若全肾破坏,形成脓肾则肾功能丧失。

(2) 及时了解特殊检查的结果:尿液、X线平片、B超、CT等检查,以评估肾损伤的程度和有无并发腹腔脏器的损伤。

4. 心理社会因素　包括心理承受能力、对疾病的认知程度及社会支持系统等。

【常见护理诊断/合作性问题】

1. 疼痛　与肾损伤有关。

2. 焦虑　与损伤、血尿及休克等因素有关。

3. 潜在并发症　休克、感染。

【护理目标】　包括:①焦虑程度减轻,配合治疗及护理。②患者了解肾损伤的检查和治疗等相关疾病知识。③无并发症发生,或发生后能及时治疗及处理。

【护理措施】

1. 非手术治疗及术前护理

（1）心理护理：肉眼血尿可使患者产生恐惧心理，耐心向患者解释血尿并非全是血，主要是尿液。对患者提出的问题给予明确、有效和积极的信息，建立良好的治疗性联系，使患者消除恐惧，增强治疗信心。

（2）卧位：肾挫伤保守治疗需绝对卧床2～4周，待病情平稳后，血尿消失后才能起床活动，过早活动可能再度引起出血，加重肾脏的损害。卧床期间，加强皮肤护理，预防压疮发生。

（3）密切观察病情变化：①监测生命体征。每隔1～2 h测血、脉搏、呼吸、体温1次，有休克者按休克护理。②监测血红蛋白和血细胞比容。③注意肾区包块有无增大。观察腰痛是否加剧，有无腹膜刺激征出现，积极做好术前准备。④观察尿色。对血尿患者定时留取尿标本，观察尿色深浅变化以判断血尿有无进行性加重。⑤维持体液平衡，保证组织有效灌注量，建立1～2条静脉通道，遵医嘱输液、输血，维持有效循环血量。⑥对症处理。高热患者给予物理降温或药物降温，腰腹部疼痛明显者给予止痛、镇静治疗。

2. 术后护理

（1）病情观察：密切注意有无术后出血及休克表现，观察伤口敷料有无渗血。保持引流管通畅，观察色、质、量是否正常，当引流液颜色鲜红，量>100 ml/h时，立即通知医生进行处理。

（2）肾功能的观察：准确记录尿量，静脉输液维持体液平衡，防止水、电解质紊乱，调节输液速度，避免加重健侧肾脏负担。

（3）肾动脉栓塞术后要密切观察足背动脉的搏动、肢体温度及肢体肿胀情况。

（4）卧位：不同手术方式，对卧床休息时间不同，肾部分切除术、肾修补术、肾周引流术后需绝对卧床休息2～4周；肾切除术后取平卧位，血压平稳后可改半卧位。

（5）饮食：术后肛门排气后，鼓励患者进高蛋白、富含维生素、易消化、营养丰富的饮食，改善全身营养状况。

（6）预防感染：密切观察体温的变化，观察伤口有无外渗，及时更换敷料。尽早使用抗生素，因感染是继发性出血的原因之一。加强导尿管的护理，保持引流液的通畅，以及会阴护理每天2次。

3. 健康教育

（1）非手术治疗的患者：绝对卧床2～4周，可逐渐下床活动，但应循序渐进，活动量不宜过大过猛，3个月内不宜从事体力劳动或体育竞技类活动。

（2）肾部分切除的患者：手术或创伤可引起腹胀，应少进易胀气的牛奶、甜食；腹胀明显者，可置肛管排气或肌内注射新斯的明。

（3）多饮水：观察尿液颜色、腰部有无肿块，如有异常及时就诊。

（4）门诊随访：定时复诊，一侧肾切除者，应随访对侧肾功能，避免使用对肾功能有害的药物。

【护理评价】 通过治疗和护理,患者是否:①腰痛、血尿症状得到改善或得到控制②情绪稳定,了解疾病相关知识,积极配合医务人员的诊疗和护理。③未发生出血等并发症,或发生后及时得到发现和处理。

任务二 膀 胱 损 伤

膀胱为盆腔内脏器,受到骨盆的保护,通常不易受损伤,只有当膀胱充盈高出耻骨联合之上才易为外力所伤。另外,当骨盆骨折或枪弹的贯通伤也可使膀胱受到损伤。根据膀胱损伤与腹膜的关系又可分为腹膜内型膀胱破裂及腹膜外型两种。膀胱损伤的发生率约占泌尿系统损伤的10%。

【病因及发病机制】

1. 开放性手术损伤 如火器、利刃伤所致损伤。

2. 闭合性损伤 又分直接暴力和间接暴力。直接暴力:发生于膀胱充盈状态下的下腹部损伤,如拳击伤、踢伤、碰撞伤,造成薄弱的膀胱顶部破裂,形成腹膜内型膀胱破裂。间接暴力:常发生于骨盆骨折时,骨片刺破膀胱,形成腹膜外膀胱破裂,多在膀胱底部。

3. 医源性损伤 如经膀胱的器械损伤、放射治疗、注入化学腐蚀剂。

【临床表现】 包括:①休克;②血尿;③排尿困难;④腹痛,腹膜外型局限于下腹部,腹膜内型则为全腹性(尿性腹膜炎);⑤尿瘘,如膀胱直肠瘘、膀胱阴道瘘。

【治疗要点】 包括:①抗休克及全身支持疗法;②清除血肿及尿外渗并作充分引流;③修补膀胱裂口;④抗生素预防感染;⑤治疗合并伤。

【护理评估】

1. 现病史

(1) 局部:一般情况、受伤史。

(2) 全身:在体格检查时应注意腹部有明显外伤,全身湿冷,脉搏细速,主诉腹痛腹胀,有排尿感但无法排尿。

2. 健康史

(1) 一般资料:性别、年龄、家族史等。

(2) 既往史:有无膀胱刺激征及过敏史。

3. 实验室及辅助检查

(1) 插导尿管试验:导尿管顺利插入膀胱,但无尿液流出或流出少许血尿。

(2) 膀胱造影:造影剂流入膀胱周围间隙或腹腔内。

4. 心理社会因素 包括心理承受能力、对疾病的认知程度及社会支持系统等。

【常见护理诊断/合作性问题】

1. 恐惧与焦虑 与外伤打击、害怕手术和担心预后关。

2. 组织灌流量改变 与膀胱破裂、骨盆骨折损伤出血、尿外渗或腹膜炎有关。

3. 排尿异常 与膀胱破裂不能贮存尿液有关。

4. 潜在并发症　感染。

【护理目标】　包括：①焦虑与恐惧减轻。②能够维持足够的循环血量。③未发生感染或感染已控制。④患者排尿功能恢复。

【护理措施】

1. 术前护理

(1) 急救护理：密切观察患者病情变化，注意生命体征的检测，血尿的观察，记录24 h尿量。损伤严重伴休克者，需立即开放静脉通道，做好输血准备工作，及时补充血容量，纠正休克。合并骨盆骨折的患者需平卧，勿随意搬动，以免加重损伤。腹膜内膀胱破裂的患者，若经留置尿管后症状缓解不明显，甚至持续加重，应及时考虑手术治疗。

(2) 观察患者腹胀情况：骨盆骨折引起的膀胱损伤有时症状不明显，或被骨折疼痛所掩盖病情，容易被误诊。因此，护士在工作中应仔细观察腹部体征，如有无腹胀、腹痛等腹膜刺激征，以及有无便血、尿血及排尿、排便障碍，及早发现腹膜后血肿引起的麻痹性肠梗阻，为临床诊断及治疗提供依据。

(3) 心理护理：加强入院宣教和沟通。向患者及家属宣传疾病的相关知识，解释手术的重要性和必要性，帮助患者了解手术方式、术前术后注意事项及其预后，取得患者的配合。

2. 术后护理

(1) 术后常规：根据患者的麻醉方式选择相应的体位，平卧6 h后取半卧位，根据需要给予持续低流量吸氧，并检测生命体征的变化。

(2) 疼痛护理：根据手术方式后的 Price-Henry 评分法，1～3分的患者给予分散注意力的放松技术，如深呼吸、听音乐来缓解疼痛，帮助和指导患者咳嗽时双手按压伤口，深呼吸时咳出痰液。4分的患者给予镇痛剂，并观察止痛效果。使用腹带固定伤口以减轻疼痛，妥善固定引流管，防止引流管移动而引起疼痛，加强生活护理，协助患者翻身、咳嗽、进食、如厕。由于膀胱内手术创面及留置导尿管气囊牵引压迫的刺激可引起膀胱痉挛。可以合理调整留置导尿管的气囊，保持导尿管引流通畅。

(3) 导管护理：

1) 导尿管：定时挤捏导尿管，妥善固定，避免折叠、受压，保持有效引流。更换引流袋每周1次，引流袋不能高于耻骨联合。观察尿液的颜色、量及性质并记录。每天2次会阴护理，保持尿道口及会阴部清洁干燥。若行膀胱持续冲洗时，应注意调节膀胱冲洗液的速度。膀胱冲洗的速度不可过快，以防止冲洗液快速进入膀胱，会引起膀胱过度充盈，冲洗液从膀胱破裂缝合处外渗，影响伤口愈合。应注意观察腹部有无腹胀、腹痛等不适。观察进出入量是否平衡(具体内容参见相应的章节)。

2) 膀胱造瘘管：保持膀胱造瘘管引流通畅，观察尿液的颜色、量及性质并进行记录。保持造瘘口皮肤的清洁干燥。观察敷料有无渗液，若有应及时进行更换。膀胱造瘘管一般在术后10 d可拔出，在拔管前应进行夹管实验，若排尿通畅2～3 d后，放可拔除。长期留置者，应定期更换，一般首次换管时间为术后3～4周，之后可根据患者情况每4～6周更换1次。

3. 并发症的预防与护理

（1）感染：观察体温变化,定期做血常规检查,禁食期间加强口腔护理。保持引流管通畅,会阴护理每天 2 次,每周 1 次更换集尿袋,定期做尿常规检查。观察伤口敷料有无渗血、渗液,保持伤口敷料干燥。遵医嘱合理使用抗生素。鼓励患者多饮水,以增加尿量,达到内冲洗的目的。定期对病室进行消毒。

（2）出血：严密观察生命体征的变化。建立静脉通路,按医嘱补充血容量及维持水、电解质平衡,预防休克。保持尿管、膀胱造瘘管及伤口引流管通畅,观察引流液性质、颜色,发现有血块时给予抽吸干净。膀胱痉挛可加重出血,这与膀胱造瘘管放置过低,触及膀胱三角区有关,亦与气囊导尿管内注水过多刺激三角区有关,应适当调整导尿管及膀胱造瘘管的位置。

【健康教育】

（1）保持各引流管通畅,翻身活动时,防止引流管扭曲受压,引流袋位置低于膀胱以下,防止尿液逆流。让患者了解保持各管道通畅的重要性,不可自行拔出引流管,以免导致手术失败。

（2）饮食指导：给予高能量饮食,由流质饮食逐步恢复至半流质和普食,适当增加纤维素的摄入,避免刺激性食物,多食水果、蔬菜,防止便秘。多饮水,每天饮水量应保持尿液在 2 000 ml。

（3）功能锻炼：指导患者活动双下肢,并按摩腿部肌肉,预防静脉血栓形成。对于骨盆骨折的患者给予轴式翻身,双侧髋部垫枕,防止骨盆外翻。

（4）教会留置膀胱造瘘管患者自我护理的方法保持尿管引流通畅,观察尿液情况,如发现尿液浑浊、血尿、尿液不畅时,应及时医院就诊。

（5）告知患者出院后定期门诊随访,若有不适或疑问及时就诊。

【护理评价】 通过治疗和护理,患者是否：①焦虑与恐惧减轻。②能够维持足够的循环血量,生命体征恢复正常。③未发生感染或经过治疗感染已控制。④能自我控制排尿,排尿功能恢复。

任务三　尿道损伤

尿道是泌尿系统最容易损伤的部位。主要发生在男性青壮年时期。女性很少,仅占 3%。男性尿道由生殖膈分为前后两部分。前尿道即海绵体尿道,尤以球部损伤较多,主要为骑跨伤所致。后尿道位于盆腔内,主要为骨盆骨折引起。病理上可分为挫伤、部分裂伤及大部或完全断裂。尿道损伤若不及时处理或处理不当,极易形成尿道狭窄,尿流不畅而造成严重后果。

【病因及病理】

1. 前尿道损伤　球部尿道骑跨伤,损伤程度包括挫伤、裂伤或完全断裂,血液及尿液渗入会阴浅袋。

2. 后尿道损伤　膜部尿道易受损,多见于骨盆骨折,尿外渗于膀胱周围。

【临床表现】

1. 前尿道损伤　包括：①尿道口滴血；②排尿困难；③局部血肿；④疼痛,排尿时加剧；⑤尿外渗。

2. 后尿道损伤　包括：①休克(多为骨盆骨折引起)；②少量尿道出血；③排尿困难(急性尿潴留)；④下腹部疼痛；⑤尿外渗及血肿。

【护理评估】

1. 现病史

(1) 局部：有无尿道口滴血、排尿困难、下腹部疼痛、尿外渗。

(2) 全身：有无腹部疼痛、心率增快、呼吸增快、脉搏细数、四肢厥冷等休克症状。

2. 健康史

(1) 一般资料：年龄、饮食习惯、营养状况等。

(2) 既往史：既往有无外伤史,手术史,过敏史。

3. 实验室及辅助检查

(1) 导尿试验：是检查尿道连续性是否完整的好方法。在无菌条件下,如能顺利插入一导尿管,则说明尿道的连续性完整。如导尿管顺利插入膀胱,且经检查膀胱壁完整但伤员有尿外渗现象,应考虑有尿道损伤。

(2) 直肠指检：前列腺尖浮动及柔软血肿指套染血提示直肠破裂。

(3) X 线检查：尿道造影可显示尿道损伤部位及程度。尿道断裂可有造影剂外渗,尿道挫伤则无外渗征象。骨盆前后位片显示骨盆骨折。

4. 心理社会因素　包括心理承受能力、对疾病认知程度及社会支持系统等。

【常见护理诊断/合作性问题】

1. 疼痛　与创伤性疼痛膀胱过度充盈有关。

2. 组织灌注异常　与骨盆挤压伤后,导致创伤和大出血有关。

3. 潜在并发症　感染,如尿道断端血肿感染；尿道复位后,留置导尿管致损伤部位感染。

【护理目标】　包括：①主诉疼痛缓解。②疼痛减轻,甚至消除；血压回升,生命体征平稳；情绪稳定、安静。③尽可能减少引起感染发生的机会,早控制已发生感染的病情。

【护理措施】

1. 术前护理

(1) 尿道损伤伴休克应迅速输液、交叉配血、止痛、纠正休克。合并骨盆骨折的患者应卧硬板床,并做好防压疮护理。

(2) 持续心电监护和吸氧,严密监测患者的神志、生命体征。

(3) 解除急性尿潴留：观察排尿障碍的程度,根据症状对症处理。对尿道损伤者应先试插尿管排尿,并保留尿管 4 周。如无法插入尿管应行耻骨上膀胱穿刺抽尿。

(4) 注意观察尿液的颜色、性状和量的变化。

(5) 维持电解质平衡及有效的血容量,卧床期间加强基础护理,预防并发症的发生。

(6) 观察抗生素、止血、止痛药物的效果及不良反应。

(7) 有手术指征者,在抗休克的同时,积极进行各项术前准备。

2. 准备工作　完善各项术前准备。

3. 术后护理

(1) 饮食:术后禁食,待肛门排气后进流质饮食,逐渐过渡到普食。饮食要注意营养丰富;嘱多饮水,保持尿量 24 h＞2 000 ml,达到内冲洗的作用。

(2) 预防感染:定时观察体温,了解血、尿白细胞计数的变化,及时发现感染征象;留置尿管者,每日尿道口护理 2 次,保持手术切口清洁、干燥;加强损伤局部的护理,严格无菌操作;根据医嘱使用抗生素,预防感染的发生。

(3) 伤口及引流管的护理:保持手术切口敷料及造瘘口周围皮肤清洁干燥;保持尿管及膀胱造瘘管引流通畅,妥善固定;观察引流液的颜色、性状和量。

(4) 心理护理:术后给予患者及家属心理上的支持,介绍目前治疗的意义及如何配合医护人员以尽快康复。

4. 健康教育

(1) 心理指导:

1) 耐心安慰、开导患者,消除羞涩心理,使其尽早接受和配合治疗。

2) 解释留置导尿管的目的是起尿道支撑作用,防止尿道狭窄、尿失禁等情况,应克服暂时的痛苦,予以配合。

3) 尿道修补后,尿道连续性恢复,一般不会影响性生活及生殖功能,应消除忧虑、悲观心理。保持乐观情绪,有利于尿道的修复。

2. 健康指导

(1) 插管时,嘱患者张口呵气,全身放松使导尿管一次性成功。避免反复操作,加重尿道的损伤。

(2) 多饮水,饮水量约为 3 000 ml/d,以增加尿量,冲洗膀胱,防止泌尿系感染。

(3) 防止导尿管脱出,保持引流通畅,防止导管扭曲受压。

(4) 下床活动时,尿液引流袋不可高于会阴平面,防止逆行感染。

(5) 合并骨盆骨折的患者,应卧硬板床,避免骨折移位以加速骨盆愈合。

3. 出院指导

(1) 给予高蛋白富含维生素食物,并每日饮水＞3 000 ml。

(2) 保持会阴部皮肤清洁,注意个人卫生。

(3) 穿宽松棉制内裤,保持会阴部及外生殖器的清洁。

4. 健康促进

(1) 定期门诊复查。

(2) 手术 2 周后可恢复一般活动,3 个月内避免进行可能使新成形的尿道裂开的活动。

(3) 随时注意尿线粗细的变化,如果尿线逐渐变细,或出现排尿困难,及时就诊行尿道扩张。

【护理评价】 通过治疗和护理,患者是否:①主诉疼痛缓解。②血压升至正常范围;生命体征平稳;尿液引流量正常。③体温正常;尿培养结果提示无感染。

项目三 泌尿系统梗阻

案例导入

某男性患者,38岁,于1周前无明显诱因下出现右腰部阵发性绞痛,呈刀割样,向下腹部和会阴部放射。患者辗转不安,面色苍白,冷汗,伴恶心、呕吐。泌尿系X线平片及B超检查后诊断为肾、输尿管结石。经休息和解痉、抗感染等治疗后缓解。6 h前患者症状明显加重,右腰部疼痛剧烈,难以忍受,并出现血尿,入院诊断:肾输尿管结石。患者主诉自感焦虑。

请问:该患者入院后床位护士应从哪些方面对患者进行评估? 针对其疼痛和焦虑可以给予哪些方面的护理干预措施? 患者目前存在的主要护理问题是什么? 如何为该患者做好术前术后护理?

任务一 肾及输尿管结石

肾及输尿管结石统称为上尿路结石。以男性青壮年多见,男、女比例约为3∶1。肾结石位于肾盂和肾盏中,较小的结石常聚集在肾下盏。输尿管结石大多数来自肾,由于输尿管内径自上而下由粗变细,结石常停留在输尿管解剖上的3个狭窄部位。肾和输尿管结石单侧为多,双侧占10%。

【病因及发病机制】 多种因素影响尿路结石的形成。尿中形成结石晶体的盐类呈超饱和状态、抑制晶体形成物质不足和核基质的存在是形成结石的主要因素。上尿路结石以草酸钙结石多见。

【临床表现】

1. 疼痛 典型的绞痛常突然发生。结石大、移动小的肾盂、肾盏结石可引起上腹和腰部疼痛。结石活动或引起输尿管梗阻时出现肾绞痛。典型的绞痛位于腰部或上腹部,沿输尿管走向向下腹和会阴部放射,可至大腿内侧。疼痛性质为刀割样阵发性绞痛,程度剧烈,患者面色苍白、恶性呕吐、出冷汗,甚至休克。疼痛时间持续数分钟至数小时不等。可伴有明显肾区叩击痛。结石位于输尿管膀胱壁段和输尿管口处,或结石伴感染时可有膀胱刺激症状,男性患者有尿道和阴茎头部放射痛。

2. 血尿 患者活动或绞痛后出现血尿,出血的多少与损伤程度有关,一般多为镜下血尿。

3. 其他症状 结石引起严重肾积水时,可触及增大的肾脏;继发急性肾盂肾炎或肾积脓时,尿中有脓细胞,可有尿频、尿急等症状,以及发热、畏寒、寒颤等全身症状;双侧上尿路结石引起双侧完全性梗阻或孤立肾上尿路结石完全性梗阻时,导致无尿。

【治疗要点】

1. 手术治疗

(1) 非开放手术:

1) 输尿管镜取石或碎石术:适用于因肥胖、结石梗阻、停留时间长而不能用体外冲击波碎石的中、下段输尿管结石者。

2) 经皮肾镜取石或碎石术:适用于直径>2.5 cm 的肾盂结石及下肾盏结石。

3) 腹腔镜输尿管取石术:适用于直径>2 cm 的输尿管结石,原采用开放手术或经体外冲击波碎石、输尿管手术失败者。

(2) 开放手术:

1) 适应证:结石远端存在梗阻、部分泌尿系畸形、结石嵌顿紧密、既往非手术治疗失败、肾积水感染严重或病肾无功能等尿路结石患者。

2) 手术方式:输尿管切开取石术、肾盂切开或肾窦内肾盂切开取石术、肾部分切除术、肾切除术等。

2. 非手术治疗 适用于结石直径<0.6 cm、表面光滑、无尿路梗阻、无感染,纯尿酸或胱氨酸结石的患者。

(1) 给予适当液体:大量饮水,每天>3 000 ml,保持每天尿量>2 000 ml 以上。大量饮水配合利尿解痉药物有利于小结石的排出;有助于稀释尿液、减少晶体沉积、起到内冲洗的作用,可延缓结石的增长和手术后结石的复发。合并感染时,尿量多可促进引流,有利于感染的控制。肾绞痛时大量饮水也有助于结石的排出。当患者有恶性、呕吐时需静脉输液。

(2) 加强运动:在患者心肺负荷体力能承受的情况下,可适当增加跳跃性运动,促进结石的排出。

(3) 饮食调节:根据结石成分、生活习惯及条件适当调整饮食,起到延缓结石增长速度及术后减少复发的作用。

(4) 药物治疗:①调节尿 pH。枸橼酸钾、碳酸氢钠等用于碱化尿液;氯化铵等用于酸化尿液,可根据尿液 pH 值选择不同药物。②调节代谢的药物。别嘌醇可降低血和尿的尿酸含量,乙酰半胱氨酸有降低尿胱氨酸及溶石作用。③解痉止痛。主要治疗肾绞痛。常用药物有阿托品、哌替啶等。④抗感染。根据细菌培养及药物敏感试验选用合适的抗菌药控制感染。

【护理评估】

1. 现病史

(1) 局部:叩痛部位。

(2) 全身:肾功能状态和营养状况,有无其他合并疾病的体征。

2. 健康史

(1) 一般资料:性别、年龄、家族史等,重点了解患者的饮食习惯。

(2) 既往史:既往有无阵发性腰部绞痛或血尿及类似发病史;有无过敏史。

3. 实验室及辅助检查

(1) 尿液检查:可有镜下血尿,伴感染时有脓尿。

(2) 血液检查:测定肾功能、血钙、磷、镁、尿酸和蛋白等。

(3) 泌尿系统 X 线平片:95％以上的结石能在正、侧位平片中发现其部位及数量,但结石过小、钙化程度不高或相对纯的尿酸结石常不显示。

(4) 排泄性尿路造影:可显示结石所在的肾结构和功能等,有无结石形成的局部因素。在 X 线平片不被显示的尿酸结石,可表现为充盈缺损。

(5) 逆行肾盂造影:通常用于其他方法不能确诊时,可发现 X 线不显影的结石,明确结石的位置及双肾功能情况。

(6) B 超检查:除了能发现 X 线平片不能显示的小结石和透 X 线结石,还能显示肾结构改变和肾积水情况。

(7) 肾图:可判断泌尿系统梗阻程度及双肾功能。

(8) 输尿管镜检查、膀胱镜检查:可直接观察到结石,适用于其他方法不能确诊或同时进行治疗时。

4. 心理社会因素　包括心理承受能力、对疾病的认知程度及社会支持系统等。

【常见护理诊断/合作性问题】

1. 疼痛　与结石阻塞及刺激引起的炎症、损伤及平滑肌痉挛有关。

2. 焦虑　与结石疾病反复发作,担心预后等有关。

3. 潜在并发症　血尿、感染。

【护理目标】　包括:①自述疼痛缓解或减轻,并可以耐受。②情绪稳定,焦虑减轻。③并发症得到及时发现和处理,或无并发症发生。

【护理措施】

1. 术前护理

(1) 缓解疼痛:发作期指导患者卧床休息,取舒适卧位;加强生命体征和疼痛的部位、性质、程度、伴随症状的观察;指导患者采用分散注意力、深呼吸等非药物性方法缓解疼痛,不能缓解时遵医嘱使用镇痛药物,并评估其效果。

(2) 心理护理:患者常担心手术后肾功能的恢复情况,残余结石、切口感染等问题,护理人员需给予解释和心理支持与鼓励。

2. 术前准备

(1) 术前宣教:指导患者做好术前准备工作,告知患者手术方式,消除其心中的疑虑和恐惧。

(2) 术晨禁食、禁水。

(3) 手术当日晨,需完成泌尿系统 X 线摄片,确定结石的位置是否有移动,作为选择切开部位的参考。

3. 术后护理

（1）全麻术后患者清醒后予以卧枕，严密观察生命体征，维持呼吸道的通畅。

（2）氧气低流量持续吸入 4～6 h。

（3）鼓励患者早期下床活动。

（4）维持引流管通畅：施行肾脏及上段输尿管切开取石术，必须留置肾周引流管，以引流肾脏内及其周围的渗出液；根据各种手术方式不同留置不同的引流管，如肾造瘘管、输尿管支架引流管、膀胱造瘘管等。

（5）观察尿液排出情况：①手术后数天内需仔细观察尿液排出情况，以确定肾功能和引流是否适当。②每小时尿量至少维持在 50 ml。如患者的摄入量充足而每小时尿量仅 20～30 ml，各导管引流通畅时，需立即通知医生。③尿量包括由肾造瘘管、膀胱造瘘管或导尿管引流出尿液量和渗湿敷料估计量的总和。④注意尿液的颜色，术后 12 h 尿液大多带有血色，若出现鲜红而浓的血尿时，考虑有出血，应立即通知医生处理。

（6）术后当日静脉输液，予以抗感染及维持水、电解质平衡。

（7）经皮肾镜（PCN）穿刺患者保持伤口敷料的干燥和无菌，有渗液应及时更换。

（8）手术后禁食 6 h，之后可进普食。

（9）全麻插管术后常感咽喉部不适，可以口含银黄含片，1～3 d 症状慢慢恢复。

4. 健康教育

（1）大量饮水：以增加尿量、稀释尿液，可减少尿中晶体沉积。成人保持每日尿量＞2 000 ml，尤其是睡前及半夜饮水，效果更好。

（2）活动与休息：有结石的患者在饮水后多活动，以利于结石排出。

（3）饮食指导：根据所患结石成分调节饮食结构。

（4）一般造瘘管拔除后待伤口闭合后可以淋浴，但浴后必须将伤口轻轻擦拭干净，保持伤口干燥清洁。出现伤口处糜烂、破溃、化脓、皮肤变黑或有异味应及时来院就诊。

（5）解除局部因素：尽早解除尿路梗阻、感染、异物等因素。可减少结石形成。

（6）药物预防：根据结石成分，血、尿钙磷、尿酸、胱氨酸和尿 pH，应用药物降低有害成分、碱化或酸化尿液，预防结石复发。

（7）预防骨脱钙：鼓励长期卧床者功能锻炼；伴甲状旁腺功能亢进者，必须手术摘除腺瘤或增生组织。

（8）复诊：定期行尿液检查、X 线或 B 超检查，观察有无复发及残余结石情况。若出现剧烈肾绞痛、恶心、呕吐、寒战、高热、血尿等症状，应及时就诊。

【护理评价】 通过治疗和护理，患者是否：①疼痛缓解或得到控制。②情绪稳定，了解疾病相关知识，积极配合医务人员的诊治和护理。③未发生出血、感染等并发症，或发生后及时得到发现和处理。

任务二　下尿路结石

下尿路结石是指发生在尿路下段的结石,包括膀胱结石和尿道结石。膀胱结石男性多于女性,女性仅占 2%。任何年龄都可能发生,但一般多见于儿童或老年男性。尿道结石亦多发于男性。

【病因及发病机制】　原发性膀胱结石少见,一般多见于贫困地区 5 岁以下的儿童,这与断奶后的营养不良、低蛋白饮食有关。继发性膀胱结石则多见于老年男性,常见的病因有上尿路结石排入膀胱内,下尿路梗阻使尿液滞留、感染、异物等。原发性尿道结石较少见,绝大多数是来自于肾和膀胱的结石排出时嵌于尿道所致,也有少数原发性尿道结石是由于尿道狭窄、感染、黏膜损伤、潴留性囊肿、异物或憩室所造成的。

【临床表现】

1. **排尿疼痛**　疼痛可由于结石对膀胱黏膜的刺激引起。表现为下腹部和会阴部的钝痛,亦可为明显或剧烈的疼痛。活动后疼痛加重,改变体位后可使疼痛缓解,排尿终末时疼痛加剧。儿童患者常因排尿时的剧烈疼痛而拽拉阴茎,哭叫不止,大汗淋漓。患儿为了避免排尿时的疼痛,会采取特殊的体位排尿,即站立时双膝前屈、躯干后仰 30°。

2. **排尿障碍**　膀胱结石常有典型的排尿中断现象;尿道结石则表现为排尿困难,呈滴沥状,有时出现尿流中断及尿潴留。

3. **血尿、脓尿**　大多为终末血尿。膀胱结石合并感染时,可出现膀胱刺激症状和脓尿。

4. **尿道压痛及硬结**　绝大多数尿道结石患者均能在尿道结石局部触到硬结并有压痛,后尿道结石可通过直肠指诊触及。尿道憩室内的多发性结石,可触到结石的沙石样摩擦感。

【治疗要点】　下尿路结石以继发性结石为主,因此在治疗此类结石同时应治疗肾、输尿管结石。而对于那些原发于膀胱结石,由于往往伴随下尿路梗阻的存在,故治疗时应同时纠正这些梗阻病变。现有的外科治疗方法包括体外冲击波碎石术(ESWL)、内腔镜手术、开放性手术。

1. **体外冲击波碎石术(ESWL)**　儿童的膀胱结石可选择 ESWL;成人结石<30 mm 可采用 ESWL。

2. **腔镜手术**　经尿道膀胱结石的腔内治疗是目前治疗下尿路结石的主要方法,可以同时处理尿路梗阻病变,如尿道狭窄、前列腺增生等。包括经尿道激光碎石术(首选)。

3. **开放性手术**　开发性手术不应作为膀胱结石的首选治疗方法,仅适用于需要同时处理下尿路其他病变的病例使用。

【护理评估】

1. 现病史

(1) 局部:有无排尿疼痛、排尿障碍;排尿疼痛的诱因、性质;疼痛与排尿过程及体位的关系;有无血尿、尿频、尿急、尿痛等膀胱刺激症状,是否触及尿道硬结并有压痛。

(2) 全身:有无腹胀、腹痛等不适;有无体温升高、脉搏加速等感染征象。

2. 健康史

(1) 一般资料:性别、年龄、家族史等,重点了解患者的饮食习惯、饮水习惯。

(2) 既往史:既往有无泌尿系统梗阻及类似发病史,有无过敏史、糖尿病、高血压(易造成肾功能损伤)。既往是否长期服用药物,如止痛药物(引起尿液浓缩或酸化)、钙剂(引起尿酸增高)等。

3. 实验室及辅助检查

(1) 实验室检查:如尿液和相关血液生化检查。尿液中的白细胞计数可能升高;合并感染时尿培养阳性;其他一些尿液和血液生化检查能有助于分析结石成分。

(2) 影像学检查:腹部仰卧平片(KUB)可发现 90% 左右不透过 X 线的结石,能大致确定结石的位置、形态、大小和数量,并初步提示结石的化学性质;静脉尿路造影(IVU)应在 KUB 的基础上进行,其价值在于了解尿路的解剖,确定结石在尿路的位置。

(3) B 超检查:简便、经济、无创伤,是结石的常规检查方法,尤其在肾绞痛时可作为首选检查方法,可发现 >2 mm 的结石,对膀胱结石,能同时观察膀胱和前列腺,寻找结石形成的诱因和并发症。此外,还可以了解结石以上尿路的扩张情况。

(4) 膀胱镜检查:必要时可做,以协助诊断或排除输尿管、膀胱等其他疾病。

4. 心理社会因素　包括心理承受能力、对疾病的认知程度及社会支持系统等。

【常见护理诊断/合作性问题】

1. 排尿形态异常　与结石引起尿路梗阻有关。

2. 知识缺乏　与缺乏有关结石防治知识有关。

3. 潜在并发症　术后出血、感染。

【护理目标】　包括:①能恢复或基本恢复正常的排尿功能。②患者能说出预防结石复发的方法,并采取相应行动。③并发症得到及时发现和处理,或无并发症发生。

【护理措施】

1. 术前护理

(1) 心理护理。

(2) 若患者术前存在严重的尿路感染,需遵医嘱抗感染治疗后方可施行手术。

2. 术前准备

(1) 完成术前常规检查,如有异常及时和医生进行沟通。通常手术当天早晨需拍腹部平片进行结石定位。

(2) 术前禁食、禁水。

3. 术后护理

(1) 观察生命体征:每小时测量 1 次,6 h 后若生命体征平稳则酌情测量。对于术前已存在尿路感染和肾积水的患者,应密切观察患者体温变化,遵医嘱适当使用抗生素,预防感染。

(2) 体位:患者术后去枕平卧 6 h 后可更换体位,第 2 天可下床活动。

(3) 饮食:禁食 6 h 后改为普食,但忌辛辣刺激性食物,同时嘱其多饮水(3 000~4 000 ml/d),可适当补充香蕉、橙子等水果以维持身体的电解质平衡。

（4）留置导尿管的护理：①导尿管一般术后放置1 d，应持续开放，引流通畅，减轻膀胱内压力，减少膀胱尿液反流至肾盂的机会。②妥善固定，做好双固定，固定时应预留一定长度以防患者翻身时牵拉导管，引流袋的位置不得高于尿道口平面，防止逆行感染。③密切观察尿液的色、质、量，轻微的出血可能是导尿管或双"J"形管的刺激或手术碎石损伤黏膜所致，予以适当抗感染治疗、嘱患者多饮水即可。如出血未能缓解并持续加重，则应立即通知医生，根据患者实际病情进行处理。④定期挤压导尿管，防止小血块堵塞。⑤做好尿道口护理。

（5）留置双"J"形管的护理：部分患者可能术后需放置双"J"形管，这是为了起到充分引流尿液，防止继发感染和肾功能损伤的目的。

4. 健康教育

（1）指导患者多饮水（3 000～4 000 ml/d）以稀释尿液，降低尿液中溶质的浓度，减少晶体的沉积。

（2）可根据结石分析的结果，适当调整饮食结构以防结石复发。

（3）对于留置双"J"形管的患者，应定时排尿，避免憋尿，以防尿液放流，引起尿路感染。在双"J"形管留置期间应避免剧烈运动，以防双"J"形管滑脱。告知患者出院后由于留置双"J"形管可能会引起腰酸腰胀。一般双"J"形管在术后2～4周拔除，拔除前需拍摄腹部X线平片确诊无残留结石方可拔除。

（4）告知患者在出院后可能会有一段时间出现轻微的血尿或是排尿疼痛，这是由于留置双"J"形管或是碎石排出时损伤尿道所致，一般多饮水即可。如有异常可及时来医院复诊。

【护理评价】 通过治疗和护理，患者是否：①排尿功能得到恢复。②情绪稳定，了解疾病相关知识，积极配合医务人员的诊治和护理。③未发生出血、感染等并发症，或发生后及时得到发现和处理。

任务三　良性前列腺增生

良性前列腺增生（benign prostatic hyperplasia，BPH）是引起中老年男性排尿障碍最为常见的一种良性疾病。主要表现为组织学上的前列腺间质和腺体成分的增生、解剖学上的前列腺增大（benign prostatic enlargeme，BPE）、尿动力学上的膀胱出口梗阻（bladder outlet obstruction，BOO）和以下尿路症状（lower urinary tract symptoms，LUTS）为主的临床症状。组织学上BPH的发病率随着年龄的增长而增加，最初通常发生在40岁以后，到60岁时＞50％，80岁时高达83％。与组织学表现相类似，随着年龄的增长，排尿困难等症状也随之增加。

【病因及发病机制】 良性前列腺增生的发生必须具备年龄的增长及有功能的睾丸两个重要条件。BPH发生的具体机制尚不明确，可能是由于上皮和间质细胞增殖和细胞凋亡的平衡性破坏引起。相关因素有：雄激素与雌激素的相互作用、前列腺间质及腺上皮细胞的相互作用、生长因子、炎症细胞、神经递质及遗传因素等。

【临床表现】 前列腺增生的症状取决于梗阻的程度、病变发展速度及是否并发感染、结石、肾功能损害等,与前列腺增生后的体积并不成正比。病变一般进展较慢,症状时轻时重,增生不引起梗阻或轻度梗阻时可全无症状,对健康也无影响。

1. 尿频、尿急 特别是夜间排尿次数增多,是前列腺增生症最早出现的症状。有些患者因前列腺充血刺激而出现排尿不尽或尿急等症状。原来不起夜的老人出现夜间1～2次的排尿,常常反映早期梗阻的来临,而从每夜 2 次发展至每夜 4～5 次,甚至更多,说明了病变的发展和加重。

2. 排尿困难 进行性排尿困难是前列腺增生最重要的症状,发展缓慢。典型表现是排尿迟缓、断续、尿细而无力、射程短、终末滴沥、排尿时间延长,有时竟从尿道口线样滴沥而下。

3. 血尿 增大的前列腺表面有许多血管,这些血管在压力增高的情况下,会发生破裂,使得尿液中带血即为血尿,又称尿血。

4. 尿潴留、充盈性尿失禁 严重梗阻者膀胱残余尿增多,长期导致膀胱无力,发生尿潴留或充盈性尿失禁。前列腺增生较重的晚期患者,梗阻严重时可因受凉、饮酒、憋尿时间过长或感染等原因导致尿液无法排出而发生急性尿潴留。

【治疗要点】

1. 观察等待 是一种非药物、非手术的治疗措施,包括患者教育、生活方式指导、定期监测等。由于良性前列腺增生的病状进展缓慢,而且临床表现多呈时轻时重,因此,病变早期可以等待观察,不予治疗,但必须密切随诊,如症状加重应及时治疗。

2. 药物治疗 α_1 受体阻滞剂、5α 还原酶抑制或两者联合治疗和植物制剂。

(1) α_1 受体阻滞剂:能减少前列腺和尿道平滑肌的张力,从而缓解膀胱出口梗阻,是目前治疗前列腺增生的一线用药。

(2) 5α 还原酶抑制剂:通过抑制 5α 还原酶的活性,减少前列腺内双氢睾酮的含量,以达到减少前列腺体积的目的。

(3) α_1 受体阻滞剂和 5α 还原酶抑制剂的联合治疗:能有效缓解症状,并能更有效地控制 BPH 疾病的进展,降低急性尿潴留及相关的手术风险,主要用于前列腺增生进展风险较高的患者。

(4) 植物制剂:适用于 BPH 及相关下尿路症状的治疗。

3. 手术治疗 对于药物治疗效果不佳或拒绝接受药物治疗的患者,当前列腺增生导致反复尿潴留及反复血尿和泌尿系统感染、膀胱结石及继发性双肾积水等并发症时,建议采用外科治疗。外科手术治疗的方式包括开放手术、腔内手术及激光手术治疗。

(1) 腔内手术:经尿道前列腺切除术(TURP)仍是 BPH 治疗的金标准。

(2) 激光手术:

1) 钬激光前列腺剜除术(HoLEP):是治疗前列腺增生最新的手术方法,被认为是治疗前列腺增生的新金标准。其具有治疗更彻底,更安全、手术时间短、出血少、术后恢复快,可以避免 TURP 综合征等优点。而且对合并脑血管疾病、心脏疾患、肺部疾患、糖尿病等严重并发症而不宜施行 TURP 的高危高龄患者,或前列腺体积较小的患者,均能取得较好的疗效。

2) 前列腺选择性光气化术(PVP):治疗效果显著,能明显改善患者主观和客观效果;患者恢复时间短,很快即可恢复正常生活和工作;术后不会引起逆向射精和性功能障碍。

【护理评估】

1. 现病史

(1) 局部:前列腺是否增大,表面是否光滑;是否有痔疮或疝形成。

(2) 全身:判断有无合并感染的征象;观察重要内脏器官功能情况和营养状况,以评估患者对手术的耐受。

2. 健康史

(1) 一般资料:性别、年龄、家族史等,重点了解患者的饮食习惯,饮水习惯,摄入是否足够。

(2) 既往史:既往有无尿路梗阻病史,近期有无因受凉、劳累、久坐、辛辣饮食、情绪变化、应用解痉药等而发生过尿潴留;有无高血压、糖尿病、心血管疾病;有无过敏史。

3. 实验室及辅助检查

(1) 直肠指诊是 BPH 患者重要检查项目之一,需在膀胱排空后进行。直肠指检可以了解前列腺的大小、形态、质地、有无结节及压痛、中央沟是否变浅或消失,以及肛门括约肌张力情况。但是,对前列腺体积的判断不够精确,目前经腹超声或经直肠超声检查可以更精确描述前列腺的形态和体积。直肠指检还是前列腺癌筛查的一个重要手段。

(2) 尿常规:可以确定下尿路症状,如是否有血尿、蛋白尿、脓尿及尿糖等。

(3) 血清前列腺特异抗原(PSA):血清 PSA 阳性不是前列腺癌特有的,前列腺癌、BPH、前列腺炎都可能使血清 PSA 阳性率升高。

(4) 前列腺超声检查:①超声检查可以了解前列腺形态、大小、有无异常回声、突入膀胱的程度,及残余尿量。②经直肠超声检查还可以精确测定前列腺体积。③经腹部超声检查可以了解膀胱壁的改变及有无结石、憩室或占位性病变。

(5) 尿流率检查:可确定前列腺增生患者排尿的梗阻程度。检查时要求尿量在 $150 \sim 200$ ml,如最大尿流率 < 15 ml/s 提示排尿不畅;如 < 10 ml/s 提示梗阻严重,常为手术指征之一。尿流率检查有两项主要指标(参数),即最大尿流率和平均尿流率。其中最大尿流率更为重要。但最大尿流率下降不能区分梗阻和逼尿肌收缩力减低,必要时行尿动力学等检查。

(6) 尿道膀胱镜检查(可选择):怀疑 BPH 患者合并尿道狭窄、膀胱占位性病变时建议行此项检查。

4. 心理社会因素 包括心理承受能力、对疾病的认知程度及社会支持系统等。

【常见护理诊断/合作性问题】

1. 排尿障碍 与尿路梗阻、逼尿肌损害等有关。

2. 急性疼痛 与逼尿肌功能不稳定、导尿管刺激、膀胱痉挛有关。

3. 有感染的危险 与尿路梗阻与留置尿管有关。

4. 潜在并发症　TURP 综合征、出血、尿失禁。

【护理目标】　包括：①恢复正常排尿。②患者自述疼痛缓解或减轻,并可以耐受。③未发生感染或发生感染能被及时发现和处理。④未发生并发症,或若发生能够得到及时发现和处理。

【护理措施】

1. 术前护理

(1) 心理护理。

(2) 术前准备:

1) 术前常规检查:血液检查、心电图、X 线胸片等。由于前列腺增生患者大多为老年人,术前应评估患者的心肺功能,是否耐受手术。术前如有感染,给予抗感染治疗。

2) 术前询问病史:患者有无高血压、冠心病、糖尿病等病史,并使其调整到适宜手术的状态。如行 TURP 手术患者术前需询问有无服用阿司匹林等抗凝药物,如有必须停药 10~14 d,以免术后出血。

3) 术前宣教:夜尿频繁者,嘱患者白天多饮水,睡前少饮水,睡前在床边准备便器。若需如厕,应有家属或护士陪护,以免发生跌倒。

4) 术前禁食、禁水 8 h。术前一晚使用开塞露通便,完成肠道准备。

2. 术后护理

(1) 观察病情:予以心电监护 6 h,密切观察患者意识、体温、脉搏、呼吸、血压等变化。

(2) 低流量持续吸氧 4~6 h。

(3) 饮食:术后 6 h 无恶心、呕吐者可进清淡、易消化的软食。嘱患者多饮食,以稀释尿液,预防感染。

(4) 膀胱冲洗的护理:①冲洗种类,术后用生理盐水持续膀胱冲洗 1~2 d,防止血块形成导致尿道堵塞。②冲洗速度,根据患者的尿色情况而定,色深则快,色浅则慢,并定期挤捏尿管防止血块形成堵住尿管。③冲洗温度,常温为宜,可有效预防膀胱痉挛的发生。④冲洗期间准确记录冲洗量和排出量,尿量＝排出量－冲洗量,如遇排出量小于冲洗量,患者主诉腹部胀痛,膀胱区膨隆,可能发生血凝块管堵住尿管引起引流不畅,可挤捏尿管,观察有无小血块流出,如无效应通知医生进行加压冲洗,直至通畅为止。尿管引流不畅还可能与尿管插入前列腺窝有关,可适当调整尿管位置。⑤如遇术后持续血尿,加快冲洗速度,如无效,可遵医嘱使用止血药物。

(5) 膀胱痉挛的护理:术后膀胱痉挛发生原因可能与术前存在不稳定性膀胱、尿管位置不当及气囊充盈过大(气囊 35~45 ml),刺激膀胱三角区有关。患者主诉:肛门下坠感、便意感、膀胱区憋胀感、下腹部阵发性胀痛、导尿管周围有血性尿液外渗、冲洗液不滴、冲洗液变红等。护理人员应做好:①患者的解释工作,分散其注意力,听听音乐等使其精神放松。②消除腹压升高的因素。③调整导尿管气囊大小。④及时清除膀胱内的血块。⑤预防感染。⑥按膀胱冲洗护理。⑦遵医嘱适当使用镇痛解痉药物,缓解患者疼痛症状。

（6）术后并发症及护理：

1）出血护理：固定气囊尿管的下肢外展 15°，保持伸直、制动，使气囊压迫于尿道口止血；保持膀胱冲洗通畅，调整冲洗速度，必要时加压冲洗，避免膀胱填塞；密切观察血尿的颜色，遵医嘱使用止血药。

2）TURP 综合征（为 TURP 术后并发症）：术中低渗性灌洗液大量吸收入血，使血容量、电解质及血浆渗透压等内环境失调所致的稀释性低钠血症和水中毒。患者可在术中或术后数小时内表现为：①初期血压升高，CVP 升高，后期血压下降。②患者烦躁、意识障碍、恶心呕吐、头痛等脑水肿症状。③出现呼吸困难、缺氧、发绀等肺水肿症状。④少尿、无尿等肾水肿症状。⑤血[Na^+]降低（≤120 mmol/L）、烦躁神智恍惚（<110 mmol/L）、抽搐、休克、心脏骤停而死亡。

3）尿失禁：拔除尿管后尿液不受控制地从尿道口流出。术后尿失禁可能与尿道括约肌功能受损、膀胱逼尿肌不稳定和膀胱出口梗阻等因素有关。多为暂时性，一般无需药物治疗，大多数尿失禁症状可逐渐缓解。可指导患者拔出尿管后进行提肛运动，每次收缩 5 s，休息 5 s，每次练习 15 min，每天练习 3 次，以预防和治疗术后尿失禁的发生。

4）术后尿潴留：①因尿道水肿、膀胱收缩无力、电切碎片阻塞暂时无法排尿，需再次插导尿管；②由前列腺组织残留所致，需要留置导尿管；③部分患者残留的梗阻前列腺组织会逐渐萎缩，恢复正常排尿；部分患者需再次行 TURP 术。

3. 健康教育

（1）多饮水：每天饮水>2 000～3 000 ml。

（2）3 个月内进行适度的活动，术后应避免久坐、剧烈运动及腹压增加的活动，如咳嗽、提重物、骑自行车等，防止继发性出血。

（3）TURP 术后 3 个月内禁食活血药物及食物，如人参、丹归等，如术后需用抗凝药物，必须在医生的指导下使用。

（4）多食蔬菜、水果等粗纤维的食物，保持大便通畅。

（5）康复指导：尿管拔除后，指导患者进行提肛训练，预防和治疗尿失禁。

【护理评价】　通过治疗和护理，患者是否：①恢复正常排尿，排尿通畅。②疼痛减轻，膀胱痉挛症状缓解。③未发生感染。④未发生并发症，或发生后及时得到发现和处理。

知识链接　TURP 综合征护理要点

治疗主要是针对低钠血症和低血压。治疗原则是利尿、纠正低血钠、保护心脏、防止和治疗肺水肿和脑水肿及纠正电解质紊乱和维持酸碱平衡等。低钠血症的治疗：轻度的低钠血症可以通过利尿来治疗。而对于血[Na^+]<120 mmol/L 的中、重度低钠血症的治疗，使用高渗盐水使细胞外液的渗透压升高，细胞内的水分向细胞外转移，恢复细胞功能。

项目四　膀　胱　肿　瘤

案例导入

某男性患者,62 岁,出现无痛性间歇性肉眼血尿 1 月余,遂于门诊就诊。体格检查提示:患者神志清晰,对答切题,食欲正常,两便正常,体重无明显减轻。确诊为膀胱癌收治入院。入院后,遵医嘱完成各项术前检查,如血和尿常规,出、凝血功能系列检查,血液生化检查(肝、肾功能),心电图,X 线胸片,腹部 CT 等。根据各项检查结果,医生建议患者选择全膀胱切除 + bricker 回肠代膀胱手术。

请问:患者对疾病知识知之甚少,责任护士应怎样与他沟通做好解释工作? 患者目前存在的主要问题是什么? 该如何为患者做好术前、术后护理? 患者出院后如何指导他随访?

膀胱癌是膀胱内的恶性肿瘤,通常来源于膀胱的过渡期细胞(膀胱细胞株),是环境影响及外在危险因子所致,但与患者的遗传学基础也有关系。膀胱癌在发达国家或地区发病率较高。国外膀胱肿瘤的发病率在男性泌尿生殖系肿瘤中仅次于前列腺癌,位居第 2 位。在我国的泌尿系统肿瘤中,膀胱癌不论是发病率还是死亡率均占首位,近年来发病率有增长趋势。

【病因】　膀胱肿瘤的病因复杂,虽经很多研究,但尚未完全明确。目前公认的危险因素包括以下几点。

1. 环境与职业　研究表明,长期接触芳香族化合物的职业,如染料、皮革、橡胶、油漆工等产业工人患膀胱癌的概率是普通人群的 30 倍。与膀胱癌发病危险相关的职业有汽车工、油漆工、卡车司机、钻床工、皮革工、钢铁工、机器工及与有机物接触的职业,如干洗工、造纸工、编制工、牙科技师、理发及美容师、内科医生、服装工业的工作人员及管道工。人与致癌质接触后发生癌的潜伏期为 5～50 年,多在 20 年左右。

2. 吸烟　经过多年大量研究发现,吸烟为膀胱癌的危险因素,而且是非常重要的危险因素。吸烟者要比不吸者膀胱癌的发病率高 2～4 倍。

3. 膀胱黏膜局部长期遭受刺激　膀胱壁长期慢性的局部刺激,如长期慢性感染、膀胱结石的长期刺激及尿路梗阻均可能是诱发癌肿的因素。而腺性膀胱炎、黏膜白斑被认为是癌前期病变,可诱致癌变。

4. 药物　长期服用镇痛药非那西汀(非那西汀的化学结构与苯胺染料相似)或接受环磷酰胺治疗者亦能增加发生膀胱肿瘤的危险。

【临床表现】

1. 血尿　大多数膀胱肿瘤以无痛性肉眼血尿或显微镜下血尿为首发症状,患者表现为间歇性、全程血尿,有时可伴有血块。因此,在临床上间歇性无痛肉眼血尿被认为是膀胱肿瘤的典型症状。出血量与血尿持续时间长短,与肿瘤的恶性程度、肿瘤大小、范围和数目有一定关系,但并不一定成正比。有时发生肉眼血尿时,肿瘤已经很大或已属晚期;有时很小的肿瘤却会出现大量血尿。由于血尿呈间歇性表现,当血尿停止时容易被患者忽视,误认为疾病消失而不再及时的做进一步检查。当患者只表现为镜下血尿时,因为不伴有其他症状而不被发现,往往直至出现肉眼血尿时才会引起注意。

2. 膀胱刺激症状 早期膀胱肿瘤较少出现尿路刺激症状。若膀胱肿瘤同时伴有感染,或肿瘤发生在膀胱三角区时,则尿路刺激症状可以较早出现。此外,还必须警惕尿频、尿急等膀胱刺激症状,提示膀胱原位癌的可能性。因此,凡是缺乏感染依据的膀胱刺激症状患者,应采用积极全面的检查措施,以确保早期作出诊断。

3. 排尿困难 少数患者因肿瘤较大,或肿瘤发生在膀胱颈部,或血块形成,可造成尿流阻塞、排尿困难甚或出现尿潴留。

4. 上尿路阻塞症状 癌肿浸润输尿管口时,引起肾盂及输尿管扩张积水,甚至感染,出现不同程度的腰酸、腰痛、发热等症状。如双侧输尿管口受侵,可发生急性肾衰竭症状。

5. 全身症状 包括恶心、食欲缺乏、发热、消瘦、贫血、浮肿、消瘦、类白血病反应等症状。

6. 转移灶症状 晚期膀胱癌可发生盆底周围浸润或远处转移。常见的远处转移部位为肝、肺、骨等。当肿瘤浸润到后尿道、前列腺及直肠时,会出现下腹及会阴疼痛、下腹肿块等相应的症状。

【治疗要点】

1. 手术治疗

(1) 经尿道膀胱肿瘤电切术(TUR-Bt):是所有膀胱肿瘤治疗的首选方法。如果肿瘤为单发、分化较好,且属于非浸润型,单纯采用 TUR-Bt 治疗即可。

(2) 膀胱部分切除:适用于肿瘤比较局限,呈浸润性生长,病灶位于膀胱侧后壁、顶部等,离膀胱三角区有一定的距离。另有一些位于膀胱憩室内的肿瘤也是膀胱部分切除的适应证。

(3) 根治性膀胱全切术:是指切除盆腔的前半部器官。在男性,包括膀胱周围的脂肪、韧带、前列腺、精囊;在女性,包括子宫、宫颈、阴道前穹窿、尿道、卵巢等器官。

(4) 全膀胱切除＋Bricker 回肠膀胱术:最简单的一种尿流改道方法。它采用一段回肠作为输出道将尿液通过皮肤引流到体外,然后通过造口袋收集尿液。该术式受到广大泌尿外科医生及社会的接受,因其操作简单,并发症发生率低。

(5) 原位新膀胱术:原位新膀胱术是选取一段回肠或结肠经拼接后替代膀胱,放置原来膀胱的位置,并与尿道相吻合,回复尿流的连续性,保持正常排尿过程与生活习性。

2. 放射治疗 在膀胱癌的治疗中毋庸置疑,但其治疗方案和效果尚难定论。

3. 化学治疗 浸润性肿瘤即使接受根治性膀胱切除术也会有部分病例出现远处转移。单个化疗药物以顺铂为代表,其他有效的药物包括甲氨蝶呤、长春新碱、表柔比星、环磷酰胺、氟尿嘧啶、长春碱等联合应用。

4. **膀胱内灌注化疗** 对于表浅的膀胱肿瘤多采用 TUR-Bt 术或电灼。但是经尿道切除肿瘤后 2/3 的病例发生复发。目前，一般都采用膀胱内药物灌注作为预防复发。常用的药物有卡介苗、丝裂霉素或多柔比星等。

【护理评估】

1. 现病史

(1) 局部：出现肉眼血尿的时间、排尿时是否疼痛、为间歇性还是持续性血尿，以及有无血块、血块形状、排尿形态有无改变、有无尿路刺激征等。

(2) 全身：患者有无消瘦、贫血等营养不良的表现，重要脏器功能状况，有无转移的表现及恶病质。

2. 健康史

(1) 一般情况：患者的年龄、性别、婚姻和职业，患者是否长期吸烟。职业是否为长期接触联苯胺及橡胶行业，此两种物质可致膀胱癌。

3. 实验室及辅助检查 膀胱镜所见肿瘤位置、大小、数量，组织病理学检查结果。

4. 心理和社会支持状况 患者和家属对病情、拟采取的手术方式、手术并发症、排尿形态改变的认知程度，以及心理和家庭经济承受能力。

【常见护理诊断/合作性问题】

1. **焦虑与恐惧** 与泌尿肿瘤对生命的威胁，手术后排尿模式的改变有关。

2. **自我形象紊乱** 与膀胱全切除术后尿流改道，造口袋存在等有关。

3. **潜在并发症** 与膀胱癌手术后引起的感染、出血、尿瘘等有关。

【护理目标】 包括：①焦虑与恐惧情绪得以改善。②能接受造口及尿道改流的现状，做好心里调试。③未出现手术后并发症。

【护理措施】

1. 术前护理

(1) 心理护理：及时了解患者心理变化，对因造口产生悲观情绪的患者需加强心理疏导，做好疾病的宣教，增强患者战胜疾病的信念。

(2) 术前准备：对于全膀胱切除＋Bricker 回肠膀胱术者，术前调整水、电解质平衡，做好血型鉴定和配血工作。肠道准备：术前 3 d 给予无渣半流质饮食；肌内注射维生素 K_1 10 mg；每日不保留灌肠 1 次；口服抗生素（如甲硝唑片 0.4 g tid＋庆大霉素 8 万 U bid）；术前 1 d 双份流质，术晨清洁灌肠，术前留置胃管。

2. 术后护理 手术后回病区后需严密观察生命体征，做好各类引流管护理。对于 TUR-bt 手术患者应及时观察尿液的色、质、量，了解手术创面是否有出血现象。一旦出现血块堵塞尿道口，可通过导尿管进行膀胱冲洗来解除。嘱患者多饮水以利于冲洗尿路。导尿管放置时间一般为 1～2 d，无出血、堵管等现象即可拔管。如手术中发生膀胱穿孔，则术后导尿管则需留置 4～5 d。膀胱全切＋Bricker 回肠膀胱术后引流管主要有两侧肾脏输尿管内置单"J"形管，新建回肠膀胱内蕈状管、盆腔负压引流管、胃肠减压管。两根单"J"形管及回肠膀胱内蕈状管的主要作用是有效引流尿液，防止吻合口漏尿、狭窄，保护肾功能和预防上尿路感染。准确记录每根导管的引流量，观察引流液的色、质，使引流尿量 24 h＞1 500～2 500 ml。询问、检查患者两肾区有无胀痛、隐痛和叩击痛。如有单"J"形管不通畅及时在无菌操作下抽取生理盐水 8～10 ml 低压缓慢冲洗,注意有无阻力,有无凝块,反复冲洗,使抽出液量大于或等于注入液量为止。防止管道堵塞、扭曲、脱落,发生肾积水、尿外渗、尿漏。

盆腔负压引流管:膀胱全切术后耻骨后留有一空隙,创面会渗血,要通过引流管将盆腔创面渗血引出,防止积血、积液和继发感染。如引流液量大、色浓提示有活动性出血,应及时与医生联系分析判断给予处理。盆腔引流应符合逐日减少的规律,应根据引流量的多少而决定是否继续留置,一般术后 5～7 d 可拔管。

3. 新建回肠膀胱的护理　肠黏膜不断分泌肠黏液引起管腔堵塞,新膀胱腔内压力增高可使回肠残端及吻合口漏尿。发现这种情况应及时用生理盐水或 2％～3％碳酸氢钠液低压冲洗,使之溶解排出。

4. 造口护理　详见造口第十四章项目三。

5. 并发症护理

(1) 术后出血:密切观察引流液的色、质、量,监测生命体征变化,防止用力排便,引起继发性出血。

(2) 肺部感染:定时翻身拍背,鼓励排痰。遵医嘱予以祛痰药物。

(3) 切口感染:注意无菌操作,保持伤口干燥,如有渗液或切口敷料污染时及时更换无菌敷料。

(4) 血栓性静脉炎:与长期卧床有关。指导、帮助患者床上适当翻身,运动四肢,并鼓励早期下床活动。

(5) 与造口相关的并发症:造口缺血坏死、造口周围皮肤刺激性皮炎、造口狭窄、造口周围皮肤尿酸结晶、肠管脱垂、造口旁疝等。做好造口护理对预防并发症的发生有重要作用。

(6) 肠梗阻:观察有无腹胀、腹痛和排气、排便停止,保持胃肠减压通畅,指导患者少量多次进食,鼓励患者活动,促进肠蠕动恢复。

(7) 吻合口狭窄和吻合口漏:做好各导管护理,保持引流通畅,防止扭曲受压。

【护理评价】　通过治疗和护理,患者是否:①焦虑与恐惧情绪得以改善。②接受自己的形象改变,能用积极心态与造口袋共存。③未发生感染及其他并发症。若发生,是否得到及时发现和处理。

【健康教育】

1. 饮食指导　合理摄入高蛋白质、营养丰富食物,多食新鲜蔬菜水果和富含维生素C 的食物,既可增加机体免疫功能,又可提高尿液的酸性浓度。改变不良嗜好,戒烟酒,忌辛辣刺激食物。回肠泌尿造口患者由于肠液的分泌,尿液会变成黏液状,故指导患者多饮水,饮食中也要增加液体的摄入量,每天饮水 2 000～3 000 ml,保证尿量 2 500 ml 左右,以稀释尿液,可减少白色碱性结晶体小粒的产生、减轻尿液对造口皮肤的损伤、降低感染的危险性。

2. 养成良好的生活习惯　保持良好的心情,注意劳逸结合,适当运动避免增加腹压的动作,如用力排便、剧烈咳嗽及用力坐起。

3. 生活与工作指导　泌尿造口患者需要终身要佩戴造口袋,对日常生活造成一定的影响,指导患者掌握一些注意事项,减轻心理压力。体力恢复后可参加工作,不要提重物,避免引起造口周围的疝气。适应后可以娱乐、旅游、运动,但要避免可发生碰撞的运动。储尿袋内尿液 1/2～2/3 满时及时倾倒,以防储尿袋内尿液过多影响底盘的使用寿命。

4. 用药指导　遵医嘱服用抗生素 1 周左右。

5. 注意事项　做好造口的自我护理和监测(详见第十四章项目三)。

6. 随访与门诊　术后 2 周需来院随访。定期门诊复查血电解质,肝、肾功能。

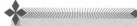

学习效果评价·思考题

1. 泌尿系统常用的检查有哪些? 常见的症状有哪些? 损伤的特点有哪些?

2. 简述血尿与伴随症状的关系?

3. 肾损伤的临床表现有哪些? 非手术治疗的护理措施有哪些?

4. 简述肾损伤术后的护理要点。

5. 膀胱损伤与其他泌尿系损伤的临床表现有哪些? 发病原因、临床表现,以及治疗方法有哪些?

6. 膀胱损伤患者入院后的抢救措施有哪些?

7. 行膀胱修补术患者的术后护理及其护理常规有哪些?

8. 如何对膀胱损伤患者做好出院后宣教?

9. 尿道损伤的临床表现有哪些? 治疗方法有哪些?

10. 后尿道损伤的早期处理方式及其优点有哪些?

11. 尿道损伤术后预防感染的护理要点有哪些? 如何对尿道损伤患者进行健康指导?

12. 肾、输尿管结石的临床表现有哪些?

13. 良性前列腺增生的发病原因、临床表现及治疗方法有哪些?

14. 施行 TURP、HoLEP 手术,患者的术前准备有哪些? 术后专科护理(膀胱痉挛和膀胱冲洗)要点有哪些?

15. 如何对肾、输尿管结石患者进行健康指导?

16. 膀胱癌的病因有哪些?

17. 膀胱癌手术治疗方式包括哪几种? 各自适应证是什么?

18. 简述膀胱灌注的注意事项。

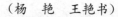

(杨　艳　王艳书)

第二十二章　骨与关节疾病患者的护理

学习目标

1. 识记骨折的临床表现、愈合过程及处理原则;脊柱、脊髓损伤的处理原则。

2. 识记关节脱位的临床表现和功能锻炼方法。

3. 识记断肢(指)的分类、再植术后护理要点。

4. 识记腰椎间盘突出症患者的临床表现和护理要点;颈椎前、后路手术患者的术前、术后护理;骨肿瘤患者的临床表现和护理要点。

5. 理解各类骨折临床表现和护理,以及常见关节脱位临床表现和护理。

6. 理解颈椎病常见临床表现和护理;腰椎间盘突出症的病因、临床表现和护理;骨肿瘤的种类、临床表现和护理;断肢(指)急救护理。

7. 理解关节脱位的治疗要点。

8. 理解腰椎间盘突出症的治疗和处理原则、颈椎病各种分型的临床表现。

9. 理解骨搬移术后并发症的预防及护理。

10. 学会应用各类骨折牵引的方法。

11. 学会关节脱位的病因分类。

12. 学会应用腰椎病常用的检查方法。

项目一　基础知识回顾

【基本解剖】　骨的基本结构(图 22-1)包括:骨膜、骨质和骨髓。骨膜由纤维结缔组织构成,含有丰富的神经和血管,对骨的营养、再生和感觉有重要作用。骨膜可分为内、外两层:外层致密有许多胶原纤维束穿入骨质,使之固着于骨面。内层疏松有成骨细胞和破骨细胞,分别具有产生新骨质和破坏骨质的功能,幼年期功能非常活跃,直接参与骨的生成;成年时转为静止状态。但是,骨一旦发生损伤,如骨折,骨膜又重新恢复功能,参与骨折端

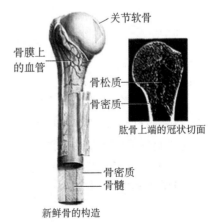

关节软骨

骨膜上的血管

骨松质

骨密质

肱骨上端的冠状切面

骨密质
骨髓

新鲜骨的构造

图 22-1　骨的结构

的修复愈合。衬在髓腔内面和松质间隙内的膜称骨内膜,是菲薄的结缔组织,也含有成骨细胞和破骨细胞,有造骨和破骨的功能。骨质有骨密质和骨松质两种。前者质地坚硬致密,耐压性较大,布于骨的表层;后者呈海绵状,由许多片状的骨小梁交织而成,布于骨的内部。骨髓填充在骨髓腔和骨松质的空隙内,分为红骨髓和黄骨髓,红骨髓有造血功能。胎儿、幼儿的骨髓全是红骨髓。成年后,长骨骨干内的红骨髓逐渐被脂肪组织代替,称为黄骨髓,失去造血功能。失血时有的会转化红骨髓,造血完后恢复。

骨与骨之间连接的地方称为关节,如四肢的肩、肘、指、髋、膝等关节。关节由关节囊、关节面和关节腔构成。关节囊包围在关节外面,关节内的光滑骨又称为关节面,关节内的空腔部分为关节腔。正常时,关节腔内有少量液体,以减少关节运动时摩擦。关节有病时,可使关节腔内液体增多,形成关节积液和肿大。关节周围有许多肌肉附着,当肌肉收缩时,可做伸、屈、外展、内收及环转等运动。

【生理功能】 骨骼是人体运动系统的主要组成部分,具有支持身体、保护内脏、完成运动和参与代谢、造血等功能。

1. 支架功能 是人体骨骼功能中最主要的功能。骨骼是全身最坚硬的组织,互相连结成一个完整的、坚硬的骨架结构,使身体保持一定的形态和姿势。

2. 保护内脏功能 部分骨骼按一定方式互相连结而围成一定形状的体腔,以其坚硬的结构保护腔内的各种重要脏器,免受外力的打击和伤害,如头盖骨围成坚硬的颅腔,保护大脑免受外力打击;肋骨和胸椎骨等围成桶状的胸腔,保护心脏、肺脏和纵隔等。

3. 运动功能 骨骼本身没有自主或主动运动功能,它是在神经支配下的肌肉、肌胞、韧带和其他软组织的共同作用下,使身体能够完成各种运动和动作的,如行走、劳动、吃饭等。在完成运动的过程中,骨骼起到杠杆作用和支持作用。

4. 参与人体钙、磷代谢 骨有钙、磷"储存仓库"的美誉。当血液中的钙、磷增多时,便转移贮存到骨骼内;血液中钙、磷浓度降低时,骨骼内钙、磷便释放到血液中,以维持血液内钙、磷代谢平衡。

5. 造血功能 红骨髓是人体主要造血器官,具有制造与释放血细胞的作用,维持血液中各种血细胞的生成、发育、释放、死亡和清除的动态平衡,保持人体的正常血液循环和生理活动。

项目二 骨折患者的护理

骨或软骨组织遭受暴力作用时发生的骨组织或软骨组织连续性全部或部分中断或丧失称为骨折。骨折在生物力学特性上表现为:在外力作用下,骨组织某一区域的应力超过骨材料所能承受的极限强度而导致的骨材料破裂。如果骨骼本身伴有病变,在遭到外力时发生骨折,则称为病理性骨折。

【临床表现】 大多数骨折一般只引起局部症状,严重骨折和多发性骨折可导致全身反应。

1. 全身表现

（1）休克：骨折所致的休克主要原因是出血，特别是骨盆骨折、股骨骨折和多发性骨折，出血量大者可＞2 000 ml。严重的开放性骨折或并发重要脏器损伤时亦可导致休克。

（2）发热：骨折后一般体温正常，出血量较大的骨折，如股骨骨折、骨盆骨折，血肿吸收时可出现低热，但一般＜38℃。开放性骨折出现高热时，应考虑感染的可能。

2. 局部表现

（1）压痛与传导痛：检查患者时，能明确指出骨折疼痛部位，在骨折处有局限性压痛。四肢骨折时，如叩击肢体远端，可引起骨折部位的疼痛，称为传导性痛，有助于诊断。

（2）局部肿胀及淤斑：早期肢体肿胀系骨折端出血所致。骨折端的出血与骨折移位程度及血压有密切关系。

（3）功能障碍：由于伤肢疼痛，肌肉发生痉挛或失去肌肉附着，肢体活动失去了杠杆作用和运动，使伤肢向任何方向活动均受到限制；嵌插骨折及压缩骨折，功能障碍较轻，伤肢有时还能活动，检查时必须注意，以免漏诊。

（4）畸形：发生伤肢畸形骨折，均系骨折移位及软组织肿胀引起，它是骨折诊断的主要体征之一。

（5）异常活动和骨擦音、骨擦感：在检查或搬动患者时，伤肢的非关节部位可发生异常活动、触到骨折端互相触撞的骨摩擦音，均有助于骨折的诊断。但因此两项检查均可引起患者的痛苦，增加骨折处周围软组织的损伤，故不论骨折诊断明确与否，都不能故意做这种检查。

【并发症】　骨折治疗过程中出现的一些并发症，将严重地影响骨折的治疗效果，应特别注意预防并及时正确予以处理。

1. 早期并发症

（1）休克：多见于并发头、胸、腹部伤，多发伤，严重的开放性骨折，多处骨折，如股骨、脊柱、骨盆骨折，广泛软组织撕裂伤，皮肤剥脱，并发脊髓、大血管损伤等。如已发生休克，要积极及时抢救，使休克适当纠正后再妥善护送，否则可能加重休克，后果严重。

（2）脂肪栓塞综合征：通常发生在严重创伤，主要见于脂肪含量丰富的长骨骨折，尤以股骨干为主的多发性骨折及骨盆骨折多见。多发生于创伤后 12～48 h，个别可达 1 周左右。因骨折处髓腔内血肿张力过大，骨髓被破坏，脂肪滴进入破裂的静脉窦内，继而进入血液循环，可引起肺、脑脂肪栓塞。表现为心动过速、吸氧后无法改善的呼吸困难，胸部 X 线拍片有广泛性肺实变。

（3）创伤后急性呼吸衰竭：严重创伤或骨折、大出血、感染、输液过量、脂肪栓塞、手术后的弥散性血管内凝血、氧中毒等均可发生急性呼吸衰竭。

（4）骨筋膜室综合征：即由骨、骨间膜、肌间隔和深筋膜形成的骨筋膜室内肌肉和神经因急性缺血而产生的一系列早期症候群。最多见于前臂和小腿，常由创伤性骨折的血肿和组织水肿使其室内内容物体积增加或外包扎过紧、局部压迫使骨筋膜室容积减小而导致骨筋膜室内压力增高所致。临床症状：早期为疼痛、苍白、脉搏减弱、和麻痹。

（5）挤压综合征：通常是指四肢或躯干肌肉丰富的部位受外部重物、重力的长时间压榨,或长期固定体位的自压,而造成的肌肉组织的缺血性坏死,出现以肢体肿胀、肌红蛋白尿及高钾血症为特点的急性肾衰竭。

(6) 重要内脏器官损伤:肝、脾破裂,肺损伤,膀胱和尿道损伤,直肠损伤。

(7) 重要周围组织损伤:重要的血管、周围神经及脊髓损伤。

2. 晚期并发症

(1) 坠积性肺炎:主要发生于骨折长期卧床不起的患者,特别是老年、体弱和伴有慢性病的患者,有时可因此而危及患者的生命。

(2) 压疮:严重创伤骨折,长期卧床不起,身体骨突起处受压,局部血液循环障碍,易形成压疮。常见部位有骶骨部、髋部、足跟部。特别是截瘫患者,由于失去神经支配,缺乏感觉和局部血液循环更差,不仅更易发生压疮,而且发生后难以治愈,常成为全身感染的来源。

(3) 泌尿系统结石和感染:由于患者长期卧床、饮水量减少及床上排尿不适应残余尿量增多等情况造成。

(4) 感染:开放性骨折,特别是污染较重或伴有较严重的软组织损伤者,若清创不彻底,坏死组织残留或软组织覆盖不佳,可能发生感染。处理不当可致化脓性骨髓炎。

(5) 下肢深静脉血栓形成:多见于骨盆骨折或下肢骨折,下肢长时间制动,静脉血回流缓慢,加之创伤所致血液高凝状态,易发生血栓形成。应加强活动锻炼,预防其发生。

(6) 损伤性骨化:又称骨化性肌炎。由于关节扭伤、脱位或关节附近骨折,骨膜剥离形成骨膜下血肿,处理不当使血肿扩大,机化并在关节附近软组织内广泛骨化,造成严重关节活动功能障碍。

(7) 创伤性关节炎:关节内骨折,关节面遭到破坏,又未能准确复位,骨愈合后使关节面不平整,长期磨损易引起创伤性关节炎,致使关节活动时出现疼痛。

(8) 关节僵硬:是指患肢长时间固定,静脉和淋巴回流不畅,关节周围组织中浆液纤维性渗出和纤维蛋白沉积,发生纤维粘连,并伴有关节囊和周围肌挛缩,致使关节活动障碍。

(9) 急性骨萎缩:即损伤所致关节附近的痛性骨质疏松,又称反射性交感神经性骨营养不良。好发于手、足骨折后,典型症状是疼痛和血管舒缩紊乱。

(10) 缺血性骨坏死:骨折使某一骨折段的血液供应被破坏,而发生该骨折段缺血性坏死。

(11) 缺血性肌挛缩:是骨折最严重的并发症之一,是骨筋膜室综合征处理不当的严重后果。它可由骨折和软组织损伤直接所致,更常见的是骨折处理不当所造成,特别是外固定过紧。典型的畸形是爪形手。

【骨折愈合】 骨折愈合是骨连续性的恢复,重新获得骨结构的强度,其与软组织损伤愈合的不同点是不遗留任何纤维瘢痕,再现胚胎原始骨发育方式,最终完全恢复原有骨结构和性能,确切地说应该是一种骨再生。从组织学和生物学的变化,可将其分为 3 个阶段,三者之间不可截然分开,而是相互交织演进。

1. 血肿机化期(一般为伤后 1~2 周) 骨折时骨折断端及周围软组织的血管破裂

出血,在骨折部分形成血肿。

2. 骨痂形成期(一般为伤后 3～6 周) 由骨内、外膜下成骨细胞增生产生的膜内化骨在骨折断端骨皮质的内外表面由少渐多,形成内、外两个菱形短管,将骨折端由血肿转化而成的纤维组织夹在中间,分别成为内骨痂和外骨痂。

3. 改造塑形期(幼儿一般需 2 年,成人 2～4 年) 原始骨痂的骨小梁排列不规则,欠牢固,在应力轴线的骨痂形成骨细胞的作用下,骨小梁逐渐调整排列,变得规则且致密。应力以外多余的骨痂通过破骨细胞吞噬,逐渐被清除,最后骨折的痕迹消失。

【处理原则】 骨折治疗的基本原则包括复位、固定和功能锻炼。

1. 复位和固定 首先要进行复位,把移位的骨折端重新对位以恢复骨骼支架作用。骨折对位越好,支架越稳固,骨折愈合就越快,肢体功能也就恢复越好。

复位后要维持复位就必须固定,常用的复位和固定方法有:手法闭合复位加外固定、持续牵引复位和外固定、切开复位和内固定。选用何种治疗方法,必须结合患者的年龄、全身情况、骨折性质、类型和部位等具体情况来决定。

2. 功能锻炼 在不影响固定的情况下,尽快地恢复患肢肌肉、肌腱、韧带、关节囊等软组织的舒缩活动。早期合理的功能锻炼,可促进患肢血液循环,消除肿胀;减少肌萎缩、保持肌肉力量;防止骨质疏松、关节僵硬和促进骨折愈合,是恢复患肢功能的重要保证。

【骨折患者的搬动及翻身】

1. 单人搬运法 包括:①背负法,多用于伤者不能自行行走,救护者只有一人之时。对于神志不清者,可采用交叉双臂紧握手腕的背负法。对于神志清醒的伤者可采用普通背负法,只要抓紧伤者的手腕使其不要左右摇晃即可。②抱持法,救护者一手抱其背部,一手托其大腿将伤者抱起。若伤者还有意识可让其一手抱着救护者的颈部。③拖拉法,如果伤者较重,一人无法背负或抱持时。救护者可从后面抱住伤者将其拖出。也可用大毛巾将伤者包好,然后拉住毛巾的一角将伤者拉走。

2. 双人搬运法 包括:①椅托法,两名救护者面对面分别站在伤者两侧,各伸出一只手放于伤者大腿之下并相互握紧;另一只手彼此交替搭在对方肩上,起支持伤者背部的作用。②拉车法,两名救护者一个站在伤者的头部两手伸于腋下,将其抱入怀中;另一人站在伤者的两腿之间,骨不连,抱住双腿。

3. 脊椎外伤伤员的搬运 对脊椎伤伤员应用木板或门板搬运,方法是先使伤员两下肢伸直,两上肢也伸直并放于身旁。木板放在伤员一侧,2～3 人扶伤员躯干,使其成一整体滚动移至木板上,或 3 人用手臂同时将伤员平托至木板上。注意不要使伤员的躯干扭转,切忌使用搂抱,或一人抬头、一人抬足的方法,同时禁用凉椅、藤椅之类的工具运送伤员。

4. 颈椎外伤伤员的搬运 应由 4 人搬运,要有专人托扶其头颈部,沿纵轴方向略加牵引,并使头颈部随躯干一同滚动。或由伤员自己双手托住头部后再缓慢搬移。严禁随意强行搬动头部。伤员躺在木板上时应用沙袋或折好的衣物放在其颈部的两侧加以固定。

5. 胸腰段脊柱损伤 可采用 3 人搬运法,即 3 人并排蹲在伤员的同侧,用手分别托住伤员的头、肩、腰部和臀部及并拢的双下肢,同时保持平卧姿势下同步抬起,3人步调一致地向前行进。亦可由2～3人循伤员躯体的纵轴,轻轻就地滚转,将伤员移动到担架上或木板上,脊柱损伤处垫一小垫或衣服。

6. **合并截瘫的伤员** 在运送截瘫伤员时,木板上应铺一柔软的褥垫,伤员衣物里的坚硬物件应及时取出以防压伤。禁用热水袋或盐水瓶等进行保暖以免发生烫伤。

7. **脊柱损伤患者的翻身** (轴线翻身)

(1) 一人翻身法:护士立于病床一侧,双手托扶住患者的肩部及臀部,将患者翻转成侧卧位,面朝向护士,然后移一手扶住患者的腰背部;另一手拿枕垫于患者肩背部,使患者上身略向后偏靠,下腿稍微屈膝,上腿屈髋屈膝位,两膝盖间夹一软枕,此方法适用于腰椎手术后的翻身。

(2) 两人翻身法:两名护士分别立于病床两侧,先嘱患者屈膝,一名护士扶托住患者远侧肩部及臀部,将患者躯干呈轴线翻转至自己一侧;另一名护士用枕垫抵住患者腰背部,双膝间放一软枕,此方法适用于胸、腰椎手术后的翻身。

【牵引患者的护理】

(1) 对于牵引患者,应进行交接班,每班严密观察患肢的血液循环及活动情况。

1) 随时观察肢端皮肤颜色、温度、动脉搏动、毛细血管充盈情况、指(趾)活动情况及患者的主诉,如有无疼痛、麻木的感觉等。

2) 小儿行双腿悬吊牵引时,膝部的绷带易在膝下周径较粗之处压迫血管,甚至引起小腿的骨筋膜室综合征。因此要随时检查,耐心听取主诉、鉴别哭闹声。

(2) 保持有效、正确的牵引:

1) 对行皮牵引者应注意胶布及绷带有无松散或脱落,颅骨牵引者应每日将颅骨牵引弓的靠拢压紧螺母拧紧0.5～1圈,防止颅骨牵引弓松脱。

2) 保持牵引锤悬空,滑车灵活,牵引绳与患肢长轴平行,牵引绳上不能放置被物。

3) 滑动牵引患者要适当垫高床头、床尾或床的一侧,以保持牵引力与体重的平衡,防止发生诸如下肢牵引者足部抵住床尾栏杆,或颅骨牵引者头部抵住床头栏杆等情况而使牵引失去作用。

4) 牵引时患肢放置位置应符合要求,注意单个肢体位置应与躯干、骨盆联系起来看。

5) 牵引的重量应根据病情需要调节,不可随意增减,并告诉患者及家属不能擅自改变体位、增减重量。

(3) 预防并发症:

1) 防止发生压疮、肺部、泌尿系并发症。

2) 防止足下垂:腓总神经损伤和跟腱挛缩均可引起足下垂。下肢牵引时,应在膝外侧垫棉垫,防止压迫腓总神经。平时应用足底托板或沙袋将足底垫起,以保持踝关节于功能位。如病情允许,应做踝关节的伸屈活动。

3) 防止肌肉萎缩、关节僵硬:在牵引期间应鼓励患者做力所能及的活动,如肌肉等长收缩、关节活动等,辅以肌肉按摩及关节的被动活动。

4) 防止便秘:鼓励患者多饮水,多吃粗纤维素食物。指导患者每日按摩腹部:先右下腹至右上腹,由上腹至左下腹达耻骨联合上方。

5) 防止针眼感染:保持针眼干燥、清洁。针眼处不覆盖任何敷料,用安尔碘涂擦,每天2次。如有分泌物或痂皮,用棉签擦去,防止痂下积脓。如发现牵引针偏移,不可随手将针推回,应消毒后再调节。

6) 防止皮肤溃疡:牵引时应在骨突起部位垫棉垫,防止磨破皮肤。如患者对胶布过敏或胶布粘贴不当出现水疱时,应及时处理。

7) 防止过牵综合征:多发于颅骨牵引,为牵引过度导致的血管、神经损伤。易伤及舌下神经(吞咽困难,伸舌时舌尖偏向患侧)、臂丛神经(一侧上肢麻木)、脊髓、肠系膜上动脉等,应注意观察病情。

(4) 加强生活护理,主动帮助患者解决日常生活中的实际问题,保持清洁卫生,如洗头、擦浴等,使患者舒适也有利于血循环,冬季应注意肢体保暖。

(5) 主动与患者谈心,掌握其思想变化,对不良的心态反应及时疏导和帮助,还可引导患者开展读书、听音乐等活动,丰富患者的文化生活。

(6) 早期主要进行肌肉的等长收缩,2周后开始练习关节活动,逐步增加活动范围、强度。肌肉瘫痪的肢体应作关节的被动活动,病情许可时应练习全身性活动,如扩胸、深呼吸、用力咳嗽、引体向上等,以改善呼吸功能。

【石膏绷带固定的护理】

(1) 石膏固定前的肢体或躯干应清洗干净,如有伤口应做好换药工作。

(2) 患肢抬高,以利静脉血液和淋巴液回流。上肢可用托板或悬吊架,下肢可用枕头垫起,使患处高于心脏水平面。

(3) 严密观察患肢有无苍白、厥冷、发绀、疼痛、感觉减退及麻木等,如发现异常应及时通知医生并妥善处理。

(4) 石膏未干时:①需用手掌托住被固定的肢体,不能用手抓捏;②尽量不要搬动患者,若患者要变换体位,应给予适当的扶持;③切勿牵拉、压迫、活动,不可在石膏上放置重物,以免引起石膏折断、变形;④天气寒冷盖被需用支架托起,保护外露肢体,或用烤灯、电风扇、红外线照射促进快干。

(5) 保持床单被褥清洁、平整、干燥、无碎屑,定时协助患者翻身变换体位,在骨突出部位衬垫,石膏边缘应修理整齐、光滑,避免卡压和摩擦肢体皮肤。

(6) 注意观察石膏边缘及骨隆突部位有无红肿、摩擦伤等,患者有无局部持续性疼痛,利用嗅觉观察石膏内有无腐臭气味,以防石膏内压迫疮。

(7) 保持石膏清洁,勿使粪、尿及饮料食物污染石膏,擦洗时水不能过多,以免石膏软化变形。

(8) 了解患者心理状况,给予安慰鼓励,满足生活所需,鼓励进食高蛋白、高热量、易消化的饮食,多饮水、多食蔬菜及水果,防止便秘。

(9) 功能锻炼:①石膏固定的当日就可指导患者做石膏内的肌肉等长收缩;②病情允许时鼓励患者下床活动,可先在床边站立,再扶拐短距离行走,循序渐进;③石膏拆除后可每日按摩肌肉 2~4 次,并加强功能锻炼。

【骨折患者功能锻炼】

1. 功能锻炼的意义　包括:①可促进静脉和淋巴回流,促进血肿吸收,肿胀消退,减少关节液渗出,防止关节粘连和僵硬。促进骨折愈合:伤肢肌肉的反复舒缩活动可使骨折纵向挤压力加强,骨折缝隙变小,骨折部更为稳定,可以改善骨折部的营养,骨折端骨能力的增强促进了骨折的愈合。功能练习还可以矫正微小的骨折错位,也有利于骨折的愈合。②促进血液循环。功能锻炼可以促进血液循环,预防血栓形成。③减少并发症。经常活动锻炼可以预防骨、关节、肌肉等并发症,如骨质疏松、骨折迟缓愈合、关节粘连、关节囊挛缩、关节僵直及肌肉萎缩等。

2. 功能锻炼的注意事项　功能锻炼应在医务人员指导下进行,在骨伤治疗及康复的过程中,功能锻炼将贯穿始终,应该是一个连续的过程,并以主动活动为主,被动运动为辅。锻炼要循序渐进,运动强度、运动量、运动时间都要因病制宜,因人而异。

3. 功能锻炼的方法　根据肌肉收缩时产生的张力和外加阻力的关系,可以分为:①等张收缩。时肌肉张力大于阻力,肌肉可自由缩短引起相应的关节运动,故又称动力性收缩。②等长收缩。在肌肉收缩的张力与阻力相称时,肌肉没有明显缩短或延长,故称等长收缩,同时不产生明显的关节运动,又称静力收缩。

(1) 上肢:肩关节的稳定主要靠肩关节周围肌群,手的基本功能有握、抓、持、捏、捻及张手等。锻炼时,要重视兼外展外旋、屈肘、前臂旋转、拇指外展、对掌和掌指关节的活动幅度,同时不要忽略相应的肌力练习。

(2) 下肢:主要功能是负重和步行,要求充分的稳定和能够负重。下肢损伤时,多固定于膝关节接近伸直的位置,以利步行。下肢伤固定后,教会患者做股四头肌收缩和踝部跖屈、背屈、足趾伸屈动作的功能锻炼。防止肌肉失用性萎缩或足下垂。

(3) 应用关节持续被动功能练习器(CPM):适用于四肢骨折、关节囊切除或关节松解术后、关节成形,人工假体术后、关节软骨大面积缺损、自体游离骨膜或软骨膜移植修复术后。

【骨折患者一般护理】

1. 术前护理

(1) 配合医生对患者及家属进行必要的科普宣传,就术后恢复过程、功能锻炼的必要性及方法等交代清楚;宣传有关成功的病例,取得患者的信任和配合,使其充满信心,主动配合治疗和护理工作。

(2) 进行手术后适应性锻炼,如让患者了解咳嗽咳痰的重要性,教会方法,练习深呼吸、床上大小便。吸烟的患者应忌烟。

(3) 术晨皮肤准备的范围要广泛、全面,注意肢体的周径,在骨隆突处动作要轻柔,切勿刮破皮肤。

(4) 协助患者洗澡擦身、更衣、修剪指甲。患者如有手癣脚癣,术前应及早使用药物治疗。

(5) 根据医嘱做好输血前配血准备,完成药物过敏试验,或应用镇静剂,减轻患者的紧张感,保障睡眠与休息。

（6）术前观察患者的体温变化，如发现有发热、咳嗽、女患者月经来潮应报告医生。

（7）患者术前12 h禁食，10 h开始禁水，防止患者在手术过程中发生呕吐、误吸而引起吸入性肺炎、窒息等意外，如需插胃管，需在术前2 h完成，并固定牢固。

（8）取下患者非固定性义齿，以免术中脱落或咽下，患者随身携带的贵重物品委托家属保存。

（9）接患者去手术室前嘱其小便以排空膀胱，或遵医嘱留置导尿，并妥善固定。

（10）将必要的物品、病历、X线片等随患者一起送入手术室。

2. 术后护理

（1）搬运：采取三人平托法分别托起患者头颈、躯干、下肢，保持患肢规定体位，防止因搬运不当致手术失败。

（2）卧位：①全麻患者未清醒前应去枕平卧头偏向一侧，防止因呕吐引起误吸。②四肢手术后，用支架、枕头、沙袋等抬高患肢，以利于血液回流，促进消肿。抬高的原则是将患肢抬至心脏水平以上，要远侧端高于此，近侧端略低。③对石膏外固定的肢体摆放，应以舒适、有利于静脉回流、不引起石膏断裂或压迫局部软组织为原则。

（3）术后密切观察：生命体征变化；因手术创伤、失血、麻醉等造成的反应；可能发生的并发症，如出血、感染、肢体血液循环障碍等，并做好记录。

（4）观察患肢血液循环，肢体缺血的症状和体征，高度警惕发生骨筋膜室综合征。

（5）注意观察术后伤口感染征象，多在术后3～7 d表现明显，如伤口疼痛或呈与脉搏跳动一致的搏动性疼痛，局部红、肿、压痛，一旦形成脓肿则局部出现波动感。

（6）骨科手术后一般在10～14 d拆线，拆线过早可能会因为伤口愈合不牢固而发生伤口裂开、感染。

（7）指导患者及时恢复功能锻炼：①全身和局部情况兼顾，以恢复患肢的固有生理功能为主：上肢锻炼以恢复手指的抓、捏、握等功能为中心，同时注意肩、肘、腕关节的屈伸、旋转功能；下肢锻炼围绕负重、站立、行走为中心。②功能锻炼以主动活动为主：固定范围内的肌肉要做静态收缩，未固定的关节要尽量活动，并可借助简单的器械或支具。辅以必要的被动活动，手法轻柔，不可做不利于组织愈合的活动，辅助活动还可以配合推拿、按摩、理疗、针灸等治疗。

3. 术后常见护理及措施

（1）发热：对发热的热型认真进行观察，对术后吸收热无需特殊处理，对体温＞38℃者，应进行全面检查，并给予对症处理；除抗感染治疗外，还可应用乙醇擦浴、冰袋冷敷等物理降温。

（2）伤口出血：观察血压、脉搏的同时，注意局部敷料和石膏外面的血迹是否扩大，是否从石膏内向外滴血，以判断出血速度和出血量；对未采用石膏固定的患肢，可用无菌棉垫加压包扎；截肢患者床旁备有止血带。

（3）疼痛：观察疼痛的性质、引起的原因，排除因外部压迫或缺血等原因引起的疼痛，伤口疼痛可用镇痛药物，保证患者的休息与睡眠。

（4）尿潴留：腹部热敷、按摩、利用流水声等诱导；消除精神紧张、焦虑情绪，如无禁忌可让患者取坐位排尿;针刺足三里、关元、中极等穴位;必要时留置导尿管。

(5) 便秘:术后恢复饮食保证足够饮水量,在保证高蛋白、高热量、高维生素基础上进食适量水果和含纤维素多的蔬菜;养成排便习惯;顺时针方向按摩腹部,促进肠蠕动;口服适量的蜂蜜、缓泻药;必要时灌肠。

项目三　四肢骨折

【治疗要点】

1. 锁骨骨折

(1) 无移位骨折或儿童青枝骨折可用三角巾患肢悬吊 3 周。

(2) 移位骨折局麻后手法复位,然后用"8"字绷带法或双圈法固定 3~4 周。

(3) 粉碎性骨折或合并神经血管损伤者可手术探查,修复血管神经,骨折端复位内固定。

(4) 如合并头、胸、腹部损伤而不能立即整复者,可让患者卧床,将枕垫于背部两肩胛之间使肩呈后伸外展位,待全身情况好转后再固定。

(5) 骨折不愈合或畸形愈合影响功能者,可切开复位内固定术,术后三角巾悬吊患肢 5~6 周,然后练习活动。

2. 肱骨髁上骨折

(1) 手法复位加外固定　适用于肿胀轻、桡动脉搏动正常者。手法复位后用石膏或夹板固定 3~5 周。

(2) 持续骨牵引后手法复位+外固定　适用于受伤后时间长,局部肿胀严重,不能立即进行手法整复者。给予行尺骨鹰嘴牵引 3~5 d,待肿胀消退后再进行手法复位,然后用外展架固定 3~6 周。

(3) 手术探查+内固定。

知识链接　并发症的观察及护理

1. 缺血性挛缩

(1) 早期表现:4"P"综合征。

Pain—疼痛:前臂和手,尤其是被动伸直手指时引起前臂剧痛极有诊断意义。

Pulselessness—无脉:桡动脉搏动消失。

Pallor—苍白:手部皮肤苍白、发凉,是末梢循环不良的表现。

Paralysis—麻痹:手部感觉障碍。

(2) 晚期表现:典型 Volkmann 挛缩畸形——爪形手。

2. 肘内翻畸形　属晚期并发症,发生率较高,为 30%~40%多因处理不当,复位不好,骨折畸形愈合所致,应早期预防。

3. 肱骨干骨折

(1) 手法整复夹板外固定法：适用于各种类型的肱骨干骨折。

(2) 悬垂石膏整复固定法：适用于肱骨中、下段斜形或螺旋形骨折。

(3) 手术治疗：可手术探察、钢针内固定或植骨内固定

4. 桡骨下端骨折　除陈旧性骨折畸形愈合外，很少需要手术治疗。

(1) 无移位：石膏或夹板固定 3 周。

(2) 有移位：在局麻下手法复位，石膏或夹板固定 4～6 周。

5. 股骨颈骨折　股骨颈骨折手术的适应证为内收型骨折及有移位倾向的外展型骨折。手术可分为两类：切开复位内固定术(如三刃钉、加压螺纹钉、空心针、多针内固定)和人工关节置换术。

(1) 骨牵引逐渐复位及三翼钉内固定术：有明显移位的股骨颈囊内骨折。

(2) 骨圆针内固定术：儿童股骨颈移位骨折、成人外展型嵌插或无移位的股骨颈骨折。

(3) 人工关节置换术：老年人股骨颈囊内粉碎骨折、股骨颈头下型骨折复位失败者(Pauwel 角＞70°)。

6. 股骨干骨折

(1) 儿童股骨干骨折：包括小夹板固定法、悬吊皮牵引法、水平皮牵引法和骨牵引法。

(2) 成人股骨干骨折：包括骨牵引、切开复位梅花型髓内钉固定、闭合髓内钉固定、加压钢板内固定、角翼接骨板内固定、带锁髓内钉内固定等。

(3) 股骨干开放性骨折：清创闭合伤口后，对粉碎骨折可行牵引治疗，如同闭合骨折处理，有内固定适应证者，可于伤后 10～14 d 切口完全愈合后，行内固定手术。

7. 胫腓骨干骨折

(1) 手法复位外固定：稳定性骨折或不稳定性骨折牵引 3 周左右，待有纤维愈合后，再用石膏或小夹板进行外固定。

(2) 开放复位内固定：①螺丝钉内固定(斜形或螺旋形骨折)；②钢板螺丝钉内固定(斜形、横断或粉碎性骨折)；③髓内钉固定(多段骨折)；④外固定架(有皮肤严重损伤的胫腓骨骨折、粉碎性骨折或骨缺损)。

【护理评估】

1. 现病史

(1) 局部：疼痛、畸形、异常活动、肿胀、功能障碍。

(2) 全身：外伤史，休克、发热。

2. 健康史

(1) 一般资料：骨折的部位、骨折的时间、大小便及体温、脉搏、呼吸、血压及患者的年龄、饮食习惯、睡眠、营养状况及自理能力等。

(2) 既往史：既往有无高血压、糖尿病、传染病病史；有无过敏史。

3. 实验室及辅助检查　X 线检查可发现骨折图像。

4. 心理社会因素 包括心理承受能力、对疾病认知程度及社会支持系统等。

【常见护理诊断/合作性问题】

1. 生命体征异常改变 与严重创伤引起多处骨折、开放性骨折、多脏器损伤或骨折后发生严重并发症有关。

2. 疼痛 与骨折创伤、骨折断端刺激周围神经肌肉、固定不满意、创口感染、组织受压、缺血等因素有关。

3. 患肢血液循环异常 与动静脉血管损伤，止血带应用不合理及包扎固定过紧等因素有关。

4. 肢体功能障碍 与骨折、脱位、神经血管肌肉肌腱损伤等因素有关。

5. 创口感染 与开放性骨折未得到清创或清创不彻底有关。

6. 恐惧 与突然意外的创伤刺激患者有关。

7. 长期卧床引起的畸形 与骨折后患者长期卧床肌张力持续减少，肌肉失用性萎缩有关。

8. 生活自理能力下降 与严重骨折、下肢骨折、牵引、手术等因素有关。

【护理目标】 包括：①维持呼吸、循环等正常生理功能。②患者疼痛缓解或可以耐受，减轻患者痛苦。③保证骨折固定效果，确保外固定满意。④科学地指导功能锻炼，使患肢功能恢复与骨折愈合同步发展。⑤加强心理护理，保持心理健康，并指导提高自我护理、自我照顾能力。⑥有效的预防全身及局部并发症。⑦照顾生活，满足生理、文化等生活需求。

【护理措施】

1. 术前护理

（1）术前评估：全面细致地收集病史，了解患者对手术的心理反应状态，结合系统的体格检查和实验室所提供的各种生理指标，综合分析判断，估计患者的手术耐受力，做好术前准备和护理，使患者以最佳的身心状态接受手术。

（2）病情观察与记录：观察了解患者的局部情况，如肢体的肿胀程度、温度、颜色、感觉活动，尤其是肢体的麻木感觉，并做好记录，以便术后对照。了解患者潜在的健康问题，定时观察患者的体温、脉搏、呼吸、血压、饮食、睡眠、二便等情况，以及有无药物过敏史。协助医生帮助患者完成各项常规检查化验。及时收集检查诊断资料。

（3）心理护理：仔细观察、了解并掌握患者对治疗疾病的情绪反应，认真加以分析。根据患者的年龄、性别、职业、文化程度等，用适当的语言向患者交代术前应做的准备和简单介绍手术过程及护理措施，介绍手术成功的病例，帮助患者认识自己的疾病，解除对手术的恐惧、焦虑心理。促进睡眠，如睡前以温水泡脚，协助患者采取正确舒适的体位，消除或减轻患者的疼痛。

（4）进行手术后适应性锻炼：如让患者了解咳嗽咯痰的重要性，教会咳嗽、咯痰的方法。练习床上大小便。吸烟的患者应戒烟。

（5）做好术前准备：术前 6～8 h 禁食，4～6 h 禁水，皮肤准备、配血、药敏试验，协助患者擦身、洗头、更换衣服，按医嘱准时给术前用药，取下眼镜、饰物、手表及假发、义齿等妥善保管,备齐病历、X线片及手术所需的物品。

(6)改善患者的营养状况:了解患者以往的饮食习惯,向患者讲解营养对手术过程和术后康复的重要意义,取得患者配合,补充热量、蛋白质、维生素等。

2. 术后护理

(1)病情观察:定时观察病员的面色、表情、血压、脉搏、体温、呼吸及贫血征象同时注意伤口出血情况。术后吸收热一般<38℃,若体温持续不退,或3 d后出现发热,应检查伤口有无感染或其他并发症。搬运患者时应采取多人搬运法。最好有专人扶持患肢,并注意保持规定体位。

(2)对石膏外固定的肢体摆放:应以舒适,有利于静脉回流、不引起石膏断裂或压迫局部软组织为原则。用支架、枕头等抬高患肢,及早恢复患肢功能锻炼,加强肌肉主动收缩活动,促进消肿。

(3)观察末梢血循环:是最基本,也是最重要的内容之一,如颜色、温度、感觉、运动、动脉搏动、毛细血管充盈度、肿胀程度。如出现皮肤温度下降、颜色变深、动脉搏动减弱、麻木、毛细血管充盈时间延长、被动活动指(趾)端时引起剧痛,应立即汇报医生去处一切外固定和敷料,必要时切开减压。应注意:石膏包扎不可过紧,如加压包扎时必须清楚交班,并加强观察。对手术后伤口放置引流的患者,要注意观察引流液量、颜色、性质,保持负压有效,防止引流管受压、扭曲或凝血块阻塞。

(4)疼痛的护理:查明引起疼痛的原因,再针对性处理。不可简单的给予镇痛药。

(5)饮食护理:术后应给予高维生素、高蛋白、高热量的饮食,同时摄入足够的新鲜蔬菜和水果,避免大便秘结。嘱患者少吃甜食,以免出现腹胀。鼓励患者多饮水,保持患者口腔和会阴部清洁,鼓励患者做深呼吸运动,叩背协助咳嗽预防肺部感染。保持室内空气清洁,温度适宜。

(6)心理护理:必要时给予镇静、镇痛剂,经常主动找患者谈心,及时了解其心理状态,给予安慰和帮助,并做好家属的思想工作,以取得他们的配合,协助患者解决生活及各方面的困难,使其心情舒畅。

(7)生活护理:应保持床单位平整,干净,病室安静、清洁、空气新鲜。患者生活不能自理,应协助洗漱、饮食、排便等。

【护理评价】 通过治疗和护理,患者是否到达一下标准:①生命体征正常。②疼痛缓解或得到控制。③骨折固定良好,固定效果满意。④保持心理健康并提高了自我护理及自我照顾能力。⑤功能锻炼科学,患肢功能恢复效果满意。⑥有效预防全身及局部并发症的发生。

(顾春红 张晓萍)

项目四　脊柱骨折与脊髓损伤

任务一　脊 柱 骨 折

脊柱骨折又称脊椎骨折,占骨折的 5％～6％。造成脊柱骨折的原因多种多样,多数是间接暴力所致。脊柱骨折的伤情常常较严重且复杂,正确而科学的救护措施会取得良好的效果。若救护方法不正确,可能会加重伤情,产生严重的合并伤,如脊髓损伤。由于脊髓损伤所导致的截瘫会使患者四肢的功能部分或全部丧失,并且继发其他并发症。所以,必须引起医护人员的高度重视。

【**病因及损伤机制**】　脊柱受到外力时,可能有多种外力共同作用,但多数情况下,只是其中一种或两种外力产生脊柱损害。作用于胸、腰椎的外力包括压缩、屈曲、侧方压缩、屈曲-旋转、剪切、屈曲-分离、伸展。

【**临床表现和诊断**】　有严重的外伤史。患者受伤部位有疼痛感,颈部活动受限,腰背部肌肉痉挛,患者不能翻身起立,受伤脊椎部位有压痛、肿胀和局限性后突畸形。此外,外伤后由于覆膜后血肿对自主神经的刺激,导致肠蠕动减慢,因此,患者常有腹痛、腹胀等表现。但应注意与腹腔脏器损伤相鉴别,X 线片可以确定损伤的部位、类型和移位情况。

【**治疗要点**】

1. 手术治疗　及时的手术稳定可以允许患者早期坐起和康复治疗,可以很好的恢复脊柱的序列,纠正畸形,接触神经系统的压迫。

(1) 适应证：①有神经损伤；②所有 AOC 型骨折；③AOA3 型及 B 型中成角＞30°、椎体压缩＞50％、椎管侵占＞30％；④MRI 证实有椎间盘损伤。

(2) 手术方式：包括前路手术、后侧入路、前路和后路联合手术。

2. 保守治疗　主要方法是支具外固定或者卧床休息治疗,包括一段时间的卧床休息,并逐步进行功能锻炼。

【**护理评估**】

1. 现病史　受伤脊椎部位是否有压痛、肿胀和局限性后突畸形,患者是否有腹痛、腹胀等表现。是否有脊髓损伤的相映症状和体征。患者有无休克、呼吸困难和生命体征的变化。开放创口的部位、形状、有无组织外漏、窗口有无异物残留。

2. 健康史

(1) 一般资料：年龄、性别、有无过敏史等。

(2) 既往史：患者有无脊柱外伤、畸形、有无脊柱、退行性病变。

3. 实验室及辅助检查

(1) X 线片检查：可以帮助了解椎体的顺列、腰椎生理前凸的存在、椎体高度的丢失及椎体受伤后局部的后凸角度。

(2) CT 检查:可以获得关于损伤椎体的任何平面的信息,可以清楚地显示椎管及骨折块与椎管的位置关系。

(3) MRI 检查:可以清楚的显示脊髓和软组织图像,辨别椎间盘损伤、硬膜外血肿、脊髓水肿、软组织损伤等情况。

4. 心理社会因素 包括心理承受能力、对疾病的认知程度及社会关系支持等。

【常见护理诊断/合作性问题】

1. 疼痛 与骨折有关。

2. 引起或加重脊髓损伤 与脊柱骨折可能压迫脊髓有关。

3. 躯体移动障碍 与疼痛及神经损伤有关。

4. 知识缺乏 缺乏有关功能锻炼的知识。

5. 恐惧 与担心疾病的预后可能导致残疾有关。

6. 潜在并发症 压疮、肺部感染、泌尿系统感染。

【护理目标】 包括:①患者自述疼痛缓解或减轻,可以耐受。②脊髓损伤得到控制。③疼痛缓解,患者可在床上翻身。④知晓功能锻炼的相关知识。⑤情绪稳定,焦虑减轻。⑥并发症得到及时发现和处理,或无并发症的发生。

【护理措施】

1. 术前护理

(1) 体位护理:平卧硬板床,维持脊柱的稳定性,移动患者时应 3 人分别扶托患者头部、腰骶部及双下肢,维持脊柱水平位。

(2) 心理护理:耐心倾听患者主诉,根据情况给予相关的指导,讲解有关疾病、手术的基础知识,给予患者心理支持和鼓励。

(3) 饮食护理:给予高热量、高蛋白、粗纤维的食物,禁食胀气的食物。

(4) 皮肤护理:做好皮肤的清洁,每 2 h 轴线翻身,防止压疮的发生。

2. 术前准备

(1) 心理护理:①评估患者,正确了解病情,了解患者在的主要心理问题及疾病的应对方法。②讲解疾病的相关知识及护理要点。③多巡视病房,多与患者及家属沟通,减轻患者的焦虑。④保持情绪的稳定,保证患者良好的睡眠。

(2) 常规准备:

1) 术前行备血、皮试的准备,术前 1 d 晚 24:00 开始禁食、禁水。

2) 术前训练:深呼吸、有效的咳嗽咳痰、床上大小便的练习。

3) 健康教育:介绍术前戒烟戒酒的重要性,讲解术后早期活动的目的及意义。

4) 术前皮肤的准备:剔除手术区域的毛发,清洁手术区域的皮肤。

3. 术后护理

(1) 体位护理:①颈椎骨折者,术后 24 h 内,颈部两侧各放置沙袋 1 个,24 h 后可改用颈围制动;胸、腰椎骨折者躯干应保持轴线平直,避免扭曲。②搬运患者时,颈部自然中立位,切忌前屈、扭转或过伸,有石膏床者,将患者卧于石膏床上搬动,成轴线翻身。

（2）病情观察：①脊柱手术患者术中失血过多，易出现血容量不足，应给予心电监护，监测血压、脉搏的变化，并以此来调节输液、输血的速度。②术后常规给氧气，观察患者呼吸的变化。若颈椎前路手术术后出现呼吸困难，多为喉头水肿引起，均应气管切开或紧急手术切除血肿。③观察切口渗血、渗液情况。若渗出液较多，应及时更换，以减少感染的机会。④颈椎术后的患者，应注意其吞咽及进食的情况。对于喉头水肿的患者，应根据医嘱合理采用雾化吸入，以缓解喉头黏膜水肿。

（3）饮食护理：①脊柱手术后 6 h，患者无恶心、呕吐，可进食，但在 48 h 内应以流质或半流质为宜，其饮食应以流质-半流质-软食-普食逐步过度。②对于颈椎术后的患者，在患者自身可耐受的情况下，可嘱其适当吃冷食物，如冰淇淋等，以减少咽部水肿与渗血，但饮食应以流质和半流质柔软食物为宜。

（4）加强生活护理，积极防止压疮、呼吸道和泌尿系统感染、便秘、腹泻等并发症的发生。

（5）功能锻炼：①为防治肌肉萎缩和关节僵硬，应改善并促进肢体的血液循环，并进行肌肉按摩。②关节的活动。可做下肢关节的内收外展运动，踝关节的背伸、跖屈和旋转活动；练习手指的伸、屈、握拳、捏、握等动作；肢体挛缩的患者在被活动时，禁忌用粗暴手法，以免造成与挛缩相对抗方向的运动，引起骨折或软组织损伤。

【健康教育】

（1）加强腰背肌肌肉锻炼，术后 4～6 周可协助患者离床活动。

（2）嘱患者勿弯腰，逐步增加运动量，给予腰围保护。

（3）截瘫恢复为慢性过程，建立患者恢复信息。

（4）加强营养，增强机体恢复力和抵抗力。

（5）定期复查，出现不适随时就诊。

【护理评价】 通过治疗护理，患者是否：①能正视现实，进行自我形象设计。②能积极地进行功能锻炼，并进行力所能及的活动。③生活得到了适当地照料。④情绪稳定，了解疾病的相关知识，积极配合医务人员的诊治和护理。

任务二　脊　髓　损　伤

脊髓损伤是脊柱骨折或脱位直接导致的后果，脊髓损伤的程度取决于椎体受伤移位压迫的情况。当椎体骨折脱位或附件骨折时，移位的椎体、碎骨片、椎间盘等组织突入椎管，可直接压迫脊髓或马尾神经，引起局部水肿和缺血变性等改变。根据不同程度的损伤，可造成不完全瘫痪和完全性瘫痪。

【病因及发病机制】 间接损伤暴力是导致脊髓损伤的最主要的原因，脊髓损伤可以是激发于脊柱的骨折脱位，也可以是无骨折脱位型脊髓损伤。外来的暴力并不直接作用于脊髓，而是通过严重的暴力作用于脊柱，导致脊柱脱位，或无骨折脱位的损伤，间接作用于脊髓而导致损伤。发病机制主要分为原发性脊髓损伤和继发性脊髓损伤两种。

【临床表现】

1. 脊髓休克　在脊髓损伤早期,可呈现一段时间的脊髓休克,即损伤平面节段以下的脊髓功能消失,待休克期过后,损伤节段以下的脊髓功能恢复,可出现上运动神经元损伤的表现,表现为痉挛性瘫痪。

2. 脊髓损伤后的运动、感觉及括约肌功能障碍　不同节段平面的脊髓损伤可表现为尿失禁或尿潴留及大便失禁或便秘。

【治疗要点】

1. 手术治疗　手术治疗主要针对伴有神经功能损害和脊柱失稳的病例。手术的主要原则包括复位、神经组织的减压和受损节段的固定。临床药物试验结果表明,在脊髓损伤后 8~12 h 内是最佳时机。

2. 非手术治疗　目前常用的非手术治疗方法有以下几种。

(1) 心理治疗:主要为帮助患者了解病情,增加信心,避免或减轻患者的心理创伤。

(2) 卧床休息、颈椎 Glisson 枕颌带牵引、颅骨牵引法、局部按摩、功能锻炼等方法。

(3) 药物治疗及高压氧治疗:目前在药物治疗中所取得的最大的进展是大剂量的甲泼尼龙伤后 8 h 冲击疗法,有减轻脊髓损伤的作用。

(4) 并发症的防治应及早进行。伤后早期就应该开始肢体被动活动和补钙,以刺激血液循环,预防关节僵硬、挛缩及骨质疏松,维持肌肉长度,促进康复。对于急性颈椎、颈髓损伤并发多系统器官衰竭(MSOF),消除其诱因并对可能发生或已发生功能不全的器官进行有效的功能支持,才能降低脊髓损伤后 MSOF 的发生率、死亡率。

【护理评估】

1. 现病史

(1) 局部:脊柱受伤部位有无肿胀、畸形、疼痛,以及有无开放性伤口、脊髓组织外漏或脑积液漏。

(2) 全身:患者有无疼痛、压痛、畸形及有无瘫痪、运动功能障碍、尿失禁、尿潴留、大便失禁或便秘。患者有无休克、呼吸困难和生命体征的变化。

2. 既往史

(1) 一般资料:年龄,性别、有无过敏史等。

(2) 既往史:既往有无脊柱外伤、畸形、和炎症病史、椎间盘退行性病变。

3. 实验室及辅助检查

(1) CT 和 MRI 检查:可清楚显示脊髓损伤的情况。

(2) 腰椎穿:常规脑脊液检查有无出血,碘造剂显示受阻部位、程度和类型。

4. 心理社会因素　包括心理承受能力、对疾病的认知程度及社会关系支持等。

【常见护理诊断/合作性问题】

1. 患者自主清理呼吸道无效　与神经麻痹有关,气体交换受损。

2. 疼痛　与外伤有关。

3. 排尿形态的改变　与留置尿管有关。

4. 恐惧 与担心疾病的预后可能导致残疾有关。

5. 潜在并发症 压疮、便秘、泌尿系统感染、肺部感染等。

6. 其他 自理能力的下降、脊髓功能障碍。

【护理目标】 包括:①协助清理呼吸道,保持呼吸道通畅,指导并协助患者翻身、排痰,防止发生肺部感染。②患者自述疼痛缓解或减轻,可以耐受。③解除尿潴留,训练反射性排尿。④协助患者在床上翻身、做好患者的生活护理。⑤脊髓功能得到恢复。⑥情绪稳定,焦虑减轻。⑦并发症得到及时发现和处理,或无并发症的发生。

【护理措施】 参见脊柱骨折的护理措施。

【健康教育】

(1) 预防并积极治疗并发症,如压疮、尿潴留、肺及尿路的感染等,对维持正常的心肺功能和胃肠道,要予以足够的重视,对瘫痪肢体的静脉回流受阻也要通过向心按摩、抬高患肢和电刺激等加以改善,以维持肢体的有效循环,避免发生血栓性静脉炎。

(2) 增加饮水量,保持尿液通畅,控制泌尿系感染,防止尿路结石发生。

(3) 截瘫恢复为慢性过程,帮助患者建立康复的信息,强化心理治疗,消除悲观急躁的情绪,鼓励患者增强战胜疾病的信心和决心。

(4) 饮食要定时、定质、定量,多食含纤维素较多的食物,如蔬菜和水果,刺激肠蠕动,促进排便。同时注意多饮水,防止大便干燥。

(5) 对长期卧床或坐轮椅的患者,保持床铺的平整、松软、清洁及干燥,无皱褶,无渣屑,使患者舒适。注意皮肤清洁及干燥,每日用温水清洁皮肤 2 次。

(6) 定期复查,不适就诊。

【护理评价】 通过治疗护理,患者是否:①能正视现实,进行自我形象设计。②能积极地进行功能锻炼,并进行力所能及的活动。③并发症得到控制。④ 情绪稳定,了解疾病的相关知识,积极配合医务人员的诊治和护理。

(戴晓洁 张晓萍)

项目五 骨与关节脱位患者的护理

案例导入

某男性患者,25 岁,不慎摔倒致右肩部疼痛伴活动受限 1 h。来院后查体:T 36.9℃,P 71 次/分,R 18 次/分,BP 68/111 mmHg。右肩部方肩畸形,弹性固定,关节盂空虚,杜加斯(Dugas)征阳性。X 线摄片检查显示:右肱骨头位于喙突下方,右肱骨大结节撕脱性骨折。遂急诊在局麻下行右肩关节脱位手法复位术＋石膏外固定术,术毕送回病房。

请问:该患者入院后责任护士应从哪些方面对他进行评估? 针对其疼痛可以给予哪些方面的护理干预措施? 患者现存的护理问题有哪些? 护理措施有哪些?

任务一 肩关节脱位

关节脱位(俗称脱臼)为常见损伤,是指关节面失去正常的对合关系。失去部分正常对合关系的称半脱位。多见于青壮年和儿童。创伤性脱位是最常见的原因。肩关节活动范围大,关节盂面积小而浅,肱骨头相对大而圆。关节囊和韧带松弛,周围韧带较薄弱,关节结构不稳定,故易于发生脱位。

【病因和分类】 肩关节脱位好发于青壮年,男性多于女性,多由间接暴力引起。当身体侧位跌倒时,手掌撑地,肩关节呈外展、外旋位,肱骨头在外力作用下突破关节囊前壁,滑出肩胛盂而致脱位;也可由于上臂过度外展、外旋、后伸时。肱骨颈或肱骨大结节抵触于肩峰时构成杠杆的支点,使肱骨头向盂下滑出发生脱位。直接暴力可致肩关节后方直接受到撞伤,使肱骨头向前脱位。

肩关节脱位分为前脱位、后脱位、下脱位和盂上脱位。由于肩关节前下方组织薄弱,因此以前脱位多见。脱位合并肱骨大结节骨折,严重者可合并肱骨外科颈骨折及臂丛神经损伤。

【临床表现】 肩关节脱位后,除局部疼痛、肿胀、功能障碍外,还有以下体征。

(1)上肢轻度外展,以健手托伤侧前臂,头和躯干向伤侧倾斜。

(2)关节盂空虚,肩峰突出,失去正常的膨隆外形,呈方肩畸形,患肢较对侧长。在肩关节盂外可触及肱骨头。

(3)杜加斯(Dugas)征阳性:肩关节脱位后,患侧手掌搭到健侧肩部时,肘部不能贴近胸壁;或患侧肘部紧贴胸部时手掌不能搭到健肩。

(4)少数患者出现并发症状,包括腋神经支配区感觉减退,或可出现臂丛神经、血管的压迫症状。

【治疗要点】

1. 复位 以手法复位为主,最好在伤后3周内进行。早期复位容易成功,功能恢复好。若脱位时间长,关节周围组织粘连,空虚的关节腔被纤维组织填充,手法复位常难以成功。对于合并关节内骨折、经手法复位失败,有软组织嵌入、手法难以复位及陈旧性脱位经手法复位失败者可行手术切开复位。

常用的手法复位有手牵足蹬法:一般采用局部浸润麻醉,患者仰卧,术者站在患侧床边,腋窝处垫棉垫,以同侧足跟置于患者腋下靠胸壁处,双手握住患肢于外展位做徒手牵引,以足跟抵住腋部作为反牵引力。左肩脱位时术者用左足,右肩脱位时则用右足。

2. 固定 复位后将关节固定于适当位置,使损伤的关节囊、韧带、肌等软组织得以修复。一般固定2～3周。陈旧性脱位经手法复位后,固定时间应适当延长。单纯肩关节脱位,复位后用三角巾悬吊上肢,将肩关节固定在内收内旋屈肘90°位,一般固定3周,避免过早去除外固定,否则损伤的关节囊修复不良,容易导致习惯性脱位的发生。

3. 功能锻炼 肩关节脱位复位后3周内,强调固定,以利关节周围软组织修复,固定期间活动腕部和手指。疼痛肿胀缓解后,可指导患者用健侧手缓慢推动患肢外展与内收活动,活动范围以不引起患侧肩部疼痛为限。3 周后,指导患者进行弯腰、垂臂、甩肩锻炼。具体方法:患者弯腰 90°,患肢自然下垂,以肩为顶点作圆锥形环转,范围由小到大。4 周后,指导患者做手指爬墙外展、爬墙上举、滑车带臂上举、举手摸顶锻炼,使肩关节功能完全恢复。

【护理评估】

(1) 健康史:评估患者受伤的原因、时间、受伤的姿势、外力的方式、性质。

(2) 身体状况:①评估患者全身情况,如意识、体温、脉搏、呼吸、血压等情况。②评估患肢有无疼痛、肿胀、畸形、假关节活动、活动障碍等。③评估患肢血管神经功能,观察患肢远端血液循环,评估感觉、运动情况。

(3) 评估牵引、石膏固定、夹板固定是否有效,松紧是否适宜。

(4) 评估患者的自理能力、活动范围及功能锻炼情况。

(5) 评估影像学检查结果,如 X 线、CT、MRI 检查等。

【常见护理诊断/合作性问题】

1. 疼痛　与关节脱位引起局部组织损伤及神经受压有关。

2. 躯体活动障碍　与关节脱位、疼痛、制动有关。

3. 有周围组织灌注异常的危险　与关节脱位所致神经血管损伤有关。

4. 知识缺乏　缺乏有关复位后继续治疗及正确功能锻炼的知识。

【护理目标】　包括:①患者自述疼痛缓解或减轻,并可以耐受。②患者了解疾病及功能锻炼相关知识。③患者在协助下利用健侧肢体生活部分自理。④并发症得到及时发现和处理,或无并发症发生。

【护理措施】

1. 妥善固定与复位

(1) 复位:明确诊断后协助医生复位。向患者说明复位目的与方法,作好其复位前的身体及心理准备,以取得合作。复位前,给予适当的麻醉,以减轻疼痛,同时使肌肉松弛,利于复位。复位成功的标志是被动活动恢复正常,骨性标志恢复,X 线检查提示已复位。

(2) 固定:向患者及家属说明复位后固定的目的、方法、重要意义及注意事项。使之充分了解关节脱位后复位固定的重要性和复位后必须固定的时限。固定时间过长,易发生关节僵硬;固定时间过短,损伤得不到充分修复,易发生再脱位。一般固定时间为 3 周左右,若脱位合并骨折、陈旧性脱位或习惯性脱位,应适当延长固定的时间。固定期间,应保持固定有效,经常观察患者肢体位置是否正确;注意观察患肢的血液循环,发现有循环不良的表现时,应及时报告医生,对使用牵引或石膏固定的患者,应按牵引或石膏固定患者的护理常规进行护理。

2. 缓解疼痛

(1) 移动患者时,应帮助患者托扶固定患肢,动作轻柔,避免因活动患肢加重疼痛。

(2) 指导患者及家属应用心理暗示、转移注意力或松弛疗法等缓解疼痛。

（3）早期正确复位固定，可使疼痛缓解或消失。

（4）遵医嘱应用镇静剂，以促进患者的舒适与睡眠。

3. 病情观察 移位的骨端可压迫临近血管和神经，引起患肢缺血和感觉、功能障碍，护理时应注意以下几点。

（1）定时检查患肢末端的血液循环状况，若发生患肢苍白、发冷、大动脉搏动消失，提示有大动脉损伤的可能，应及时通知医生并配合处理。

（2）动态观察患肢的感觉和运动，以了解神经损伤的程度和恢复情况。

（3）对皮肤感觉功能障碍的肢体要防止烫伤。

4. 维护皮肤的完整性 对使用牵引或石膏固定的患者，应注意观察皮肤的色泽和温度，避免因固定物压迫而损伤皮肤。对髋关节脱位后较长时间卧床的患者，应注意预防压疮的产生。

5. 提供相关知识 向患者及家属讲解关节脱位治疗和康复的知识，讲述功能锻炼的重要性和必要性，指导并使患者能自觉地按计划进行正确的功能锻炼，减少盲目性，进行功能锻炼时，应注意以患者主动锻炼为主，切忌用被动手法，强力拉伸关节，以防加重关节损伤，对于习惯性脱位，应避免发生再脱位的原因，强调保持有效固定和严格遵医嘱坚持功能锻炼，以避免复发。

【护理评价】 通过治疗和护理，患者是否：①疼痛减轻或消失，舒适感增加。②能利用健侧肢体生活部分自理。③维持有效的组织灌注，未发生并发症。④了解疾病知识，配合功能锻炼进行。

任务二 肘 关 节 脱 位

肘关节脱位发病率仅次于肩关节，脱位后局部肿胀明显，如不及时复位，易导致前臂缺血性痉挛。由于解剖结构特殊，易发生肘后脱位，前脱位少见，可伴有向外或向内侧移位。

【病因和分类】 多由间接暴力引起。常见于跌倒时肘关节呈伸直位，前臂旋后位，暴力经前臂传递至尺、桡骨上端，在尺骨鹰嘴处产生杠杆作用，使尺、桡骨近端同时脱向肱骨远端的后方，发生肘关节后脱位。若肘关节从后方受到直接暴力作用，可产生尺骨鹰嘴骨折和肘关节前脱位。

【临床表现】 脱位后，肘部变粗，上肢变短，肘后凹陷，鹰嘴后突显著，肘后三角关系失常。肘关节处于半伸直位，患者以健手支托患肢前臂。肘关节后脱位，肘窝前方可触及肱骨下端。

脱位后，肿胀明显，易压迫周围血管、神经。后脱位时，可合并正中神经或尺神经损伤，偶尔可损伤肱动脉。正中神经损伤表现为拇指、示指、中指的感觉迟钝或消失。不能屈曲，拇指不能外展和对掌，形成典型的"猿手"畸形。尺神经损伤主要表现为手部尺侧皮肤感觉消失，小鱼际肌及骨间肌萎缩，掌指关节过伸，拇指不能内收，其他四指不能外展及内收,呈"爪形手"畸形。动脉受压可出现患肢血液循环障碍,主要表现为患肢苍白、发冷、大动脉搏动减弱或消失等。

【治疗要点】

1. 复位　置肘关节于半屈曲位,术者一手握患臂腕部,沿前臂纵轴方向牵引;另一手拇指压在尺骨鹰嘴突上,沿前臂纵轴方向作持续推挤,即可复位。

2. 固定　复位后,用超关节夹板或长臂石膏托固定于屈肘90°,再用三角巾悬吊于胸前,一般固定2~3周。

3. 功能锻炼　固定期间,可做肱二头肌收缩动作、伸掌、握拳、手指屈伸等活动,同时在外固定保护下做肩、腕关节、手指活动。去除固定后,练习肘关节的屈伸、前臂旋转活动及锻炼肘关节周围肌力。

肘关节损伤后康复治疗对肘关节功能至关重要,但切忌被动操作,以避免肘关节骨化性肌炎的发生。

【常见护理诊断/合作性问题】　参见本项目任务一。

【护理措施】　参见本项目任务一。

任务三　髋关节脱位

髋关节由股骨头和髋臼构成,是杵臼关节。髋臼为半球形,深而大,周围有坚强韧带与肌群,结构相当稳定,一般不容易发生脱位。

【病因和分类】　髋关节脱位往往由于强大暴力引起。如发生交通事故时,患者膝、髋关节处于屈曲位,强大的外力使大腿急剧内收、内旋,以致股骨颈前缘抵于髋臼前缘而形成一个支点,股骨头因受杠杆作用而离开髋臼,冲破后关节囊而向后方脱出。另外,外力直接作用于屈曲的膝部,沿股骨干纵轴方向向后,或外力由后方作用于骨盆,均可使股骨头向后方脱位。

根据脱位后股骨头的位置,可分为前脱位、后脱位和中心脱位。以后脱位最常见,占全部髋关节脱位的85%~90%。脱位时常造成关节囊撕裂、髋臼后缘或股骨头骨折。有时合并坐骨神经挫伤或牵拉伤。

【临床表现】　髋关节前脱位时,患肢呈外展、外旋和屈曲畸形,腹股沟处肿胀,可摸到股骨头;髋关节后脱位时,关节呈屈曲、内收、内旋畸形,伤肢缩短。臀部可触及脱出的股骨头,大粗隆上移。髋部疼痛、关节功能障碍明显,肿胀不明显;可合并坐骨神经损伤,大多为挫伤,主要原因为股骨头压迫。表现为大腿后侧,小腿后侧及外侧和足部全部感觉消失,膝关节的屈肌,小腿和足部全部肌瘫痪,足部出现神经营养性改变;髋关节中心脱位时伴有髋臼骨折,后腹膜间隙内出血甚多,可导致出血性休克;髋部肿胀,疼痛,功能障碍;大腿上段外侧方往往有大血肿,肢体短缩情况取决于股骨头内陷的程度。

【治疗要点】

1. 复位　髋关节脱位后宜尽早复位,最好在24 h内,>24 h后再复位十分困难。复杂性脱位患者主张早期切开复位与内固定。

2. 固定 复位后,用持续皮牵引、穿"丁"字鞋或"T"形枕固定患肢,保持患肢于伸直、外展位,防止髋关节屈曲、内收、内旋,禁止患者坐起。一般固定2~3周。

3. 功能锻炼 固定期间患者可进行股四头肌收缩锻炼、患肢距小腿关节的活动及其余未固定关节的活动。3周后开始活动关节;4周后去除皮牵引,指导患者扶双拐下地活动。3个月内患肢不负重,以免发生股骨头缺血性坏死或因受压而变形。3个月后经X线检查证实股骨头血液供应良好者,可尝试去拐步行。

【常见护理诊断/合作性问题】 参见本项目任务一。

【护理措施】 参见本项目任务一。

(梁静娟)

项目六 断肢（指）再植患者的护理

案例导入

某男性患者,36岁,下午工作时右上臂被机器卷入致离断,断面边缘不规整,出血多,远端无血运,X线片检查显示:右上臂肱骨骨折。患者疼痛剧烈,难以忍受。入院诊断:右上臂完全离断。

请问:该患者入院后责任护士应从哪些方面对他进行评估? 急救护理包括哪些措施? 患者目前存在的主要护理问题有哪些? 如何为患者做好术前、术后护理?

断肢(指)是指肢体外伤后的离断。

【分类】 断肢分为两大类。

(1)肢体完全离断:是指伤肢的远侧部分完全离体,无任何组织相连者;或只有极少量损伤的组织与整体相连,但在清创时必须将这部分组织切断者。

(2)肢体不完全离断:是指伤肢的断面有骨折或脱位,相连的软组织少于该断面总量的1/4,主要血管断裂或栓塞者;或伤肢的断面具有损伤的肌腱相连,残留的皮肤不超过周径的1/8,其余血管、神经等组织均断裂,伤肢的远侧部分无血液循环或严重缺血,不吻接血管断肢将坏死者。

【治疗要点】

1. 急救 对患者进行急救护理的主要任务就是抢救生命,积极配合抗休克的治疗,对手部损伤要进行简单有效的处理,迅速正确的转运,以便能使伤员获得妥善治疗。

(1)迅速判明有无威胁生命的体征与合并伤。应迅速判明有无呼吸、心跳骤停、内脏破裂和胸腹部大出血、颅脑损伤等。一旦发现必须立即进行抢救,及时发现患者有无休克早期表现,如已有休克存在应立即配合抗休克治疗。

(2)创面处理:主要是制止出血和防止再污染。断肢的近端如有活动性出血,应加压包扎。如局部加压包扎仍不能止血时,可应用止血带,但必须记录时间,每小时放松止血带1次,放松时间通常为10~15 min,以免止血带以下的组织缺血时间过长,对于较大的动脉断端出血,如腋动脉位置较高,不易采用局部加压或止血带止血时,可用止血钳将血管残端夹住止血,但需注意不应该过多的钳夹近端的血管,以免血管损伤过多。对创口内的可见异物可立即取出,但外露骨端不能复位,以免深部污染,用消毒敷料或清洁布包扎创面。

(3)临时固定:手部损伤后,为了减轻疼痛、避免骨折移位和预防骨折的合并伤,并有利于运送,临时简便的固定是非常必须的。固定方法以预制夹板最为理想,也可就地取材。对应用临时肢体牵引的应做好牵引的护理,保持有效的牵引同时利于运送。

(4)迅速转运:按伤情的轻重,将伤员在最短的时间内转送到能够处理的医院,进行最终处理。在转运过程中护理人员应严密观察患者的生命体征迹象,严防转运途中发生意外。

2. 离断肢(指)体的保存

(1)应冷藏(4℃)保存,用清洁布类包裹,外用塑料袋,周围置冰块,离断肢(指)体禁忌直接浸泡在冰块或者冰水中。

(2)断肢(指)再植时限:是指在常温下,肢(指)体离断至重建血液循环的时间,一般认为断肢(指)再植时限在夏季为6~8 h,在冬季为10~12 h。

【护理评估】

1. 现病史

(1)局部:检查断端边缘是否整齐,伤口污染情况及肌腱血管缺损情况。

(2)全身:有无出血性休克症状,是否有内脏损伤等。

2. 健康史　患者的年龄、吸烟习惯、营养状况及妊娠史等。

3. 实验室及辅助检查

(1)实验室检查:白细胞计数及中性粒细胞比例升高。

(2)影像学检查:X线检查可发现骨折。

4. 心理社会因素　包括患者的职业、心理及经济承受能力、对疾病认知程度及社会支持系统等。

【常见护理诊断/合作性问题】

1. 疼痛　与再植肢(指)有手术伤口有关。

2. 焦虑　与担心预后有关。

3. 有皮肤完整性受损的危险　与长期卧床有关。

4. 潜在并发症　失血性休克、失用综合征、便秘、血管危象。

【护理目标】　包括:①患者自述疼痛缓解或减轻,不影响休息。②主诉焦虑情况减轻。③卧床期间不发生皮肤受损。④未发生并发症,或发生后及时得到发现和处理。

【护理措施】

1. 病房要求　安静、舒适、空气新鲜的隔离室内,室温23~25℃,相对湿度60%~

80％，严格禁烟。避免使用具有挥发性气味的消毒剂，如氯制剂。

2. 指导患者及家属　避免术后一切可引起血管痉挛的有害因素。

(1) 情绪因素：紧张情绪容易导致血管收缩，故应保持开朗，乐观的情绪。

(2) 疼痛因素：疼痛会引起血管痉挛，告诉患者不必强忍疼痛，给予止痛剂保证无痛治疗，如哌替啶、芬太尼透皮贴膜等。

(3) 腹内压增高因素：保持大小便通畅，忌用力排便。可给予多纤维素、富含 K^+、易消化清淡饮食，多饮水，避免辛辣及刺激性食物。指导床上大小便容器的正确使用方法。必要时根据医嘱使用开塞露等缓泻剂。

(4) 卧位因素：避免不正确卧位，如患侧肢体的长期受压，影响血液循环。

(5) 药物因素：严禁使用止血剂及血管收缩剂，如麻黄碱、呋麻滴鼻剂、肾上腺素、氯甲苯酸(止血芳酸)等。

(6) 感染因素：保持床单位的整洁平整。注意皮肤清洁、干燥。协助做好口鼻腔清洁，防止口腔黏膜感染。

(7) 严禁主动(被动)吸烟：香烟中的尼古丁有较强的收缩血管作用，影响血运。

3. 术后护理

(1) 体位及休息：一般需卧床 7～10 d。患肢置于垫枕，抬高 35°，使患肢略高于心脏水平，以维持稳定有效的循环血量，并利于静脉和淋巴的回流及减轻局部水肿。

(2) 再植肢(指)的观察：观察皮肤的颜色、肿胀程度(表 22-1)及毛细血管反流测定。皮肤颜色应红润或与健侧皮肤颜色相一致。如皮色变淡或苍白提示动脉痉挛或栓塞；如移植皮肤上出现散在性淤点，大多是静脉栓塞或早期栓塞的表现，随着栓塞程度的加重，散在淤点相互融合成片并扩展到整个移植组织表面提示栓塞以近完全，随着栓塞时间的延长，皮肤颜色由暗红→红紫→紫红→紫黑。毛细血管反流测定可用手指按压皮肤，正常情况下皮肤毛细血管排空，颜色变白，放开手指后在 1～3 s 内皮肤恢复充盈。

表 22-1　再植肢(指)肿胀分期及记录方法

判　断	记　录
一般移植组织均有轻微肿胀	(-)
移植组织皮肤有肿胀，但皮纹存在	(+)
皮肤肿胀明显，皮纹消失	(++)
皮肤极度肿胀，皮肤上出现水疱	(+++)

(3) 血管危象的护理：血管危象是指吻合的血管发生血液通路受阻，从而危及再植肢(指)成活的一种病理现象，是显微血管术后最严重的并发症。血管危象分为动脉危象及静脉危象，动脉危象包括动脉痉挛或栓塞，表现为再植肢(指)体苍白，皮瓣边缘或指(趾)腹张力降低，毛细血管充盈反应迟缓；静脉危象多指静脉栓塞，表现为再植肢(指)皮肤颜色暗红、发绀并起水泡。

1) 预防：避免一切可引起血管痉挛的有害因素，做好再植肢(指)的观察，术后常规应用抗凝和解痉药物1周左右,使用期间注意观察药物的不良反应。

2) 处理:通常分两步进行处理,即首先给予解痉与相应措施处理,排除石膏、敷料或缝线压迫,位置不妥牵拉、室温过低寒冷刺激、血容量下降、疼痛和精神紧张等因素,若短时间(30 min)观察无效,则应做好血管探查术的准备。

【护理评价】 通过治疗和护理,患者是否:①疼痛缓解或减轻,是否影响休息。②主诉焦虑情况减轻。③卧床期间发生皮肤受损。④发生并发症,或发生后是否及时得到发现和处理。

（李文婕）

项目七　腰腿痛及颈肩痛

案例导入

　　某男性患者,53岁,以往有腰痛病史,于1个月前无明显诱因出现腰骶部疼痛,休息后症状略减轻,未予重视,症状持续加重。随后出现左下肢放射痛,为求系统治疗,遂来医院就诊,门诊以腰椎间盘突出症收住骨科(脊柱外科)。体检:腰骶部疼痛伴左下肢放射痛,放射痛以臀部为甚,久坐及平卧时放射痛明显,翻身、弯腰时疼痛加重,坐位起立时疼痛症状加重,行走时疼痛症状明显,未见间歇性跛行,无夜间加重及双下肢踩棉花感。

　　请问:该患者入院后责任护士应从哪些方面对患者进行评估? 针对其疼痛和焦虑可给予哪些方面的护理干预措施? 患者目前存在的主要护理问题是什么? 如何为该患者做好术前、术后护理?

任务一　腰椎间盘突出症

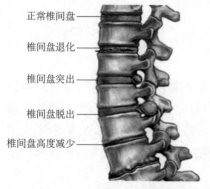

正常椎间盘 ——
椎间盘退化 ——
椎间盘突出 ——
椎间盘脱出 ——
椎间盘高度减少 ——

图 22 - 2　腰椎间盘常见病变

　　腰椎间盘突出症是因腰椎间盘变性,纤维环破裂,髓核突出刺激或压迫神经根、马尾神经所表现的一组综合征。它是腰、腿痛最常见的原因之一,以20~50岁为多发年龄,男性多于女性。腰椎间盘突出症以第4~5腰椎、第5腰椎至第1骶椎发病率最高,约占95%(图22-2)。

　　【病因及发病机制】 退行性变是腰椎间盘突出的基本因素,积累伤则是主要诱发因素。

　　1. 椎间盘退行性变　由于纤维环和髓核水分

逐渐减少,弹性降低,椎间盘结构松弛、软骨板实性变是腰椎间盘突出症的基本原因。

2. 损伤　反复弯腰、扭转等积累伤是椎间盘突出的重要诱发因素;长期处于坐位及颠簸状态,腰椎间盘承受较大的压力,也可诱发椎间盘突出。

3. 遗传因素　本症有家族性发病的报道,有色人种发病率较低,年龄<20岁的青少年患者中约32%有阳性家族史。

4. 妊娠　妊娠时体重突然增长,腹压增高,肌肉、韧带较松弛,易于使椎间盘膨出。

【临床表现】

1. 腰痛　95%以上患者有此症状,以持续性腰背部钝痛多见。

2. 肢体麻木　多与下肢放射痛伴发,单纯表现为麻木而无疼痛者仅占5%左右。主要是由于脊神经根内的本体感觉和触觉纤维受刺激造成,其范围与部位取决于受累神经根。

3. 肌肉麻痹　因根性受损致使所支配肌肉出现程度不同的麻痹征。轻者肌力减弱,重者该肌失去功能。临床上以第5腰椎脊神经所支配的胫前肌、腓骨长短肌、趾长伸肌及长伸肌等受累引起的足下垂症为多见,其次为股四头肌(第3～4腰椎脊神经支配)和腓肠肌(第1骶椎脊神经支配)等。

4. 脊神经根受累症状　视受压脊神经根的部位与受压程度、邻近组织的受累范围及其他因素不同,患者可以出现不同程度的下肢放射痛,肢体麻木和冷感,间歇性跛行肌肉麻痹,马尾神经症状(临床上少见),下腹部痛或大腿前侧痛等。

5. 直腿抬高试验阳性　患者仰卧,使患膝在伸直状态下被向上抬举,测量被动抬高的角度并与健侧对比。抬举角度越小其临床意义越大,但必须与健侧对比;双侧者,一般以60°为正常和异常的分界线。

【治疗要点】

1. 非手术治疗　适合年轻、初次发作,或病程较短、症状较轻及无明显椎管狭窄者。其治疗原理并非将退变突出的椎间盘组织回复至原位,而是改变椎间盘组织与受压神经根的相对位置或部分回纳,减轻对神经根的压迫,松解神经根的粘连,消除神经根的炎症,从而缓解症状。

(1)卧床休息:急性期绝对卧硬板床休息,一般卧床2～6周或至症状缓解。卧床时保持适当体位可减轻椎间盘受压。可酌情进行腰背肌锻炼,3个月内避免弯腰持物动作。

(2)骨盆牵引:可增加椎间隙宽度,减轻椎间盘的压力和对神经根的压迫,改善局部血液循环、减轻水肿,缓解疼痛。常采用骨盆带做水平牵引,抬高床脚做反牵引,牵引重量为7～15 kg,持续2周;也可使用间断牵引法,每天2次,每次1～2 h,持续3～4周。

(3)药物治疗:目的为止痛、减轻水肿粘连及肌痉挛。包括:①非甾体消炎药,用于镇痛,常用的有阿司匹林及布洛芬等;②皮质类固醇,为长效抗炎药,可用于硬膜外封闭或局部注射;③髓核化学溶解法,将胶原酶注入椎间盘或硬脊膜与突出的髓核之间,以达到选择性溶解髓核和纤维环,从而缓解症状的目的。

(4) 物理治疗:①局部按摩及热疗可促进血液循环,缓解肌痉挛,促进无菌性炎症消退,使髓核复位,但中央型椎间盘突出者不宜椎拿;②经皮电神经刺激疗法:将电极放在疼痛部位的皮肤表面,将电流输入体内,通过刺激神经达到减轻疼痛的作用。

2. 手术治疗 目的是彻底解除突出的椎间盘对马尾神经或神经根的刺激和压迫。

(1) 椎板切除和髓核摘除术:是最常用的术式,即将一个或多个椎板、骨赘及突出的髓核切除或摘除,适于已确诊的腰椎间盘突出症患者,且症状严重、经严格非手术治疗无效或马尾神经受压者。合并腰椎不稳、腰椎管狭窄者,需要同时行脊柱融合术。

(2) 经皮穿刺髓核摘除术:即在 X 线或 CT 监控下经皮穿刺,使用特殊器械插入病变椎间隙,吸引、切除髓核组织。

【护理评估】

1. 健康史 了解与疾病相关的病史,是否内、外伤引起,还是慢性积累伤所致,与工作性质及生活习惯有无关系;有无进行系统的非手术治疗,其治疗效果如何。

2. 身体状况 评估与疾病相关的症状是否存在、发作的频次、局部代偿表现及全身健康状况。评估疼痛的部位和走向及加重和减轻的因素,特别是卧床后疼痛是否减轻、有无感觉异常和运动障碍、排泄功能异常及自理能力缺陷等。

3. 心理和社会状况 了解患者有无心理问题及社会支持状况。

4. 辅助检查

(1) X 线平片:腰椎正、侧位 X 线片检查主要用来鉴别有无结核、肿瘤等骨病。

(2) CT 和 MRI:CT 检查可显示骨性椎管形态,黄韧带是否增厚及椎间盘突出的大小、方向等,有较大诊断价值。MRI 检查可全面观察各腰椎间盘是否病变,也可在矢状面了解髓核突出的程度和位置,并鉴别是否存在椎管内其他占位性病变。

(3) 肌电图检查:对定位诊断和鉴别诊断有一定帮助。

(4) 肌力测定:检查时嘱患者平卧做肢体笔直抬起动作,检查者站在患者侧面给予抬起反向阻力,测试患者对阻力的克服力量,并注意两侧比较。根据肌力的情况,一般均将肌力分为以下 0~5 级,共 6 个级别:0 级(无反应)、1 级(仅可视肌肉收缩,但不能产生动作)、2 级(肢体能在床上平移,但不能抵抗自身重力,即不能抬离床面)、3 级(肢体可以克服地心吸引力,能抬离床面,但不能抵抗阻力)、4 级(肢体能做对抗外界阻力的运动,但力量不足)、5 级(肌力正常)。

【常见护理诊断/合作性问题】

1. 慢性疼痛 与椎间盘突出、髓核受压水肿、神经根受压及肌痉挛有关。

2. 躯体活动障碍 与椎间盘突出、牵引或手术有关。

3. 便秘 与马尾神经受压或长期卧床有关。

4. 知识缺乏 缺乏疾病相关知识。

5. 潜在并发症 出血、感染、压疮、便秘、下肢挛缩畸形。

【护理目标】 包括:①患者疼痛减轻或消失,情绪稳定。②卧床期间生活需要得到满足,躯体活动障碍减轻或好转。③能自行解便和排尿。④对于疾病相关知识了解,积极配合治疗。⑤能积极康复功能锻炼,恢复良好,无并发症产生。

【护理措施】

1. 保守治疗的护理

(1) 休息及锻炼:初发时期应绝对卧床3～4周,必要时遵医嘱给予止痛剂减轻疼痛以缓解肌肉痉挛。3个月内避免弯腰持物动作。缓解后应加强腰背肌锻炼,以减少复发的概率。

(2) 牵引治疗:需要医生指导下进行。一般牵引重量根据患者体重及症状而定。牵引时注意卧位变化,注意颈、胸、腰、臀呈直线。如遇麻木感、疼痛加重,务必暂停治疗。

2. 术前护理

(1) 胃肠道准备:全麻术前禁食禁饮10 h,术前晚肠道准备;指导患者练习床上大小便,避免发生尿潴留或便秘等并发症。

(2) 体位训练:①腰背肌功能锻炼。通过头顶、双肘、双足5个点将腰臀抬起(图22-3),有助于增加腰背肌力量,减少腰背疼痛及神经根粘连。②轴线翻身。指导患者头、颈、肩、腰、臀一直线翻身,不可扭转腰部,以减少术后内固定松动的可能。

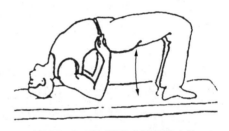

图22-3　腰、背肌功能锻炼方法

(3) 手术区皮肤准备:备皮范围在切口上下20 cm,勿刮破皮肤。

(4) 特殊用药术前半小时服用,如心脏病、高血压药物。

3. 术后护理

(1) 了解患者术中情况:查看手术记录,与麻醉师做好交接班,了解手术方式和术中病情有何变化。

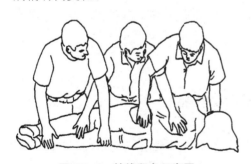

图22-4　轴线翻身示意图

(2) 体位及活动:卧床时间需根据手术类型决定,一般1～3周,以后可根据患者具体情况,带腰围起床活动。轴线翻身:侧卧位时背部用枕头顶住,两膝间垫一小枕(图22-4)。可用软枕垫肩的方法交替进行双下肢的曲髋、屈膝,以缓解腰肩部肌肉的疲劳。

(3) 生命体征的观察:观察患者的神志、生命体征,正确评估疼痛。保持呼吸道通畅,预防呼吸道阻塞现象。如发现患者出现血压下降、心率变快、面色苍白、出冷汗等异常,要及时与医生联系,做出相应处理。

(4) 观察脊神经功能:术后72 h应严密观察患者四肢感觉运动功能及肌力,及时观察肢体运动的恢复,发现感觉和运动障碍,特别是远端足趾伸曲。如发现异常情况,及时与医生取得联系。

(5) 切口及引流管护理:密切观察敷料渗液情况并及时更换,保持引流管通畅,妥善固定,观察引流液的量、颜色、性质。若出现淡黄色引流液,同时伴有头痛、恶心、呕吐等症状,提示并发脑脊液漏,应立即停止引流,安置患者平卧位并适当抬高床尾,一般保持平卧位 7~10 d 硬脊膜裂口即可愈合。术后 24~72 h 引流量≤50 ml 方可拔管。

(6) 早期功能锻炼:鼓励早期腰、背肌功能锻炼,指导患者做直腿抬高运动并活动膝踝关节及双下肢,防止术后神经根粘连。包括:①直腿抬高练习。术后第 1 天开始进行股四头肌的舒缩和直腿抬高练习,每分钟 2 次,抬放时间相等,逐渐增加抬腿幅度,以防止神经根粘连。②腰背肌锻炼。根据术式及医嘱指导患者锻炼腰背肌,以增加腰背肌肌力、预防肌萎缩和增强脊柱稳定性。一般手术后 7 d 开始,先用飞燕式,然后用 5 点支撑法,1~2 周后改为 3 点支撑法。每天 3~4 次,每次 50 下,循序渐进,逐渐增加次数。但腰椎有破坏性改变、感染性疾患、内固定物植入、年老体弱及心肺功能障碍的患者不宜进行腰背肌锻炼。③行走训练。制定活动计划,指导患者按时下床活动。坐起前,先抬高床头,再将患者两腿放到床边,使其上身竖直;行走时,有人在旁,直至患者无眩晕和感觉体力可承受后,方可独立行走并注意安全。

4. 健康教育

(1) 避免慢性损伤:长期坐位工作者需注意桌、椅高度,定时改变姿势;常弯腰劳动者,应定时伸腰,挺胸活动,并使用宽腰带。

(2) 继续加强腰背肌训练,以增加脊柱的内在稳定性。

(3) 弯腰取物时注意姿势:最好采用屈髋、屈膝下蹲方式,减少对椎间盘后方的压力。

(4) 腰托需带 2~3 个月,以维持腰椎稳定。

(5) 超重或肥胖者在必要时应控制饮食量和减轻体重。

(6) 穿平跟鞋,以对身体提供更好的支持。

【护理评价】 通过治疗和护理,患者是否:①疼痛减轻或消失,情绪稳定。②卧床期间生活需要得到满足,躯体活动障碍减轻或好转。③能自行解便和排尿。④了解疾病相关知识。⑤恢复良好,有并发症产生。

任务二　颈椎间盘突出症

颈椎病是指颈椎间盘退行性变及继发性椎间关节退行性变所致脊髓、神经、血管损害的相应症状和体征。发病年龄多在 50 岁以上,男性居多,好发部位依次为第 5~6 颈椎、第 4~5 颈椎、第 6~7 颈椎。

【病因及发病机制】

1. 退行性变　随着年龄增长而产生的颈椎间盘退行性变,以及由此而致的整个颈椎和颈椎其他部位的退变是颈椎病的主要原因。

2. 损伤　慢性损伤,如长久地伏案工作,对已发生退变的颈椎可加速退变过程而发病;急性损伤,如颈椎不协调的活动,可加重已退变的颈椎和椎间盘的损害而诱发本病,如交通意外、运动性损伤、不得法的推拿或牵引等。

3. 先天性或发育性椎管狭窄　由于胚胎时期或发育过程中椎弓过短,致使椎管的矢状内径小于正常(14～16 mm),即使颈椎退行性病变较轻,也可以产生临床症状和体征。

【分型及临床表现】

1. 神经根型颈椎病　在颈椎病中发病率最高,占 50％～60％。患者常先有颈痛及颈部涩,继而向肩部及上肢放射。咳嗽、打喷嚏及活动时疼痛加剧。上肢有沉重感,皮肤可有麻木、过敏等感觉异常;上肢肌力和手握力减退。颈部肌痉挛,颈肩部有压痛,颈部和肩关节活动有不同程度受限。上肢牵拉试验阳性:检查者一手扶患侧颈部,一手握患侧腕部外展上肢,双手反向牵引,诱发已受压的神经根出现放射痛与麻木感。压头试验阳性:患者端坐,头后仰并偏向患侧,检查者用手掌在其头顶加压,出现颈痛并向患侧手臂放射。

2. 脊髓型颈椎病　占颈椎病的 10％～15％。手部发麻、活动不灵活,特别是精细活动失调,握力减退,下肢无力、发麻,步态不稳,有踩棉花的感觉,躯干有紧束感等。随病情加重可发生自下而上的上运动神经元性瘫痪。

3. 交感神经型颈椎病　有交感神经兴奋症状,如头痛或偏头痛、头晕、恶心、呕吐、视物模糊、心率加速、心律不齐、血压升高、耳鸣、听力下降等;也可出现交感神经抑制症状,如头昏、眼花、流泪、鼻塞、心动过缓、血压下降,以及胃肠胀气等。

4. 椎动脉型颈椎病　有眩晕、头痛、视物障碍、耳鸣、耳聋、恶心、呕吐、猝倒等一过性脑或脊髓缺血的表现;头部活动时可诱发或加重;体位改变、血供恢复后症状缓解。颈部有压痛、活动受限。

5. 复合型颈椎病　有些患者以某型为主,同时伴有其他型的部分表现。

【治疗要点】

1. 非手术疗法　原则是去除压迫因素,消炎止痛,恢复颈椎的稳定性。可根据病情选择适宜的方法。

(1) 颌枕带牵引:可解除肌肉痉挛、增大椎间隙、减少椎间盘的压力,使嵌顿于小关节内的滑膜皱襞复位,减轻对神经、血管的压迫和刺激。脊髓型颈椎病不宜采用此法。

(2) 颈托和围领固定:限制颈椎过度活动,如充气型颈托除可固定颈椎,还有牵张作用,对日常活动无大影响。

(3) 推拿和按摩:可松弛肌肉,改善局部血液循环。应有专业人员操作,一般每天 2 次,每次 20～30 min。脊髓型颈椎病忌用此法。

(4) 物理治疗:可改善颈肩部血液循环,松弛肌肉,消炎止痛。常用方法有热疗、磁疗、超声疗法或电刺激等。

(5) 局部封闭治疗:常用醋酸泼尼松龙等做局部痛点注射,有助于减轻症状。

(6) 药物治疗:无特效药物,可使用非类固醇类消炎药、肌肉松弛剂及镇静类药物等作对症治疗。

2. 手术治疗　对诊断明确,以及对非手术疗法无效、反复发作、压迫症状进行性加重,尤其是脊髓型颈椎病者,应考虑手术治疗。通过手术切除突出的椎间盘、椎体后方及钩椎关节的骨赘、切除椎板或行椎板成形术,以解除对脊髓、神经根、椎动脉的压迫,同时可进行椎体间植骨术,以融合椎间关节、稳定脊柱。常用的术式有颈椎间盘摘除、椎间植骨融合术、前路侧方减压术、颈椎半椎板切除减压或全椎板切除术、椎管成形术等。

【护理评估】

1. 健康史 了解患者的年龄、职业、性别;有无颈肩部急、慢性损伤史和肩部长期固定史;以往是否有高血压、心脏病、糖尿病等病史。家族中有无类似病史。

2. 身体状况 了解疼痛的部位及性质,诱发加重的因素,缓解疼痛的措施及效果;有无肢端麻木、肌肉无力、动作不灵、步态不稳、躯干部紧束感等表现;上肢牵拉试验和压头试验是否为阳性;有无眩晕、头痛、视觉障碍、耳鸣、耳聋、恶心、呕吐、猝倒等一过性脑或脊髓缺血的表现;有无交感神经兴奋或抑制症状。

3. 辅助检查 了解 X 线、CT、MRI 及脑脊液动力学检查的结果,有助于判断颈椎病的类型和程度。

4. 心理和社会状况 了解患者及家属对疾病的认知程度,对拟行手术治疗者,应了解其对治疗方法、预后、并发症及康复的知晓程度,患者和家属可因对颈椎手术的担忧而出现矛盾、焦虑、恐惧等心理反应;还应了解家庭经济支付能力及社会对患者的支持程度。

【常见护理诊断/合作性问题】

1. 疼痛 与椎间盘、椎间关节或韧带发生病变压迫或刺激神经、血管和脊髓有关。

2. 低效性呼吸型态 与颈髓水肿、植骨块脱落或术后颈部水肿有关。

3. 躯体移动障碍 与眩晕、运动障碍和牵引治疗有关。

4. 自理缺陷 与颈肩痛、活动障碍、肌肉无力、眩晕等有关。

5. 潜在并发症 喉返、喉上神经损伤,以及肺部感染、压疮或泌尿系统感染。

【护理目标】 包括:①舒适度改善,疼痛、麻木症状减轻或消除。②术后呼吸正常。③躯体移动正常,或躯体移动障碍缓解。④生活可自理或满足其基本生活需求。⑤未发生并发症。

【护理措施】

1. 非手术治疗患者的护理 应告知患者非手术治疗的目的和方法,使其能按照医嘱接受规范治疗。此外,尚需指导患者做好自我保健,如选择合适的枕头、纠正不良姿势、进行颈肩部锻炼等。

(1)颌领枕带牵引:应指导患者取坐位或卧位,头微屈,牵引重量为 2~6 kg,每天 1~2 次,每次 1 h。若无不适,也可行持续牵引,每天 6~8 h,2 周为 1 个疗程。

(2)颈托和围领固定:应协助选择规格合适的颈托或围领。目前常用充气式颈托,既有固定作用,也有一定的牵张作用。指导患者根据需要充气和调节充盈度,以预防局部压伤、保持固定有效。

(3)药物治疗:说明药物治疗只是对症处理不能去除病因,在症状严重、影响正常生活和工作时短期使用。还应说明药物的不良反应,一旦出现较严重的不良反应,应及时与医生取得联系,以便及早处理。

（4）局部封闭疗法：询问有无不宜注射的情况，如糖尿病、高血压等；注射前指导患者清洁皮肤；准备泼尼松龙、2%利多卡因及消毒用品，并协助注射；注射后告知患者 3 d 内局部不可沾水，每周注射 1 次，3 次为 1 个疗程，必要时间隔 2～3 周后再进行下一个疗程。

2. 术前护理

（1）术前适应性准备：指导患者正确佩戴颈托及轴线翻身。指导前路手术患者在术前做向前方推移气管的训练，以免因术中反复牵拉气管导致气管黏膜水肿，影响呼吸。颈后路手术患者，因手术体位为俯卧位，因此在手术前 1 周练习俯卧，开始每次 30～40 min，以后逐渐增至 3～4 h，使患者耐受手术体位变化。

（2）吸氧：对低效性呼吸型态的患者提供氧气吸入。

（3）物品准备：根据情况床旁常规准备氧气、心电监护仪，必要时备气管切开包、沙袋和吸引器。

3. 术后护理

（1）了解手术的种类和术中情况：观察患者躯体和双侧肢体的感觉及活动情况，有无感觉或运动功能障碍的现象。

（2）体位：多取平卧位。前路手术患者维持颈部稍前屈位置。病情允许者可予以翻身，注意采取轴式翻身，避免颈部扭曲，以防止骨块脱落。前路手术都行植骨固定椎体融合，此类患者应采用颈领、头颈胸石膏、枕颌带或颅骨牵引等固定；也可用大沙袋放在两侧颈肩部，制动颈部。用颈领、头颈胸石膏固定时，松紧应适宜，保证固定确切。用枕颌带或颅骨牵引时，做好牵引的护理。咳嗽、打喷嚏时用手轻按颈前部。

（3）呼吸困难的预防及护理：是前路手术最危急的并发症，多数发生于术后 1～3 d 内。前路手术中损伤脊髓或移植骨块松动、脱落后压迫气管，切口内出血压迫气管，喉头水肿，均可引起呼吸困难。密切观察生命体征和手术局部情况。若患者发生呼吸费力、张口状急速呼吸、应答迟缓或发绀，及时通知医生并采取措施。观察颈部术区有无肿胀，切口敷料有无渗出，渗出液的量、颜色和性状等。若切口渗血多，颈部明显肿胀、增粗，并出现呼吸困难、烦躁和发绀等症状时，需警惕局部出血或血肿，应立即通知医生，协助医生拆除颈部缝线，迅速除去血肿。若清除血肿后患者呼吸仍无改善，需做气管切开术的准备。

（4）脑脊液漏的预防及护理：伤口局部渗出液多，或引流管引出大量淡血性液体，应警惕脑脊液漏的发生。此类患者必须抬高床头 30°～45°，促使伤口尽快愈合防止脑脊液漏，如有头痛等不适遵医嘱予以对症处理。

（5）神经损伤的护理：喉返神经损伤可出现声音嘶哑，喉上神经损伤出现呛咳等。密切观察患者有无吞咽困难、饮水呛咳、声音嘶哑、发音不清等表现。若患者出现饮水时呛咳，应及时报告医生，并告知患者饮食时避免快速、大口饮水，尽量进食稠厚食物。

（6）肺部感染等并发症的预防和护理：颈椎病患者以中老年人居多，长期卧床易并发肺部感染、压疮和泌尿系统感染，应加强预防和护理。鼓励和指导患者进行有效咳嗽和咳痰，每天定时数次深呼吸运动，以扩张肺和增加肺活量。必要时遵医嘱予以雾化吸入,以利气道分泌物的排出。

4. 健康教育

(1) 3个月内继续使用颈托。逐步解除颈托固定,避免造成颈托依赖。

(2) 加强功能锻炼:指导患者双手做捏橡皮球、健身球或毛巾的练习,手指进行对指、系纽扣等各种锻炼;每日进行四肢与关节的锻炼,防止肌萎缩和关节僵硬。

(3) 合适的枕头与睡眠姿势对颈椎病患者很重要。推荐枕头的长度40~60 cm或超过肩宽10~16 cm,高度10~12 cm,以中间低、两端高为宜。

(4) 养成良好的工作和学习习惯,不要长期低头工作,要定期改变头颈部体位;不要躺在床上看书。冬秋季节应注意保暖,避免各种诱发因素。

【护理评价】 通过治疗和护理,患者是否:①舒适度改善,疼痛、麻木症状减轻或消除。②术后呼吸正常。③躯体移动正常或躯体移动障碍得到缓解。④生活需求得到满足。⑤有并发症发生,若有,是否得到及时处理和护理。

项目八　骨肿瘤

案例导入

　　某男性患者,23岁,于1年前体力劳动后自觉右大腿下段持续性针扎样疼痛,无压痛,2个月后出现进行性增大的质硬肿块,边界不清,活动度差,皮肤表面可见明显的静脉,局部皮温显著升高,伴有压痛。无水肿、发痒、皮肤感觉障碍、发热、寒战,行走后疼痛加剧,跛行。患者于8个月前就诊于当地医院,X线片检查显示:肿瘤性骨质形成。CT检查显示:右股骨下段骨结构异常,可见不规则破坏区。MRI检查显示:右股骨下段骨髓信号消失,代之以长T_1、T_2信号,注射造影剂后,有轻度不均匀强化,右股骨下段局部骨皮质信号消失,见其周围有明显强化的软组织肿块包绕。外院活检,病理报告显示:右股骨下段骨肉瘤。为求进一步诊断并治疗来我院就诊,拟诊"右股骨下段骨肿瘤"收治入院。入院后查胸部X线片显示:双肺见多个大小不等(0.8~2.5 cm)圆形结节影;心、膈未见异常。X线检查诊断意见:右股骨骨肉瘤,双肺转移。患者对疾病不完全了解,对其严重性及其治疗愈合情况不了解。

　　请问:该患者入院后责任护士应从哪些方面对他进行评估? 针对其明显的疼痛症状及对疾病的认知不足可以给予哪些方面的护理干预措施? 患者目前存在的主要护理问题是什么? 如何为该患者做好术前、术后的护理?

任务一　骨 肉 瘤

　　骨肿瘤是由于不明原因所致的骨组织细胞的异常增生。按照组织来源分类方式一般可分为成骨性肿瘤、成软骨性肿瘤、骨巨细胞瘤、骨髓肿瘤、脉管肿瘤及其他结缔组织肿瘤。

原发性骨恶性肿瘤中最常见的是骨肉瘤,约占骨恶性肿瘤的 1/3,系肿瘤细胞能直接形成肿瘤性类骨组织或骨组织的恶性肿瘤。多发生在骨骼生长发育的旺盛时期,恶性程度较高,生长迅速,预后较差。发病率在男性中略高,多见于 11～20 岁青壮年。骨肉瘤局部扩展一方面侵犯骨髓腔及骨皮质,并破坏骨膜及周围软组织;另一方面向骨骺蔓延,甚至扩展到关节软骨。极少数病例可越过关节软骨,侵入关节囊,造成关节活动障碍。远处转移多经血道到肺,不少病例在发现原发瘤的同时,即已有肺转移。极少数病例可转移到局部淋巴结。

【病因及发病机制】　骨肉瘤病因不明,其发生与下列因素有关:骨骼的活跃生长、放射线、遗传、病毒及良性骨疾患的恶变等。

【病理生理】　骨肉瘤可发生于任何骨,好发于长管状骨干骺端,股骨远端、胫骨和肱骨近端是常见发病部位。骨肉瘤的切面呈多彩状,其外观取决于肿瘤性骨质及软骨的含量及出血、坏死等继发改变的程度。

【临床表现】

1. 疼痛　为骨肿瘤早期出现的主要症状,病初较轻,呈间歇性,随病情的进展,疼痛可逐渐加重,发展为持续性。多数患者在夜间疼痛加剧以致影响睡眠。其疼痛可向远处放射。

2. 肿胀或肿块　位于骨膜下或表浅的肿瘤出现较早,可触及骨膨胀变形。如肿瘤穿破到骨外,可产生固定的软组织肿块,表面光滑或者凹凸不平。

3. 畸形　因肿瘤影响肢体骨骼的发育及坚固性而合并畸形,以下肢为明显。

4. 病理性骨折　肿瘤部位只要有轻微外力就易引起骨折,骨折部位肿胀疼痛剧烈,脊椎病理性骨折常合并截瘫。

5. 压迫症状　向颅腔和鼻腔内生长的肿瘤可压迫脑和鼻组织,因而出现颅脑受压和呼吸不畅的症状;盆腔肿瘤可压迫直肠与膀胱,产生排便及排尿困难;脊椎肿瘤可压迫脊髓而产生瘫痪。

6. 全身症状　骨肿瘤后期由于肿瘤的消耗、毒素的刺激和痛苦的折磨,可出现一系列全身症状,如失眠、烦躁、食欲缺乏、精神萎靡、面色苍白、进行性消瘦、贫血、恶病质等。

【治疗要点】　以手术为主,结合化疗和生物学治疗的综合治疗。一般多采用术前大剂量化疗,根据肿瘤浸润的范围,做根治性切除瘤段灭活再植或置入假体的保肢手术或截技术,术后再继续大剂量化疗。

【护理评估】

1. 健康史　了解患者的年龄、性别、职业、工作环境和生活习惯,有无发生肿瘤的相关因素;有无外伤和骨折史;是否有食欲减退、低热和肢体疼痛等病史,肢体疼痛的性质、程度,加重或缓解的相关因素;既往有无其他部位肿瘤史,家族中有无类似病史者。

2. 身体状况　了解疼痛的部位,肢体有无肿胀、肿块和表面静脉怒张,局部有无压痛和皮温升高,肢体有无畸形,关节活动是否受限。有无团肿块压迫和转移引起的局部体征。了解患者有无消瘦、体重下降、营养不良和贫血等晚期恶性肿瘤的恶液质表现。重要脏器,如心、肺、肝、肾功能是否正常,能否耐受手术治疗和化疗。

3. 辅助检查 了解红细胞沉降率、碱性磷酸酶是否升高,血清钙、铜、锌及铜锌比值是否异常;尿液球蛋白检查是否异常;X线检查有无示骨质破坏、骨膜反应和软组织影;病理学检查有无异常。

4. 心理和社会状况 尤其是恶性骨肿瘤,患者往往难以接受,对预后缺乏信心,出现焦虑、恐惧,甚至轻生。由于恶性肿瘤多为青少年,对保肢手术寄予过多的希望,对截肢手术和术后肢体的外观改变缺乏承受能力,往往拒绝治疗。在治疗过程中,对手术前后化疗的认识和准备不足,不能坚持完成手术前后的化疗。因此,需对上述问题进行全面评估,以判断患者和家属的心理承受程度和所需护理。

【常见护理诊断/合作性问题】

1. 疼痛 与肿瘤浸润压迫周围组织、病理性骨折、手术创伤、术后幻肢痛有关。

2. 躯体移动障碍 与疼痛、病理性骨折、脱位有关。

3. 营养失调 与机体消耗有关。

4. 皮肤完整性损害 与长期卧床,缺乏肢体主动被动活动有关。

5. 自我形象紊乱 与截肢有关。

6. 自理能力缺陷 与肢体疼痛有关。

7. 知识缺乏 与患者缺乏疾病知识有关。

8. 潜在并发症 病理性骨折。

【护理目标】 包括:①疼痛缓解或消失。②关节活动得到恢复或重建。③营养失调状况缓解或恢复正常。④全身皮肤完整。⑤未发生或及时纠正因截肢产生的自我形象紊乱。⑥自理能力有所提高。⑦患者及家属掌握肢体功能锻炼康复的基本方法并配合。⑧未发生并发症。

【护理措施】

1. 术前护理

(1) 心理准备:向患者及家属介绍当前骨肿瘤的治疗方法和进展、手术治疗和化疗等的重要性,鼓励患者积极配合治疗。术前各种检查项目较多,应做好充分的解释工作,便于患者配合。对于拟行截肢术的患者,可与患者一起讨论术后可能出现的问题,并提出可能的解决方案,使患者在心理上对截肢术有一定的准备。

(2) 缓解疼痛:相对制动,以减轻疼痛,进行护理操作时避免加重患者疼痛,遵医嘱使用镇痛药物,包括采用WHO推荐的癌性疼痛三阶梯疗法。用药后应注意观察呼吸、血压、神志变化。一旦发生呼吸抑制,应用吗啡拮抗剂纳洛酮静脉推注以改善呼吸。

2. 术后护理

(1) 体位及休息:①保持肢体功能位,预防关节畸形。大腿截肢术后易发生髋关节屈曲、外展挛缩畸形,小腿截肢术后要避免膝关节屈曲挛缩畸形,需通过摆放体位进行预防。②膝部手术后,膝关节屈曲15°,距小腿关节屈曲90°。髋部手术,髋关节外展中立或内旋,防止发生内收、外旋脱位。③术后48 h开始作肌肉的等长收缩,促进血液循环,防止关节粘连。

(2) 截肢的护理:①幻肢痛的护理,即已切除的肢体仍有疼痛或其他异常感觉,发生率不高,但一旦发生则处理困难,要让患者了解神经传导通路的基本知识,对长期顽固性疼痛可行神经阻断术。②残肢功能锻炼,指导患者进行残肢内收、外展和屈伸活动,早期功能锻炼可以消除水肿,促进残端成熟。鼓励患者使用手杖或助行器等辅助设备,早期下床活动,进行肌肉强度和平衡锻炼,为安装义肢作准备。

（3）病理性骨折的护理:临床表现为休克、软组织损伤、出血、骨折等。移动患者时注意防护,防止造成再次损伤。下肢肿瘤的患者术前下地活动时,避免负重,以防发生病理性骨折和脱位。

（4）术后化疗的护理:①心理护理。化疗后引起的脱发、消化道等不良反应对患者的心理影响较大,护理人员要给予有针对性地解释和安慰,并可建议患者佩戴假发以维护外观形象。②观察药物不良反应。了解和掌握化疗药物的作用和不良反应,血小板减少时应注意观察皮肤黏膜有无出血点,白细胞减少时应采取保护性隔离措施防止交叉感染。③介入治疗的护理。术前向患者解释介入治疗的方法及意义,取得患者的配合,术后除要密切观察生命体征外,还要特别观察介入导管插入部位的止血措施是否有效、肢端血运情况、介入药物的毒性反应。

3. 健康教育

（1）定期复查,至少每月摄胸部 X 线片 1 次,以了解肺部转移情况。

（2）增加营养,给予高热量、高蛋白、多维生素、易消化饮食。积极纠正慢性贫血和营养不良。

（3）良性肿瘤大多施行局部切除、刮除植骨术或骨水泥填充,对关节功能影响较小,无需外固定,伤口愈合后即可下地进行功能锻炼。行人工关节置换术者,术后一般不需要外固定,2～3 周后开始关节的功能锻炼。

（4）恶性肿瘤者术后 3 周可进行患处远侧和近侧关节的活动,逐渐加大活动范围。

（5）教会患者正确应用拐杖、轮椅以协助活动。

【护理评价】 通过治疗和护理,患者是否:①疼痛缓解或消失。②关节活动得到恢复或重建。③营养不良状况缓解或恢复正常。④全身皮肤完整,有无损伤。⑤发生因截肢产生的自我形象紊乱。⑥自理能力有所提高。⑦掌握肢体功能锻炼康复的基本方法并配合。⑧发生并发症,如发生,被及时发现并处理。

任务二 骨软骨瘤

骨软骨瘤是良性骨肿瘤中最常见的一种,占良性肿瘤的 40% 以上,多发生于青少年,分为单发与多发两种,以单发性多见,又名外生骨疣;多发性较少见,常合并骨骼发育异常,并有遗传性,故又称遗传性多发性骨软骨瘤,具有恶变倾向。多见于长骨干骺端。

【病因及发病机制】 骨软骨瘤的发生实质是骨生长方向的异常和长骨骺端塑形的错误,其结构包括正常骨组织和覆盖顶端的软骨帽,到骨骺闭合时肿瘤的生长也就自然停止,1% 的骨软骨瘤有恶变倾向。

【临床表现】

1. 临床表现　骨软骨瘤可长期无症状,多因无意中发现骨性包块而就诊,若肿瘤压迫周围血管、神经、肌腱等可产生疼痛。腰椎的骨疣可发生马尾神经的压迫症状,足和踝部肿物会使走路和穿鞋困难。有的可并发滑囊或滑囊炎,其中股骨远端、胫骨近端和肱骨近端最为多见。

2. 实验室及其他检查　可有红细胞沉降率增快、碱性磷酸酶增高。患者出现贫血时红细胞减少、血红蛋白下降。X线检查可见干骺端有一向外生长的瘤体,多呈球形或杵行,边缘清晰。多发性者往往合并骨骼畸形。

【治疗要点】　一般无需治疗。下列情况均应及时行肿瘤切除手术:肿瘤生长过快出现疼痛并影响关节功能者;影响邻骨或发生关节畸形者;压迫神经、血管及肿瘤自身发生骨折者;肿瘤表面滑囊反复感染者;或病变活跃有恶变可能者。切除范围从肿瘤基底四周正常骨组织开始,包括纤维膜或滑囊、软骨帽等,以免复发。

【常见护理诊断/合作性问题】　详见任务一。

【护理措施】　详见任务一。

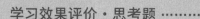

学习效果评价·思考题

1. 肩关节脱位的临床表现有哪些? 关节脱位患者的护理措施有哪些?

2. 简述不同类型髋关节脱位患者的临床表现。

3. 断肢(指)再植的观察项目有哪些? 如何评价?

4. 引起血管痉挛的有害因素有哪些?

5. 如何对断肢患者进行急救?

6. 腰椎间盘突出症的发病原因、临床表现及治疗方法有哪些?

7. 如何对腰椎间盘突出症术后患者进行健康指导?

8. 颈椎病的临床表现有哪些? 如何对颈椎手术的患者进行护理?

9. 急性血源性骨髓炎的常见致病菌有哪些?

10. 抗结核药物的常见不良反应有哪些?

11. 如何做好骨与关节结核患者术后的康复护理和健康教育?

12. 骨肉瘤的临床表现有哪些?

13. 骨肿瘤的发病原因、临床表现及治疗方法有哪些? 常见护理问题有哪些? 护理措施有哪些? 术后护理常规有哪些?

14. 如何对骨肿瘤患者进行出院指导?

(梁　红)

主要参考文献

1. 白波,高明灿. 生理学. 北京:人民卫生出版社,2010.
2. 曹伟新,李乐之. 外科护理学. 4 版. 北京:人民卫生出版社,2006. 179 - 191.
3. 陈孝平,石应康,邱贵兴,等. 外科学. 第 2 版. 北京:人民卫生出版社,2010. 519 - 543.
4. 陈孝平. 外科学. 北京:人民卫生出版社,2012.
5. 成守珍. ICU 临床护理思维与实践. 北京:人民卫生出版社,2012.
6. 高颖慧. 临床护理与技术. 天津:天津科学技术出版社,2009.
7. 顾岩,李健文. 实用腹壁外科学. 北京:科学出版社,2014.
8. 顾玉东,王澍寰,侍德. 手外科手术学. 2 版. 上海:复旦大学出版社,2010.
9. 郭青龙,李卫东. 人体解剖生理学. 北京:中国医药科技出版社,2009.
10. 何丽,高建萍,董薪. 手术体位安置及铺巾标准流程. 北京:人民军医出版社,2014.
11. 何丽,李丽霞,徐淑娟. 手术室护理规范化管理与教学. 北京:人民军医出版社,2014.
12. 何晓真,张进川. 实用骨科护理学. 郑州:河南医科大学出版社,1999.
13. 何永生,黄光富,章翔. 新编神经外科学. 北京:人民卫生出版社,2014.
14. 胡爱玲,郑美春,李伟娟. 现代伤口与肠造口临床护理实践. 北京:中国协和医科大学出版社,2010.
15. 胡德英. 血管外科护理. 北京:中国协和医科大学出版社,2008.
16. 黄翼然,薛蔚,徐丹枫,等. 泌尿外科手术并发症的预防与处理. 上海:上海科学技术出版社,2014.
17. 蒋红,陈海燕. 新编外科护理学. 上海:复旦大学出版社,2011.
18. 蒋红,张佩军. 外科护理学. 北京:高等教育出版社,2011.
19. 郎黎薇. 神经外科护士临床常见问题与解答. 上海:复旦大学出版社,2010.
20. 郎黎薇. 神经外科临床护理实践. 上海:复旦大学出版社,2013.
21. 李虹,杨勇. 现代泌尿外科学,北京:人民卫生出版社,2008.
22. 李军改,杨玉南. 外科护理学(案例版). 北京:科学出版社,2011.
23. 李乐之. 外科护理学. 5 版. 北京:人民卫生出版社,
24. 梁力健. 外科学. 北京:人民出版社,2004.
25. 刘保江,晁储璋. 麻醉护理学. 北京:人民卫生出版社,2013.
26. 刘晓虹. 护理心理学. 上海:上海科学技术出版社,2005.
27. 吕桂菊. 护理营养学. 南京:东南大学出版社,2013.
28. 吕探云. 健康评估. 3 版. 北京:人民卫生出版社,2012.
29. 罗凯燕,喻姣花. 骨科护理学. 北京:中国协和医科大学,2005.
30. 那彦群. 中国泌尿外科疾病治疗指南. 北京:人民卫生出版社,2014.
31. 沈坤炜,方琼. 专家细说乳腺疾病. 上海:上海科学技术文献出版社,2011.
32. 盛惠娥. 择期手术留置导尿时机与术后尿路感染的临床观察. 中华医院感染学杂志,2013,23(11):2635 - 3637.
33. 宋金兰,高小雁. 实用骨科护理及技术. 北京:科学出版社,2008. 409 - 433.
34. 孙晓春,李文婕,刘伟萍. 手外科围术期护理. 上海:复旦大学出版社,
35. 陶红. 外科护理查房. 上海:上海科学技术出版社,2011.

36. 万德森,朱建华,周志伟等主编. 造口康复治疗理论与实践. 北京:中国医学科技出版社,2006.

37. 王斌,陈命家. 病理学与病理生理学. 北京:人民卫生出版社,2010.

38. 王来根,徐志飞,景在平主编. 外科学及战创伤外科学. 上海:第二军医大学出版社. 2009.

39. 王深明. 血管外科学. 北京:人民卫生出版社,2011.

40. 王为珍,陈志青,郑茜. 颈椎病的分型及临床特点. 神经疾病与精神卫生,2005,5(5):370 – 372.

41. 王耀辉,徐德保,丁玉兰. 实用专科护士丛书·神经外科、内科分册. 湖南:湖南科学技术出版社,2004.

42. 吴伯文. 实用肝脏外科学. 北京:人民军医出版社,2009.

43. 吴国豪. 实用临床营养学. 上海:复旦大学出版社,2006.

44. 吴孟超,吴在德. 黄家驷外科学. 7 版. 北京:人民卫生出版社,2008.

45. 吴在德,吴肇汉. 外科学. 7 版. 北京:人民卫生出版社,2008.

46. 熊云新. 外科护理学. 2 版. 北京:人民军医出版社,2012.

47. 胥少汀,葛宝丰,徐印坎. 实用骨科学. 北京,人民军医出版社,2005.

48. 徐波. 肿瘤护理学. 北京:人民卫生出版社,2013.

49. 尹伯约,付亚平. 人工肛门. 2 版. 兰州:甘肃省科学技术出版社,2008.

50. 喻德洪. 肠造口治疗. 北京:人民卫生出版社,2004.

51. 喻德洪. 现代肛肠外科学. 北京:人民军医出版社,1997.

52. 曾晓娟. 45 例外科手术后并发功能呼吸不全患者原因分析及护理对策. 现代护理,2012,1: 125 – 126.

53. 赵继宗,周定标. 神经外科学. 3 版. 北京:人民卫生出版社,2014.

54. 周力,孙建荷. 手术室专业护理知识. 北京:北京科学技术出版社,2007.

55. 周良辅. 现代神经外科学. 上海:复旦大学出版社,上海医科大学出版社,2001.

56. 朱建英,韩文军. 现代临床外科护理学. 北京:人民军医出版社,2008.

57. Levine WC. 王俊科,于布为,黄宇光,译. 美国麻省总医院临床麻醉手册. 8 版. 北京:科学出版社,2012.

58. Aul GB, Bruce FC, Robert KS, et al. 王伟鹏,李立环,译. 临床麻醉学. 4 版. 北京:人民卫生出版社,2004.

59. Campell walsh. 郭应禄,周立群,译. 坎贝尔-沃尔什泌尿外科学. 9 版. 北京:北京大学医学出版社,2009.

60. Grady NP, Barie PS, Bartlett JG, et al. Guidelines for evaluation of new fever in critically ill adult patients: 2008 update from the American College of Critical Care Medicine and the Infectious Diseases Society of America. Crit Care Med 2008,36(4):1330 – 1349.

61. Miller RD. Miller's Anesthesia. 7th ed. Philadelphia:Churchill Livingstone. 2010.

图书在版编目(CIP)数据

外科护理/叶志霞,皮红英,周兰姝主编.—上海:复旦大学出版社,2016.1(2020.5 重印)
全国高等医药院校护理系列教材
ISBN 978-7-309-11240-5

Ⅰ.外…　Ⅱ.①叶…②皮…③周…　Ⅲ.外科学-护理学-医学院校-教材　Ⅳ.R473.6

中国版本图书馆 CIP 数据核字(2015)第 026920 号

外科护理

叶志霞　皮红英　周兰姝　主编
责任编辑/魏　岚

复旦大学出版社有限公司出版发行
上海市国权路 579 号　邮编:200433
网址:fupnet@fudanpress.com　http://www.fudanpress.com
门市零售:86-21-65102580　团体订购:86-21-65104505
外埠邮购:86-21-65642846　出版部电话:86-21-65642845
常熟市华顺印刷有限公司

开本 787×1092　1/16　印张 26.5　字数 551 千
2020 年 5 月第 1 版第 3 次印刷
印数 6 701—8 300

ISBN 978-7-309-11240-5/R · 1438
定价:65.50 元

复旦大学出版社向使用本社《全国高等医药学校护理系列教材·外科护理》作为教材进行教学的教师免费赠送多媒体课件。该课件包括案例分析、知识链接、拓展知识、操作图片及教学PPT。欢迎完整填写下面表格来索取多媒体课件。

教师姓名：＿＿＿＿＿＿＿＿＿＿＿＿＿＿＿＿

任课课程名称：＿＿＿＿＿＿＿＿＿＿＿＿＿

任课课程学生人数：＿＿＿＿＿＿＿＿＿＿＿

联系电话：(O)＿＿＿＿＿＿(H)＿＿＿＿＿＿手机：＿＿＿＿＿＿

e-mail 地址：＿＿＿＿＿＿＿＿＿＿＿＿＿＿

所在学校名称：＿＿＿＿＿＿＿＿＿＿＿＿＿

邮政编码：＿＿＿＿＿＿＿＿＿＿＿＿＿＿＿

所在学校地址：＿＿＿＿＿＿＿＿＿＿＿＿＿

学校电话总机(带区号)：＿＿＿＿＿＿＿＿＿

学校网址：＿＿＿＿＿＿＿＿＿＿＿＿＿＿＿

系名称：＿＿＿＿＿＿＿＿＿＿＿＿＿＿＿＿

系联系电话：＿＿＿＿＿＿＿＿＿＿＿＿＿＿

每位教师限赠多媒体课件一份。

邮寄多媒体课件地址：＿＿＿＿＿＿＿＿＿＿

邮政编码：＿＿＿＿＿＿＿＿＿＿＿＿＿＿＿

请将本页完整填写后,剪下邮寄到上海市国权路 579 号

复旦大学出版社魏岚收

邮政编码:200433

联系电话:(021)55522638

e-mail:1738155509@qq.com

复旦大学出版社将免费邮寄赠送教师所需要的多媒体课件。